U0553239

权威·前沿·原创

皮书系列为
"十二五""十三五"国家重点图书出版规划项目

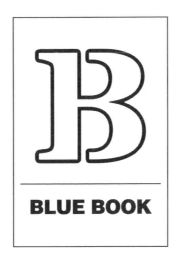

BLUE BOOK

智 库 成 果 出 版 与 传 播 平 台

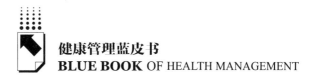

健康管理蓝皮书

BLUE BOOK OF HEALTH MANAGEMENT

中国健康管理与健康产业发展报告
No.4（**2021**）

ANNUAL REPORT ON DEVELOPMENT OF HEALTH MANAGEMENT AND HEALTH
INDUSTRY IN CHINA No.4(2021)

把握新发展阶段　促进高质量发展

主　编 / 武留信
副主编 / 朱　玲　陈志恒
执行主编 / 曹　霞

社会科学文献出版社
SOCIAL SCIENCES ACADEMIC PRESS（CHINA）

图书在版编目（CIP）数据

中国健康管理与健康产业发展报告.No.4，2021：
把握新发展阶段　促进高质量发展／武留信主编. －－北
京：社会科学文献出版社，2021.9（2022.1 重印）
（健康管理蓝皮书）
ISBN 978 - 7 - 5201 - 8701 - 5

Ⅰ.①中…　Ⅱ.①武…　Ⅲ.①医疗保健事业 - 医药卫
生管理 - 研究报告 - 中国 - 2021②医疗保健事业 - 产业发
展 - 研究报告 - 中国 - 2021　Ⅳ.①R199.2

中国版本图书馆 CIP 数据核字（2021）第 146538 号

健康管理蓝皮书
中国健康管理与健康产业发展报告 No.4（2021）
　　——把握新发展阶段　促进高质量发展

主　　编／武留信
副 主 编／朱　玲　陈志恒
执行主编／曹　霞

出 版 人／王利民
责任编辑／桂　芳　陈　颖
责任印制／王京美

出　　版／社会科学文献出版社·皮书出版分社（010）59367127
　　　　　地址：北京市北三环中路甲 29 号院华龙大厦　邮编：100029
　　　　　网址：www. ssap. com. cn
发　　行／社会科学文献出版社（010）59367028
印　　装／三河市东方印刷有限公司

规　　格／开　本：787mm×1092mm　1/16
　　　　　印　张：31.5　字　数：473 千字
版　　次／2021 年 9 月第 1 版　2022 年 1 月第 2 次印刷
书　　号／ISBN 978 - 7 - 5201 - 8701 - 5
定　　价／198.00 元

读者服务电话：4008918866

健康管理蓝皮书专家委员会

《中国健康管理与健康产业发展报告 No.4（2021）》编委会

主　　编　武留信

副 主 编　朱　玲　陈志恒

执行主编　曹　霞

编　　委　（以姓氏拼音为序）

主要编撰者简介

武留信 现任中华医学会健康管理学分会名誉主任委员、中关村新智源健康管理研究院院长、中国非公医疗机构学会健康体检分会名誉会长等。原空军航空医学研究所研究员，飞行员健康鉴定与亚健康评估中心主任；曾任中华医学会健康管理学分会第一届委员会副主任委员兼秘书长、第二届候任主任委员兼秘书长、第三届主任委员和第四届前任主任委员。受聘为中南大学、武汉大学、杭州师范大学等医学院校的兼职教授和博士研究生导师。共承担和参与完成国家及军队科研课题 20 余项，获军队科技进步二等奖 3 项；发表论文 150 余篇，主编《中华健康管理学》和《中国健康管理与健康产业发展报告》（健康管理蓝皮书）。主持完成了"十一五""十二五"国家科技支撑计划重点项目和国家首批健康管理卫生信息团体标准，是国家"长期护理保险制度试点评估"专家组成员。曾担任《中华健康管理学杂志》常务副总编（2007～2016）和顾问（2016 年至今）；曾担任"中国健康产业论坛暨中华医学会全国健康管理学学术会议"学术委员会主任委员兼秘书长（2007～2013），"中国健康服务业大会暨中华医学会全国健康管理学学术会议"大会主席兼学术委员会主任委员（2014～2016）及大会主席（2018～2020）；担任"中国慢病健康管理与大健康产业峰会"（五湖健康大会）大会主席（2016～2021）。2019 年荣获"中华医学会健康管理卓越贡献奖"。先后在人民大会堂和全国政协礼堂等做健康科普报告 100 余场，编写出版科普专著 6 部。

朱　玲　北京医院主任医师，从事内科临床工作和健康管理近 40 年。现任中关村新智源健康管理研究院副院长；中华医学会健康管理学分会第四届委员会副主任委员兼慢病管理学组组长；中国非公医疗机构学会健康体检分会副会长；《中国健康管理与健康产业发展报告》（健康管理蓝皮书）副主编；《中华健康管理学杂志》等杂志编委；"中国慢病健康管理与大健康产业峰会"（五湖健康大会）主要发起人和大会执行主席（2016～2021）。曾任中华医学会健康管理学分会第三届委员会常委兼秘书长，"中国健康服务业大会暨中华医学会全国健康管理学学术会议"大会秘书长（2014～2016）；作为主要成员参与和组织完成了《中华健康管理学》、国家健康管理师社区方向和体检方向系列教材（担任副主编）；并参与中华医学会健康管理学分会发布的一系列共识、指南与规范的编写工作。共发表学术论文 50 余篇，在全国性及省市级健康管理学术会议做报告百余场，是我国健康管理与慢病健康管理领域学术领衔专家之一，是中华医学会首批健康专家会员，曾获中国健康促进基金会和中华医学会健康管理学分会联合颁发的"全国健康管理个人杰出贡献奖"。

陈志恒　主任技师，硕士研究生导师，中南大学湘雅三医院健康管理科学学科主任，中南大学健康管理研究中心执行主任，湖南省健康管理质量控制中心主任，国家健康体检与管理质量控制中心专家委员，国家健康管理标准化建设与论证委员会委员，中华医学会健康管理学分会慢性疾病管理学组副组长，中关村新智源健康管理研究院副院长、研究员。《中华健康管理学杂志》编委、中国健康管理协会常务理事、湖南省医学会健康管理学专业委员会副主任委员、湖南省健康管理学会功能医学专委会主任委员、湖南省健康管理学会心理健康管理专委会副主任委员，"中国慢病健康管理与大健康产业峰会"主要发起人。"中国健康产业智库"主要发起人。从事临床医疗、健康体检、健康管理以及健康产业政策与行业发展等方面的研究及实践近 40 年。研究方向为慢病健康管理、功能医学抗衰老等。作为主要成员参与完成了《中华健康管理学》，牵头起草国家健康管理医学服务领域的系列共识、指南与规范，主编国家首批健康管理信息团体标准4项，主持参与国家级和省级科研项目20余项，主、参编论著十余部，发表科研论文120余篇（其中SCI 32篇），做全国及省市级健康管理领域学术报告数百场，是我国健康管理与慢病健康管理领域学术领衔专家之一，是著名健康管理与健康产业智库专家。

曹 霞 副研究员，硕士研究生导师，中南大学湘雅三医院健康管理中心副主任。《中国健康管理与健康产业发展报告》（健康管理蓝皮书）执行主编，中国健康管理协会理事，中国医师协会健康管理与健康保险专业委员会青年委员，湖南省医学会健康管理学专业委员会委员，湖南省健康管理质量控制中心秘书。主要研究方向为慢病健康管理、健康管理服务评价、健康产业政策研究。主持和参与国家级、省部级科研项目10余项，副主编及参编论著10余部，发表科研论文60余篇。

摘　要

站在"两个大局"交织、"两个百年"交汇的新的历史节点上，新冠肺炎疫情仍在全球肆虐并加速世界格局演变。疫情大考下，中国的"健康产业大军"可谓尽锐出战，保生产、保供应，用源源不断的药品、器械以及各种防疫物资，为全国乃至全球构筑了一道道无形的生命保障防线。抗疫实践强力印证，加快发展健康产业是维护人民生命安全和身体健康的重要保障。而整个"十三五"期间，在健康中国战略引领下，中国健康管理与健康产业开启了"快进键"模式，打造全生命周期健康管理服务新格局成为举国共识，新服务、新业态、新供给、新科技共同驱动我国健康产业迸发磅礴生命力。党的十九届五中全会提出了到2035年"建成健康中国"的远景目标，"十四五"规划纲要进一步提出，把保障人民健康放在优先发展的战略位置，坚持预防为主的方针，深入实施健康中国行动，完善国民健康促进政策，织牢国家公共卫生防护网，为人民提供全方位全周期健康服务。从产业角度来看，这意味着在"十四五"时期，健康管理与健康产业将迎来更大的发展空间。

2021年"健康管理蓝皮书"以上一年度对"疫情"之下面临的"危"与"机"的解析为基调，融入新发展阶段党中央、国务院提出的加快构建以国内大循环为主体、国内国际双循环相互促进的新发展格局的大背景，结合权威数据和理性分析，对"十四五"开局之年健康管理与健康产业发展进行综合评估，以期系统研判新发展阶段相关领域发展态势，剖析存在的短板问题，提炼对策建议，力求为"双循环"新发展格局下健康管理与健康

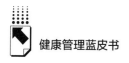

产业高质量发展提出新思路和新对策。全书共设置了总报告、专题报告、调查篇、产业篇和附录。

报告回顾了"十三五"期间我国健康管理创新理论与实践、学科建设及健康产业发展的重要成绩和主要亮点，从政治、经济和社会各角度指出了新发展阶段高质量发展健康管理与健康产业的机遇及意义，整体研判了目前中国健康管理与健康产业发展呈现的"新技术、新产品、新融合、新产业、新业态、新模式、新思维、新视角和新使命"的总体趋势，并就面临的主要矛盾和突出问题提出了进一步加强健康管理理论政策研究、加快制定学科建设标准与规范、争取将健康管理学历教育纳入医学教育体系、推动健康管理（体检）机构实现三个转变、升级优化健康产业机构、坚持创新驱动和加大人才培养力度等相应对策建议。

关键词： 新发展阶段　健康管理　健康产业　高质量发展

Abstract

As China stands at a critical juncture where the timeframes of its two centenary goals converge, the international landscape is evolving more rapidly with the COVID – 19 pandemic still wreaking havoc around the world. The fight against COVID – 19 has proved that accelerating the development of the health industry is an important guarantee for safeguarding people's lives and health. During the 13th Five-Year Plan period, under the guidance of the Health China strategy, China's health management and health industry has accelerated, and it has become a national consensus to create a new pattern of life-cycle health management services. New services, new business forms, new supplies and new technologies have jointly sponsored China's health industry. The Fifth Plenary Session of the 19th CPC Central Committee has put forward to the vision of "build healthy China" in 2035. The outline of the 14th Five-Year Plan further emphasizes that the protection of people's health is a strategic priority in development. From the perspective of industry, this means that in the 14th Five-Year Plan period, health management and health industry will usher in an unprecedented opportunity for development.

This book comprehensively evaluates the development of health management and health industry in the first year of the 14th Five-Year Plan, in order to systematically study and judge the development trend of related fields in the new development stage. In addition, this book presents and analyzes the existing difficulties and problems, and puts forward some countermeasures and suggestions, including General Report, Thematic Report, Investigation Report, Industry Report and Appendices.

This book reviews the important achievements and highlights of China's health management innovation theory and practice, discipline construction and health

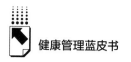
industry development during the 13th Five-Year Plan period. It points out the opportunities and significance of high-quality development of health management and health industry in the new development stage from political, economic and social perspectives, and analyzes the overall development trend of health management and health industry in China. Meanwhile, it also puts forward the corresponding countermeasures and suggestions on the main contradictions and outstanding problems.

Keywords: New Development Stage; Health Management; Health Industry; High- quality Development

前　言

从预见，到遇见，2021 年来了。

2021 年是"两个一百年"奋斗目标历史交汇的关键节点，是中国共产党的百年华诞，是中华民族伟大复兴的关键时期，也是"十四五"规划的开局之年。当下百年大疫情和百年大变局相互激荡，国内外风险挑战之错综复杂前所未有。中国率先走出疫情阴影，经济复苏领跑全球，同时面向新阶段加快构建"新发展格局"，开启全面建设社会主义现代化国家新征程。党的十九届五中全会就改善人民生活品质、提高社会建设水平提出，要"全面推进健康中国建设"，彰显了高质量发展实践诉求。大力发展健康管理与健康产业，既是改善民生的需要，也是建设现代化经济体系的需要，无疑对于实施健康中国战略、维护和保障人民群众生命安全与身体健康具有重大意义。

站在这样一个特殊的历史节点，《中国健康管理与健康产业发展报告》（健康管理蓝皮书）研创团队回望"十三五"，展望"十四五"，从多维度梳理了健康管理与健康产业发展在推进健康中国建设进程中的时代方位，从理论高度提炼了健康管理与健康产业发展从量变向质变转化的深刻内涵，从发展实践上总结健康管理与健康产业各领域努力实现高质量发展的经验和不足，从战略规划上洞悉未来健康管理与健康产业发展的趋势。同时，在集合专业智慧的基础上总结提炼出我国健康管理医学服务部分细分领域的实施路径，着力呈现了我国健康管理与健康产业的最新理论动态、政策发展与实践进步。

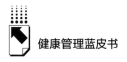

  所当乘者势也，不可失者时也。面对新阶段、新使命、新挑战，我们要始终胸怀"两个大局"、心系"国之大者"，立足新发展阶段、贯彻新发展理念、融入新发展格局，紧扣"十四五"重要战略机遇期，着力推动健康管理与健康产业高质量转型、创新和跨越发展，向着健康中国加速奋进。

  从此刻，向未来，2021 年牢记"一切为了人民健康"坚定前行。这既是我们研创团队的初心使命与信念，也是"健康管理蓝皮书"的永恒主题与长远目标。

目　录 ◣▶▶▨▨▨

Ⅰ　总报告

Ⅱ　专题报告

Ⅲ 调查篇

Ⅳ 产业篇

Ⅴ 附 录

皮书数据库阅读**使用指南**

CONTENTS ▷

I General Report

II Subject Reports

Ⅲ   Investigation Reports

Ⅳ   Industry Reports

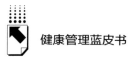
V Appendix

总 报 告

General Report

B.1
新发展阶段中国健康管理
与健康产业的现状与趋势

武留信 曹霞[*]

摘 要: "十三五"期间，我国健康管理与健康产业取得了巨大成就。打造全生命周期健康管理服务体系、推动健康产业快速发展成为举国共识。具有中国特色的健康管理创新理论体系初步形成，健康管理学科建设取得创新发展，健康管理服务能力和行业规范得到稳步提升。我国健康产业边界逐步明晰，正向国民经济支柱产业迈进。在健康中国战略引领下，健康产业新发展、健康服务新业态、健康产品新供给、健康科技创新共同驱动我国健康产业持续焕发蓬勃活力。但不容忽视的是，目前健康管理尚处于前学科建设阶段、大健康产

---

* 武留信，中关村新智源健康管理研究院院长，长期从事心血管临床、军事飞行员医学选拔与健康鉴定、健康管理与健康产业研究工作；曹霞，博士，中南大学湘雅三医院健康管理中心副主任，主要研究方向为慢病风险筛查与管理、健康管理与健康产业研究工作。

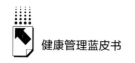
业尚处于发展初期，存在学科定位模糊、产业发展要素短缺和外部监管不完善等短板。进入"十四五"新发展阶段，在加强健康管理学科建设和服务能力提升的同时，要在供给侧结构性改革背景下，着力于健康产业结构升级优化，着眼于居民健康消费需求变化，厘清发展理念，加快转型升级，优化资源布局，推动融合发展，补齐要素短板，强化创新驱动，共同促进我国健康产业高质量发展，为实施健康中国战略提供有力支撑。

关键词：　新发展阶段　健康管理　健康产业　生命健康

　　"十三五"时期，我国在全面建成小康社会、全面完成脱贫攻坚任务以及实现第一个百年奋斗目标上，均取得了举世瞩目的决定性胜利。与此同时，这一时期也是我国卫生健康事业实现跨越式发展、健康产业蓬勃发展的辉煌五年。党中央从维护全民健康和实现中华民族长远发展出发，做出实施健康中国战略的决策部署，确立了"健康入万策"的新时期卫生健康工作方针。在此期间，全国卫生与健康大会、《"健康中国2030"规划纲要》、《中华人民共和国基本医疗卫生与健康促进法》、《中华人民共和国中医药法》和《促进健康产业高质量发展行动纲要（2019—2022年)》等一系列具有里程碑意义的重大事件和重要政策，标志健康中国建设的崭新征程和全民健康新时代已全面开启。特别是自2020年初至今席卷全球的新冠肺炎疫情，正在且必将深远影响世界格局。我国在疫情防控阻击战中取得的系列重大战略成果不仅向全世界彰显了显著的制度优势和强大的综合国力，还进一步凸显了卫生健康在国家治理中的战略价值以及健康产业在保护人民生命健康安全中不可替代的作用。2021年是"十四五"规划的开局之年，也是我国迈入全面建设社会主义现代化国家新征程并向第二个百年奋斗目标进军的全新历史节点。"十四五"时期我国进入新发展阶段，党的十九届五中全会对这一时期国家发展做出了系统谋划和战略部署。《中共中央关于制定国民经济和社会发展第十四个五年规划和二〇三五年远景目标的建议》（以下简称"十四五"规划）进一步指出，把保障人民健康放在优先发展的战略位置，坚持预防为主的方针，深入实施健康中国行动，完善国民健康促进政策，织牢国家公共卫生防护网，为人民提供全方位全周期健康服务①。扎实推进卫生健康事业和生命健康产业高质量发展将成为新发展阶段增进民生福祉和促进供给侧结构性改革的主旋律。

一 "十三五"期间中国健康管理与健康产业发展主要成就

（一）健康中国行动启动，居民健康水平和健康素养水平持续提升

"十三五"以来，随着健康中国建设持续推进，人民健康水平不断提高。根据国家卫生健康委员会相关通报，我国居民人均预期寿命在五年间增加了1岁（从2015年的76.3岁提高到2019年的77.3岁），主要健康指标总体上高于中高收入国家平均水平，个人卫生支出占卫生总费用的比重降至21世纪以来最低水平（28.4%）②。居民健康素养水平明显提升（2020年中国居民健康素养水平达到23.2%，较2015年提升了12.9个百分点③），初步形成了关注健康、追求健康的积极社会氛围。

（二）健康管理蓬勃发展，创新理论与实践取得重大进展

"十三五"时期，在党和政府的政策指引下、在行业学术组织的带领

① 中华人民共和国中央人民政府：《中共中央关于制定国民经济和社会发展第十四个五年规划和二〇三五年远景目标的建议》，http://www.gov.cn/zhengce/2020－11/03/content_5556991.htm，2020年11月3日。

② 国家卫生健康委员会：《2019年我国卫生健康事业发展统计公报》，http://www.nhc.gov.cn/guihuaxxs/s10748/202006/ebfe31f24cc145b198dd730603ec4442.shtml，2020年6月6日。

③ 国家卫生健康委员会：《2020年全国居民健康素养水平升至23.15%》，http://www.nhc.gov.cn/xcs/s7847/202104/6cede3c9306a41eeb522f076c82b2d94.shtml，2021年4月1日。

下、在全体健康管理从业者的共同努力下，健康管理取得了巨大成绩，为开启新时期的创新发展奠定了坚实基础。健康管理学术、行业组织在全国广泛兴起，学术交流活动丰富多彩，共同推动了我国健康管理的大发展。在2009年发布《健康管理概念与学科体系的中国专家初步共识》的基础上，2016年出版的《中华健康管理学》专著以及其他健康管理相关专家共识、指南、规范的陆续发布，标志着中国特色健康管理创新理论体系的初步形成。2017年，健康管理专科进入复旦大学医院研究所"中国医院专科声誉综合排行榜"，使得健康管理科在医院中的地位与声誉得到提升，极大地推动和鼓舞了健康管理学科的建设。持续开展的"健康管理学科建设与科技创新中心建设"和学术交流，促进了学科创新发展和适宜技术的推广应用，推动了健康管理服务能力提升和行业进步[1]。健康管理相关产业智库研究初露锋芒，《健康管理蓝皮书：中国健康管理与健康产业发展报告》（2018～2020）、《康养蓝皮书》、《保健蓝皮书：中国保健用品产业发展报告》等的发布获得社会广泛关注。

与此同时，我国健康管理（体检）机构发展势头良好，服务规模持续扩大，质量和效益不断提升。根据本蓝皮书研创团队开展的一项全国调研数据估算，2018年全国各级各类健康管理（体检）机构已近8000家[2]。从《中国卫生健康统计年鉴》披露的健康体检人次（统计口径：各类医疗机构健康检查人次合计）来看，"十三五"期间我国健康体检人次年复合增长率约为4.58%，2019年达4.44亿人次（2020年受疫情影响，体检人次有所下滑）。国家卫生行政主管部门在鼓励发展个性化健康管理服务的同时，也出台了系列旨在规范健康体检机构设置和执业行为的政策文件，包括针对独立健康体检机构发布的《健康体检中心基本标准（试行）》、《健康体检中心管理规范（试行）》以及《关于进一步加强健康体检机构管理

---

① 白书忠、武留信、吴非、高向阳：《"十四五"时期我国健康管理发展面临的形势与任务》，《中华健康管理学杂志》2021年第1期，第3～6页。
② 武留信、朱玲、陈志恒、曹霞：《健康管理蓝皮书：中国健康管理与健康产业发展报告No.2（2019）》，社会科学文献出版社，2019。

促进健康体检行业规范有序发展的通知》。2019年国家卫生健康委医疗管理服务指导中心成立了国家健康体检与管理质量控制中心，迄今为止31个省（区、市）已成立28家健康体检与管理质控中心，333个地级区划和293个地级市中已成立161个市（区/县）级质控中心，全国三级健康体检质控网络基本形成。

（三）产业边界逐步清晰，健康产业向国民经济支柱产业迈进

长期以来，健康产业的概念内涵不清、外延界定不明、统计口径不明确，加之新形势下新业态、新模式日新月异，厘清健康产业边界势在必行。为此，国家统计局于2019年4月发布了《健康产业统计分类（2019）》，将健康产业划分为13个大类58个中类92个小类，涵盖一、二、三产业，包括健康农林牧渔业、健康相关产品制造业以及健康服务业。我国健康产业总体呈现积极向上、蓬勃发展的良好态势。根据国家卫生健康委员会卫生发展研究中心的核算，2019年全国健康服务业总规模（健康产业增加值）为70148亿元，比2018年增长12.4%，占GDP的比重为7.08%，显示其正向支柱产业迈进。

（四）健康需求显著释放，居民健康消费新模式蓬勃发展

"十三五"时期，我国进入消费需求持续增长、消费增速换挡、消费结构加快升级的重要阶段。2019年丁香医生联合《健康报》移动健康研究院发布的《2019国民健康洞察报告》显示，九成以上的调查对象认为健康最重要。北京大学全球健康发展研究院对国家统计局2015～2020年的有关统计数据的分析结果显示，城镇居民八类家庭消费中只有"居住类"和"医疗保健类"消费是持续上升的。2019年，居民人均医疗保健消费支出占居民人均消费支出的比重为8.8%，比2015年提高了1.41个百分点。新冠肺炎疫情促使互联网健康医疗、智能体育等线上健康消费逆势增长，推动了国内消费复苏，促进了经济企稳回升。

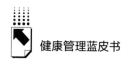

（五）多产业融合加速，健康服务新业态百花齐放

伴随居民消费结构升级，"五大幸福产业"（旅游、文化、体育、健康、养老）呈稳步快速发展之势，民生福祉持续改善，民众获得感和幸福感不断增强。而其中的健康产业也正加速与其他各产业进行深度融合，"健康＋旅游""健康＋养老""健康＋体育"等新兴服务业态不断涌现。根据前瞻产业研究院有关数据，2015 年我国健康旅游消费占旅游交易总规模的 1%，约为 400 亿元，2019 年健康旅游市场规模达到 829 亿元，并保持持续增长劲头。与此同时，养老产业规模持续平稳扩大，五年间增长了 30750 亿元，2019 年已达 76150 亿元；体育产业规模也较快增长，2019 年达到 30784 亿元，约是 2015 年的 1.8 倍。

（六）引领健康服务新风向，新型健康产品渐成"刚需"

根据国家科技部等联合印发的《"十三五"健康产业科技创新专项规划》，"新型健康产品"包括健康营养食品、健康管理产品、中医药健康产品、智能康复辅具、环境健康产品和科学健身产品等六大类。另外，健康保健产品、健康传媒产品也是近年来不容忽视的健康产品新类别，已广泛应用于医疗、生物技术、信息技术、体育休闲、医疗零售、教育等领域。第一财经商业数据中心（CBNData）联合阿里健康发布的《天猫医药馆健康趋势白皮书》显示，线上健康产品已涌现出医疗器械、隐形眼镜、滋补品、保健品等热门领域。根据《中国工业统计年鉴》有关数据，中国健康保健食品行业近年来发展迅速，2015～2018 年年均增长率达到 15.52%，远高于同期国民经济发展水平。2020 年我国营养保健食品市场规模已突破 4000 亿元，跃居全球第二大保健食品市场。与此同时，互联网新技术为健康产品创新带来质的飞跃，以云计算、大数据、移动互联网等为代表的信息数字化技术已渗透和应用于健康服务业的各个领域。人工智能技术已成功地在健康产业的多个领域落地，包括临床决策支持系统、医疗机器人、医学影像智能化处理、语音交互诊疗、个性化就医体验、健康信息数据挖掘等。

（七）创新驱动健康科技，生命健康产业"跑出"加速度

全面推进健康中国建设需要科技赋能、科技支撑。面对突如其来的新冠肺炎疫情，我们能够率先控制住疫情，离不开尊重科学、充分发挥科技的力量。"十三五"期间从重大医药创制到高精尖医疗器械研发，医疗科技创新成果广泛应用，让医疗"有药用""有良器"；从"指尖上的医院"到"全周期智慧医疗"，信息网络技术创新与医疗产业结合，让老百姓能够更方便地就医看病。近五年国家主要科技计划对于生命科学领域的累计投入约600亿元，中国生物技术发展迅速，在神经生物学、干细胞、纳米生物、生物影像技术等多个领域实现了突破。《2019中国生命科学与生物技术发展报告》显示，2018年在生命科学和生物技术领域专利申请数量和授权数量方面，中国仅次于美国，位居全球第二；2018年中国发表生命科学论文120537篇，数量仅次于美国，位居全球第二；中国生命科学论文数量占全球的比例从2009年的6.56%提高到2018年的18.07%。在生物科技创新的影响和推动下，生物药物产业规模迅速扩大，2019年市场规模已经超过3714亿元。

（八）新冠肺炎疫情笼罩下，健康产业挑战与机遇并存

此次席卷全球的新冠肺炎疫情，对我国乃至全球健康产业与健康经济的冲击和影响是空前的，包括部分健康制造业产业链受阻，部分健康服务业短期停摆、长期停滞，我国及全球大健康产业与健康经济长期发展趋势难以预料。整体而言，疫情近期主要影响健康服务业，中期主要影响健康制造业及相关产业链，而远期影响则波及健康产业投资和贸易以及整个产业链。然而，机遇与挑战并存。整体来看，首先，疫情防控进一步凸显了大健康产业的战略定位；其次，疫情防控进一步推动民众健康消费需求的释放和加速需求侧数字化转型升级。从细分领域来看，近期医药防疫物资装备、设备器材及耗材生产和供应火爆，中期疫苗、诊断试剂、医疗器械与健康监测等生产供给和服务发展前景看好，"互联网＋智慧医疗健康服务"迎来发展契机。

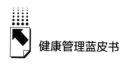

二 新发展阶段中国健康管理与健康产业
高质量发展的机遇及意义

我国在"十三五"收官和"十四五"启航的历史节点，面临百年未有之大变局，遭遇百年未遇之大疫情，迈向百年奋斗目标之新阶段，大国博弈、新科技革命、数字经济等力量正在重塑全球竞争格局，国内外环境发生了深刻变化。在此大背景下，党中央主动调整发展战略，提出加快构建以国内大循环为主体、国内国际双循环相互促进的新发展格局。因此，无论是从疫情防控常态下的经济恢复与产业升级，还是从适应构建经济内循环为主的发展基调，抑或从积极应对老龄化和改善民生福祉来看，健康管理与健康产业都大有作为。

（一）新发展阶段我国健康管理与健康产业面临的重要机遇

1. 国民经济保持中高速增长为发展健康管理与健康产业奠定坚实基础

"十三五"期间，在以习近平同志为核心的党中央的坚强领导下，我国经济保持中高速增长，且质量效益明显提高。2016 年至 2019 年，经济增速保持在 6% 以上，经济总量稳居世界第二。2019 年至 2020 年，人均国内生产总值连续两年超过 1 万美元，实现了现行标准下农村贫困人口全部脱贫，年研究与试验发展经费投入超 2 万亿元，2019 年对世界经济增长的贡献率达 30% 左右，2020 年更成为全球唯一实现经济正增长的主要经济体。与此同时，新常态下产业结构也逐步优化，2019 年第三产业增加值占国内生产总值的比重达到 53.9%，成为经济增长重要的稳定器；科技创新驱动更强劲，我国在全球创新指数排行榜上攀升至第十四位。在国民经济持续平稳高质量增长背景下，社会治理效能提升、供需关系改善、市场活力增强、就业民生有保障和社会大局稳定等诸多优势和条件，均有利于我们以自身的稳定性应对外部环境的不确定性，均有利于我们构建健康管理和健康产业发展的新优势新格局。

2. "顶层设计"赋予健康管理与健康产业更高要求和意义更深远的历史重任

党中央、国务院一直高度重视从国家战略层面统筹解决关系健康的重大和长远问题。"把健康融入所有政策",陆续出台的系列政策规划日趋成熟和定型,为健康领域可持续发展构建了强大制度保障。①"健康入思想":没有全民健康,就没有全面小康。党的十八大以来,习近平总书记坚持以人民为中心的发展思想,就健康中国建设发表了一系列重要论述,把人民健康放在优先发展的战略地位。②"健康入战略":《"健康中国2030"规划纲要》以及"十四五"规划中明确提出以坚持预防为主的方针,深入实施健康中国行动,完善国民健康促进政策,织牢国家公共卫生防护网,为人民提供全方位全周期健康服务。③"健康入法治":作为我国卫生健康领域内的第一部基础性、综合性的法律,2019年12月通过的《中华人民共和国基本医疗卫生与健康促进法》的最大亮点即"健康权"首次入法,其以法律的形式激活了宪法关于公民基本权利中的健康权,整部法的主线均是为健康中国建设保驾护航。④"健康入行动":2019年7月,国务院成立健康中国行动推进委员会,负责统筹推进《健康中国行动(2019—2030年)》,该战略性文件围绕疾病预防和健康促进两大核心,列出了健康知识普及、控烟、心理健康促进、心脑血管疾病防治、癌症防治等15个重大专项行动清单,旨在促进以治病为中心向以人民健康为中心转变。⑤"健康入体系":健康中国建设的五大任务之一是将健康产业打造成为国民经济支柱性产业。为全面反映这一新兴产业发展态势,2019年4月国家统计局发布了《健康产业统计分类(2019)》,为其划出清晰边界。相关数据显示,健康产业作为健康经济的基石,日益成为内涵丰富、结构合理的产业体系,与其他产业融合度和协同性进一步提升。⑥"健康入工程":2019年9月国家发改委联合十余个部委(门)联合发布了《促进健康产业高质量发展行动纲要(2019—2022年)》,围绕健康产业重点领域和关键环节实施优质医疗健康资源扩容工程、"互联网+医疗健康"提升工程、中医药健康服务提质工程等10项重大工程。

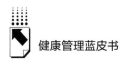

3. 消费结构升级为发展健康管理与健康产业创造广阔空间

我国拥有 14 亿多人口，人均国内生产总值突破 1 万美元，已成为全球规模最大的中产阶级崛起及消费升级的主要经济体。这既是改革开放以来我国经济社会发展取得的巨大成就，也是推动健康管理与健康产业发展的突出优势。"十三五"以来，我国连续四年实现城乡居民收入增速快于国内生产总值增速，2020 年全国居民人均可支配收入达 32189 元，比 2015 年增长约47%；2020 年，全国居民人均消费支出 21210 元，比 2015 年增长约 35%；2020 年全国居民恩格尔系数为 30.2%，每百户家庭家用汽车拥有量达 37.1辆。这些数据均表明我国已进入国际公认的人民生活相对富裕阶段，全民消费层次持续提升。从消费结构上看，生存型消费向发展型消费升级、物质型消费向服务型消费升级、传统消费向新型消费升级的趋势越发明显。2014 ~2019 年我国居民人均医疗保健消费支出呈现逐年增长态势，2019 年人均医疗保健消费支出达 1902 元，增长率为 12.88%，其支出占比也从 2015 年的7.4% 增长至 8.8%。一方面，消费结构升级推动我国经济结构的服务化进程，医疗健康等服务型消费相关领域的发展空间巨大；另一方面，消费结构升级推动新兴产业快速发展，不断刺激和拓展生命健康、数字健康等产业发展空间。总之，14 亿人消费潜力释放和消费结构升级持续推动健康管理与健康产业在高质量发展轨道上不断前进。

4. 科技创新为发展健康管理与健康产业提供有力支撑

《"十三五"卫生与健康科技创新专项规划》围绕健康中国的建设需求，结合国家科技计划改革总体部署，提出人工智能等前沿及共性技术、重大疾病防治、重点人群健康保障、重大健康危险因素控制、医药卫生产品和健康服务技术、中医药现代化及创新体系建设等 12 项重点任务。回顾"十三五"期间，我国健康领域的科技创新体系建设持续加强，已基本建成高等院校与科研院所知识创新、企业技术创新、医疗卫生机构转化创新相结合的卫生健康协同创新体系。干细胞研究、肿瘤早期诊断标志物、基因组测序、蛋白质结构分析等高新生物技术领域取得重大突破，带动恶性肿瘤、心脑血管疾病等重大疾病防治形成数百项技术指南、诊疗规范，有力地推进了重大疾病防治。一大批自主创新药物和诊疗方案相继问世，脑起搏器、骨科机器人、组织工程皮肤等关键生物医用材料和医疗设备等高端医疗器械实现"中国制造"，逐步打破国外长期垄断。医学教育和人才培养能力稳步增强，培育和锻炼了更多高水平的医学人才，为健康中国建设提供了坚实有力的科技支撑和人才保障。

（二）新发展阶段我国高质量发展健康管理与健康产业的意义

作为中华民族伟大复兴历史进程中的大跨越阶段，新发展阶段也是为华夏儿女追求光荣梦想不断夯实健康基础的关键时期。因此，在此阶段高质量发展健康管理与健康产业不仅有利于增进民生福祉、提升人民幸福感和获得感，还关乎国家长治久安和社会、经济可持续发展，具有重大的战略意义。

1. 体现以人民健康为中心的大卫生、大健康理念和发展取向

新发展阶段是我国从"全面建成小康社会"向"全面建成社会主义现代化强国"的重大跨越，但也面临推进城镇化、社会老龄化以及疾病谱改变、生态环境承压和生活方式改变等带来的诸多挑战，因此需要统筹解决关系人民健康的重大和长远问题。通过相关政策和资源的倾斜，高质量发展健康管理和健康产业，实现健康与经济社会良性协调发展，体现了以人民为中心的发展理念和增进民生福祉的发展取向，更折射出党中央执政治国理念的升华。

2. 有助于推进供给侧结构性改革和需求侧管理

新发展阶段要实现高质量发展，把供给侧结构性改革和"需求侧管理"结合起来是大势所趋。一方面，高质量发展健康管理与健康产业是推动经济结构升级的潜在关键，这主要体现在：①健康产业具有覆盖范围广、产业链长的特点，关联产业众多，具有发展为国民经济支柱产业的潜力；②健康产业仍是少数不能满足人民群众日益增长的健康需求的产业之一，扩大健康产品和服务的供给有助于满足人民群众日益增长的健康需求。另一方面，当前世界经济形势复杂严峻，疫情导致的逆全球化等衍生风险日趋显现，加强需求侧管理，扩大内需市场，是构建新发展格局的重要出发点和落脚点，这主

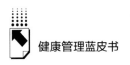

要体现在：①健康产业是公认的辐射面广、吸纳就业人数多、拉动消费作用大的复合型新兴产业，发展健康管理与健康产业有助于拉动投资、创造就业，有助于促进消费、提高消费在国内经济中的占比；②大力发展生命健康、医药制造、智慧健康等战略性新兴产业领域，打造健康服务新业态和新健康消费热点，既有利于为经济转型升级开辟新路径，也有利于带动消费提质升级。

3. 关乎国家长治久安、社会和谐安定

新发展阶段我国社会发展面临更多内外环境的挑战。人民群众看病难、看病贵，甚至因病返贫、因病致贫的民生难题如得不到有效破解，则会酝酿社会矛盾甚至危机；快速老龄化和慢性病发病率高企的背景下失能老人、高龄老人和慢性病患者存量和增量规模巨大，长期照护和慢病管理问题在积重难返之下极易危及社会和谐稳定；类似新冠肺炎疫情这样的"黑天鹅"突发公共卫生事件，如得不到及时处置将加剧社会医疗资源挤兑风险；而环境污染、食品药品安全等关系人民切身利益的问题如未能得到有效治理，则易导致政府公信力的下降并严重削弱国内相关产业链供应链的稳定性和竞争力。因此，高质量发展健康管理与健康产业顺应的是民生诉求，化解的是社会矛盾与危机，维系的是社会安定与国家安全。

三 新发展阶段中国健康管理与健康产业的总体现状及趋势

新发展阶段我国健康管理与健康产业的总体现状及趋势是新技术、新产品、新融合促进生命健康产业进入健康管理时代；新产业、新业态和新模式推动生命健康产业实现颠覆性变革；新思维、新视角和新使命支撑生命健康产业稳健跨越式发展。

（一）健康管理学科建设与服务实践现状及趋势

1. 构建健康管理医学服务体系，推动健康管理服务落地落实

实施健康中国战略的核心在于推动以治病为中心向以人民健康为中心的

战略转变，凸显了健康管理的重要性，提升了健康管理医学服务的作用与地位。国民健康需求持续增长和我国慢性病高发态势、新增传染病的威胁，必将推动和促进健康管理医学服务的快速发展。以防治慢性病为突破口，预防、治疗、康复一体化的健康管理服务体系将逐步建立。其一，人口老龄化给社会带来巨大压力，推进健康老龄化的紧迫性，必将创新医养结合模式，以疾病诊治为中心的老年医学模式将向以老年人需求为核心的综合关怀模式转变，老年健康管理医学服务必将快速兴起和大发展。其二，为了顺应健康中国战略，落地健康服务内容，需要引入或构建具有科学循证基础的新的健康医学理论及技术体系、临床实践标准及流程，而这其中被美国医学院协会评为2018年新兴医学专科之一的生活方式医学（Lifestyle Medicine）有望在理论和实践上通过本土化适应和创新，为健康中国建设做出贡献。

2. 需求牵引和行业导向，促进健康体检高质量发展

在健康中国相关政策规划和行业意见领袖的导向下，从单纯的健康体检服务向健康管理服务的全面转型已渐成行业趋势，服务模式围绕健康管理核心服务内容——"防大病、管慢病、促健康"，对健康人群及慢性病高风险因素人群实施检测、评估和有效干预，对慢病实施规范化管理。进入新阶段，在国家推动公立医院高质量发展的背景下，健康管理（体检）机构将由规模数量型向质量效益型转变，将由孤立的机构建设向体系化建设转变。为此，健康管理机构有必要对人才、技术和设备等服务要素进行重组，以及对服务路径和流程进行重塑，以形成串联检前、检中和检后的全程健康管理服务体系；同时要基于健康管理联合体的思路系统规划健康管理机构的建设，以期将优质健康管理服务延伸至社区和基层。

3. 医防融合与平急结合，慢病健康管理迎来发展新机遇

促进医防融合是实现慢病、疫病预防前移的基本保障。构建以疾控机构为中心、以医院为疾病监测哨点、以临床防治技术为支撑、以社区卫生服务机构和基层医疗机构为网底的疾病综合防控体系，以织密慢病和疫病的四级预防网络，落地全程全周期慢病健康管理。将"战疫"经验与"互联网＋"、物联网、大数据和5G等新技术相结合，打通线上线下服务场景，重构"三

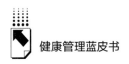

医联动"和"三师共管"服务流程,进一步升级慢病健康管理闭环服务,实现慢病精细化、连续化管理的新模式。同时,围绕供给侧结构性改革,新阶段还将丰富优质健康管理服务和产品供给,根据人民群众健康需求进行创新,提供差异化、定制化的健康管理服务包,特别是重点推动商业健康保险与慢病健康管理深度融合,开发各种形式的慢病健康管理优质服务包。

4. 学科建设步入新阶段,人才培养长效机制有望建立

立足新时代,通过对21世纪以来中国健康管理学发展脉络的系统回顾和深度思考,应当树立中国健康管理学的学科自信,自觉担当使命。健康管理学要实现高质量发展,必须以学科建设为抓手。只有按照学科建设的要求去建设健康管理中心,才能打造一个符合行业发展需求的平台,发展才有基础。鉴于目前学科建设中遇到的困难和瓶颈,新时期可以有针对性地从以下几个方面着手:①走多学科协同合作之路是必然趋势,例如将健康管理与全科医学有机融合,形成优势互补的学科平台[①];②部分研究基础条件较好的综合医院、科研院所和行业学术组织可以搭建研究平台,开展健康管理学理论研究;③通过先行先试,制定和完善健康管理学科标准与规范;④在已被纳入职业教育专业目录的基础上,创造有利条件将健康管理学历教育纳入医学教育体系。

5. 依靠科技进步,坚持创新发展

新时代,健康管理机构要实施高质量转型发展,必须依靠科技进步,实施创新发展。首先要创新健康管理理论,需要更多的从事健康管理服务的专家学者和一线实践人员共聚智慧,探索与建设健康管理完整的理论体系。其次要依靠健康管理信息技术和相关适宜技术与产品的集成应用,来支撑健康管理机构的建设发展。要高度重视信息技术和相关产品在健康管理服务中的应用,比如5G技术、人工智能等。另外,还要推动更多的健康管理适宜技术和产品落地应用,进一步完善和丰富健康管理服务的内容和手段。

---

① 徐卸古、白书忠、高向阳:《聚焦学科建设 砥砺科技创新 推动健康管理机构高质量发展》,《中华健康管理学杂志》2021年第1期,第7~10页。

（二）健康产业政策与发展规划现状及趋势

好风凭借力，扬帆正当时。2016 年 8 月，21 世纪第一次全国卫生与健康大会上，习近平总书记号召"要把人民健康放在优先发展的战略地位，努力全方位全周期保障人民健康"，顺应民众关切，全面部署健康中国建设。"十三五"期间，寓健康于万策，作为实施健康中国战略的关键任务之一，发展健康产业被提升到历史战略高度，我国陆续出台了一系列支持政策与法规（见表 1）。

表 1　"十三五"期间国内健康产业部分代表性政策文件

发布时间	发文机构	政策规划
2016.10	中共中央、国务院	《"健康中国 2030"规划纲要》
2016.10	国务院办公厅	《关于加快发展健身休闲产业的指导意见》
2016.10	国家发展和改革委员会	《促进民间投资健康发展若干政策措施》
2016.12	国务院办公厅	《关于全面开放养老服务市场提升养老服务质量的若干意见》
2016.12	国务院	《"十三五"深化医药卫生体制改革规划》
2016.12	国务院	《"十三五"卫生与健康规划》
2017.02	国务院办公厅	《中国防治慢性病中长期规划(2017～2025 年)》
2017.02	工业和信息化部、民政部、国家卫生计生委	《智慧健康养老产业发展行动计划(2017—2020 年)》
2017.04	国务院办公厅	《国务院办公厅关于推进医疗联合体建设和发展的指导意见》
2017.05	国家科技部等	《"十三五"健康产业科技创新专项规划》
2017.05	国务院办公厅	《关于支持社会力量提供多层次多样化医疗服务的意见》
2017.05	国家卫生计生委等	《关于促进健康旅游发展的指导意见》
2017.06	国务院办公厅	《国民营养计划(2017—2030 年)》
2018.04	国务院办公厅	《关于促进"互联网 + 医疗健康"发展的意见》
2018.07	国家卫生健康委员会	《国家健康医疗大数据标准、安全和服务管理办法(试行)》
2018.08	工业和信息化部等	《智慧健康养老产品及服务推广目录(2018 年版)》
2019.04	国家统计局	《健康产业统计分类(2019)》
2019.07	健康中国行动推进委员会	《健康中国行动(2019—2030 年)》
2019.07	国务院	《国务院关于实施健康中国行动的意见》

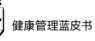
续表

发布时间	发文机构	政策规划
2019.08	国家发展和改革委员会等	《促进健康产业高质量发展行动纲要（2019—2022 年）》
2020.02	中共中央、国务院	《中共中央国务院关于深化医疗保障制度改革的意见》
2020.07	国家卫生健康委员会	《关于全面推进社区医院建设工作的通知》
2020.09	工业和信息化部等	《智慧健康养老产品及服务推广目录（2020 年版）》
2020.10	中共中央	《中共中央关于制定国民经济和社会发展第十四个五年规划和二〇三五年远景目标的建议》

资料来源：编者整理。

2020 年 11 月公布的"十四五"规划为未来 5 年及 15 年的中国发展勾勒蓝图，规划中再次强调全面推进健康中国建设，加快发展健康产业。基于对国际国内最新形势的科学研判，"十四五"规划定调要大力推进"国内大循环"，指出"要畅通国内大循环，促进国内国际双循环，全面促进消费，拓展投资空间"。这意味着，"十四五"期间，刺激居民整体消费和促进消费升级趋势将越发明显，医疗、养老消费需求也将上一个新台阶。同时，健康产业与其他产业的融合发展也将进一步加速。随着"十四五"规划和健康中国战略的持续推进，健康产业正在逐渐占据政策顶层设计的重要位置。

（三）健康新产业与新业态发展现状及趋势

1. 生命健康产业不断优化升级

因在抗击新冠肺炎疫情中发挥了独特作用，涉及生物医药、疫苗检测、医疗器械等细分领域的生命健康产业吸引了万众目光。实际上，我国生命健康产业在"十三五"期间就已步入发展黄金期，自主创新硕果累累，产业集聚效应逐步显现，特别是在原研药、智慧医疗和创新医疗器械等领域不断取得重量级突破。部分高新技术企业在肿瘤靶向药物、新型联合疫苗、抗体制备、植入介入医疗器械等多个领域掌握了技术主导权。同时，远程医疗、人工智能辅助诊断、智慧医疗语音录入系统、疾病风险预测等智慧医疗领域也涌现了一批新技术、新产品、新业态和新模式。从科技部发布的"十四五"国家重点研发计划已启动的 52 个重点专项指南可以一窥我国未来 5～10 年生命健康产业发展趋势，干细胞研究与器官修复、生物大分子与微生物组、关键医用与防疫材料、智能传感器、病原学与防疫技术体系、生物安全关键技术、生育健康及妇女儿童健康保障、诊疗装备与生物医用材料、生物与信息融合和常见多发病防治研究等领域有望率先实现技术突破。

2. 智慧健康养老产业规模不断扩大

自 2017 年《智慧健康养老产业发展行动计划（2017—2020 年）》实施以来，在各级政府主导指引和众多相关企业的积极参与下，我国智慧健康养老产业已初具规模并呈现了较好发展势头，一大批智慧健康养老试点示范和智慧产品及智慧服务在创新构建中国特色的养老服务保障体系过程中发挥了重要作用，取得了系列阶段性成果，包括：①形成了智慧健康养老产业发展的政策和社会环境；②构建了养老服务体系建设的企业和产品及服务支撑；③打造了智慧健康养老的产业链和市场生态体系；④创新了推动产业发展的机制模式。而随着全面推进健康中国建设和实施积极应对人口老龄化的国家战略，未来我国智慧健康养老产业的发展趋势将体现在以下几个方面：一是以健康为中心将成为智慧健康养老产业发展的基本遵循；二是支撑居家社区养老服务体系建设将成为智慧健康养老产业发展的战略高地；三是打造"产品＋平台＋服务"生态链环将成为智慧健康养老产业发展的内在逻辑；四是满足老年人多层次、个性化需求将成为智慧健康养老产业发展的关注焦点。

3. 健康管理服务认证启航正当时

作为我国医疗服务认证的一支新生力量，2018 年底，在中国国家认证认可监督管理委员会的支持下，我国启动了健康管理服务认证筹备工作。经过三年的探索和实践，健康管理服务认证试点工作主要围绕认证标准编制和试点机构认证审核两项工作展开并逐步完成。迄今，经自愿申报和综合审查，专家委员会筛选出符合条件、有代表性的 6 家机构作为首批健康管理服务认证的试点机构。结合目前我国健康管理服务认证面临的主要问题，未来发展主要在以下几个方面着力：①推动健康管理服务认证与卫生行政管理相

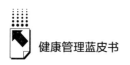

结合；②以法律、制度等形式保障健康管理服务认证；③促进健康管理服务认证与医保支付紧密结合。

4. 康养产业高质量发展高地初现

在经济发展进入新常态的现阶段，在健康养生市场需求升级和产业提质增效的综合推动下，我国健康养生产业发展迅速，已成为新的经济增长点。其中，海南省因其得天独厚的政策优势、气候优势和生态优势，具备高质量发展康养产业的有利条件。"十三五"期间，海南省人民政府相继出台"健康消费""康养旅游"相关政策，进一步加快推动了该省旅游业与健康服务业的融合发展。在《海南自由贸易港建设总体方案》勾画的宏伟蓝图中，海南省将围绕国际旅游消费中心建设，推动旅游与文化体育、健康医疗、养老养生等深度融合。海南省将在做好资源挖掘及价值评价的基础上，加强对当地丰富的海洋康养、温泉康养、森林康养、气候康养、医疗康养资源的合理挖掘，重点构建"北纬18°呼吸康养旅游目的地"产业链、"欢乐陵水田园休闲旅游目的地"产业链、多业态融合且具有黎苗族文化特色的综合性温泉健康养生产业聚集区、"热带原生态民俗文化养生"产业链等。

5. 中医健康服务在"战疫"中绽放光华

经历了历史更迭洗礼的中医药在我国此次新冠肺炎疫情突发期间厚积薄发，中医健康服务在传统治疗的基础上，与时俱进，根据新冠肺炎诊疗方案的病情程度分类，充分运用中医中药的内服外治方法，极大地缓解了抗疫医疗压力。为了满足健康咨询及就诊需求，中医健康服务新的模式也顺势而生，最具代表性的就是疫情急性期的中医方舱医院及"互联网＋中医药"的模式推广。疫情期间，从中央到地方都纷纷出台政策规定，坚持中西医并重，探索将中医药纳入公共卫生应急防控体系。中医健康服务在我国医疗体系中的价值和地位正在改变。而要发展中医健康服务，切实继承好、发展好、利用好中医中药，未来要注重加强中医药人才培养、加强对民间养生保健医药和技术的筛选和评价、加快推进中医药健康服务技术技能人才培养，以及建立一套现代化的中医药服务质量评价体系。

6. 5G 时代下的健康信息产业生机勃勃

随着 5G 时代的到来，5G 通信技术凭其高速率、低延时、高整合移动性与大数据分析的平台能力等，为健康信息产业注入了新的活力。5G 与健康信息产业的深度融合，带来了医疗服务模式转型升级，远程会诊、远程机器人手术、远程医疗探视等从科幻走进了现实。然而，与日新月异、迅猛发展的健康信息技术显著推进了社会健康信息化进程不相匹配的是国民健康信息素养仍普遍较低，虽然国民对网络健康信息方面的需求及意识有所增强，但是对健康信息正确获取、评价及利用的能力仍待提高。未来在全面进入5G 时代后，健康信息服务将发生质的飞跃，其中有以下几大趋势值得关注：①健康信息标准化建设是未来发展的重要方向；②多种新型医疗应用场景将出现，如居家健康监测、远程会诊、远程机器人手术等，5G 智慧医院平台作为医院管理新模式将实现智慧医疗应用场景的整合；③优化全国人口健康数据库、加强"互联网 + 医疗健康"应用标准化是发展的重点；④在网络安全方面，数据安全与应用安全也是发展的重点。

7. 互联网 + 医疗健康向纵深发展

"十三五"期间，我国互联网 + 医疗健康服务的政策环境经历了"放宽—收紧—再放宽"的过程。互联网医疗市场规模呈逐年扩大的趋势，2019 年市场规模约 680 亿元。在政策的鼓励下，我国互联网医院呈现增长趋势，2020 年已达 577 家。五年间，互联网医院问诊量迅猛增长，从 2016 年的约 400 万次增至 2019 年的 2.7 亿次。"互联网 + 公共卫生服务""互联网 + 家庭医生签约服务""互联网 + 药品供应保障服务""互联网 + 医疗保障结算服务""互联网 + 医学教育和科普服务""互联网 + 人工智能应用服务"等多种新服务模式已在探索试行中。新冠肺炎疫情让互联网 + 医疗健康得到了很好的示范应用，医疗健康领域的服务主体，对其在提升医疗健康服务效率、扩大服务边界、拓展服务内容等方面展现的巨大潜力有了更为深刻的认识。随着支持政策不断加强，互联网 + 医疗健康发展环境将更加友好，服务体系将更加完善，服务模式将更加创新，服务场景将更加明确，服务技术将更加成熟，服务产品将更加丰富。同时，针对互联网 + 医疗健康服

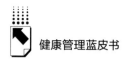

务目前存在的包括数据安全及隐私保护、医疗安全、部分机构参与度不高等主要问题，未来将进一步细化服务监管标准并出台系列指导性文件。

8. 医疗人工智能应用场景日趋广泛

随着国家政策的持续发力，医疗人工智能研究快速发展，呈现深度学习、跨界融合、人机协同、群智开放、自主操控等新特征，为医疗健康服务提供了快捷、优化的途径，也促进了医疗健康领域技术革新及多元服务模式转变。目前，医疗人工智能已经在虚拟助理、医学影像、辅助诊疗、药物挖掘、健康管理、医院管理、疫情防控及搭建科研平台方面起到了举足轻重的作用。尽管从全球视角看，我国医疗人工智能发展具备政策环境、科研产出等较好基础，但在关键领先技术、人才储备、开源生态等方面还存在明显短板。"十四五"期间，我国将在医疗人工智能技术和应用领域加快追赶步伐，同时在数据质量、伦理及法律法规、技术和产品规范标准以及专业人才培养等方面加快补齐短板。

9. 家庭健康服务业前景光明

目前常见的家庭健康服务形式包括家庭健康教育、家庭健康档案、家庭健康监测、家庭病床及家庭医生等。目前家庭健康监测设备种类和数量繁多，血压计、心率血氧探测仪、血糖监测仪、体温监测仪、心电监护服、心电监测器及呼吸暂停监测器等可穿戴医疗设备和即时检验设备已广泛用于家庭健康监测。血压监测仪、胰岛素泵和血糖监测仪占据了可穿戴医疗设备市场份额的前三。同时，智能手环/手表也在疾病预防、治疗与护理方面发挥越来越大的积极作用。在家庭保健器械方面，血糖仪、制氧机、血压计等成为家庭保健核心品类。在家庭康复护理方面，基于生物传感器技术和通信技术的辅助进食类、助眠类、助浴类和辅助移动类产品逐渐走入社区和家庭。随着数字经济时代的来临，数字化、智能化是家庭健康技术发展的必然趋势。小型、可穿戴式产品，远程康复系统和智能机器人也将成为家庭康复产品的关注方向。另外，推动落实家庭健康教育、促进家庭健康服务标准化和服务流程规范化也将是发展家庭健康服务业的重要任务。

（四）健康产业新职业与新技能发展现状及趋势

1. 健康产业新职业不断涌现

健康产业的蓬勃发展使得健康产业从业人员的岗位需求极大增加。国务院发布的《职业技能提升行动方案（2019—2021）》和新近国家人力资源和社会保障部、财政部发布的《关于实施职业技能提升行动"互联网＋职业技能培训计划"的通知》，明确提出加强我国健康管理与健康产业领域岗位能力和职业技能提升的要求。2020 年人力资源和社会保障部、市场监管总局、国家统计局陆续发布了多个新职业，其中的健康照护师、呼吸治疗师、出生缺陷防控咨询师、康复辅助技术咨询师、社群健康助理员、老年健康评估师和核酸检测员都属于健康产业领域的新职业。

2. 健康产业新职业岗位能力和职业技能提升成为刚需

健康产业中新职业的产生和从业人员新技能的培训将成为推动大健康产业发展的重要力量，并在产业内部蕴含巨大的刚性需求。从健康产业岗位性质来看，健康新职业的分布主要集中在健康产品和健康服务两个领域。从健康产业新职业能力需求来看，大部分健康产业的新职业要求从业人员从原有的传统职业技能向数字化能力转变。从健康产业相关岗位工作内容来看，有形的健康管理服务和无形的健康咨询成为新职业的普遍性工作内容。从产业链发展来看，健康产业新职业越来越呈现"服务点线面"的特点。从健康产业发展趋势看，健康产业相关新职业在面临更多挑战的同时也将迎来更多的机会。

3. 围绕健康产业新职业的岗位能力培训优质课程成为紧迫需求

健康管理师、公共营养师、心理咨询师（"三师"）是健康产业中较早开展职业资格培训的三个职业。自 2018 年健康管理师面向社会开放认证考试后，在国家职业技能补贴行动的带动下，2019 年健康管理师的培训达 38 万人次。2006～2016 年的十年间，营养师/心理咨询师的培训市场，每年有近 100 万培训人次的规模。除了"三师"人员外，目前我国除有全科医生外，还有家庭医生 30 万、乡村医生 60 万、企事业单位等职业场所卫生服务

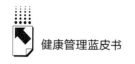

人员 100 万、互联网健康从业人员 2.4 亿人，这些人员尽管拥有一定的专业知识，但在新的健康发展形势下，需要进一步提升职业技能和岗位能力，学习新知识新技能，才能满足人民群众日益增长的健康需求。

4. 健康产业新职业技能教育培训将呈多元化多模态发展趋势

目前我国健康产业相关教育培训较为火爆，市场需求大、培训机构多，但优质课程少、评价认证缺、实际效果差，培训机构以"低价格、低水平、低要求"抢占培训市场，培训师资力量不足，学员满意度低，培训内容无法满足职业技能需求。因此，加强健康产业内核（内涵和技能）培训势在必行，要依托社会公开遴选的有影响力的、高质量的、高公信力的社会培训评价组织，规范有序地开展社会职业技能等级认定，同时要注重内核培养，注重理论知识＋实践技能培训＋实习经验强化。另外，受疫情防控及互联网应用日益深入的影响，新职业技能培训将加速线上线下融合，互联网＋职业技能培训模式将日益普及。

四　新发展阶段中国健康管理面临的主要问题及对策建议

（一）新发展阶段我国健康管理面临的主要问题

当前我国健康管理发展中面临的主要矛盾是健康管理医学服务供给不平衡不充分的现状与人民日益增长的健康需求和各级政府对健康管理医学服务的期望与要求之间的矛盾。围绕这个主要矛盾，新发展阶段我国健康管理在发展进程中存在以下几方面突出问题[1]。

一是理论研究滞后于实践发展。学科建设规范化和标准化尺度不清，导致目前健康管理学科建设缺乏定力和合力。

---

[1]　白书忠、武留信、吴非、高向阳：《"十四五"时期我国健康管理发展面临的形势与任务》，《中华健康管理学杂志》2021 年第 1 期，第 3～6 页。

二是健康管理医学学历教育的认可度有限。因其尚未被纳入临床医学教育体系，尽管国内已有多家高等院校设置"健康服务与管理"专业，但由于其属于"管理学"范畴，培养的人才难以跨越健康管理医学服务资质门槛。

三是由于属于新兴交叉学科，其学科地位在一定程度上处于"有声音没身份、有影响没地位、有贡献没资源"的尴尬境地。健康管理学科目前尚未进入国家医学学科目录，大部分综合医院下设的健康管理科（中心）处于边缘化状态，无法得到上级部门的资源支持，发展受到很大限制。

四是机构建设和学科建设遭遇瓶颈。目前我国健康管理（体检）机构大部分仍未完成转型，仍停留于单一体检服务，具备开展健康管理医学服务能力的占比较少。同时多数机构缺乏具备较强胜任力的学科带头人，学术梯队不健全。

五是慢性病健康管理落地实施踌躇不前。由于相关标准与规范缺失，绝大多数社区签约全科医生未规范掌握慢性病健康管理的相关知识和技能，以致慢性病健康管理服务在社区无法有效落地。

六是特殊人群健康管理服务体系尚未建立健全。儿童健康管理、老年人健康管理、职工健康管理等亟待组织实施，目前相关服务供给难以满足政府要求和社会需求。

七是健康管理医学服务付费机制仍处于少数试点阶段，相当程度上制约了健康管理服务的广泛开展。而在已尝试解决付费机制问题的部分区域，尚未形成科学有效的健康管理服务模式和路径。

八是智慧健康管理尚处于萌芽期。作为未来健康管理服务发展的确定方向，其完善与优化需要多学科知识的融合、持续的研发与创新。

九是仍未形成一个全程覆盖的健康管理服务体系。当前健康管理机构建设仍以"孤军奋战""各自为政"为主，缺乏与社区卫生服务中心、医院相关科室的有效联动。

（二）新发展阶段我国健康管理发展的对策建议

新发展阶段推动健康管理的发展，需紧紧围绕健康管理现存的突出问

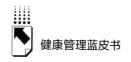

题，从以下几个方面入手，以解决健康管理发展中的主要矛盾[①]。

一是要加强理论政策研究，指导健康管理学科的建立与发展。有条件的医院、研究院所、学术组织，都可以建立健康管理学理论研究的平台，支持与开展健康管理学理论研究。中国健康促进基金会、中华医学会健康管理学分会、《中华健康管理学杂志》编辑部和中关村新智源健康管理研究院等六家单位，已共同发起和成立健康管理研究与培训中心，团结全国热爱健康管理的专家学者和从业人员，加强健康管理理论研究与科技创新。

二是组织专家研究制定"健康管理学科建设标准与规范"。将鼓励与支持有条件的医院，特别是"健康管理医学学科创建中心"和"健康管理学科建设与科技创新中心"，按该标准与规范，建立健康管理科，先行先试、不断总结经验；待条件成熟，再向国家相关部门申报，将健康管理科列为医院中新的医学学科。

三是在已开展"健康服务与管理"学历教育的院校，通过多途径创造合适条件，争取将健康管理学历教育纳入医学教育体系。应准确把握《国务院办公厅关于加快医学教育创新发展的指导意见》中的有关精神，乘政策东风，积极探索创建健康管理医学学历教育体系。在临床医学和预防医学的研究生、博士生学历教育中，开设健康管理学方向。

四是继续支持和推动健康管理（体检）机构实现三个转变，即从单纯体检服务向健康管理服务转变，从一般性健康管理服务向智慧健康管理服务转变，从单位孤立建设向体系化建设转变，建立健康管理联合体。健康管理（体检）机构可以充分发挥机构优势，开展慢性病人群的健康管理，积极探索健康管理的服务路径与模式。

五是组织专家编写慢性病防治优质健康管理服务包，并组织落地实施，从而推动健康管理服务在健康管理（体检）机构和基层单位的落地实施。

六是坚持走创新驱动发展之路，坚持产学研用相结合，持续开展健康管

---

① 白书忠、武留信、吴非、高向阳：《"十四五"时期我国健康管理发展面临的形势与任务》，《中华健康管理学杂志》2021 年第 1 期，第 3～6 页。

理适宜技术与产品多中心应用研究，并适时形成专家共识或指南，促进健康管理医学技术推广应用。特别是加强互联网＋健康管理服务平台与模式构建，以及大数据、人工智能在健康管理中的运用，推动智慧健康管理的尽快实现。

七是积极和保险公司合作，设立国民能接受的健康险种，促进保险公司与健康管理医学服务机构结合，解决健康管理服务付费问题。

八是继续推动健康管理医学服务物价在各省份的落地。当前，四川省实现了健康管理医学服务的自主定价，河北省可以按每人每月120元的物价标准开展健康管理医学服务收费，其他省份要借鉴并积极在省级物价主管部门进行申报。

九是积极组织各类培训，培养健康管理学科带头人、培训学科团队，提高健康管理从业人员和社区医生对健康管理专业知识和技能的掌握水平。

十是有条件的健康管理（体检）机构，积极开展儿童、老年人、职业人群等特殊人群的健康管理服务探索。

五 新发展阶段中国健康产业面临的主要问题和对策建议

（一）新发展阶段我国健康产业面临的主要问题

同新时期建设健康中国的要求以及广大人民群众日益增长的对多元化健康需求的新期盼相比，健康产业要实现高质量发展还存在以下几点主要不足。

一是不清晰。新一轮的科技革命和产业转型不断深化，此次新冠肺炎疫情催生了优化健康产业结构和产业链的需求，然而健康产业目录中健康新基建产业、防疫抗疫相关健康产业和新型健康消费服务产业未独立设置或占据较显著位置。

二是不匹配。慢性病防治的关键在于加强行为和环境危险因素控制，强

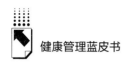

化慢性病早期筛查和早期发现，推动由疾病治疗向健康管理转变，但目前尚未建立与零级预防理念和四级疾病预防体系相适应和匹配的生命健康产业体系。

三是不完整。从被动医疗到主动健康的时代已经到来，健康家庭建设关乎健康中国建设全局，值得高度重视。但目前尚未建立覆盖全生命周期、辐射到广大农村和偏远地区的家庭健康产业生态圈。

四是不协同。在发展健康产业初期，因存在一些基本发展要素的"瓶颈制约"，或社会资本盲目投资导致大量资源闲置和浪费，部分地区健康产业发展出现重复建设、同质化竞争加剧等情况，极易形成新的产业结构性矛盾，不利于形成合力、协同发展。

五是不充分。优质健康产品和服务供给不足，健康产品和服务供给结构较为单一。主要表现为：社会办医主要涉足中低端医疗服务，其综合实力和核心竞争力有待提升；针对健康和亚健康人群的"轻医疗"服务仍处于起步阶段，高端需求严重外溢；商业健康保险整体规模尚小、产品结构较为单一；优质健康产品原创率和国产化率不足，仍以仿为主和以进口为主。

六是不融合。健康产业总体缺少具有较强支撑、拉动作用大的实体龙头企业，对关联产业带动效应较弱；部分地区发展健康产业仍依赖于"粗放式"招商引资，不注重集约型内涵式发展，所引进的项目之间常缺乏产业联动；部分所谓的大健康产业园区产业集聚效应有待提升，除了呈现松散的地理集中特征外，缺乏产业链上下游的联动。

七是不齐全。健康产业发展的关键要素仍旧短缺，主要表现在：①高端人才和适宜技术人才储备短板突出，高端和急需紧缺医疗保健人才、复合型经营管理人才和专业技能型人才普遍供给不足；②生命健康科技创新不够，自主掌握的"卡脖子"关键核心技术不足，具有自主知识产权的新药、医疗器械等产品研发能力和市场竞争力薄弱。

八是不规范。顺应经济社会发展和居民健康需求扩容升级，健康产业领域催生了一批新技术、新模式、新业态、新产业，但目前相关机构设置标准、服务标准、人才标准和技术标准较为匮乏，相应的监管机制未能及时到位，与之相适应的金融、法律、财务、知识产权等专业性服务也未跟上，难以适应健康产业发展需要。

（二）新发展阶段我国健康产业发展的对策建议

"十四五"时期，既要提高我国健康产业发展速度和扩大其发展规模，更要提升其发展质量和水平，应针对以上突出问题和短板弱项，重点在调整产业结构、促进内循环、推动科技创新和强化人力资源储备几个重点领域发力。

一是通过产业结构升级推动高质量发展。顺应目前健康产业发展的新规律、新变化和新机遇，通过进一步明晰健康产业的内涵和边界，适时修订健康产业目录，突出防疫抗疫产业、健康新基建产业及新型健康消费服务产业地位，引导新时期健康产业结构升级方向。首先要紧跟全球疾病预防策略变化和生命健康科技进展，着力建立内源性生命健康产业科技体系，增强防范和抵御重大生物安全风险的能力；其次要重点发展与健康制造业相关的生产性服务业，比如健康物流、健康金融服务、健康信息服务业等；最后要着力发展以5G、大数据、人工智能、工业互联网等为代表的健康新基建产业，驱动医疗健康产业实现数字化转型升级。

二是立足"内循环"推动高质量发展。新发展格局中，健康老龄化、城镇化的推进以及居民收入增加、传统产业转型升级，加之疫情防控常态化下蓄积的健康消费需求，均是推动"内循环"的积极保障。可通过以下四个方面拉动健康内需：①促进就业、稳定增长居民收入，夯实健康消费基础；②织牢社会保障网，增强居民消费信心；③通过积极引导、规范市场、优化服务和产品供给，提高居民健康消费比例；④扩大中等收入者比重，从而在提高健康消费水平的基础上拉动经济增长。

三是坚持创新驱动发展。我国"十四五"时期以及更长时期的发展对加快科技创新提出了更为迫切的要求，而其中生命健康领域依然面临一些"卡脖子"的风险和挑战。因此，亟须立足健康生命科技自立自强，加大生物医药基础研究投入在科技投入中的比重，有效衔接知识创新和技术创新，

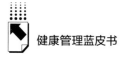

集中力量开展关键核心技术攻关，加快解决一批涉及药品、医疗器械、医用设备、疫苗等领域的"卡脖子"问题。同时，要加快培育健康产业独角兽企业，重点布局生物健康、互联网＋健康、健康金融、人工智能和数据分析等领域，推动我国健康科技创新实力整体大幅提升，为顺利推进全面建设社会主义现代化国家提供科技保障。

四是加大对健康产业创新型和复合型人才的培养力度，创新构建适应生命健康产业发展要求的人才教育体系，创新构建满足生命健康产业发展需求的职业技能培训体系，创新构建提升生命健康产业动力的岗位能力实训体系。同时，还要为健康产业从业人员营造良好的健康产业创新和创业环境。

专题报告
Subject Reports

B.2
中国健康管理医学学科建设
与创新实践发展报告

王建刚　覃岳香　陈志恒　武留信*

摘　要：　近二十年来，我国健康管理医学学科建设在理念认知、实践
　　　　　成果、技术研发、人才培养及标准规范等方面取得了辉煌成
　　　　　就，初步形成具有中国特色的健康管理创新理论体系。新时
　　　　　期应明确学科边界与定位、完善学科理论体系、多元化研究
　　　　　与创新实践、创新人才培养机制、加强标准规范制定、深化
　　　　　国际交流合作，促进学科规范发展。

关键词：　健康管理医学　学科建设　创新实践　健康中国

* 王建刚，临床医学博士，中南大学湘雅三医院健康管理中心主任，主任医师，硕士生导师，
主要研究方向为高血压、心力衰竭、心血管疾病风险评估与干预；覃岳香，临床医学博士，
中南大学湘雅三医院健康管理中心助理研究员，主要研究方向为慢性病风险评估与健康管
理；陈志恒，中南大学湘雅三医院健康管理中心学科主任，主要研究方向为慢性病风险预警
预测评估和早期综合管理，延缓衰老以及功能医学等；武留信，中关村新智源健康管理研究
院院长，长期从事心血管临床、军事飞行员医学选拔与健康鉴定、健康管理与健康产业研究
工作。

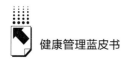

　　健康管理发展已经得到党中央、国务院和各级政府的高度重视与支持，同时面临更高的新要求，被赋予了意义更深远的历史重任。健康管理医学是一门综合的新兴临床医学交叉学科，健康管理医学创新体系已被列入现代医学科技五大创新体系。经过近二十年的发展，我国健康管理医学学科以"整合、规范、提升"为主题，在理念认知、实践成果、技术研发、人才培养及标准规范等方面呈现蓬勃发展的态势，已初步形成具有中国特色的健康管理创新理论体系与实践。但目前学科边界与定位尚未完全厘清，医学学科理论体系与方法体系不够完善，科技创新与发展动力不足，人才教育培训体系不完善、人才梯队未形成，标准与规范支撑不足等问题严重阻碍了我国健康管理医学学科的发展步伐。因此，探讨中国健康管理医学学科建设与创新实践发展对于助力大健康产业发展具有重要意义。本报告将在"健康中国"建设背景下，阐述健康管理医学学科建设的相关界定、中国健康管理医学学科建设与创新实践发展现状、存在的问题与挑战及对策与建议。

一　健康管理医学学科建设的相关界定

（一）健康管理医学的学科界定

　　健康管理是在健康医学和相关学科理论指导下科学、专业、综合的医疗服务，重点通过实施"零级预防"，评估和有效干预人体的健康风险因素，规范管理和控制慢性非传染性疾病[1]。健康管理的基础是健康体检，手段是健康评估，关键是健康干预。健康管理医学是以"人的健康"为中心，通过采用现代医学和现代管理学的理论、技术、方法和手段，对个体或群体的整体健康状况及其影响健康的危险因素进行全面检测/监测、评估、有效干

---

[1]　《健康管理概念与学科体系的中国专家初步共识》，《中华健康管理学杂志》2009 年第 3 期，第 141～147 页。

预与连续跟踪服务的医学行为及过程，是一门综合的新兴临床医学交叉学科。该概念包括以下几点内涵：健康管理医学是对健康管理创新成果和实践经验的概括与总结，是一门相对独立的医学学科与知识体系；研究内容主要是健康管理的基础与理论研究、健康管理相关的适宜技术和方法；服务内容是从社会、环境、生活方式、心理等多个角度，为大众提供全方位、全生命周期的健康服务。

（二）健康管理医学的学科建设内涵

健康管理医学的学科建设指运用学科建设的思想、方法和手段，对健康管理医学进行全面系统的建设，推动学科发展，提高学科水平，使其具有明显特色、多科融合和领先优势，成为医院健康医学服务、教学、科研职能所依托的优质平台。健康管理医学学科建设的任务是明确健康管理医学的学科定位，构建基础与理论体系，搭建专业分支与职业技能体系，开展科学研究，培养人才与师资队伍，建设学科平台等[1]。全国三级综合医院健康管理医学学科建设的突破口是慢性病防治，核心服务理念是防大病、管慢病、促健康，服务体系是集预防、治疗、康复于一体的健康管理医学服务体系[2]。

（三）健康管理医学的学科定位

学科定位决定了学科未来发展的大方向。医学门类的学科建设日臻完善，分类日趋精细，形成了多样化的分科和专业，健康管理医学作为现代健康医学的重要组成部分，属于医学门类的一个分支。当下我国健康管理（体检）机构呈现多样化、规模化发展态势，已形成三级综合医院的健康管理科为主、社会独立机构为辅的格局。相对于医院其他临床专科，三级综合

---

① 白书忠、武留信、陈刚、高向阳：《加强学科建设　引领健康管理机构与产业发展》，《中华健康管理学杂志》2013 年第 2 期，第 73～75 页。
② 宋崑、高鹰：《综合性医院健康管理中心加强学科建设的思考》，《天津科技》2017 年第 6 期，第 11～13 页。

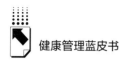

医院的健康管理科将成为医院中不可或缺的综合性医学学科，也将成为医院"规模最大、服务最广、综合水平最高"的优秀科室之一，更是实现经济效益、社会效益双赢的科室。在定位上，全国三级综合医院的健康管理科是医院向下连接各社区卫生服务中心、院内连接各临床科室的平台与枢纽，是医院参与医疗服务与公共卫生服务协同融合发展的主要科室，也是三级综合医院落实"健康中国"战略、由"以诊疗为中心"向"以人民健康为中心"转变的关键科室。

（四）中国特色健康管理医学的学科体系

学科体系是由某一学科的内在逻辑结构、理论框架、学科范围及各分支学科构成的有机联系整体，成熟的学科架构体系是一门学科完善与发展不可或缺的元素①。中国特色健康管理医学学科体系构架包括宏观健康管理医学学科与服务体系、微观健康管理医学学科与服务体系、健康风险控制管理学科与服务体系、健康信息技术学科体系、健康教育培训学科体系、中医治未病与特色养生保健学科与服务体系②。

中国特色健康管理医学涵盖八大学科知识体系，分别是基础体系、基本理论体系、支撑体系、方法学体系、技术体系、专业及分支学科、职业与技能体系、人才培养体系。健康管理医学学科基础体系包括健康学、健康医学、基础和预防医学、临床和康复医学、中医药学、特种医学、生物信息学等学科的理论、专业技术、研究方法与实施路径。健康管理医学学科基本理论体系有五大基本创新理论体系，即健康学与健康医学、健康发展观与医学模式转变、中医治未病与疾病零级预防、健康管理医学服务与健康服务新业态、多学科融合创新理论体系等。健康管理医学学科支撑体系包括医学、现代管理学、生物信息学与现代信息技术支撑体系。健康管理医学方法学体系是通过对医学、管理学和生物信息学的相关技术进行研

---

① 谢桂华：《关于学科建设的若干问题》，《高等教育研究》2002 年第 5 期，第 46～52 页。

② 《健康管理概念与学科体系的中国专家初步共识》，《中华健康管理学杂志》2009 年第 3 期，第 141～147 页。

发、应用、融合、创新形成的体系。健康管理医学学科技术体系包括关键、通用、公益三大技术体系，其中，关键技术体系如基因组学、蛋白组学、代谢组学、医学影像组学等，通用技术体系如健康调查问卷、医学常规检查等，公益技术体系如移动健康、运动医学、营养处方等。健康管理医学学科的专业及分支学科包括健康体检与评估、慢性病风险筛查与管理、中医健康管理、慢性病康复健康管理、社区健康管理、职业与工作场所健康管理、护理与健康照护健康管理等。健康管理职业包括健康管理师、公共营养师、心理咨询师、运动医学职业人员、中医养生师等；健康管理职业技能指健康信息调查与监测，健康风险因素评估、分析与干预，健康指导、培训及研究等。健康管理医学学科人才培养体系包括学历教育体系、职业教育与职业技能培训体系、服务岗位能力与继续教育培训体系、科普与健康素养教育体系等。

（五）健康管理医学与其他学科的关系

国家"十二五"科技规划中指出，健康管理医学创新体系与基础医学创新体系、预防医学创新体系、临床医学创新体系、特种医学创新体系共同组成我国现代医学科技五大创新体系。健康管理医学与基础医学、临床医学、中医学、公共卫生以及现代管理学等领域的分支体系有连通性，现代健康与医学发展观为健康管理医学学科理论体系的形成奠定了思想基础，现代医学科学与医学创新体系为健康管理医学学科理论体系的形成提供了有力支撑，管理科学和生物信息学为健康管理医学学科理论体系的形成建立了核心技术保障。但是，健康管理医学学科与这些学科从理论到实践都有很大的差异，首先，健康管理是一种基于群体的医学，服务关注的是健康人群、亚健康人群、慢性非传染性疾病早期或康复期人群。其次，健康管理的服务提供者包括多学科、多专业人员，如临床医师、心理师、营养师、健康管理师、健康教育者、运动指导教练等。最后，服务重点是健康风险因素的评估、干预和慢性病的管理，包括无病预防、临床前期预防及临床预防，既对病因或危险因素进行管理，又防止疾病恶化和并发症发生，促进功能恢复。

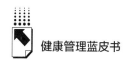

二 中国健康管理医学学科建设与创新实践发展现状

（一）国外健康管理医学学科的兴起与发展

现代健康管理实践的最初雏形是 1929 年美国蓝十字和蓝盾保险公司开展的生活方式管理，很大程度降低了疾病的发病率。20 世纪六七十年代，美国慢性病人群医疗负担日益加大，催生了以健康管理为中心的卫生服务模式，健康管理的概念开始萌芽，随后传播到欧洲和亚洲的发达国家。综观健康管理发展的历程，各国都是服务实践先于理论研究，一直以来国际上健康管理医学未形成公认和统一的定义、概念及内涵表述，没有搭建完整的学科体系，研究重点与方向也不尽一致。

美国健康管理凭借着先进的理念和多样化的形式保持着全球领先水平，依赖于近乎完善的医疗保健体制迅速市场化。但美国健康管理的概念非常广泛，被细化为健康研究、健康促进、管理式医疗、疾病管理、第三方管理等。1916 年 Johns Hopking Bloomberg 公共卫生学院建立，是世界上规模最大、最早的健康医学学院；19 世纪 20 年代，健康教育之父 Thomas Wood 教授在哥伦比亚大学创建了独立的健康教育系。美国高等学历教育从大专到博士均设立了健康管理专业，学制 2 ~ 5 年。美国健康管理教育面临的困境与全世界相似，高校中学科定位呈现多元化归属，有的归为健康行为教育系，有的归为体育与教育系[①]。但美国健康服务管理师的从业标准非常严格，必须是专业医疗管理人员，而且考取国家的认证证书后才能成为一名真正的健康服务管理师。

欧美国家的健康管理医学学科体系建设日益系统化和规范化，不断探索健康管理人才培养模式。为了培养全面发展、具备综合素质的健康管理专业

---

① 周光清、付晶、崔华欠、李海燕：《国内外高校健康管理学学科建设给我国的启示》，《中国卫生事业管理》2016 年第 10 期，第 771 ~ 773 页。

人才，欧洲地区公共卫生高校同盟于 1966 年成立，设有公共卫生硕士学位。与美国相比，英国在健康管理专业人才的培育上不局限于医学专业的学生，在高校学习健康管理者多来自市场营销、人力资源管理、战略管理等非医学专业。

日本健康管理体系设置比较完善，各级卫生保健机构均可开展健康管理评估和干预服务，详细记录居民健康信息。日本的医学是一门从疾病预防到治疗的系统学科，其健康管理学历教育体系涵盖职业技术教育学士、硕士及博士等多种学历层次，分别培养技术型、应用型和研究型人才，专科为 2 年制，本科为 4 年制。而且，日本成人病预防协会组织开展健康管理职业技术资格考试，对课程设置和技能实践均有明确要求，培养了大量高质量的健康管理士。

（二）中国健康管理医学学科建设与创新实践的发展现状

1990 年后，健康管理理念开始在我国传播。进入 21 世纪，受经济发展、社会需求以及国家政策支持等因素的影响，健康管理服务行业得到快速发展，并形成了具有旺盛前景的庞大产业。健康管理医学学科建设在我国起步较晚，在第一批健康管理开拓者与实践者的带领下，经历了"艰辛起步、创新实践"的初期阶段，在理念认知、创新实践研究、技术研发、人才培养及规范化建设等方面迅速发展，目前已步入"学科大发展、产业大繁荣"的成长阶段。

1. 学科理念获得广泛认知

经过健康管理理念的传播阶段，健康管理的政府关注度和社会影响力逐渐提升，"健康中国"战略成为优先发展的战略，国家把健康管理与促进纳入健康服务的大格局中，健康管理的研究与应用已经成为国家重点支撑领域和优先发展方向。2021 年湖南省卫生健康委在省临床重点专科建设项目申报范围中增加了健康管理科，并着手制定了《湖南省省级临床重点专科（健康管理）评估标准（试行）》。2018 年健康管理科作为独立的科室被正式纳入"复旦版中国医院专科排行榜"，标志着健康管理医学学科被第三方权威学术机构认可并参与相关学科排名，极大地推进和鼓舞了学科的发展，提升了健康管理科室在医院和业界的地位与声誉。2005年以来，全国性的健康管理学术组织纷纷成立，并带动了各省市相关组织的成立，目前除西藏、港澳台地区外，全国30个省、自治区、直辖市均成立了健康管理学术组织、行业组织。健康管理示范基地建设是健康管理理论体系形成的重要实践源泉，2010年至今已在全国范围内评选了330家示范基地和20家健康管理学科建设示范基地，覆盖120个市县，学科理念被广泛认知[①]。越来越多大型医院紧紧围绕"防大病、管慢病、促健康"的主要服务内容，逐步由单一被动的辨病体检迈向健康管理，由专门体检服务发展为学科建设型，由套餐式体检转变为专业化与个性化。目前全国61家大型医院建立了健康管理相关学科，以学科建设为龙头，从孤立建设向体系化建设转变，构建健康管理联合体，带动区域乃至全国健康管理机构同步发展。

2. 创新实践研究硕果累累

经过健康管理学术组织与科研引领、健康管理机构与学科建设、健康管理与促进服务业发展等阶段，我国健康管理医学明确了学科未来发展的目标、重点任务、推进策略和实现途径，在创新实践研究方面获得了一系列的成果。

中华医学会健康管理学分会正式成立和《中华健康管理学杂志》创刊，标志着我国健康管理医学作为一门学科得到了政府和相关学会协会的认可与支持，开始步入规范有序的发展轨道[②]。《健康管理概念与学科体系的中国专家初步共识》界定了学科边界与内涵，填补了学科理论研究的空白，对引领学科与相关产业规范发展具有里程碑意义。第二届中国健康管理机构与行业发展高峰论坛上白书忠教授作《中国特色健康管理创新理论与实践》

---

① 徐卸古、白书忠、高向阳：《聚焦学科建设　砥砺科技创新　推动健康管理机构高质量发展》，《中华健康管理学杂志》2021年第1期，第7~10页。

② 白书忠、田京发、吴非：《我国健康管理学的发展现状与展望》，《中华健康管理学杂志》2020年第5期，第409~413页。DOI: 10.3760/cma. j. cn115624－20200325－00228.

报告，全面阐述了中国特色的健康管理新理论的基本概念、学科基础、理念观点、专业特色、职业技能等，对我国健康管理产业和学科发展具有重要指导意义。2016年《中华健康管理学》专著正式发布，成为世界范围内第一本健康管理专著。近20年来举办的全国及区域性大型健康管理学术会议和各种培训逾千场，会议规模不断扩大，品牌影响力逐年攀升，共同推动我国健康管理行业发展，这些成果为新时期的发展打下了坚实基础。

3. 适宜技术与产品不断进入市场

研发健康评估技术、健康体检技术、健康干预技术是健康管理医学学科建设的低层次需求。近年来，增进健康的适宜技术不断涌现，转化产品不断进入市场，为健康管理医学的学科内涵建设提供了重要支撑，同时，健康管理产品作为新型产品被列入国家重点发展三大类健康科技产品，适用于筛查常见病、多发病。检前的健康信息收集与管理技术、健康风险分析与评估技术、个性化体检方案制定技术，检中的心脑血管疾病、代谢性疾病、恶性肿瘤的早期筛查技术与功能医学评估技术等，检后的饮食管理、运动管理、睡眠管理、心理干预、远程监测等慢性病干预技术，不同程度地提升了健康管理服务能力和水平。

4. 人才培养体系逐步建立

人才规范培养是学科建设的重要环节。在健康管理理论研究与实践过程中，涌现了一批优秀的健康管理医学学科带头人，多位获得"健康管理学科与机构建设个人贡献奖"等荣誉称号。2018年，我国首个健康管理科技创新的高水平交流平台——中华健康管理博士联盟成立，来自全国各地的近200名博士加入该先锋团队，成为健康管理研究的中流砥柱。为了培养高素质的健康管理人才、完善健康管理医学的基本理论体系，我国高校日渐注重学科建设，摸索专业设置和人才培养方案。目前超过100所高校开展了健康管理学历教育，部分医科大学及附属医院也开始成立健康管理教研室、研究所（院）专业和系，其中有些还设置了健康管理专业博士、硕士点。2012年杭州师范大学建立国内首个健康管理学院，按照重点学科标准进行建设，并招收健康管理专业本科生和研究生。2021年重庆医科大学与电子

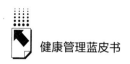

科技大学明确将健康管理纳入临床医学二级学科的硕士研究生招生范围。健康管理师是国家的新增职业，得到了市场认可，健康管理医师和护师的继续教育培训、主检医师和体检中心主任的职业岗位培训、基层健康管理中心的指导培训都得到广泛开展①。

5. 行业规范日趋完善

在国家相关部门和全体健康管理同人的共同努力下，我国健康管理行业规范化建设取得了长足进展，学科标准化建设问题已引起国家卫生行政部门、学会、协会等各级管理者的重视，并采取了一系列的措施。为了规范行业的管理，前卫生部出台了《健康体检管理暂行规定》《健康体检中心管理规范（试行）》，对健康体检中心的机构管理、质量管理、安全管理等方面作出了明确规定，不仅纠正了健康体检行业存在的主要问题，也促进了学科的规范化建设。

随着行业内外和国内外专家日益广泛的学术交流与合作，健康管理从业者越来越重视学科规范化建设，中华医学会健康管理学分会组织专家对健康体检的基本项目、服务流程与规范、质量控制等标准化问题开展了研究，形成了多项重要学术成果。中国健康管理专家先后制定了《健康体检质量控制指南》《健康体检基本项目专家共识》《健康体检主检报告撰写专家共识》《中国慢病健康管理专家共识》等专家共识、指南、规章制度。2018 年还发布了包括《健康体检基本项目数据集》在内的四项中国“首批健康管理卫生信息团体标准”。新时期健康管理医学学科的规范化建设是推动健康管理行业创新化发展的重要支撑条件，2021 年 3 月中南大学湘雅三医院被中华医学会健康管理学分会与中国健康促进基金会评为“健康管理医学学科创建中心”，并着手制定《全国三级医院健康管理医学学科创建中心建设标准规范》与《全国三级综合医院健康管理医学学科创建中心建设运行管理办法（暂行）》，促进我国健康管理医学学科建设进入规范、有序、科学的发展轨道。

---

① 赵宏卫、曾磊:《后疫情时代健康管理与服务专业人才培训体系构建的思考》，《中华健康管理学杂志》2020 年第 6 期，第 579 ~ 582 页。DOI: 10. 3760/cma. j. cn115624 - 20200909 - 00679.

三　中国健康管理医学学科建设发展存在的问题与挑战

健康中国建设是新时期国家整体发展的主题曲，当前我国健康管理即将步入"学科大发展、产业大繁荣"的规范成长阶段，但学科建设相对滞后，面临新的机遇，同时也面对诸多基础与战略性问题的挑战，这严重阻碍了我国健康管理医学学科的发展。

（一）学科边界与定位尚未完全厘清

尽管健康管理在国际上已经出现40余年，但世界范围内尚未形成公认的完整的学科概念，不同领域的专家对健康管理医学的定义、内涵及外延有不同的理解与认识。健康管理医学作为一门年轻学科形成于我国，多位学者从不同专业视角对健康管理的理论研究和实践研究进行了艰辛探索，初步确定了健康管理医学的概念和学科范畴。然而健康管理集预防医学、临床医学与现代管理学的特征于一体，有关健康管理医学学科与相关学科的边界范畴仍存在很多不清晰的认识，健康管理医学学科与专业定位尚模糊。部分学者认为健康管理属于医疗服务范畴，与疾病健康管理的互动关系越来越密切，从知识体系与服务实践来看，健康管理学科应姓"医"。但是，健康管理不仅涉及医疗体系对疾病的诊治、预防与控制，还涉及保健机构、保险公司对健康的评估和管理，健康管理学的管理性质与管理因素的影响鲜明，杭州师范大学等高校把健康管理专业定位于管理学的二级学科；以新疆医科大学为代表的部分高校将健康管理专业视为公共事业管理的子学科。

（二）医学学科理论体系与方法体系不够完善

健康管理医学是在我国特定的医疗卫生服务需求凸显的背景下形成的一门新兴交叉学科，与国外的"健康教育学"、"健康促进学"和"疾病管理学"等学科存在交集，但又有所不同，在我国的理论基础和实践基础都比

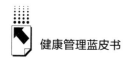

较薄弱。我国健康管理学科建设已有十余年,但理论仍未完善、实践远未成熟,具有中国特色的健康管理创新理论体系架构仍混乱,现有的健康管理医学学科体系与基本理论框架难以适应当前社会需要,跟不上健康管理行业与健康产业产品市场化进程,无法应对国际健康产业与行业对中国市场的冲击与挑战。此外,中国健康管理医学实践模式还没有真正建立起来,没有构建成熟有效的预防、治疗、康复一体化的服务模式,仍以健康体检及相关服务为主,服务内容单一,服务链及实施路径仍处于探索阶段。

(三)科技创新与发展动力不足

现代信息技术、网络技术的飞速发展为健康管理科技创新实践创造了广阔前景,但盲目照搬国外的健康管理方法体系开展理论研究的效果不如人意,我国健康管理医学研究的数量、质量、效率、效能与效益均不理想,质效与西方发达国家相比仍有较大差距,一些研究成果难以在高质量的期刊上发表。符合中国国情的学术理论与技术理论研究一直停留在研讨层面,研究活动深入程度远远不足,所形成的研究成果跟不上行业与产业产品市场化进程。重视通用技术的发展,忽视创新关键技术、适宜技术、优势技术的建设,缺乏核心技术,技术开发与应用落后于市场化产品与服务需求。迄今为止,学科领域论述学科建设的权威专著不足,标志性课题较少,标志性重大科技成果阙如,重点学科中心与研究平台更是缺少,无法支撑起新兴的健康管理医学学科。

医疗费用高涨是我国引入健康管理理念的直接动力之一,健康管理医学学科快速进步很大程度上源于健康产业的促进。我国现有的医疗卫生体系的结构和服务模式与当前群众的健康需求存在一定程度的不协调,体制和机制上存在某些限制,如健康管理医学服务付费机制问题尚未解决,在很大程度上影响了健康管理服务广泛开展,导致健康管理三大转变进展缓慢。

(四)人才教育培训体系不完善,人才梯队未形成

专业技术人才匮乏已成为机构提升服务质量和内涵的重大障碍,严重制

约我国健康管理医学的发展，主要表现为以下几点：第一，健康管理高峰人才与高原人才匮乏。部分大型综合性医院已成立健康管理医学学科，投入了必要的硬件设备，但缺乏领军人才和称职的学科带头人，对学科的认识与研究不能引领学科高速发展，学术团队不健全。第二，我国健康管理人才培养缺少相关政策支持，健康管理医学学科尚未进入国家临床医学目录。各层次健康管理医学学历教育仍处于初级探索阶段，全国仅少数医学院校开设相关专业，教育模式缺乏独立性设置和统一标准，未形成自己的专业特色，课程设置和教材体系系统化和规范化不足，现有的培养路径难以满足当前"健康中国"战略和"预防优先"方针对健康管理人才的巨大需求，人才数量需求与培养不对称，人才质量需求与教育不对称。第三，职业技能培训体系不规范，权威性培训教材与专业、高水平的健康管理培训教师无法满足需求，国家卫健委未启动一级（高级技师）、二级（技师）健康管理师鉴定，而三级（高级工）健康管理师报考门槛低，社会机构自主招生培训质量低，培训效果差，取得健康管理师资格证后相关知识和技能仍薄弱，难以满足人民对健康的实际需求。而且人才培育和使用之间的通道没有打通，健康管理师长期处于"持证待用"状态。第四，健康管理医学学科的交叉与融合特征客观要求从业人员具备多学科的知识和多专业业务能力，但现阶段岗位人员多为半路转行，健康管理基础薄弱，知识结构不合理，知识面狭隘，业务素质和技术水平较低，而且职称晋升路径不明晰，不符合当代的健康需求。

（五）标准与规范支撑不足

我国健康管理医学学科标准化建设整体起步较晚，各级组织对标准化建设在学科中的作用与地位认识不够，学术专业组织围绕标准与规范的学术交流活动较少，相关理论与技术欠成熟，这些因素导致健康管理医学标准化与规范化建设滞后于学科发展。目前，我国还未构建一个全行业统一的健康管理服务模式和路径，虽然部分机构在不同人群健康体检项目、服务模式、流程管控、信息数据、检后管理方法的标准化建设上进行了分析和探索，但仍

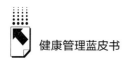

处于标准不统一和"各自为政"的状态，没有明确的法规来确立健康管理服务标准化保障体系的权威性。

四 中国健康管理医学学科建设发展的对策与建议

伴随着我国进入"十四五"高质量发展新阶段，我国健康管理将开启新征程，而今健康管理发展面临的主要矛盾是健康管理医学服务的供给无法满足社会逐步增长的健康需要、达到各级政府组织对健康管理医学服务的期望[1]。新时期，建议紧紧围绕主要矛盾，从以下几方面着手解决学科建设面临的瓶颈问题，充分发挥健康管理医学学科在健康中国建设和健康产业高质量发展过程中的重要作用。

（一）进一步明确稳定学科边界与定位

初级阶段健康管理医学学科的特点给健康管理人的主观能动性留下了巨大的发展空间。新时期推动健康管理医学学科发展，一方面，要溯源、梳理学科相关的理论与实践，基于国民实际健康需求与行业的发展趋势，系统分析学科边界危机的根源与关键问题，合理有限地扩大学科的内外边界，保证学科独立的身份与特征。另一方面，借鉴、融合先进的国际健康管理相关学科的理论研究与实践经验，进一步明确中国特色的健康管理医学学科所涵盖的相关概念、独特的研究领域及未来的发展方向，厘清其与相近学科理论的关系，以确定学科的合理定位。

（二）日益完善学科理论与方法体系

学科建设最重要的是构建合理的学科体系，一门学科的发展完善依赖于完整的知识体系与成熟的技术方法。健康管理医学是一门新兴的综合医学交

---

① 白书忠、武留信、吴非等：《"十四五"时期我国健康管理发展面临的形势与任务》，《中华健康管理学杂志》2021年第1期，第3~6页。DOI：10.3760/cma.j.cn115624-20201218-00872.

叉学科，其构成的综合性要求学科布局过程中建成多学科协同的理论体系。继承我国中医"治未病"与预防保健思想和经验，借鉴现代健康管理的经验，构建较为系统的中国特色的健康管理医学理论体系框架，为健康管理医学服务体系的具体实践奠定理论基础。倡导更多健康管理研究领域的专家与学者、健康管理服务的一线实践者共同努力，加强健康管理学理论研究，最大限度地发挥健康管理医学服务的功能与作用，促使学科在医学－健康的主旋律中高质量发展。

（三）多元化学科研究与创新实践

创新是引领发展的核心驱动力，科技创新是促进健康管理医学学科与新业态发展的关键环节和必由之路。在高校"双一流"和"促转型"的大背景下，健康管理医学学科在创新模式探索与具体研究实施中应坚持以多元化管理理论为指导，鼓励和推动有条件的医院、研究院（所）、学术组织成立健康管理研究机构，以国家战略为指引，充分考虑社会需求，厘清科研方向，聚焦服务模式、健康技术智能管理系统、生活方式医学等前沿研究。坚持创新驱动发展之路，坚持医、产、学、研、用等多种形式相结合，持续开展健康管理适宜技术与产品多中心应用研究，打好健康产业关键核心技术的攻坚战。高校教育中注重科研活动教学化，教学内容及时吸收学科发展的最新成果，对学生进行科研能力培养。重点加强健康产业国家重点实验室、工程技术研究中心等研究平台的建设，提高大健康产业综合科研实力。

（四）创新人才培养机制

学科发展，人才为本。首先，加快我国健康管理的专业人才培养的步伐，一方面要特别重视学科带头人和学术梯度的建设，另一方面应实施"学历教育为主，职业培训为支撑"的双轨制。健康管理医学学历教育应从当前"健康服务与管理"非医学教育转为临床医学教育，建立"博士－硕士－本科"三级人才培养体系，输送健康管理医学服务人才。医学院校要适应社会需求，紧紧围绕学科的前沿动态和健康管理的人才培养目标，修订

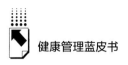

和完善健康管理创新人才的教育培养计划，制定实施不同类型的人才培养方案。其次，重视健康管理职业技能培训，创新机制，建立成熟完善的培训体系，继续推进健康管理医师、主检医师、健康管理质控人员的职业岗位继续教育培训，注重理论结合实际，提升学术业务水平，培养健康管理行业所急需的实用型人才。

（五）加强标准规范制定，深化学科国际交流与合作

健康管理服务标准化是对个体和群体进行科学管理的基础，是节约医疗成本的关键环节。建议各级学会、协会组织联合国外的健康管理学术组织、专家，研究制定以工作标准为保证、以技术标准为核心、以管理标准为支撑的规划化学科标准体系，促使健康管理服务实施全过程标准化，实现健康管理医学学科品牌持续、协调、创新发展。

进一步引领和推动健康管理医学学科建设还要树立"大学科、大合作、大项目"的观念，保证学科的开放性，加强与国外健康医学研究平台的交流互动，吸取国外先进的学科理念，学习较有成效的规范体系，不断寻求国际上学术交流与合作的契机，建立学术资源国际流动和共享机制，提高健康管理资源的使用效率。此外，积极探索国际合作人才联合培养模式，引进国外课程教学体系、教学理念和教材，招收留学生，与世界著名大学签订人才联合培养协议，加大互派交流生力度。

健康管理医学学科建设是大健康产业发展的基点，是培养高素质健康管理人才的苗圃，也是先进适宜技术集成创新实践的平台。随着健康管理医学学科建设与创新服务实践的发展，我国健康管理医学的学科理念、科研学术水平、技术和规范化建设，都取得了长足的进步。进入新的发展时期，健康管理医学必将朝着标准化、规范化、体系化方向发展，缩小与世界先进水平的差距，引领大健康产业发展，为健康中国建设贡献力量。

B.3
疫情防控常态化下慢病健康
管理新挑战与新对策

王雅琴　李亚培　朱　玲*

摘　要：　慢病是我国居民的主要死亡原因和疾病负担。近年来，国家
　　　　　高度重视慢病的防控和管理。而一场突如其来的新冠肺炎疫
　　　　　情，对慢病防控造成重压，慢病人群重症新冠肺炎风险剧
　　　　　增，慢病预防和诊疗服务受到严重干扰，慢病防治相关健康
　　　　　产业发展受创，疾病预防控制体系暴露了"体系弱、人才
　　　　　缺、基层短、产品单"等诸多不利方面。疫情防控进入常态
　　　　　化，更是对慢病健康管理提出了全新的挑战和任务。本报告
　　　　　在国家"十四五"卫生健康规划的实施和健康中国建设深入
　　　　　发展的大背景下，回顾总结慢病健康管理发展经验，抓住新
　　　　　时期疫情防控常态化下慢病健康管理发展的主要矛盾，探讨
　　　　　未来慢病健康管理发展的新趋势，并针对性提出应对慢病威
　　　　　胁"新挑战"的中国"新对策"。

关键词：　新冠肺炎疫情　疾病预防　慢病健康管理

* 王雅琴，中南大学湘雅三医院健康管理中心、中南大学健康管理研究中心副研究员，主要研究方向为心血管疾病的健康管理；李亚培，中南大学湘雅三医院健康管理中心助理研究员，主要研究方向为心血管病的健康管理；朱玲，北京医院主任医师，中关村新智源健康管理研究院副院长，主要研究方向为慢病的防控与管理策略。

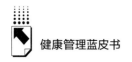

一　疫情防控常态化下慢病健康管理新挑战

（一）慢病遭遇疫病，雪上加霜

1. 慢病高发流行态势依旧

《中国疾病预防控制工作进展（2015 年）》显示我国因慢病导致的死亡人数已占到全国总死亡人数的 86.6%，慢病疾病负担约占总疾病负担的 70%。据《2020 年中国卫生和计划生育统计年鉴》，心脑血管病、癌症和慢性呼吸系统疾病是我国城乡居民的主要死因，慢病出院病人数和人均医疗费用呈持续上升趋势。《中国居民营养与慢性病状况报告（2020 年）》中显示，2019 年我国慢性病导致的死亡人数占总死亡人数的比例是 88.5%，其中心脑血管病、癌症、慢性呼吸系统疾病三大慢性病死亡比例为 80.7%。《中国心血管健康与疾病报告 2019》调查发现，我国心血管病患病率及死亡率仍处于持续上升阶段，推算心血管病现患人数 3.3 亿，并且心血管病死亡率居首位，高于肿瘤及其他疾病，占居民疾病死亡构成的 40% 以上。世界卫生组织国际癌症研究机构（IARC）发布了全球最新癌症数据①，2020 年全球癌症新发病例增加到 1930 万例，而癌症死亡病例有 1000 万例。《2018年全球癌症统计报告》② 认为，中国是全球新增癌症病例以及因癌症死亡人数最多的国家。据国家癌症中心发布的《2019 年全国癌症报告》，2015 年恶性肿瘤发病约 392.9 万人，死亡约 233.8 万人；近 10 年来恶性肿瘤发病率每年保持约 3.9% 的增幅，死亡率每年保持约 2.5% 的增幅③。世界卫生组织 2016 年发布的《中国老龄化与健康国家评估报告》预测随着人口老龄化

---

① https：//www. iarc. who. int/fr/news-events/latest-global-cancer-data-cancer-burden-rises-to-19 – 3-million-new-cases-and-10 – 0-million-cancer-deaths-in-2020/.

② Freddie Bray, Jacques Ferlay, Isabelle Soerjomataram, Rebecca L. Siegel, Lindsey A. Torre, Ahmedin Jema. Global Cancer Statistics 2018：GLOBOCAN Estimates of Incidence and Mortality Worldwide for 36 Cancers in 185 Countries. *CA Cancer J Clin.* 2018 Nov；68（6）：394 – 424.

③ 郑荣寿、孙可欣、张思维、曾红梅、邹小农、陈茹、顾秀瑛、魏文强、赫捷：《2015 年中国恶性肿瘤流行情况分析》，《中华肿瘤杂志》2019 年第 1 期。

程度加剧，到 2030 年中国人口快速老龄化将导致慢病负担至少增加 40%；与现在相比，老年人患有一种及以上慢性病的人数将增加 3 倍以上。

慢病相关的不良健康行为和心血管危险因素流行情况同样令人担忧[①]。2020 年《中国居民营养与慢性病状况报告（2020 年）》显示，我国居民人均每日烹调用盐 9.3g，虽与 2015 年相比下降了 1.2 克，但仍远高于 WHO 推荐的摄入量；人均每日食用油摄入量 43.2g（《中国居民膳食指南》推荐标准为每天 25～30g）；居民膳食脂肪供能比持续上升，达到 34.6%（《中国居民膳食指南》推荐值上限为 30.0%）；水果、豆制品和奶类摄入量仍然偏低，膳食摄入的维生素 A、钙等仍然存在不足。同时，居民在外就餐的比例不断上升。据《中国心血管健康与疾病报告 2019》显示，虽然我国吸烟人群的戒烟率从 2015 年的 18.7% 上升到 2018 年的 20.10%，但男性吸烟率仍高达 50.5%，是全球吸烟率最高的人群之一。2016 年全球疾病负担研究显示，2016 年中国男性饮酒率为 48%，平均每日纯酒精摄入量为 33g，饮酒造成的死亡占总死亡人数的 9.8%。中国慢性病的前瞻性研究显示，饮酒可导致 8% 的脑梗死和 16% 的颅内出血。身体活动方面，国民体质监测显示，2014 年中国居民经常锻炼率为 33.9%。超重/肥胖方面，2020 年柳叶刀杂志发表的中国肥胖系列报道中，2015～2019 年的全国调查显示，我国 18 岁及以上成年居民超重率（体重指数 $\geqslant 24 kg/m^2$）为 34.3%，肥胖率（体重指数 $\geqslant 28 kg/m^2$）达到 16.4%[②]；2011 年中国居民营养状态调查中，男性腹型肥胖的流行率（腰围 $\geqslant 90 cm$）为 30.4%，女性腹型肥胖的流行率（腰围 $\geqslant 85 cm$）为 28.1%。心理健康方面，2014 年中国 5 个城市综合医院心内科门诊调查显示，抑郁合并焦虑终生总患病率为 5.37%，抑郁或焦虑终生总患病率为 16.91%。心血管病危险因素中，中国成人高血压患病率达 27.9%；2002 年成人血脂异常患病率为 18.6%，2012 年患病率增长到 40.4%；中国成人糖尿病标化患病率为

---

① 《中国心血管健康与疾病报告 2019》编写组：《〈中国心血管健康与疾病报告 2019〉要点解读》，《中国心血管杂志》2020 年第 5 期。

② Xiong-Fei Pan, Limin Wang, An Pan, Epidemiology and Determinants of Obesity in China. *Lancet Diabetes Endocrinol 2021*, 9: 373－92.

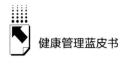
10.9%，而糖尿病前期的患病率达 35.7%；慢性肾病患病率达 10.8%。

2. 疫病下慢病死亡风险加剧

新冠肺炎对全球人类的生命安全造成极大威胁。截至 2021 年 8 月 29 日，全球新冠肺炎患者累计死亡病例已达 450 万例。多项研究结果表明，虽然全人群对新冠肺炎普遍易感，但慢病人群一旦感染新冠肺炎，进展成重型肺炎的风险和死亡风险均剧增。Huang 等[1]在《柳叶刀》杂志发布的武汉定点医院收治的 41 例实验室确诊新冠肺炎患者中，有 32% 合并基础疾病（包括糖尿病 20%、高血压 15% 和心血管疾病 15%）。Chen 等[2]在《柳叶刀》杂志发布武汉市金银潭医院 2020 年 1 月 1 日至 20 日共 99 例 COVID-19 确诊病例流行病学资料中，其中有 50 例（51%）合并慢性病（包括心脑血管疾病 40%、内分泌系统疾病 13% 等）。Wang 等[3]在《美国医学会杂志》报道，通过对 2020 年 1 月 1 日至 28 日武汉大学中南医院收治的 138 例确诊患者临床资料进行回顾性分析，46.4% 的患者有 1 种或多种并存的疾病（包括高血压病占比 31.2%、糖尿病占比 10.1%、心血管疾病占比 14.5%、恶性肿瘤占比 7.2%），19.6% 的患者出现急性呼吸窘迫综合征，26% 的患者入住重症监护室；2020 年截至 2 月 3 日，6 例（占比 4.3%）死亡；其中在重症监护室接受治疗的患者（n = 36）与未在重症监护室接受治疗的患者（n = 102）相比，年龄更大（中位年龄分别为 66 岁和 51 岁），更有可能合并基础疾病（包括高血压占比分别为 58.3% 和 21.6%、糖尿病占比分别为 22.2% 和 5.9%、心血管疾病占比分别为 25.0% 和 10.8%）。Guan 等[4]在《新英格兰医学杂志》上报道，2019 年 12

① Huang, C., Wang, Y., Li, X., et al., "Clinical Features of Patients Infected with 2019 Novel Coronavirus in Wuhan, China," *Lancet*, 395 (2020): 497 – 506.

② Chen, N., Zhou, M., Dong, X., et al., "Epidemiological and Clinical Characteristics of 99 Cases of 2019 Novel Coronavirus Pneumonia in Wuhan, China: a Descriptive Study," *Lancet* 395 (2020): 507 – 513.

③ Wang, D., Hu, B., Hu, C., et al., "Clinical Characteristics of 138 Hospitalized Patients with 2019 Novel Coronavirus-infected Pneumonia in Wuhan, China," *JAMA* (2020): Online ahead of print.

④ Guan, W. J., Ni, Z. Y., Hu, Y., et al., "China Medical Treatment Expert Group for Covid-19. Clinical Characteristics of Coronavirus Disease 2019 in China," *N Engl J Med*: 2020 Apr 30; 382 (18): 1708 – 1720.

月 11 日至 2020 年 1 月 29 日 1099 例实验室确诊的 COVID-19 患者临床数据显示，23.7% 的患者至少有一种慢性病并发症（包括 15% 的合并高血压、7.4% 的合并糖尿病、2.5% 的合并冠心病等）；重症患者年龄更大，且慢病并发症比非重症者更多见（38.7% vs. 21.0%）。因此，老年且合并慢病人群遭遇疫病，死亡风险升级。

为此，国家卫生健康委基层司发布《关于印发基层医疗卫生机构在新冠肺炎疫情防控期间为老年人慢性病患者提供医疗卫生服务指南（试行）的通知》强调，要优化慢病健康管理服务，在"网格化"健康管理基础上，充分运用微信、手机 App 等信息化手段与老年人、慢性病患者或其家属（照护人员）建立有效的互动沟通渠道，开展随访服务，督促其加强血压、血糖自我监测，并进行针对性指导。国务院应对新型冠状病毒肺炎疫情联防联控机制综合组，为做好疫情防控期间养老机构老年人就医工作，发布了《新型冠状病毒肺炎疫情防控期间养老机构老年人就医指南》，强调加强合并慢病老年人管理。此外，专科医学会中的中华医学会糖尿病分会胰岛素抵抗学组，为进一步规范糖尿病合并新冠肺炎患者的管理，发布了《糖尿病合并新型冠状病毒肺炎血糖管理策略的专家建议》。

（二）慢病诊疗服务遭遇疫情，历经重大冲击

1. 临床医疗服务遭受"体量下滑"、"模式陈旧"和"发展不均"的多重考验

受新冠肺炎疫情防控要求、居家禁足导致就医不便和困难等影响，同期全国各级各类临床机构诊疗人次和住院人次明显下降，手术量明显减少。据"国家卫生健康委统计信息中心"和《2019 年我国卫生健康事业发展统计公报》统计数据显示，2019 年全国医疗卫生机构总诊疗人次达 87.2 亿人次，同比增长 4.9%；出院人数 26596 万人，同比增长 4.5%。国家统计局信息中心发布的 2020 年全国医疗服务情况数据显示，2020 年 1～3 月全国医疗卫生机构总诊疗人次 14.8 亿人次，同比下降 27.2%；2020 年 1～10 月，全国医疗卫生机构总诊疗人次 44.1 亿人次，同比下降 12.8%，其中出院人数

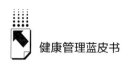

18637.2 万人，同比下降 11.6%。2020 年 1～11 月，全国医疗卫生机构总诊疗人次 49.5 亿人次（不包含诊所、医务室、村卫生室数据），同比下降 11.5%。医院 29.8 亿人次，同比下降 12.5%，其中：公立医院 25.1 亿人次，同比下降 13.0%；民营医院 4.7 亿人次，同比下降 9.4%。基层医疗卫生机构 17.1 亿人次（不包含诊所、医务室、村卫生室数据），同比下降 9.4%。2020 年 1～11 月，全国医疗卫生机构出院人数达 20738.4 万，同比下降 10.7%。

2019 年门诊住院体量再创新高，说明我国医疗负担持续加重。但 2020 年受新冠肺炎疫情影响，2020 年线下医疗服务体量下滑明显，医疗服务的供给模式无法满足人民群众实际就医检查的健康服务需求，导致看病难、就医不便问题更加凸显。

此外，疫情常态下临床医疗服务资源不均衡、发展不充分问题突出。《2019 年国家医疗服务和医疗质量安全报告》显示，虽然我国医疗服务的可及性和质量、安全性得到持续提升，但还是存在一定不足。一是从我们每千人口拥有医师数、护士数来看，仍然偏少，其中感染性疾病方面的专业人员尤其匮乏。二是从社会办医来看，2019 年我国共有公立医院 11930 个，民营医院 22424 个；公立医院诊疗人次 32.7 亿人次（占医院总数的 85.2%），民营医院诊疗人次 5.7 亿（占医院总数的 14.8%）；公立医院床位使用率 91.2%，三级医院为 97.5%，而民营医院仅为 61.4%，可见社会办医多而不强。三是从患者异地就医情况来看，东西部地区异地就医流出率较高，其中西藏 27.6%、安徽 18.8%、内蒙古 16.0%、河北 14.3%、甘肃 11.8%，而流入就医地区主要集中在上海、北京、江苏、浙江和广东等东部地区。四是从医疗质量安全来看，仍有薄弱环节，特别是基层医院和民营医院的医疗质量水平仍需进一步提升。

2. 健康管理（体检）服务面临"短期停滞"与"长期看好"的双重影响

2003 年，我国突发非典型肺炎，中国健康管理（体检）行业尚处于起步阶段，行业基数较小，存量业务短期负面影响小。2020 年新年伊始，新型冠状病毒肺炎突袭而至并快速蔓延。健康管理（体检）服务由于具有

"高聚集性"、"高流动性"、"高接触性"和"高密闭性"四高特点，恰恰是疫情防控的重点。因此，为减少人员聚集，防止疫情扩散，中华医学会健康管理学分会出台"关于近期如何安排体检工作的建议"号召各级体检机构顾全大局，及时暂停体检业务，减少交叉感染风险。全国健康体检业务短期停摆，大部分健康管理（体检）机构医护人员被临时抽调支援疫情防控第一线。健康体检与餐饮、旅游、零售业一样，遭受重创。特别是 2020 年第一季度，体检行业严重受挫，体检经济出现断崖式下滑。危机中蕴含着新生，疫情过后将迎来健康管理（体检）行业下一个"风口"，行业结构或将调整，有望催生健康管理增值服务。

健康管理（体检）服务既往总体趋势向好。主要表现在以下几个方面：①多起来的卫生费用支出。《我国卫生健康事业发展统计公报》显示：2019 年人均卫生总费用为 4656.7 元，卫生总费用占 GDP 的比重为 6.6%，较 2007 年的 828 元增加 462%。②强起来的医疗保健。据国家统计局数据报道，2019 年全国居民人均医疗保健消费支出为 1902 元，占人均消费支出的 8.8%，较 2018 年度增长 12.9%，较 2009 年度增长 58.5%。2020 年前三季度受新冠肺炎疫情影响，人均医疗保健消费支出为 1338 元，同比下降 5.4%，但占人均消费支出的比重仍然达到 9.0%。③涨起来的健康体检人次。根据 2008 年至 2020 年《中国卫生健康统计年鉴》数据显示，我国健康体检人次增速明显，年复合增长率达到 7.55%。2019 年全国健康体检人次达 4.4 亿左右，全国体检总覆盖率为 31.7%。④热起来的基层卫生健康体检机构。从体检人群结构来看，基层医疗机构［包括社区卫生服务中心（站）、街道卫生院、乡镇卫生院、村卫生室、门诊部、诊所（医务室）］体检人次占比 50% 左右，从 2008 年的 39% 增长到 2019 年的 43.9%，10 年间总体呈上升趋势；医院体系（综合医院、中医医院、中西医结合医院、民族医院、各类专科医院和护理院，不包括专科疾病防治院、妇幼保健院和疗养院）体检人次占比从 2008 年的 51%，下滑到 2019 年的 46.8%，10 年间总体呈轻度下滑趋势，提示健康体检渠道下沉。⑤火起来的民营健康管理（体检）机构。随着国家政策红利的不断释放，民营专业体检机构开始崛

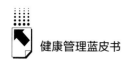

起。2010 年在医院总体检人次中，公立医院占比 90%，民营医院占比 10%；2019 年，公立医院人次占比 83%，民营医院人次占比 17%，提示健康管理（体检）机构已形成公立医院为主、社会办医为辅的格局。综上，我国当下健康（体检）行业正步入扩张发展的快车道。

健康管理（体检）服务前景可期。从健康体检需求看，我们不难推测，首先，疫情过后，国家政策将加大对健康产业的倾斜力度，其一，健康体检可以预防群体性疾病突发事件，其二，健康体检可以切实提高人民健康生活水平，真正早日实现"中国梦，健康梦"。其次，疫情对民众从身体到心理来了一次彻底"刷新"，预防医疗和健康的关注度将极大地提升，对疾病早发现、早诊断、早治疗已经逐渐成为人们的共识，疫情后或将迎来一波"报复性"消费。最后，根据国家及地方政府相关政策，各大企业迎来大规模复工热潮。在企业复工后，企业如何进行周密的防控部署，如何确保安全的企业办公环境，均为疫情下的企业健康管理体系防控提出了新的要求。从健康体检存量看，健康管理（体检）机构业务中，团检体检业务占体检市场的七成到八成，加上入职体检、年检等业务刚性需求，疫情对于体检市场不会产生过大的压力。就全国各地健康管理（体检）机构而言，团检业务大多采取预约制，并且事先签订体检协议，支付一定的预约金。新冠肺炎疫情的突发只会延后体检中心对其工作的排期，并不会导致该项业务的大量流失。个人体检业务市场，短期内因为受到疫情的冲击，增长速度将较往年同期放缓。从健康体检行业结构看，民营体检机构将迎来发展契机，头部企业优势凸显。健康体检的消费者大多属于风险厌恶型，出于对公立医院潜在交叉感染的担心，在疫情得到控制后的相当一段时期内，市场上一部分对体检有需求的消费者会转向硬件环境更加优越的民营体检机构；在体验到更好的服务后，这部分消费者可能会转化成长期客户，并形成良好的口碑效应。

因此，从短期来看，健康管理（体检）行业发展受疫情影响有所放缓，但总体向好趋势不会改变。强势回归后的健康管理（体检）行业将更贴近于人们的现实需求，贴近于居家医疗，采取线上线下相结合的运营方式。因此，各健康管理（体检）机构在危机之中主动创新、未雨绸缪，补偿性消费的需求旺盛，推动健康管理（体检）行业向好、向高质量发展。

（三）慢病防治相关产业遭遇疫情，发展节奏明显放缓

新冠肺炎疫情在全球蔓延，对人类生命安全和经济发展造成了巨大的威胁。在此期间，我国医药医疗器械产业（医用口罩、护目镜、防护服、红外测温仪、新冠试剂盒、呼吸机、ECMO 等）为全球疫情抗击工作做出了巨大的贡献。同时，疫情下也充分暴露出医药医疗器械生产链和供应链的短板。

1. 医疗器械与医药生产链、供应链断裂风险增加

医疗器械上游原材料和关键配件方面存在短板，如呼吸机核心部件依赖进口，医用口罩原材料的生产设备、ECMO 整机等关键部位和技术依赖进口，有创呼吸机以进口品牌为主；医药耗材遭受原料与抗疫耗材"卡脖子"双重挤兑，国家统计局发布的公开数据显示，受疫情影响，2020 年 1~5 月医药制造业累计收入增速 -3.8%，累计利润增速 -0.5%，相比 2020 年 1~3 月的 -8.9% 和 -15.7% 有所上升；医疗器械与医药生产产业链外移风险剧增、供应链韧性风险、政策调整与汇率波动风险、出口市场风险及国际物流风险增加。在应对策略上，抓住我国率先控制疫情的"机会"窗口，加速医药医疗器械产业链供应链区域化、本地化、多元化、数字化转型的新趋势，加快产业链进口零配件替代是当前的战略重点。在供给侧方面，增强自主可控能力。针对产业薄弱环节，做好关键核心技术攻关工程，打破国外技术垄断，加强本土产业优势领域精耕细作，实现高精尖技术自主化；在供应链方面，提高医药与医疗器械的灵活性，建立柔性供应链并减少对单一地区供货的过分依赖，确保供应链不要集中在单一区域。

2. 医疗器械制造遭受抗疫紧急任务挤压

为尽快解决医疗资源短缺和病患急剧增多之间的突出矛盾，中国充分发挥制造业"巨头"优势，克服春节假期停工减产等不利因素，全力保证医疗器械制造的大规模生产。医疗用品生产机构克服员工不足等困境，以最快

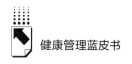

速度恢复医疗用品生产，最大限度扩大产能。其他行业企业迅速调整转产，加强防疫物资的投产，有效保障了疫情防控物资的有效供给。实现从"紧缺"到"紧平衡""动态平衡""动态足额供应"的跨越式提升。据《抗击新冠肺炎疫情的中国行动》统计，截至2020年4月30日，医用防护服日产量较疫情初期（1月底）增加90.6倍，消杀用品增加2~3倍，全自动红外测温仪增加23.3倍，新冠病毒检测试剂增加58倍。在应对策略上，立即启动防控医疗物资应急审批通道，促产保供；密集制定出台多项政策，对中小企业和个体工商户实行减负，如减税降费，增加财政补贴，新增优惠利率贷款，达到稳岗保岗等目的；开拓多元化市场，加快压减外资准入负面清单，持续扩大外资市场准入，达到为企业"补血""减负""拓空间"的目的。

3.医药流通遭受线上通与线下堵的"困局"

新冠肺炎疫情期间，医药行业受到高度关注，医药流通作为医药产业链上重要的一环，面临巨大挑战。医药流通行业的上游为医药制造业，下游主要为零售药店、医疗机构等，在整个产业链中起着承上启下的作用。疫情期间，疫情造成的交通中断，影响医药分销企业正常运营；为避免交叉感染风险，实体药店客流量下降；医疗机构内非急诊类及择期治疗患者人数受疫情影响大幅下降，慢性病用药院内销量下降，导致医药流通遭受线下阻力。相反，取而代之的是互联网医院、找药软件和送药服务的暴涨，所以本次疫情中，九州通医药流通网络、顺丰无人机配送、京东数字化供应链管理服务受到公众的强烈关注。在应对策略上，将大力发展线上物流配送模式。随着医改的深入推进，药企要增加市场覆盖面，从公立医院扩展到零售、私立医疗机构、网上药店等，同时积极探索数字化转型。医药零售集团拓展线上服务，建设"云仓库"，从线上药店和线下药房导入销售订单，再直接配送至家或医院。

（四）疾病防控体系遭遇疫情"弱、缺、短、单"问题突出

新冠肺炎疫情是新中国成立以来，我国发生的传播速度最快、影响范围最广、防控难度最大的一次突发公共卫生事件。面对突如其来的新冠肺炎疫

情，我国采取最全面、最严格、最彻底的防控举措，用两个月左右将本土每日新增病例控制在个位数以内，取得了阶段性的重要成效。在取得巨大成绩的同时，也应注意到我国疾病预防控制体系中存在定位不清、支撑不足、人才缺乏、保障不力等问题①。

1. 体系弱——防控体系弱或不健全

20 年来我国的传染病发病率稳定在较低水平，造成了社会对公共卫生重要性的感知度和认同感不强，加之 2009 年我国启动深化医改，各级疾控中心被划分为公益类事业单位，2017 年事业单位改革，部分地区财政保障不到位，导致其运转不良，进而被边缘化。而且国家疾控中心与省、市、县三级疾控中心职责脱节，造成各级疾控中心职责不明、定位分工不清。公共卫生机构与医疗机构的分工协作不通畅，存在"防控＋治疗"分离的问题。在应对策略上，加大对疾病预防控制体系的投入，明确我国各级疾控中心公益性、行政性的复合定位；优化国家、省、市、县四级疾控中心的资源配置和职能分层，完善疾控机构、基层预防保健机构、医疗机构疾控相关科室三者之间的协调机制和权责分工。通过法律法规和政策保障确立疾控中心在突发公共卫生事件应急中的"专业主导、协调联动"的主体地位。

2. 人才缺——高质量人才队伍欠缺

疾病预防控制队伍和科研力量欠缺。2009～2019 年，疾病预防控制中心卫生人员和卫生技术人员逐渐精简，呈现"不足、不稳、不强"的局面。根据 2020 年《中国卫生健康统计年鉴》，全国疾病预防控制中心卫生技术人员中按学历看，大专及以下比例达 53.9%；按专业技术资格看，师级/助理及以下比例高达 56.5%；技术型、管理型专业人才严重欠缺，岗位技术人员数量及能力均难以满足医防结合的需求。在应对策略上，打造一支稳定、高素质的疾病预防控制专业队伍，从政策导向、公

---

① 孙点剑一、李立明：《浅谈公共卫生与疾病预防控制体系建设》，《中国科学院院刊》2020 年第 9 期。

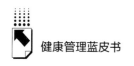

共卫生学历教育和专业认证体系、薪酬、人才绩效评价等方面探寻适应现代化疾控体系的人才培养和使用机制，拓展职业发展空间，吸引更多复合型人才参与公共卫生事业。

3. 基层短——社区基层防控成短板

疾病预防控制体系贯穿慢病和疫病的监测、预警、流行病学调查、报告、病原学检测、预防控制及医疗救治等方面，涵盖"预防 – 控制 – 治疗"全链条，而社区基层是预防控制体系的"主战场"。目前，社区基层受仪器设备和专业人员的限制，仍是我国慢病防控的短板，其重要医疗卫生任务和医疗服务能力与防控需求之间存在巨大差距。在应对策略上，强化防控重心下沉，充分发挥社区防控网格化管理和基层的关键作用，积极推动防控力量向社区基层下沉，加强社区治理，把各项防控工作抓实抓细抓落地，使社区成为慢病、疫情防控的坚强堡垒。

4. 产品单——慢病防控有效供给产品单一

慢病健康管理产品涵盖慢病防、治、管全过程。目前围绕心脑血管疾病、恶性肿瘤等的先进筛查技术和基层适宜技术不足；围绕慢病风险预测预警及动态监测产品的精准性有待提高；关于慢病精准医学、医学人工智能前沿技术的产品有待进一步研发；老年人康养和辅具产品有待进一步升级；慢病相关预防、诊断试剂、疫苗、中医药等医药产品有待进一步创新。在应对策略上，加强慢病健康管理的基础研究、应用研究和转化医学研究，积极推进数字诊疗装备、体外诊断产品、养老助残技术、中医药现代化、药品质量安全等研究，重点加快精准医疗、智慧医疗、大数据、主动健康等关键技术研发与突破。

二　疫情常态下慢病健康管理新机遇

（一）"健康中国"纲领文件带来的新机遇

2016 年 10 月印发的《"健康中国 2030"规划纲要》是我国健康领域的首个中长期规划，明确了卫生健康事业的宏伟蓝图和行动纲领。2019 年 6

月国务院印发的《关于实施健康中国行动的意见》是党中央、国务院的重大决策部署，是未来十余年国家疾病预防和健康促进的纲领性文件。"规划纲要"和"行动意见"之间，一个是总纲，一个是推进健康中国建设的"路线图"和"施工图"。此外，"行动意见"明确了慢病防控的核心内容。一是在定位上，从以"治病为中心"向以"人民健康"为中心转变。二是在策略上，从注重"治已病"向注重"治未病"转变；15 项行动中，有 4 项针对重大慢性病，5 项针对慢性病相关危险因素。三是在主体上，从依靠卫生健康系统向社会整体联动转变。四是在行动上，要求政府、社会、家庭和个人联动，共担健康责任。五是在考核评价指标上，吸收了关于慢性病和健康促进专题规划等相关内容，达到了与其他相关规划内容的衔接和整合。因此，"健康中国"文件，突出了慢病健康管理的重要作用和意义，将慢病健康管理上升到国家战略层面，并在管理路径、管理目标和管理效果评价上给予了重要指示。

（二）国家《基本医疗卫生与健康促进法》保障带来的新机遇

2020 年 6 月 1 日正式实施的《中华人民共和国基本医疗卫生和健康促进法》（以下简称《卫健法》），是我国卫生健康领域的第一部基础性、综合性法律，对完善基本医疗卫生与健康促进法治体系、引领和推动卫生健康事业改革发展、保障公民享有基本医疗卫生服务具有重大意义。《卫健法》第二十二条要求，国家建立慢性非传染性疾病防控与管理制度，对慢性非传染性疾病及其致病危险因素开展监测、调查和综合防控干预，及时发现高危人群，为患者和高危人群提供诊疗、早期干预、随访管理和健康教育等服务。同时，《卫健法》从更广泛的健康影响因素入手，充分体现大卫生、大健康，以及将健康融入所有政策的新理念，反映出对我国卫生与健康相关立法工作的新要求以及立法思路的与时俱进。因此，《卫健法》以法治引领推进我国医疗卫生与健康事业，其中健康管理和慢病防控相关理念作为一条鲜明主线贯穿始终。

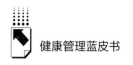

（三）我国"十四五"规划带来的新机遇

党的十九届五中全会审议通过了《中共中央关于制定国民经济和社会发展第十四个五年规划和二〇三五年远景目标的建议》，强调"三新"核心要义。"十四五"时期我国将进入新发展阶段，就是全面建设社会主义现代化国家、向第二个百年奋斗目标进军的新阶段，适应新发展阶段，离不开新发展理念的指引，需要构建适应新阶段的新发展格局。"十四五"这一新阶段给医疗卫生事业和慢病健康管理发展带来了新机遇。

首先，为医疗卫生事业发展提供广阔空间。把"健康中国"上升为国家战略，把医疗卫生与健康事业发展摆在经济社会发展全局的重要位置，"为人民群众提供全方位全周期健康服务"成为"十四五"时期发展主旋律。其次，为医疗卫生事业发展营造良好环境。完善国民健康促进政策，改革疾病预防控制体系，建立稳定的公共卫生事业投入机制，落实医疗机构公共卫生责任，创新医防协同机制。再次，科技创新为医疗卫生事业发展注入新的活力。云计算、大数据、物联网、互联网与健康服务深度融合，为创新医疗卫生服务形式、提高服务效率、改善服务体验、促进健康服务手段革新和新的医学模式的产生等创造了有力的技术支撑。最后，为医疗卫生事业发展供给侧改革提出更高要求。强调以供给侧结构性改革为主线，以促健康、转模式、强基层、重保障为着力点，坚持推进卫生健康公共资源向基层延伸、向农村覆盖；坚持推进卫生健康公共服务主体多元化、方式多样化。加快发展健康产业。支持社会办医，推广远程医疗。此外，"十四五"时期将在总结疫情防控成功经验的基础上，强化平战结合、医防融合的全方位全周期健康管理体系，着力提高应对重大突发公共卫生事件的能力和水平，构筑强大的公共卫生体系，完善疾病预防控制体系。

（四）健康管理新发展理念与新支持政策带来的新机遇

"十四五"期间，伴随着国家进入高质量发展新阶段和健康中国建设深入发展，我国健康管理将进入新的发展阶段。其主要发展理念如下：一是党中央、国务院和各级政府更加重视和支持健康管理发展，同时对健康管理提出新的更高的要求，赋予其意义更深远的历史重任。二是国家层面吹响了以提高人民健康水平为核心、全方位全周期保障人民健康的战斗号角，努力实现医学目的和医学服务模式转变的新局面。三是国民健康需求持续增长和我国慢性病高发态势、新增传染病的威胁，必将推动和促进健康管理医学服务的快速发展。以防治慢性病为突破口，逐步构建预防、治疗、康复一体化的健康管理服务体系。四是快速发展的人口老龄化给社会带来巨大压力，要实现"健康老龄化"，创新医养结合新模式，实现"以疾病为基础的医学模式"向以"老年人需求为核心的综合关怀模式"转变，老年健康管理必将快速兴起和发展。五是现代信息技术高速发展，物联网、互联网、大数据、云计算、人工智能开始融入各行各业。数字健康必然广泛兴起，成为健康管理医学服务的重要支撑。

同时，国家颁布一系列文件，为健康管理和慢病防控大发展提供了政策支撑。2019年国家发改委等颁布《促进健康产业高质量发展行动纲要（2019—2022）》，要求增加规范化的健康管理供给，鼓励社会力量提供差异化、定制化的健康管理服务包，探索商业健康保险作为筹资或合作渠道，为优质医疗健康资源扩容。2019年国家卫健委等关于印发《健康中国行动——癌症防治实施方案（2019—2022）》的通知中强调实施危险因素控制行动，降低癌症发生风险，鼓励建立多形式的癌症专科联合体，完善防治服务体系；加强早诊早治推广行动，强化癌症筛查长效机制。2019年12月中国银行保险监督管理委员会颁布了《健康保险管理办法》，强调将健康保险产品与健康管理服务深度融合，丰富健康保险产品供给。2019年11月中共中央、国务院印发《国家积极应对人口老龄化中长期规划》，强调坚持以供给侧结构性改革为主线，构建管长远的制度框架和老龄化健康服务供给体系，制定能见实效的重大政策，走出一条中国特色的应对人口老龄化的道路。近年来，在国家政府众多关于医疗卫生的文件中，多次提到健康管理和慢病防控，这在过去是从未有过的，发展健康管理、发挥健康管理医疗服务在防治慢病中的核心作用是历史赋予新发展阶段"健康管理"的重任。

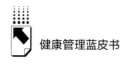

三　疫情常态下慢病健康管理新趋势

（一）全整合管理，慢病与疫病齐防共管

随着工业化、城镇化、人口老龄化的推进，以及疾病谱、生态环境、生活方式的不断变化，我国面临慢病、疫病交错威胁的复杂局面。慢病已经成为我国居民主要死亡原因和疾病负担，是普遍影响我国居民健康的头号杀手，成为制约健康预期寿命提高的关键因素。与此同时，肝炎、结核病、艾滋病等重大传染病防控形势依然严峻，对流行地区居民的健康依然存在严重威胁。急性突发传染病中2003年突发的SARS，2020年突发的新冠肺炎均严重威胁我国人民的生命健康安全。慢性传染病中，疾病预防控制局发布的《2019年全国法定传染病疫情概况》中显示，2019年全国甲、乙类传染病报告发病307.2万例，报告死亡24981人。其中病毒性肝炎报告发病例数128万，艾滋病6.4万，肺结核82.3万。

首先，慢病与疫病之间相互影响，慢性病患者感染疫病的风险增高，慢性病患者感染疫病后发展为重症或死亡风险显著增加；其次，慢病和疫病虽然疾病特点完全不同，但两者防治的基本原则和重点环节是一致的。健康中国行动的15大行动中，慢性病防治行动占了4项，分别为实施心脑血管疾病防治行动、实施癌症防治行动、实施慢性呼吸系统疾病防治行动、实施糖尿病防治行动；传染病及地方病防控行动占1项，其他有关健康影响因素的6项行动，分别为健康知识普及行动、合理膳食行动、全民健身行动、控烟行动、心理健康促进行动、健康环境促进行动，这些健康行为方式在一定程度上均与慢病和疫情发病风险密切相关。慢病、疫病之间的交互影响将给我国的公共卫生带来更大的压力，造成沉重的经济和社会负担。由于现行的医疗卫生服务体系对慢病和疫病执行孤立管理，这不仅增加了医疗成本，也增加了沟通的困难和复杂性，创新性的整合医疗服务的重要性便越来越突出。

慢病、疫病齐防共管主要体现在：一是防控主体上，慢病和疫病防控都要依靠各级政府、专业机构、基层医疗卫生工作者和人民群众的广泛参与。

二是防控策略上，突出重点人群和重点环节。慢病重点针对高风险人群和慢病前期人群进行早期筛查和健康管理。我国重大慢病防控规范上，对血压、血脂、血糖检测、肺功能检查、防癌体检的重点人群和筛查频率都有明确的要求。疫病方面主要针对传染病接触史者、母婴传播者、疑似病例者等重点人群加强监测与筛查，及时切断传播途径。而急性传染病的防控侧重点不同。疾控机构需联合其他部门，做到可疑病例的快速早期识别、发现诊断和溯源，而且需要及时采取针对性防控措施，杜绝进一步的潜在传播风险。因此，早期筛查、早期发现并规范干预，提供全程的健康管理服务是防控慢病、疫病的共同途径。三是防控模式上，提升基层防控能力。做好基层专业人员培训，着力提高基层设备配置、防治能力和水平。慢性病是常见病和多发病，基层发挥作用的空间和比例就非常大。基层是防治慢性病关键的地方，应加强专科医生与基层医务人员的联动，构建包括设施、业务结构、人员培训方面的慢性病防治体系。疫病方面主要继续实施国家免疫规划，需要落实基层各级血站血液艾滋病、乙肝丙肝病毒核酸检测全覆盖和感染者救治救助政策。

综上，新时期，疫情常态下我们要树立"大健康、大卫生"的健康中国建设新理念。针对慢病、疫病各个击破，不断降低慢病的发病率、致残率和死亡率，在不断降低慢性病和传统传染病发生的同时，筑牢抵御急性传染病的"防火墙"，加强综合防控，强化早诊早治，推进由慢病、疫病的"治疗"向"健康管理"的转变。

（二）全生态管理，创新健全有利慢病管理支撑

新时期，我们要把习近平总书记关于"健康中国建设"的重要思想贯彻到卫生与健康工作全过程、各环节，确保党中央决策部署的落实，增强贯彻落实的整体协同，自觉把健康政策融入全局、健康服务贯穿全程，构建有利健康的生态社会环境，最终形成全民共建共享、维护人民健康的强大合力。

1. 普及健康行为，形成文明新常态

为强化全民健康意识，积极倡导常态化疫情防控，坚持"一米线"、勤

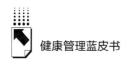

洗手、戴口罩、公筷制等卫生习惯和生活方式，将卫生防疫好习惯变成健康文明新常态。各地方政府纷纷制定相关行动方案。2020 年 4 月《广东省倡导文明健康绿色环保生活方式行动方案》倡导开展推广文明餐饮、提升环境卫生、倡导文明出行、普及绿色生活、深化移风易俗、规范文明娱乐、促进心理健康"七大行动"。2020 年 6 月北京出台《北京市文明行为促进条例》，2020 年 12 月安徽省出台《爱国卫生条例》，相继把健康文明行为写进地方性法规。此外，疫情常态下，完善健康教育体系，提升健康教育水平，积极创新健康教育宣传活动形式，充分发挥新媒体作用，开展一系列群众参与度高、社会覆盖面广、传播效果好的宣传活动。同时，积极动员学会、协会、基金会等社会组织和企事业单位积极加入健康教育工作，提升健康传播效应，提高宣传的科学性和权威性。2021 年 1 月联防联控机制综合组发布的《关于新冠肺炎疫情防控常态化下进一步加强健康教育工作的指导意见》指出，为进一步巩固抗疫成果、防止疫情反弹，要持续提升公众疫情防控的意识和能力，普及推广健康文明方式，把抗击疫情期间形成的健康文明生活习惯固化下来，引导形成符合自身和家庭特点的健康行为方式。

2. 建设健康支持性环境新生态

综合整治城乡环境卫生，加强生态环境保护，重点关注与群众健康密切相关的饮用水、食品安全、雾霾、土壤等环境健康影响因素的监测与评价，建立环境与健康调查、监测与风险评估制度，守住健康环境"红线"是建设健康支持性环境的首要任务。政协十三届全国委员会第一次会议第 1502 号（医疗体育类 136 号）提案答复中，"十二五"期间在全国开展健康社区、健康单位、健康学校、健康食堂、健康餐厅/酒店、健康步道、健康小屋（健康加油站）、健康一条街和健康主题公园共 9 类场所建设，截至 2015 年全国建成各类健康支持性环境 3 万多个。2016 年，全国爱卫会印发《关于开展健康城市健康村镇建设的指导意见》，要求各地积极推进健康社区、健康企业、健康学校等健康"细胞"工程建设，持续改善健康环境，筑牢健康中国建设的微观基础。2018 年全国爱卫办印发《全国健康城市评价指标体系（2018 版）》，纳入"健康环境""健康社会""健康服务""健康人群""健康文化"5个建设领域指标体系；同时38个试点城市开展健康城市建设测试评价。《"健康中国2030"规划纲要》提出加强国家慢性病综合防控示范区建设，截至2020年全国已建成488个国家级慢性病综合防控示范区，达到"十三五"期间国家慢性病综合防控示范区覆盖全国15%以上县（市、区）的阶段性建设目标。2020年3月出台《关于统筹做好疫情防控和经济社会发展生态环保工作的指导意见》，要求做好疫情防控生态环境保护工作。2020年6月生态环境部印发《关于在疫情防控常态化前提下积极服务落实"六保"任务坚决打赢打好污染防治攻坚战的意见》，要求顺应疫情防控常态化新形势，积极服务落实"六保"任务，精准扎实推进生态环境治理。因此，后疫情时期，我们必须吸取疫情带来的教训，探索建设面向全面小康的健康、安全和可持续发展的人居环境。

3. 优化健康服务新流程

疫情防控常态化背景下，创新适应新时期的健康服务模式、提升服务效率、促进人员安全有序流动是关键。一是居民就医更顺畅、流程更便捷：以时间换空间，将医院开诊时间适度延长，可有效减少病人聚集；大力使用自助挂号机、自助缴费机，避免人员在服务窗口聚集；采取精准预约诊疗，减少患者等候时间；推行日间手术、使用日间病房缓解医院住院拥挤问题。二是数据多跑路、患者少跑腿：充分发挥互联网医院的作用，构建了云门诊、云会诊、云查房、云转诊、远程手术指导等多项服务，打通处方流转、在线医保支付等环节。三是智慧健康服务，提升健康服务体验感：提供智能健康风险评估、导医分诊、候诊提醒、院内导航、检查检验结果推送等线上服务，构建线上线下一体化服务，为群众提供更高质量、更高效率、更加安全、更加体贴的健康服务。

4. 实现生活方式回归新策略

不良生活方式是威胁人类健康的最主要原因，生活方式相关的慢性病占全球总死亡原因的70%。据2019年全球疾病负担研究显示：不良生活方式已成为影响各年龄段人群健康的重要危险因素；在导致死亡的87种危险因素中，导致女性死亡的前五位危险因素为：高收缩压、饮食因素、高空腹血

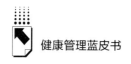

糖、空气污染和高 BMI；导致男性死亡的前五位危险因素为：烟草、高收缩压、饮食因素、空气污染和高空腹血糖[①]，均与不良生活方式密切相关。生活方式医学是"将环境、行为、医学和动机原则，在临床和/或公共卫生环境中，应用于与生活方式相关的健康问题的管理（包括自我照护和自我管理)"。因此，生活方式医学提供了一种跨学科、全面系统的方法，通过改变行为、社会和环境的驱动因素，预防和逆转慢性病和生活方式相关疾病，在健康促进和临床实践之间架起了桥梁，从生活细节入手，包括饮食、运动、睡眠、压力管理等，用"饮食处方""运动处方"替代"药物处方"，将健康生活意识融入日常生活中，达到预防和逆转慢性病的目的。

目前，有大量的生活方式防控慢性病的循证医学证据。研究显示，西方国家近年来心血管病的死亡率逐年下降，其中40%～70%归功于生活方式和危险因素的控制[②]。2017 年国卫办疾控发文《全民健康生活方式行动方案（2017—2025 年)》，要求深入开展"三减三健"（减盐、减油、减糖、健康口腔、健康体重、健康骨骼)、适量运动、控烟限酒和心理健康4 个专项行动。2020 年国家心血管病中心成立国内首个健康生活方式医学中心，旨在搭建国家级的健康生活方式医学学术支撑平台。此外，近10 年来，在国家政府众多医疗卫生相关文件中，多次强调生活方式干预，促进群众形成健康的行为和生活方式。因此，实现从"药物治疗主流化"向"生活方式干预主流化"转变，积极推进健康生活方式的普及，将国际先进的医学科学技术与中国传统的理念、生活方式相结合，积极探索有中国特色的健康生活方式的适宜技术和管理模式，切实提高我国居民的健康水平。

5. 推广检后门诊和监测新思路

为了促进检后健康管理和慢病管理，需大力推进检后慢病门诊管理，其

① GBD 2019 Risk Factors Collaborators, Global Burden of 87 Risk Factors in 204 Countries and Territories, 1990 – 2019: a Systematic Analysis for the Global Burden of Disease Study 2019. *Lancet*, 2020, 396: 1223 – 1249.

② Ford E. S., Ajani U. A., Croft J. B., et al., Explaining the Decrease in U. S. Deaths from Coronary Disease, 1980 – 2000. *N Engl J Med*, 2007, 356 (23): 2388 – 2398.

主要服务对象为慢病高风险人群、慢病前期人群和慢病稳定及康复期患者，其服务内容主要为体检报告解读、慢病风险评估、制定个体化生活方式干预方案和开展初步临床诊疗服务，执行健康教育和慢病自我管理技能培训，最终达到改善健康状况、延缓慢病进展的目的。同时，互联网技术和智能手机的快速发展，以及智能感知、大数据、云计算技术深度融入健康医疗，对提高慢病的动态监测和患者的自我管理能力提供了技术支撑。互联网和智能手机的广泛应用保障了慢病健康管理医学服务机构、社区、患者和家属的有效实时沟通，实现实时连续干预管理指导和获得性的社会支持。智能感知技术的发展突破了生命体征、体质指标、自我评价指标监测的时间和空间限制，可实现慢病指标的实时监测、分析和预警。

（三）全生命周期管理，聚焦重点时期重点人群

全生命周期健康管理是指以人的生命周期为主线，在婴儿期、幼儿期、儿童期、少年期、青年期、成年期、老年期等不同阶段进行连续的健康管理服务，对影响健康的危险因素进行综合治理。它不是对生命周期各个阶段"平均用力"，而是根据不同群体的生理特点和易患疾病，在重点时期为重点人群提供针对性的健康管理服务，例如母婴保护计划、儿童营养计划、青少年健康促进、老年康养、职业人群保护等。通过重点时期的重点人群管理，将预防干预的关口前移，实现精准降低疾病发生风险的目的。

一是针对母婴。重视婚检、孕检等生命初始期的健康筛查，强化生殖医学、优生优育和妇幼医学的干预；加强出生缺陷防治，加强不孕不育、阳痿、早泄等生殖健康服务的规范管理，推动从"人口红利"向"健康红利"的转变。此外，针对女性的重大健康问题，如女性"两癌"、围绝经期后心血管病等进行早期筛查和积极干预管理。二是针对儿童青少年。儿童青少年膳食结构及生活方式发生深刻变化，导致营养不均衡，加之课程负担重、智能电子产品广泛使用等因素，导致超重/肥胖、代谢性疾病、情绪问题、注意力缺陷、物质性及精神性成瘾等健康问题突出，因此需要加强对儿童青少年的健康管理。以强化家庭、学校、医疗卫生机构、政府责任为核心，提高儿童青

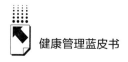
少年服务能力和加大服务力度，加强学校卫生健康项目，完善健康监测系统，加强防控知识技能普及、食物营销规范化管理，完善儿童青少年体育设施。三是针对老年人群。推动健康服务资源下沉到居家社区，完善以居家为基础、社区为依托、机构为补充、医养相结合的老年健康服务模式；实现既要保障基本健康服务，解决兜底问题，又要提供多样化、多层次服务内容的分层保障服务。在常规养老的基础上，针对个体健康情况、躯体衰老特点及个性化需求进行综合管理。疫情防控常态化下，更是要通过智慧技术普及老年人远程照护和远程安全监控，以期推进养老、康复、护理、医疗一体化的老龄健康服务体系建设，提升老年健康服务的公平性、可及性和连续性。四是针对职业人群。以心血管病、心理健康和职业病为管理的核心内容，通过健康促进计划、疾病预防项目、员工援助计划等，开展工作场所健康促进和职业病防控，把疾病预防关口前移，达到提高劳动者的身心健康水平的目的。

四 促进慢病健康管理高质量发展的对策建议

（一）贯彻新发展理念，构建慢病健康管理新体系

党中央、国务院高度重视慢性病防控工作，"十三五"期间，我国医疗卫生体系不断完善，健康事业和慢病管理取得显著成效。据国家卫健委关于"十三五"期间卫生健康改革发展有关情况的汇报[1]，我国人均预期寿命从2015年的76.3岁提高到2019年的77.3岁。主要健康指标总体上优于中高收入国家平均水平。但随着慢病患者生存期不断延长，加之慢病危险因素未得到有效控制，我国慢性病患者基数将不断扩大，慢性病死亡比例也将持续增加。

传统"三级预防"是根据疾病自然史的发病前期、发病期和疾病后期

---

① 《"十三五"期间医疗卫生服务体系不断完善 健康中国建设开局良好》，http：//www. gov. cn/xinwen/2020 - 10/29/content_ 5555712. htm。

三个不同阶段，采取相应的预防措施，达到减少疾病的发生和危害的理论体系。而疾病发生发展过程中，发病的病因和危险因素十分关键，往往与国家政策和立法相关，也是疾病预防控制体系的核心内容。"零级预防"又称"初级预防"，是指以政府为主体，多部门协同参与，通过制定法规、政策、指南并采取措施，防止健康危险因素或引发公共卫生事件的各种不良因素出现，是真正意义上预防的第一道关口。因此，为适应新时期慢病防控，需要将"零级预防"这一新概念引入三级预防体系，把"预防"提上"C位"，构建更完整的新四级预防体系。

慢病、疫病防控工作强调以"零级预防"和"一级预防"为主，"二、三级预防"并重，并针对不同人群采取有针对性的措施。针对全人群，积极打造健康的、支持性的环境，通过健康教育与健康促进，消除或减少与慢病、疫病发生有关的危险因素，降低疾病的发生率。针对高危人群强调"早筛早诊"。将重大慢性病早筛早诊适宜技术纳入国家公共卫生措施，提供重大慢病的机会性筛查，推动建立慢病筛查长效机制。疫病防控中，也要夯实"早发现、早报告、早隔离、早治疗"的"四早"原则。慢性病患者，应接受规范化治疗，提高家庭医生签约率，规范疾病管理，防止伤残，提高生命质量。对于疫病患者，阻止轻症转为重症，不断完善重症救治质控体系，提升抢救成功率。

医－防整合是实现慢病、疫病预防前移的基本保障。构建以疾病预防控制机构为中心，以医院为疾病监测哨点和临床防治技术支撑，以社区卫生服务机构和基层医疗机构为网底的疾病综合防控体系，实现质控中心－医院－社区卫生服务机构全方位联动和深入融合、优势互补，织密慢病、疫病的四级预防体系网，落地全程全周期的健康管理。

（二）紧跟健康新科技，创新慢病健康管理新模式

经过多年努力深耕，我国卫生与健康科技创新的某些重要领域已跻身世界先进行列，在一些前沿方向开始进入并行、领跑新阶段。但我国卫生与健康科技创新的整体能力和发展水平相比科技强国仍存在较大差距。为进一步

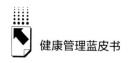

完善卫生与健康科技创新体系，提升我国科技创新能力，一方面要显著增强科技创新对提高健康及慢病管理水平的支撑引领作用，另一方面要聚焦前沿技术，服务于慢病防控，加快科研成果在慢病疫病防治中的应用。健康新科技主要集中于药品和医疗器械提质创新，新一代基因测序、干细胞与再生医学、生物医学大数据分析、人工智能等前沿技术和产品的研发，康复辅助器具的开发与推广应用，癌症早期预防、放化疗协同治疗、康复修复等中医药技术研发和成果转化应用等。

另外，在此次抗击新冠肺炎疫情中，数字健康医疗发挥了不可替代的积极作用。党中央、国务院高度重视数字经济发展，先后实施"互联网＋"行动和大数据战略等一系列重大举措，加快慢病健康管理向数字化、智能化转型。2020年2月国家医保局和国家卫生健康委发布《关于推进新冠肺炎疫情防控期间开展"互联网＋"医保服务的指导意见》，明确对符合要求的互联网医疗机构为参保人提供常见病、慢性病线上复诊服务，各地可依规纳入医保基金支付范围。2020年7月出台的《关于支持新业态新模式健康发展激活消费市场带动扩大就业的意见》，要求积极发展互联网医疗，规范推广慢病互联网复诊、远程医疗、互联网健康咨询等。因此，将"战疫"经验与"互联网＋"、物联网、大数据和5G等新技术相结合，打通线上线下服务场景，强化线下面对面、线上屏对屏结合发展，重构"三医联动"（医疗、医药和医保）和"三师共管"（专科医师、全科医师和经过培训认证的健康管理师）服务流程，进一步升级慢病管理闭环服务，实现慢病精细化、连续化管理的新模式。

（三）加快专职专技职业教育，强化慢病防治人力支撑

党中央、国务院对职业教育工作高度重视，职业教育在全面建设社会主义现代化国家新征程中大有可为。2019年5月国务院办公厅印发《职业技能提升行动方案（2019—2021年）》，目标要求为2019年至2021年，持续开展职业技能提升行动，全面提升劳动者职业技能水平和就业创业能力。2021年4月召开的"全国职业教育"大会传达了习近平总书记对于职业教

育工作的重要指示，要求加快构建现代职业教育体系，培养更多高素质技术技能人才、能工巧匠和大国工匠。国务院副总理孙春兰在会上指出，要健全多元办学格局，细化产教融合、校企合作政策，探索符合职业教育特点的评价办法。

为应对慢病管理需求不断增长和需要长期管理的现状，我国健康管理和健康产业的专业人员数量和质量都亟待提升，因此应该鼓励院校、医疗卫生机构及社会企业加大健康管理服务与健康产业相关技术技能型人才的培育力度，做好健康产业转型升级的人力资源储备，为健康中国建设提供人才和技能支撑。2020年1月国务院召开常务会议，决定分步取消技能人员水平评价类职业资格，推行社会化职业技能等级认定。而水平评价类的职业资格证书，退出职业资格目录，由人社部中国就业培训技术指导中心遴选备案的第三方培训评价机构（企业、学协会、民非组织等）自主开展职业技能等级证书认定和培训工作。随着国家健康产业结构的调整优化，健康服务业的门类将更加齐全，随之相应的健康服务业新职业也会增设或出现。2020年3月，人力资源和社会保障部、市场监管总局、国家统计局联合发布"健康照护师""呼吸治疗师""康复辅助技术咨询师"等16个新职业。2020年7月再次发布"社群健康助理员""老年人能力评估师"等9个新职业。随着健康中国战略及行动规划的实施，健康产业及健康服务业发展领域的新职业也会出现和发展；随着国家职业技能提升行动的不断推进，作为职业技能的重要承载与支撑，健康服务业新岗位也会越来越多。重点扩大护理（老年护理方向、中医护理方向）、中医养生保健、幼儿发展与健康管理、康复治疗技术、公共营养、母婴护理、保健按摩、康养休闲旅游服务、健身指导等紧缺领域岗位的专技人员培训；重点对接管理、经营、服务、供应链等岗位需求，做好产业职业技能训练。通过"医教协同"和"产教融合"，加大实用性技术技能人才的培养培训力度；通过健全健康服务相关职业技能鉴定机制、医学辅助技术人员的考核制度和评价标准，落地提升人才教育及提升其职业技能业务素质，增强其职业岗位服务能力，为推动健康管理和健康产业高质量发展，为慢病防控提供重要支撑。

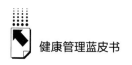

（四）优化供给侧改革，开发推广优质防治服务包

此次疫情暴露出我国健康管理仍存在优质医疗资源不足、供给不充分、政府负担重等短板弱项。因此，新时期应围绕供给侧结构性改革，将丰富优质健康管理服务和产品供给作为健康服务重点任务进行部署。一是供给产品上重点增加慢病高危人群、职业病高危人群健康体检、健康风险评估、健康咨询和健康干预等服务；增加重大慢病（高血压、糖尿病、心血管病等）患者个性化服务和动态监测管理服务包；鼓励家庭医生在签约提供基本服务包的基础上，根据群众健康管理需求和承担能力，提供差异化、定制化的健康管理服务包，支持上门诊疗、护理、康复等居家服务。二是供给方上除政府购买服务外，鼓励社会力量发展康复护理、母婴照料和残疾人康复护理等专业健康服务机构。三是供给模式上积极推动商业健康保险与健康管理深度融合，探索开发不同形式的慢病健康管理等险种，逐步实现健康保险服务模式从"关注事后费用报销"到"覆盖疾病前、疾病中和疾病后全流程健康保障"的转变，为健康管理服务供给扩容增量。

（五）夯实中医药优势作用，保障中医药特色服务传承与创新

中医药事业是我国医药卫生事业的重要组成部分。《"健康中国2030"规划纲要》中强调，充分发挥中医药在治未病中的主导作用、在重大疾病治疗中的协同作用、在疾病康复中的核心作用。一是优化中医药发展良好环境，加强中医药在慢病健康管理中作用的宣传和文化传播，持续开展中医药文化教育，创建中医药文化传播平台；二是选择慢病中中医优势病种，探索符合中医药特点的医保支付方式，将优势中医健康管理医学服务项目纳入基本医疗保险支付范畴；三是推进乡镇卫生院和社区卫生服务中心建立中医馆、国医堂等中医综合服务区，促进依托中医医疗机构和团队建设名医堂执业平台，推广慢病健康管理中的中医药相关适宜技术和药膳；四是鼓励有条件的中医诊所团队开展中医家庭医生签约服务。

B.4
中国国民的健康信息素养分析报告

罗爱静 钟竹青*

摘　要： 网信时代，我国健康信息呈现爆炸式增长，为健康信息产业发展注入新活力。阿里健康、卫宁健康、平安健康等健康信息产业蓬勃发展，具有一定的良好示范作用。然而，目前健康信息市场隐患重重，尚存在全民健康信息化标准体系建设不成熟、健康信息产业底层业务数据基础缺乏统一规范、国民对健康信息的认知不足、健康信息产业与网络安全保障体系发展不平衡、信息化建设复合型人才缺乏等问题。健康信息产业的发展水平直接影响公众的健康信息素养水平。目前国民总体健康信息素养水平不高，城乡、区域健康信息素养发展不均衡；健康信息素养教育不充分，健康信息教育体系不成熟；健康信息传播渠道多元，尚待规范化管理；健康信息素养评价未统一，标准化评价体系有待建立；健康信息素养信息缺乏统一管理。未来，进一步促进健康信息素养提升，需要从完善健康信息化标准体系、持续开展健康信息素养教育、发挥健康图书馆的主体作用、统筹区域与城乡协调发展、规范健康信息服务管理等方面着手。

关键词： 健康信息　健康信息素养　网信时代

---

* 罗爱静，博士，医学信息研究湖南省普通高等学校重点实验室（中南大学），教授，国务院政府特殊津贴专家，长期从事卫生信息管理、医药信息检索研究工作；钟竹青，博士，中南大学湘雅三医院护理部副主任，主任护师，主要从事慢病管理与药物素养研究。

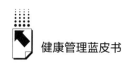
一 网信时代的健康信息

（一）健康信息的概念、评价及其生态系统

1. 健康信息相关名词术语界定

健康（Health）是一种身体、精神和社会健康状态，而不仅仅是没有疾病或身体虚弱。信息（Information），即事物呈现的运动状态及其变化方式，包括运动状态及其变化方式的外在形式、内在含义和效用价值，泛指社会传播的一切内容。网络信息技术（Information Technology，IT）是指获取、储存、分析、评价、加工、传递和利用信息的知识、技术和方法总和，包括传感技术、通信技术、计算机技术、控制技术等，具备共享性、多元性、互动性和即时性的特点。

健康信息（Health Information，HI）是指健康传播过程中传受双方所制作、传递和分享的一切有关人的健康的知识、技术、技能、观念和行为等的内容。从管理学的角度，健康信息可归纳为 3 类[①]，即与人的健康相关的信息、能够被卫生行政管理部门利用的信息、与健康信息相关的财务信息。目前公众普遍认为的健康信息是狭义的健康信息，即消费者/公众健康信息，指公众根据身体及心理状况来判断并做出相关健康决策的全部信息，涵盖疾病诊疗、饮食营养、运动健身、预防保健等领域的内容。随着网络技术的深入发展，健康信息涉及的范围逐渐扩大，包括但不限于社交网站健康信息、医疗与健康网站、移动平台下用户健康行为数据、电子健康档案与病历数据库等。第 47 次《中国互联网络发展状况统计报告》显示，截至 2020 年 12 月，我国网民人数 9.89 亿，互联网普及率达 70.4%。网信时代下，互联网成为健康信息传播的主要媒介，电子健康信息成为健康信息的主要表现形式。电子健康信息（eHealth Information），即依托于网络信息技术存在的所

---

① 吴思静等：《国内外健康信息管理现状》，《健康研究》2010 年第 5 期，第 321～323 页。

有健康信息的总称。健康信息服务（Health Information Service）是指从事健康信息的采集、评价、处理、储存、传递、管理、利用等一切活动，旨在为公众提供健康信息数据、产品和管理服务。健康信息需求（Health Information Needs）是指个体自主寻找或经健康诊断获取所需的健康信息，以满足疾病诊断、疾病预防及健康促进的需要。健康信息质量（Health Information Quality）是衡量健康信息真、伪、优、劣的指标，包括健康信息内容质量与设计质量。

2. 健康信息的质量评价

网信时代下，公众便捷地从互联网上获取健康信息，但是其在搜寻过程中往往缺乏专业人员的指导，加之网络健康信息质量参差不齐，健康素养水平低的公众很难自主判断健康信息的质量。国内外对健康信息的质量评价研究比较成熟，但是评价的对象往往指向形式较为单一的信息源，涉及内容准确性的判断仍以专业医生的主观判断为主。从评价内容和评价方式上来看，国外研究主要针对某一特定的健康问题，通过访问搜索引擎（谷歌、雅虎、必应等）筛选相应的网站或网页，其内容质量主要从相关性、及时性、可信度、易读性等维度上采用 DISCERN、HONCode、JAMA、LIDA 等工具进行评价，设计质量从易用性、可访问性、导航性、美观性、交互性和隐私安全性等方面采用 HONCode、LIDA、SORT 等工具进行评价（见表1）[1]。研究指出，相比于商业网站，机构网站的健康信息更准确；与专业健康信息网站相比，wiki 网站存在健康信息的表达深度不够、理解性不足的弊端。Bernstam 等[2]指出即使网络健康信息的质量评价有标准的定义，评价者评估的结果却并不可靠，需要通过制定精确的评价操作标准来改进。国内研究主要基于德尔菲法、问卷调查法等自建质量评价指标体系，尚未建立统一的国

---

① 邓胜利、赵海平：《国外网络健康信息质量评价：指标、工具及结果研究综述》，《情报资料工作》2017 年第 1 期，第 67～74 页。

② Bernstam E. V., et al., "Commonly Cited Website Quality Criteria are not Effective at Identifying Inaccurate Online Information about Breast Cancer", *Cancer* 6 (2008)：1206 – 1213.

家卫生标准。钱明辉等[1]结合我国在线健康信息咨询平台的主要特点，从权威性、归因性等维度进行信息质量评价，并创新性地引入信息质量与品牌市场占有率的关系，促进在线健康产业的品牌化发展。

表 1　健康信息质量主要的评价工具

分类	指标	评价工具				
		DISCERN	HONCode	JAMA	LIDA	FKGL/FRES/SMOG
内容质量	相关性	√				
	及时性	√	√	√	√	
	可信度	√	√	√	√	
	易读性					√
设计质量	易用性		√		√	
	美观性				√	
	可访问性				√	
	导航性				√	
	交互性				√	
	隐私安全性		√		√	

资料来源：邓胜利、赵海平《国外网络健康信息质量评价：指标、工具及结果研究综述》，《情报资料工作》2017 年第 1 期。

3. 健康信息的生态系统

健康信息生态系统由健康信息、信息人、信息节点、信息链、信息环境要素构成。健康信息是健康信息生态系统的基础要素。信息节点由信息人和信息站点组成。信息人是指参与信息活动的个人或社会组织，信息站点是健康信息的载体。在信息活动中信息人可划分为信息生产人、信息加工人、信息消费人和信息分解人。健康信息的流动使无数的信息节点联结，以信息链的方式成为健康信息生态系统中的信息通道。信息环境包括政治、经济、文化、信息技术、信息资源等因素。健康信息生态系统下的信息环境为信息供给和信息交换创造条件，同时，健康信息生态系统中的其他各要素也改造着

---

① 钱明辉、徐志轩、连漪：《在线健康咨询平台信息质量评价及其品牌化启示》，《情报资料工作》2018 年第 3 期，第 57～63 页。

信息环境。整个健康信息生态系统中各要素协调发展，使整个健康信息链信息流动顺畅和信息价值增值，促进健康信息生态系统的平衡。

（二）健康信息技术的重要发展标志

1. 云计算

2006 年 Google、Amazon 等公司提出了"云计算"的构想。根据美国国家标准与技术研究院的定义，云计算是一种利用互联网实现随时随地、按需、便捷地访问共享资源池（如计算设施、存储设备、应用程序等）的计算模式。由无线传感器、射频识别（Radio Frequency Idertification，RFID）、移动手机以及各种医疗设备产生的医疗大数据规模庞大并且结构复杂。云计算能够实现计算资源的规模复用，降低了计算成本和计算资源管理成本。面向大数据的云计算是以大数据处理为中心的云计算，医院数据中心与医疗服务平台共同提供医疗云计算服务。

2. 物联网技术

进入 21 世纪后，RFID 技术和物品编码技术得到快速发展，2005 年国际电信联盟在突尼斯举行的信息社会世界峰会上正式确定了"物联网"的概念，随后发布了"ITU Internet Reports 2005：The Internet of Thing"，介绍了物联网的特征、相关的技术、面临的挑战和未来的市场机遇。物联网（Internet of Things，IoT）利用 RFID、红外感应器、全球定位系统、激光扫描器等信息传感设备，按约定的协议，把万事万物与互联网联结起来，进行信息交换和通信，以实现智能化识别、定位、跟踪、监控和管理。IoT 是虚拟与现实的桥梁，健康 IoT 推动了社会健康信息化，健康信息平台实现了公众对健康信息的客观感知。

3. 人工智能技术

从 20 世纪 70 年代起，专家系统作为早期的人工智能产品已应用于人类疾病的诊断和治疗。人工智能的研究领域包括机器人、语音识别、图像识别、自然语言处理、自动问答等。人工智能技术于 2011 年开始大规模应用于医疗健康领域，包括临床诊疗、影像识别、药物研发、精准医学研究等领

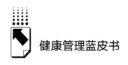

域，医疗机器人、传送药物的纳米机器人等已在实际场景应用。另外，人工智能在网络健康信息自动化甄别、推进区域全民健康信息平台智能化建设方面发挥重要作用。然而，目前人工智能在健康信息领域的应用仍存在许多伦理及安全问题。

4.5G 技术

2019 年被称为"5G 商用元年"。5G 作为新一代移动通信技术，具有高速率、宽频谱、低时延、万物互联、移动边缘计算、网络切片、亚米级高精定位等突出优势。自 2019 年开始，我国医疗机构开展了 5G 应用场景探索。2019 年 10 月，中国远程医疗与互联网医学大会正式发布了《基于 5G 技术的医院网络建设标准》。在 2020 年新冠肺炎疫情防控工作中，5G 的重要性及迫切性得到了充分体现。面对重大突发公共卫生事件，需要充分利用互联网协调医疗资源合理配置。特别是在人员和物资隔离的情况下，医疗体系的正常运转、社会和谐稳定都离不开先进的信息化技术和手段。从远程诊疗到医疗辅助，到医疗关怀，再到监督防控，多项 5G 医疗应用在全方位协助抑制疫情发展。

（三）网信时代健康信息产业发展的意义、案例

"十四五"时期，全面推进健康中国建设是关系我国现代化建设全局的战略任务。健康信息产业主要涵盖医疗服务、医药流通、医疗保险和健康管理等细分领域。

网信时代，随着云计算、物联网、人工智能、5G 技术等信息技术的发展，通信技术为健康信息产业注入了新的活力。信息技术与健康信息产业的深度融合，带来了医疗服务模式转型升级，远程会诊、远程机器人手术、远程医疗探视等医疗新模式应运而生，使医疗资源供给向质量更高、更公平、更高效的方向发展。对于医疗用户而言，个人的健康数据能得到实时监测和精准预警，公众可以自主进行健康管理、疾病预防和健康保健；对于医疗机构而言，智慧化管理通过数据采集能实时监测医疗设备、人员、资金等医疗健康资源的运转情况，实现医疗机构精细化管理。

目前，健康信息产业发展尚不成熟，仍然处在探索初期，但是已具有一定的良好示范作用。

1. 阿里健康

2014年1月，阿里巴巴集团向医药健康产业进行战略投资，成立中信二十一世纪有限公司，同年10月，改名为"阿里健康"。2016年，阿里健康联合国药健康在线有限公司，向社会公众免费开放全国首个非营利性质的寻药平台，旨在帮助病患及其家属寻找所需紧缺药品。同年5月，牵头成立中国医药线上线下（Online To Offline，O2O）先锋联盟，推动药店商品升级、服务升级和理念升级。2018年，阿里健康联手东仁堂大药房、海王星辰健康药房等多家连锁药房，在杭州试点全链路打通的医药新零售，实现24小时在线买药、30分钟送药上门服务，并与"饿了么""蜂鸟"联手，全面升级药店药品配送能力，并提供全天候"急送药"服务。阿里健康自成立以来，凭借阿里巴巴集团在电子商务、互联网金融、物流、大数据和云计算等领域的优势，以用户为核心，全渠道推进医药电商及新零售、互联网医疗、消费医疗、智慧医疗、产品溯源等业务，为大健康行业提供线上线下一体化的全面解决方案，大幅提高患者就医购药的便捷性、专业性和安全性，以期实现社会医药健康资源跨区域的共享配置，推进全民享有健康与快乐的生活，与全面推动健康中国战略的方针不谋而合。2020年，阿里健康以1620亿元市值跃居《2020胡润中国百强大健康民营企业》第4名。

2. 卫宁健康

卫宁健康科技集团股份有限公司（以下简称卫宁健康）创立于1994年，致力于医疗信息化服务，积极推动医疗行业数字化转型，业务覆盖智慧医院、智慧区域卫生、"互联网＋"医疗健康等领域。面临需求多、接口多、代码多、标准少的现状，全行业面临同质化困局，2018年卫宁健康集中优势资源研发新一代产品WiNEX，利用技术重塑业务、重塑标准、重塑架构，利用数字化思维完成信息流到数字业务的升维，对通用术语、医学术语等概念模型进行重新定义，构建卫宁健康数据标准，打造坚实的数据基础工程，并构建"1＋X"开放协同数字生态新架构，搭建业务与IT技术融合

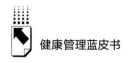
桥梁，从而实现数字化的底层架构，打造线上线下融合、云端协同、开放互联的医疗服务生态。2021年，卫宁健康发布WinDHP卫宁数字健康平台、WiNEX家族新产品系列、RiNGNEX生态平台，推进医疗机构的全面数字化，支撑医、药、险等资源在数字空间交融，赋能医疗健康全生态，基于WinDHP实现医疗信息交换、能力交换和价值交换。2020年，卫宁健康以420亿元市值跃居《2020胡润中国百强大健康民营企业》第29名。

3. 平安健康

平安健康医疗科技有限公司成立于2015年，2021年正式更名为"平安健康"，是目前我国规模最大、模式领先、竞争壁垒坚实的互联网医疗健康生态平台，致力于构建专业医患沟通桥梁，业务范围覆盖在线医疗、消费型医疗、健康商城、健康管理及医患等领域。平安健康致力搭建四层医生网络（AI医生助手、驻司医生、外部医生、名医工作室），聚名医大咖打造医生之家，并自主研发AI辅助诊疗系统，为用户提供涵盖全天候在线咨询、转诊、挂号、在线购药及1小时送药等一站式医疗服务。截至2020年12月，平安健康平台注册用户数达3.73亿，成为国内覆盖率第一的移动医疗应用。2020年相继推出"平安医家""在线医疗全程安心保障"，打造用户和医生的双平台和业内保障体量大、范围全的保障体系。2021年2月，平安健康成立保险事业部，实现医疗健康服务与保险服务的相互赋能，为用户提供一站式、全方位、全流程的"互联网医疗＋保险"服务。2020年，平安健康以730亿元市值跃居《2020胡润中国百强大健康民营企业》第13名。

（四）网信时代健康信息产业潜在问题与对策建议

1. 全民健康信息化标准体系建设尚不成熟

目前我国健康信息化标准体系建设初具规模，由国家标准、行业标准、团体标准、企业标准共同组成。截至2020年8月，我国现行有效信息标准共227项，如远程医疗信息系统基本功能规范、《健康体检基本项目数据集》团体标准、《国家卫生与人口信息数据字典》卫生行业标准（WS/T 671－2020、WS/T 672－2020）、国家医疗健康信息区域卫生信息互联互通标准化成熟度测评方案等，基本建立了全民健康信息平台标准规范和医院信息化建设标准规范，初步形成了全民健康信息化标准体系，大力推动全民健康信息标准应用①。然而，目前我国健康信息化标准体系存在诸多问题，如标准体系不健全、标准评估和应用管理不规范、部分标准应用未能协同统一等问题，这影响健康新基建与健康信息的纵深融合、阻碍健康信息发挥最大化效益。5G凭借着地域广、领域广、主体广、应用层次深的发展态势，是健康信息产业的新机遇。然而目前健康信息产业在创新型医疗器械、终端设备接入方式、数据格式统一和应用数据传输等方面还存在许多规范问题，需要结合医疗健康行业应用特点，推动面向医疗行业的标准体系的制定、实施和应用，加快建立标准化工作联合推进机制，破除信息技术与医疗健康领域深度融合过程中的机制障碍，研究构建医疗健康标准体系，重点开展智慧医疗健康标准体系研究，推动智慧医疗健康设备、网络、业务应用、数据互联互通、信息安全等标准制定。

2. 健康信息产业底层业务数据基础缺乏统一规范

区域健康信息产业的互联互通依赖于健康信息标准的数据模型、数据值域和数据统一管理。然而，目前健康信息产业多受制于健康数据的非同质化，区域之间的医疗服务、管理、运营、教学等通用术语未统一规范，医疗活动、记录、临床事件等专业医学术语未进行标准化，其数据互联互通受到极大阻碍，数据共享困难重重、数据价值大打折扣、数据管理无章可循。因此，重塑健康信息标准，构建坚实的数据基础工程，对健康信息产业进行统一管理、标准共享是目前的健康信息产业数字化转型中的第一要务。卫宁健康研发新一代产品WiNEX，借鉴标准与规范、重新定义底层业务数据模型、数据值域，并利用构建云端内容和客户端主数据统一管理，致力于推进健康信息产业标准化，实现数字化转型，并于2021年4月发布WinDHP卫宁数字健康平台，这是目前国内首个在数字空间实现信息互联与价值互联的医疗

---

① 中华人民共和国国家卫生健康委员会等：《关于加强全民健康信息标准化体系建设的意见》，2020年9月27日，http://www.nhc.gov.cn/cms-search/xxgk/getManuscnptxxgk.htm?Vol=4114443b613546148b275f191da4662b。

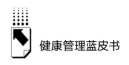

生态平台。

3. 国民对健康信息的认知不足

随着生活水平的提高，国民对健康生活的需求日益提高，健康理念也从"治大病"转向"治未病"，早发现、早诊断、早治疗、早预防逐渐成为社会共识。健康信息是个体做出健康决策的信息基础，在网信时代，电子健康信息成为影响个体健康信息行为的重要因素。个体的健康状况与健康信息行为密切相关。然而有数据显示①目前城乡居民健康信息认知水平不高，获取健康信息的主动性较低，仅43.2%的居民能够主动获取健康信息，当自己或身边的人生病时仅39.4%的人主动获取健康信息，同时近一半的居民不能清晰描述健康信息需求。这表明目前大多数人对健康信息的重要性认识不足，缺乏主动查询健康信息的意识。因此，提高居民健康信息认知水平，需要从提升居民健康意识、激发其健康信息需求出发，可以从加大健康信息的宣传力度、拓展多元化的健康信息传播渠道、加大健康信息的科学普及力度、建立完善的健康信息教育体系等方面出发，逐渐提升健康信息的影响力及使用率。

4. 健康信息产业与网络安全保障体系发展不平衡

网信时代下，健康医疗领域各应用的数据流通加速，但是互联网平台与医院数据对接有潜在医疗质量和数据安全风险，在医疗身份盗窃、健康隐私泄露、医疗数据管理等方面面临着挑战。目前我国网络安全产业发展趋势良好，网络安全产业促进政策不断加码、产品体系逐步完善、生态建设持续推进②。我国各级医疗机构信息化程度参差不齐，数据采集、管理方式、数据流量类型差异较大，缺乏与云计算、物联网、5G 技术等配套的数据安全保障体系，需要加强网络安全标准化建设、更新风险应急预案、创新网络安全监管方式，推进行业应用安全，确保医疗质量和数据安全。

---

① 杨霞：《河南省城乡居民健康信息认知状况分析》，《医学与社会》2021 年第 1 期，第 42 ~ 45 页。

② 中华人民共和国中央人民政府：《年增长 17.1% 我国网络安全产业发展趋势向好》，2020 年 9 月 16 日，http：//www. gov. cn/xinwen/2020. 09/16/content_ 5543958. htm。

5. 信息化建设复合型人才缺乏

信息技术给健康信息产业带来了改变，相应地，人才队伍和知识结构也要适应新技术、新时代的发展。健康信息化产品开发设计需要与临床业务流程进行深度融合。在患者健康管理、远程会诊、远程手术等应用场景下，信息化产品非常依赖临床经验知识，如临床工作环境、业务流程等。医疗机构需要和互联网企业开展深入合作。政府及有关部门应设立多种类型的科研或开发资助项目，增大对医疗健康信息化建设相关课题的支持力度。同时要加大人才培养和引进力度，奖励优秀科技人员。

网信时代健康信息的传播发生了根本性的转变，不再以书籍、报刊、广播、电视等为主流，而是借助电脑、智能手机、平板等移动终端进行更快、更广、更节能的传播，这给健康信息产业提供了全新的发展平台。随着公众对健康生活的需求日益提高，健康信息的作用日益凸显。然而，个体如何在信息繁杂的互联网环境下通过正确的渠道快速、准确地获取所需的健康信息资源？这就依赖于个体所具备的获取、理解、甄别、应用健康信息的能力，即健康信息素养。网信时代，国民的健康信息素养水平如何？如何采取有效措施提升全民健康信息素养？全面理解、把握健康信息素养是关键。

二　国民的健康信息素养

（一）健康信息素养概念、科学内涵及测评工具

1. 健康信息素养相关名词术语界定

健康素养（Health Literacy，HL）指个体获取、理解、处理基本健康信息或服务、做出合理健康决策的能力。电子健康素养（eHealth Literacy）指从电子资源中搜索、查找、理解和评估健康信息，并将所获取的信息加以处理、运用，从而解决健康问题的能力。健康素养是电子健康素养的六大核心素养之一。信息素养（Information literacy，IL）由美

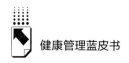
国学者 Paul Zwrkowski 提出，指利用大量的信息工具及主要信息源使问题得到解答的技能。健康信息素养（Health Information Literacy，HIL）不同于前二者，主要是以健康信息需求为前提，熟悉相关的健康信息源并应用其检索所需的信息，评估相关信息价值、合理性，分析、理解并利用信息做出合理健康决策的一系列能力。网信时代，基于网络的健康信息素养的重要性日益凸显，即电子健康信息素养越来越受到重视。电子健康信息素养（eHealth Information Literacy）由电子健康素养与健康信息素养两个概念结合，是指个体意识到健康信息需求，从电子信息资源中搜索、了解并评价健康信息的质量和适用性，分析并利用电子健康信息做出合理决策的一系列能力①。

目前国际上较为认同的是健康信息素养来源于健康素养，由信息素养和健康素养相互渗透和融合而得来。健康信息素养相对于健康素养，不仅包括健康意识和行为，还包含信息素养的信息技能。依据国家卫生计生委办公厅印发的《中国公民健康素养——基本知识与技能（2015 年版）》，健康素养包括基本健康知识和理念、健康生活方式与行为、基本健康技能这 3 个方面的内容，健康信息素养是六种健康素养之一，是国民健康素养促进的关键点，也是衡量公众健康水平的一个重要指标。我国学者指出，信息素养的发展路径沿着狭义信息素养到广义信息素养再到融入教育学，即信息素养学科，然后延伸到了医学领域，即健康素养，通过将健康素养与信息素养相互融合，得到了健康信息素养这一概念，这一过程是动态发展的，其具体关系如图 1 所示。

2. 健康信息素养的科学内涵

健康信息素养的科学内涵主要指以下六大方面：①健康知识或者信息，大众相对较容易了解和掌握的健康及护理保健方面的知识等，是健康信息素养的基础；②健康信息需求或者教育，包括普遍的日常需求与突发意外事件

---

① Haruna, H., Hu, X., "International Trends in Designing Electronic Health Information Literacy for Health Sciences Students: A Systematic Review of the Literature", *Journal of Academic Librarianship* 44 (2018): 300 –312.

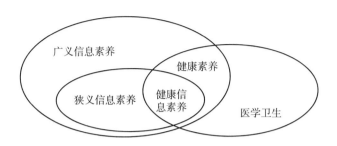

图1　健康信息素养与信息素养、健康素养三者的关系

时的特殊需求；③健康信息观念/理念/意识，是健康信息需求与意识的结合；④健康信息技能/处理能力，是信息素养在健康素养中最直接的体现，指对健康信息进行获取、分析、评价、交流的能力；⑤健康信息利用能力/健康行为，是健康信息素养的主要内容，指通过应用健康信息维持或促进自身健康从而达到自我实现的行为；⑥健康信息背景，是与健康信息相关的整体环境的总称。其具体内涵见图2。

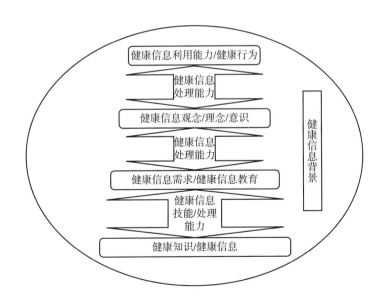

图2　健康信息素养内涵模型

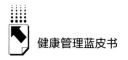

3. 健康信息素养测评工具

学者秦美婷等①基于 Nutbeam 提出的理论框架将健康信息素养分为三大类，包括功能性、交互性及批判性健康信息素养。随着国内外学者对健康信息素养研究的开展，编制出应用于各个领域且较为成熟的评价工具。国外测评工具多为普适性工具，包括被视为"金标准"的快速预测成人医学素养的测评工具（Rapid Estimate of Adult Literacy in Medicine，REALM）与成人功能性健康信息素养测评工具（The Test of Functional Health Literacy in Adults，TOFHLA），信效度均较好。Chew 等基于 TOFHLA 提出了成人快速识别健康信息素养测评工具（Short Test of Functional Health Literacy in Adults，STOFHLA）。Weiss 等在 2005 年编制了最新关键信息测评工具（The Newest Vital Sign，NVS），用于快速筛选医疗保健中健康信息素养较低的人群。以上 4 种健康信息素养评价工具重点评价个体的功能性健康信息素养，主要将医学信息阅读与理解能力作为评价指标。交互性健康信息素养评价量表以功能性健康信息素养为基础，评估个体获得、评价及应用信息的能力，常用的包括研究准备自我测评工具（Research Readiness Self-Assessment Tool，RRSA）、日常健康信息素养筛查量表（Everyday Health Information Literacy Screening Tool，EHIL）及日常健康信息素养自评问卷（Everyday Health Information Literacy Questionnaires，EHILQ）。批判性健康信息素养评价量表主要评价个体应用到健康信息分析中的认知和社会技能，该工具仅有 1 种信效度较好的交流和批判性量表（Communicative and Critical Scale，CACS），由 Ishikawa 等于 2008 年编制，用于评价个体就健康信息进行交流和批判的能力。

2012 年全国居民健康素养监测首次纳入健康信息素养维度，从居民获得医药卫生信息、处理媒体健康信息、理解药品说明书、理解医学科普文章等方面进行考察。目前国内学者评价健康信息素养时缺乏统一标准，评价工

---

① 秦美婷、秦一平：《天津和重庆居民健康信息素养与媒介接触之调研结果和比较分析》，《现代传播》（中国传媒大学学报）2016 年第 8 期，第 35~40 页。

具多基于其他健康素养量表中的部分条目，并参考全国居民健康素养问卷中的健康信息素养维度自行编制而成①，这导致评价结果的科学性存疑，且不同研究之间缺乏可比性。2013 年由王辅之等②编制的中国居民健康信息素养自评量表，包含健康信息认知、获取、评价、应用和道德这 5 个方面，共 29 个条目，评分越高表明被测者健康信息素养水平越高。然而，此量表的结果依赖于个体感受，缺乏客观考察的内容，评价结果容易受主观因素的影响。此外，针对特定人群的健康信息素养评价工具逐渐开发应用，如《健康信息素养：脑卒中专病问卷》③《慢性肾脏病健康信息素养问卷》④。然而，目前特异性评价工具的研发缺乏理论支撑，不能充分把握特定人群的健康信息素养科学内涵，工具的权威性存疑，尚有待进一步充实特定人群的健康信息素养理论研究，明确其科学内涵及评价体系，规范化开发标准评价工具。

（二）网信时代国民健康信息素养现状与影响因素

1. 网信时代国民健康信息素养现状

我国高度重视国民健康素养的提升，健康信息素养作为其重要内容，近 5 年呈现持续升高趋势。国家卫生健康委员会发布的数据显示，2016 ~ 2020 年国民健康信息素养水平分别为 19.13%、22.95%、27.18%、31.66%、35.59%，在六大健康问题素养中居于中等偏上位置，但整体水平仍较低。2012 ~ 2017 年中国居民健康信息素养数据显示⑤，农村居民、中西部地区居民、15 ~ 24 岁和 55 ~ 69 岁人群、文化程度低者，其健康信息素养水平较

---

① 冒鑫娥等：《国内外健康信息素养评价方法研究进展》，《中国公共卫生》2018 年第 9 期，第 1306 ~ 1309 页。

② 王辅之等：《健康信息素养自评量表的编制及其信效度检验》，《中国现代医学杂志》2013 年第 30 期，第 89 ~ 93 页。

③ 姚志珍：《〈健康信息素养：脑卒中专病问卷〉的编制》，海军军医大学硕士学位论文，2019。

④ 刘环宇等：《慢性肾脏病健康信息素养问卷的编制及信效度检验》，《护理研究》2020 年第 24 期，第 4362 ~ 4367 页。

⑤ 聂雪琼等：《2012 ~ 2017 年中国居民健康信息素养水平及其影响因素》，《中国健康教育》2020 年第 10 期，第 875 ~ 879、895 页。

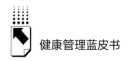

低，是健康教育的重点人群。此外，慢病患者在疾病相关信息的获取、评价、应用等方面的能力对疾病治疗、提高恢复效果以及患者生命质量有极其重要的意义。慢病患者健康信息素养总体不高。范磊等[①]的研究结果显示患有慢病的中老年人健康信息素养水平呈现中等水平，其中健康信息获取得分的均分最低。其结果与王宁等[②]对城镇社区糖尿病患者健康信息素养水平调查的结果相近。安徽省高血压患者的健康信息素养水平普遍偏低，与前者略微不同的是健康信息获取得分最高，健康信息评价得分最低。

综上，目前国民健康信息素养水平不高，虽然国民对网络健康信息方面的需求及意识有所增加，但是对健康信息正确获取、评价及利用的能力仍需要提高。

2. 网信时代国民健康信息素养影响因素

国民健康信息素养影响因素包括年龄、文化水平、家庭年收入和病程，尤其对年龄大、文化水平低、家庭年收入低、病程长的慢性病人群需要格外关注。年龄大者使用网络较少，其获得健康信息的渠道较少、接受度较低；学历越低者，其阅读理解网络信息的能力越差，相关知识也越少；家庭年收入越低者，其接触网络健康信息的机会越少；慢病病程越长，居民对于疾病方面的网络健康信息需求越低。因此，对于这类人群，需要消除健康信息可读性的障碍，提高其对健康信息的可获得性、可理解性，从而提高其健康信息素养水平，这对降低慢病人群的并发症发生率、减少死亡及医疗资源的浪费都具有重要意义。此外，互联网和手机使用的时间也是影响患者健康信息素养水平的主要因素。因此，缺乏互联网和手机使用的慢病患者也是开展健康信息素养教育的重点人群。

除了慢病外，心理、失眠等问题也是国民关注的健康问题，人们经常通过网络寻求相关知识及解决方法。尤其是年轻人，面对学习、工作、人际交

---

① 范磊等：《中老年慢性疾病患者健康信息素养现状及影响因素》，《医学信息学杂志》2020年第6期，第33～37页。

② 王宁、张素萍：《2017年汾阳市城镇社区糖尿病患者健康信息素养调查分析》，《预防医学情报杂志》2019年第3期，第261～264页。

往等问题，多重压力容易引起心理和/或身体问题。基于网络的便捷性，通过网络查询健康信息可以节省时间、成本支出，所以大多数年轻人会优先选择在网络上获取健康信息，即电子健康信息需求有所提高。但是由于缺乏自我健康规范化的认识、管理及解决方法，年轻人易养成不良的生活方式，从而导致健康信息素养较低，难以正确获取、利用健康信息改善自身健康，这会影响其身心健康。此外，健康信息素养也可反作用于心理、生理健康。研究表明① PCI 患者术前焦虑水平与健康信息素养水平呈现正相关，即健康信息素养越高，其焦虑水平越低。血糖控制不良的老年糖尿病患者健康信息素养越高，其生理方面与心理方面的生存质量越好。医护人员应重视健康信息素养对患者的重要意义，提高其生存质量②。

（三）网信时代国民健康信息素养的新挑战与应对策略

1. 国民总体健康信息素养水平不高，区域发展不平衡

国民总体健康信息素养水平不高，尤其是健康信息的获取、评价及利用方面。随着健康新基建的发展，我国新媒体科普传播广泛且迅速，截至 2019 年，全国已建设科普网站 2818 个，新增科普类微博 4834 个、科普类公众号 9612 个，且线下科普设施或机构向全社会开放，公众反响良好③。然而，目前我国科普建设多集中在东部地区，中西部较少，区域间发展不平衡。针对城乡、区域发展不平衡问题，互联网是最好的健康教育的媒介。《关于提升全民健康素养水平的建议》提出④，应充分利用全民健康生活方

---

① 梁青龙等：《经皮冠状动脉介入治疗患者术前焦虑与健康信息素养的相关性研究》，《中国实用护理杂志》2019 年第 14 期，第 1041～1045 页。
② 冒鑫娥等：《血糖控制不良的老年 2 型糖尿病患者健康信息素养与生存质量的相关性》，《国际医药卫生导报》2020 年第 16 期，第 2345～2349 页。
③ 中华人民共和国中央人民政府：《2019 年全国各类科普活动共计 11.49 亿人次参加 科普事业持续健康发展》，2020 年 12 月 25 日，http://www.gov.cn/xinwen/2020－12/25/content _5573147.htm。
④ 中华人民共和国国家卫生健康委员会：《对十三届全国人大二次会议第 3022 号建议的答复》，2020 年 7 月 6 日，http://www.nhc.gov.cn/wjw/jiany/202007/fdze103fe0444cooa0440d287b 2906f7.shtml。

式行动、健康素养促进行动项目、健康中国行等宣传平台，依托科普信息化建设工程，结合微博、微信、网络视频等新媒体媒介和报纸、电视等传统媒介广泛开展健康素养教育活动；线下积极鼓励举办面向公众的健康讲座、科普大赛等形式多样的健康教育活动，基层通过设立专门的健康宣传栏、张贴宣传海报、播放公益广告等方式广泛宣传，提高基层民众的健康自我管理能力和健康素养。此外，加强对中西部地区与乡村的信息支持，加大信息化建设力度，推进中西部健康帮扶措施，提供专家指导和技术支持，将健康教育纳入基层的健康诊疗和健康科普活动中，充分利用"科普中国·乐享健康"栏目、中国公众健康网等公共资源，改善中西部地区以及乡村的医疗卫生服务。

2. 国民健康信息素养教育不足，健康信息教育体系不成熟

国民健康信息素养教育不足，缺乏专业、通识性的健康信息素养教育平台，教育内容仅限于健康知识，健康教育仅面向公众，缺乏教育人员与医疗专业人员的培训服务，虽然推行了线上线下相结合的教育途径，但缺乏不同平台之间的互联互通，教育形式比较单一，趣味性、包容性欠佳，教育课程设置不够全面，亟待建立完备的健康信息素养教育体系及评价体系。魏来等[1]基于国内现有的健康信息素养教育内容提出，面向公众的健康信息素养教育体系应具备健康信息意识、知识、技能和伦理这4个方面，意识是健康教育体系的基础，知识是健康决策的前提，技能是获取健康信息的关键，伦理是健康信息生态系统的规范。该教育体系基于信息素养的视角比较全面地涵盖了我国健康素养的基本内容，同时考虑到信息伦理的问题，将伦理道德与法律常识纳入健康信息素养教育体系，符合健康新基建环境下公众健康信息法律教育的需求。公共图书馆、医学院校图书馆、医院图书馆作为健康服务的主体，应创新健康图书馆服务新模式，由被动健康转向主动健康，拓展健康信息资源，充分利用健康新基建，加强移动、共享图书馆建设工作，推

---

[1] 魏来、姬玉：《面向社会公众的健康信息素养教育内容框架构建》，《数字图书馆论坛》2020年第5期，第23～29页。

进线上健康信息推送服务，提升公众知晓度；健全图书馆馆员发展机制，引进、培养健康信息服务人才，加强信息及时性、系统响应速度、个性化服务工作，不断提高公众健康服务满意度，提高居民健康信息素养。

3. 健康信息传播渠道多元化，尚待规范化管理

在健康信息传播方面，新媒体平台成为健康信息传播的主要媒介，是非专业人士快速获取健康信息的主要渠道。新冠肺炎疫情突发推进了移动医疗产业的变革，移动医疗 App、远程问诊平台等成为公众获取健康信息的新途径。然而，目前健康信息市场缺乏规范的市场秩序，网站质量良莠不齐，虚假信息、不实医疗广告问题层出不穷，健康信息传播者及传播内容专业性问题突出，专业人士与普通民众的信息不对称性导致伪健康信息排挤高质量健康信息，数据安全问题突出，这导致健康信息的可信性下降、公众体验欠佳。政府需要加强健康信息传播渠道的管理，层层把关，统一健康信息服务网站的管理，积极推进医疗机构与社会媒体之间的通力合作，确保健康信息质量，并加大政府及专业健康信息网站的宣传力度，提高健康信息的可获取性和可理解性，提高公众影响力及利用率。

4. 健康信息素养评价未统一，标准化评价体系有待建立

健康信息素养缺乏标准化的评价体系，评价工具的研发缺乏规范化指导。目前全民健康信息素养调查仅是健康素养的一部分，没有坚实的理论支撑及标准化的评价工具，未建立标准化的评价体系。尽管不少学者对健康信息素养评价进行研究，对评价指标体系进行初步探索，并采用自我编制的评价工具进行区域性的现状调查，但由于评价工具未标准化，区域间的健康信息素养水平不具有可比性。同时，各种评价工具是否能够全面、客观、准确地测量个体及群体的健康信息素养水平？这一点尚不清楚。因此，构建标准化的健康信息素养评价体系、加强健康信息素养的理论研究、规范健康信息素养评价工具的开发与应用是精准补齐公众健康信息素养短板的必由之路，对全面提升健康信息素养具有重要意义。

5. 健康信息素养信息缺乏统一管理

目前，我国学者对健康信息素养的研究以横断面调查为主，调查对象多

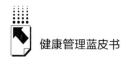

为区域性的小样本调查，使用的调查工具未标准化，数据质量也有待评估。随着"互联网＋"医疗健康产业的迅速崛起，国民整体健康信息素养水平日益提升，要快速了解国民健康信息素养的动态化发展进程，及时把握各个阶段、不同地区、不同群体之间的健康信息素养发展的短板，健康信息素养信息统一管理是关键。统一管理健康信息素养的信息，可以从信息的收集、评价、处理、储存、共享、利用等环节着手，如搭建健康信息素养数据库，提供标准化的评价工具，加强数据质量的监管，鼓励区域调查数据共享与整合等，充分发挥信息的最大化价值，推动健康信息素养的数字化管理。

三　健康信息与健康信息素养的交互演变

（一）健康信息与健康信息素养的异同

健康信息、健康信息素养都是影响公众健康的重要因素。从概念上讲，两者的基础都是信息，前者指有利于公众作出健康决策的全部内容，涵盖所有健康相关的知识、技术、观念及行为，后者是健康素养与信息素养的结合，即基于健康信息作出健康判断和决策，维持并促进自身健康的能力，用以衡量公众健康水平。从测评工具讲，目前健康信息主要依赖权威人士（如专业医生）对信息的可读性、质量、准确性、可靠性等进行主观判断，而健康信息素养则有既定的评价工具，有普适性量表，如 REALM、TOFHLA 等，也有特异性评价工具，如《健康信息素养：脑卒中专病问卷》。从影响因素上来讲，健康信息主要受信息来源、信息内容、信息表达、信息效用、情感支持、信息载体等六个因素的影响[1][2]（见图3），而健康信息素养主要受人口学特征（性别、年龄、文化程度、城乡差异、家庭收入等）、健康状况、健康信息关注度、健康信息搜寻行为、阅读理解能

---

① 陈蕾阳：《在线健康社区的信息质量对用户健康决策的影响》，郑州大学硕士学位论文，2018。

② 侯璐：《在线健康信息的可信性评估研究》，郑州大学硕士学位论文，2018。

力、社会支持、心理因素等因素的影响①。新冠肺炎疫情的突发推进了健康信息与健康信息素养方面的变革。在线健康信息需求日益增加，电子健康信息素养的概念及教育标准应运而生，伴随 5G 技术的逐渐普及，公众健康信息服务与健康信息素养教育在疫情防控常态化时代面临新的机遇与挑战。

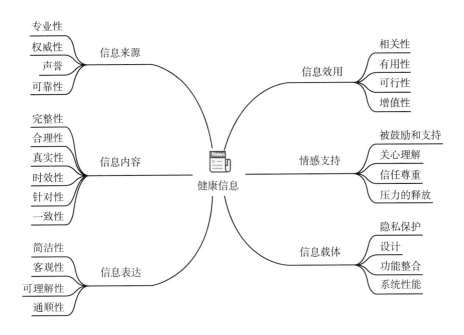

图 3　健康信息的影响指标

（二）健康信息与健康信息素养的交互

健康信息是健康信息素养的基础，健康信息素养是健康信息的表现。健康信息的质量直接影响公众的健康信息素养水平，健康信息素养的提升激发公众健康信息需求、推动健康信息的质量提高，两者相辅相成、互为依托（见图 4）。

---

① 张秀、李月琳：《健康信息素养：概念辨析与相关研究进展》，《文献与数据学报》2020 年第 2 期，第 78 ~ 88 页。

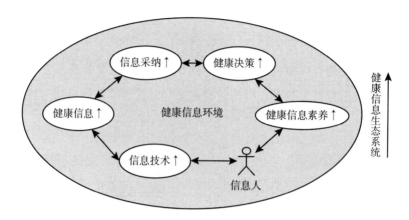

图4 健康信息与健康信息素养交互图

　　健康信息、健康信息素养与健康决策息息相关。健康信息是指导健康决策的信息基础，健康信息的质量是影响公众采纳意愿的重要因素，直接影响其健康决策，同时受到健康自我效能的中介作用。健康信息素养则是公众获取、理解、甄别及应用健康信息的技能。利用健康信息，作出健康决策，处理健康问题，是健康信息素养的科学内涵之一。

　　互联网时代，无论是健康素养，还是健康信息素养，两者均存在于信息的大环境下，依托于信息技术发展。健康信息不能独立存在，依托于信息技术的支持，而信息技术则是健康信息素养提升的一种工具。信息技术的发展实现健康信息的快速、可靠、安全传播，促进公众更快获取信息、处理信息及使用信息，这对公众健康信息素养水平提出了更高的要求。从健康信息生态系统的角度来讲，信息技术是生态系统的催化剂，提升信息生态系统中信息流转的效率，降低信息传播的成本，加速生态系统的运转与进化。健康信息与健康信息人作为生态系统的两大核心要素，在健康信息的背景下，协调发展，互惠共生。

（三）网信时代健康信息与健康信息素养趋势分析

1. 网信时代健康信息标准化建设是必由之路

2020年10月，国家卫生健康委员会发布《关于加强全民健康信息标准化体系建设的意见》，文中指出，为推进互联网、大数据、人工智能、区块链、5G 等技术与医疗健康的创新融合发展，应加强全民健康信息标准化体系建设，促进全民健康信息基础设施标准化建设，加强全民健康信息数据库标准化体系建设，加快推进新型技术应用标准化建设，加强网络安全标准化建设。由此可见，健康信息标准化建设是未来发展的重要方向。

在基础建设方面，5G 是实现医疗健康应用场景升级的关键技术手段，催生了多种新型医疗应用场景，如居家健康监测、远程会诊、远程机器人手术等。5G 智慧医院平台作为医院管理新模式，运用物联网、云计算、大数据等信息手段，将医院之间的信息系统连接，创新智慧医院管理模式，统一会诊、转诊、处方、健康管理平台，实现在线诊疗、处方共享、健康管理"三合一"，是网信时代下智慧医疗应用场景的整合①。

在数据库建设和技术应用方面，优化全民人口健康数据库、促进"互联网＋医疗健康"应用标准化是建设的重点。目前在 5G＋互联网技术的推动下，政务大数据、临床大数据、医药大数据、保险大数据、互联网医疗与健康的数字化共享服务已经取得初步成果，我国已初步建立健康医疗数据库，形成人口健康信息化体系，并在健康服务方面得以实践。如基于云计算的健康医疗大数据平台的开发实现了区域间数据共享、跨部门业务协作、全流程健康服务②。然而不同区域医疗健康设备、网络、业务应用、数据等缺乏统一标准是全区域健康互联的严重障碍。即使数据互联互通后，数据采集缺乏统一标准，使得数据的整合遭到阻碍，导致数据的实际应用价值大打折扣。因此，标准化数据库建设、标准化数据采集与管理是医疗大数据发展的必然趋势。

在网络安全方面，数据安全与应用安全是发展的重点。随着 5G 技术的发展，网络安全的内涵和外延不断延伸，变化莫测的网络攻击手段使得网络安全技术、产品与服务不断创新。目前动态网络安全领域面临挑战，面对自动化的网络攻击，利用人工智能快速识别、阻截攻击是网信时代网络安全技

---

① 丁有骏：《5G 加速智慧医院"信息高速公路"》，《中国电信业》2020 年第 8 期，第 68 页。

② 孙凯旋、翟凌宇：《基于云计算的健康医疗大数据平台》，《软件》2020 年第 2 期，第175～178 页。

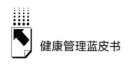

术发展的新思路。同时，制定国际标准和国家标准加强数据隐私的互操作性、平衡公众隐私担忧与数字化发展有利于促进国际及区域间的沟通交流。

2. 网信时代健康信息素养全面提升符合健康中国建设的时代需求

健康信息素养是健康素养的核心，是提升健康素养的关键因素。新冠肺炎疫情的突袭而至使得公民真切地体会到迅速获取、理解并利用信息的重要性。面对突发的公共卫生事件，健康信息素养水平的高低决定了公民获取疾病防治知识的数量与质量，间接影响其自身的防护能力。网信时代，公民信息环境发生质的飞跃，核爆似的健康信息时刻萦绕自身，在拥有更加多元化海量信息的同时，如何有效、迅速地对信息源和信息质量进行鉴定和判断并进一步作出健康决策？显而易见，良好的健康信息素养必不可少，可从以下三个方面着手。

首先，统筹区域协调发展。2017 年全国居民健康素养监测结果显示22.92% 的居民具备健康信息素养，其中上海市为 42.31%，青岛市为26.80%，新疆为 8.80%；2018 年北京市、武汉市调查数据分别为 32.80%、41.00%，这表明现阶段我国居民健康信息素养水平并不高，且区域间差别较大。此外，城乡间居民健康信息素养也存在明显差异，城市居民的健康信息素养明显高于农村居民。区域间、城乡间健康信息服务和健康教育能力差别较大是导致健康信息素养发展不平衡的主要原因。5G 为实现区域信息互联互通提供了技术支撑。因此，依托于 5G、区块链技术，协同区域健康信息互联互通、统筹城乡发展是推动全国公民健康信息素养整体提升的基础。

其次，精准化健康信息服务。健康信息素养水平存在明显的个体差异，且不同个体对健康信息关注度、健康信息搜寻行为、阅读理解能力也存在差异，这提示我们要实现同质化健康信息服务需要以个体为单位，依托于云计算、人工智能开展精准化健康信息服务。精准化健康信息服务需要从供给侧、需求侧协同发力。供给侧应不断提升信息服务的能力，顺应数字化健康产业的发展，面向用户需求，重视用户体验，着力解决用户健康需求问题，推陈出新，提高服务质量。需求侧应深入挖掘健康信息素养的影响因素及作用机理，对于特定疾病人群，开发科学、灵敏的测评工具，为精准化信息服务的评估提供理论支持与数据支撑。

最后，创新健康信息服务模式。网信时代，信息服务模式从移动交互向智能交互过渡，面向公众的智能交互健康信息服务模式成为现阶段的主流。面向特殊群体不同层次的信息需求，如老年人、糖尿病人等，利用智慧社区联动协作，创新服务渠道，基于数字化信息服务平台，为患者提供电子病历、医疗辅助、健康教育等多方位的信息服务，是实现健康信息个性化、智能化和共享化服务的重要方式之一。

四　健康信息发展与提升健康信息素养的对策建议

（一）健康信息发展面临的主要问题与对策建议

1. 健康信息发展面临的主要问题

当前健康信息发展主要面临四个方面的问题，分别是供给、传播、获取和监管。首先，在健康信息供给方面，健康信息提供主体的多元化，更多的个人和民营机构进入健康信息的提供主体行列，使得健康信息的质量参差不齐、可信度降低，同时健康信息数量的增多，使迅速、准确地找到所需要的信息难度增大。其次，在健康信息传播方面，健康传播者及传播内容的专业性问题突出、信息不对称问题显著，导致健康信息的可信度下降、影响力降低。再次，在健康信息获取方面，健康信息获取的主观能动性不高，健康信息的查询、筛选能力有待提升。最后，在健康信息监管方面，健康信息的监管存在不足，电子健康信息环境紊乱、不安全的健康决策频频发生，尤其是在新冠肺炎疫情期间，抗击疫情的谣言屡屡发生，一度造成民众不理性消费行为、过度恐慌心理，加大了疫情防控的难度。

2. 规范发展健康信息的对策建议

规范发展健康信息可以从以下几方面着手。

（1）建设全民健康信息标准化体系。全民健康信息标准化体系建设是

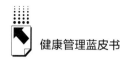
健康信息科学发展的重要基础，是深化医药卫生体制改革、推动实施健康中国战略的重要举措。国家卫健委指出，全民健康信息基础设施标准化建设、数据库标准化体系建设、新兴技术应用标准化建设、网络安全标准化建设是全民健康信息标准化体系建设的4项重要任务，要加强组织领导，统筹各项信息标准化测评工作，规范信息标准体系建设的流程管理，不断推进标准落地实施，推进信息标准的公开化、透明化，以高质量的人才与强有力的经济保障新型标准建设工作的顺利开展①。

（2）实施健康信息供给侧改革，拓展健康信息传播渠道。一方面，支持专业医疗机构和科普团体加入健康信息的供给中，提供优质的健康信息。另一方面，鼓励有资质、有能力的民间团体和个人供给健康信息，培养一批优秀的健康信息提供主体，鼓励更多人、更多机构参与健康信息的供给，提供高质量的健康信息。拓展健康信息传播渠道，不仅要利用网络快速、便捷、传播范围广的优点，积极利用网络传播健康信息，还要注重线下传播渠道的发展，利用图书、报纸、宣传册和讲座等传播途径，使非网民也能方便地获取健康信息。

（3）加强健康信息监管，完善健康信息监管体制机制。一方面，对健康信息提供主体进行监管，剔除无资质、无能力的健康信息提供者，保护有资质、有能力的健康信息提供者的权利。另一方面，对健康信息内容进行监管，检查健康信息内容的质量可信度，取缔错误信息，防止错误信息的传播，同时持续投资健康教育，提高全民健康信息获取能力。

（二）健康信息素养面临的主要问题与对策建议

1. 健康信息素养面临的主要问题

当前健康信息素养主要面临三个方面的问题。首先，目前我国居民健康信息素养稳步提升，但仍存在整体水平不高，城乡、区域健康信息素养发展

---

① 中华人民共和国国家卫生健康委员会：《〈关于加强全民健康信息标准化体系建设的意见〉的政策解读》，2020 年 10 月 12 日，http：//www. nhc. gov. cn/cms－search/xxgk/getManuscript Xxgk. htm？id＝dof8532abf204a3dbbe3a0a09369880c。

不平衡，居民健康信息素养需求与健康信息服务发展不平衡等问题。2020年全国居民（15~69岁）健康素养监测结果显示，健康信息素养水平为35.59%，较2019年提升3.93%，提升幅度较大，但城乡、区域、人群间分布不均，东部地区居民的健康信息素养明显高于中西部地区居民，城市居民的健康信息素养明显高于农村居民，中老年人群健康素养水平相对较低[1]。其次，我国健康信息服务起步晚，科普建设多集中在东部地区，中西部较少，区域间发展不平衡。最后，医学图书馆是最权威可靠的公众健康信息教育来源，但缺乏完善的健康信息服务的评价体系，健康信息素养服务形式单一，尚存在健康信息更新不及时、系统响应速度慢、缺乏个性化服务、公众知晓度不高等问题[2]。

2. 提升全民健康信息素养对策建议

提升全民健康信息素养可以从以下几方面着手。

（1）持续开展健康信息素养教育，发挥健康图书馆的主体作用。开展形式多样的实践教育，规范化培养专业健康信息员，将健康信息素养教育融入高校教育、学科建设当中，全面提升国民健康信息素养教育水平。

（2）统筹区域、城乡协调发展。充分借助网络手段，指导居民如何获取正确的健康信息资源，并提高居民对健康信息评价、识别、判断的能力，充分调动各级卫生服务机构的力量，针对不同人群制定差异性的干预措施，尤其是老年人、农村居民及慢病人群，提升居民健康信息素养。

（3）规范健康信息服务管理。政府在健康信息服务中起主导作用。十三届全国人大二次会议指出[3]，依据《广告法》《医疗广告管理办法》等法

---

① 中华人民共和国国家卫生健康委员会宣传司：《2019年全国居民健康素养水平升至19.17%》，2020年4月24日，http://www.nhc.gov.cn/xcs/s3582/202004/df8017c74be664ad783dlclof5ce849015.shtml。

② 刘靓靓、任慧玲：《突发公共卫生事件下医学图书馆公众健康信息素养教育的实践与思考》，《图书馆杂志》2020年第7期，第104~113、123页。

③ 中华人民共和国国家卫生健康委员会：《对十三届全国人大二次会议第3022号建议的答复》，2020年7月6日，http://www.nhc.gov.cn/wjw/jiany/202007/fdzel03fe0444cooa0440d287b2906f7.shtml。

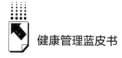

律法规，各级卫生部门应加强健康信息市场的日常监管和健康科普舆情监测，尤其是虚假科普或医疗广告问题。此外，目前我国个人健康信息安全管理仍存在立法缺漏、司法监管不足的问题。邹凯等①通过中美个人健康信息安全管理现状比较，提出提高我国个人健康信息管理水平，需要健全法律法规，明确规定健康隐私安全问题，完善组织体系，标准化医疗信息，促进信息管理工作的开展，并加强区块链等信息安全技术的应用。

---

① 邹凯等：《中美比较视野下我国个人健康信息管理的现状、问题及对策》，《图书馆》2020年第 9 期，第 92～97 页。

B.5
中国家庭健康服务业发展报告

张国刚　陆　瑶*

摘　要：　家庭健康是全民健康的基础，它与人民群众的生活水平与质量直接相关。随着我国社会发展与现代化建设的不断推进，家庭健康服务的诉求愈加旺盛，发展家庭健康服务已经成为落实健康中国战略的重要举措。常见的家庭健康服务形式包括家庭健康教育、家庭健康产品（保健产品、护理产品、康复产品）、家庭健康监测（智能手表、手环等可穿戴设备，家用血压计、血糖仪、POCT等）及家庭医生。目前我国家庭健康服务业蓬勃发展，国内多个地区已将家庭监测列为重要的慢病管理模式，但总体而言尚处于探索阶段，在实施过程中存在许多问题和挑战。本报告就中国开展家庭健康服务的必要性进行了阐述,并对国内的家庭健康服务发展状况进行了综述,最后对如何进一步开展家庭健康服务提出建议。

关键词：　家庭健康服务业　家庭健康监测　家庭健康

---

* 张国刚，医学博士，教授，博士生导师，中南大学湘雅三医院院长，主要研究方向为高血压病和老年心脑血管疾病；陆瑶，医学博士，中南大学湘雅三医院特聘研究员，硕士研究生导师，主要研究方向为心血管疾病病因学及流行病学。

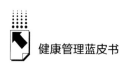

一 家庭健康服务业的界定与意义

（一）家庭健康与家庭健康服务的界定

1. 家庭健康的界定

家庭是居民所处的最小社会活动单位，而健康是人全面发展、生活幸福的基石。在每个家庭成员的身心健康发展中，家庭结构、家庭成员间的关系以及家庭的社会经济地位都发挥着决定性的作用。同时，家庭可以通过健康的家庭环境、良好的生活方式，以及家庭成员相互之间的照顾等方式对家庭成员的健康负责，从而保持家庭成员的健康或促进其康复、防治疾病[①]。对于家庭健康的定义，学科不同，认识不同。但是总的来说，家庭健康是指家庭系统在生理、心理、社会文化、发展及精神方面的一种完好的、动态变化的稳定状态，是由每个家庭成员的健康、他们之间的相互作用、身体、社会和情感状态、经济以及医疗资源的综合而来。

2. 家庭健康服务业的界定

家庭健康服务业的定义：为家庭全员提供全方位关于生命健康的服务，包括从每个家庭成员的可能遗传疾病、早年社会经历到其目前具体的心理社会因素分析（心理活动、生活压力、社会支持），从而全面掌握该家庭成员健康状况。它是现代健康服务行业的必不可少的一分子。根据《"健康中国2030"规划纲要》，健康服务是指涵盖预防、疾病、康复、养老等面向健康、亚健康以及患病人群的全生命周期的健康服务，主要包括医疗服务、公共卫生服务、健康教育与管理等。区别于以"个体"为单位的服务，以"家庭"为单位的健康服务更强调对于家庭整体而非个人进行健康干预。目前常见的家庭健康服务形式包括家庭健康教育、家庭健康档案、家庭健康监测、家庭病床及家庭医生等。

---

① 周建芳、汝小美、梁颖：《以家庭为单位的健康促进服务提供与建议》，《中国公共卫生管理》2015年第31期。

（二）家庭健康和发展家庭健康服务的意义

1. 家庭健康的意义

我国具有浓厚的家庭观念，通常以家庭为单位养老，同时，家庭成员往往具有相似的遗传背景、生活环境以及生活行为方式，促使慢性疾病在家族内多发。因此，以家庭为单位进行健康教育，发展家庭健康服务，可以更好地达到防治慢病的效果①。2012 年国务院印发"十二五"规划的通知中指出：家庭健康是促进全民健康的保证，是全民健康的基础。而在《健康中国行动（2019—2030 年）》所提出的 15 个重大专项中，有 8 项对家庭提出了具体要求。家庭是社会的细胞，家庭健康与人民群众的生活水平与质量直接相关，关系到全面建设小康社会奋斗目标的实现。

2. 发展家庭健康服务业的意义

我国社会发展与现代化建设正在持续推进，人民群众健康水平也在逐步提升，家庭健康服务的诉求和消费需求愈加旺盛。发展家庭健康服务技术是创新，是落实健康中国行动的重要举措之一，其在国家、社会与个人发展中处于越来越重要的位置。

一方面，我国具有浓厚的家庭观念，居民通常在家中接受疾病恢复、健康保护、养老等服务。以家庭为单位发展健康服务，可以促进健康服务提供模式的有效整合，在最大限度上满足不同家庭的健康服务需求，提高服务效率。另一方面，作为推动落实健康政策的着力点，家庭具有天然的优势，它是关乎健康最重要的单元，是健康中国建设的另一个主战场。实现家庭健康的一个很重要的层面就是发展家庭健康服务业。采用家庭健康教育、构建家庭健康档案、进行家庭健康监测、家庭病床及签约家庭医生等健康服务的形式，可以培养家庭成员的健康生活习惯，提升家庭成员的健康素养水平，从而实现家庭成员的健康发展。

---

① 程雪艳、吴悦、张亮：《基于场域理论的家庭健康服务需求概念模型构建研究》，《中国卫生经济》2019 年第 38 期。

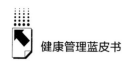

二 家庭健康服务技术与产品发展现状

（一）家庭健康服务技术与产品分类

慢性疾病已成为危害我国居民健康的头号杀手，中国现有确诊慢病患者将近 3 亿人①。在慢病防控重心下沉、关口前移的策略和趋势下，家庭健康监测成为帮助这些慢病患者实现健康管理的有效途径。家庭健康的产品分类大体如下：第一，家庭保健相关的器材，如家用智能按摩椅等；第二，家庭健康医疗康复设备，如家用颈椎腰椎牵引器、牵引椅等；第三，家庭相关的护理医疗设备，如家庭备用的急救药箱、妇女孕期以及婴幼儿护理产品等。

家庭健康监测技术是健康建设的一部分，要大力推进其发展②。"健康中国"的口号一经提出，人们健康意识以及消费理念随即升级蜕变，健康管理与疾病预防领域市场空间十分巨大，用户对产品的需求更加注重质和量。目前中国的慢性病因占用大量医疗资源，对国家和人民各个方面都造成了巨大负担，亟须进行医疗信息化改革以提高效率。然而医疗行业壁垒比较高，需要跨学科的交叉交流探讨，要找到一个既能减轻医疗负担又能不增加患者压力这样一个两全其美的好办法，可穿戴设备是一个不错的突破点。其与移动终端等电子消费品相结合的产品更是成为一种势不可当的潮流。慢病的诊疗需要检测患者生命体征，故基于可穿戴设备的慢病检测就大有可为，如常见的可穿戴手表、手环等③。其附带的智能健康预警服务通过智能后台大数据实时监测，24 小时实时关注佩戴者体温、心率、血压、血氧饱和度等数据趋势，构建佩戴者个人健康模型，智能分析其健康状态，提供有针对

① 张丽、李耘、钱玉英、马丽娜：《老年共病的现状及研究进展》，《中华老年多器官疾病杂志》2021 年第 20 期。
② 曹祎遐、高成凡：《数字医疗：距离下一个春天还有多远？》《上海信息化》2021 年第 4 期。
③ 石亚君、郜玲、王晋丽、郭军、文冬凌、王小鹏、陈韵岱、王进亮：《可穿戴心电设备快速筛查模式的探索》，《中国医疗器械杂志》2021 年第 45 期。

性的健康报告，为用户提供体温、血压、血脂、血糖、体脂、步数、心率等相关的健康预警服务[1]。此外，基于人工智能和云计算技术的慢病大数据平台会为慢病监测提供更大的便利，服务人民，为国家减轻负担。

（二）家庭健康服务技术发展现状

1. 家庭监测技术发展现况、市场规模及市场需求

目前家庭健康监测设备种类和数量繁多，血压计、心率血氧探测仪、血糖监测仪、体温监测仪、心电监护服、心电监测器及呼吸暂停监测器等可穿戴医疗设备和即时检验（point-of-care testing，POCT）已广泛用于家庭健康监测，主要涉及高血压、糖尿病等慢性疾病及部分急危重症病人的家庭健康管理与监测。智能家庭监测血压仪依据脉搏波医学原理，基于光电传感器，运营独特的算法来实现血压的测量。心率血氧探测仪采用血管柔性探测传感技术、生理信号微处理技术进行测量。糖尿病患者传统家庭监测方法不仅需要患者每日接受多次有创操作，而且增加患者的痛苦。根据生物医学微机电系统（Bio-MEMS），Naoyuki 等人[2]设计了可穿戴式的胰岛素泵，采用在装置内置葡萄糖传感器的方式来检测血液中葡萄糖的水平。同时该腕式装置可根据血糖水平自动注射胰岛素，为糖尿病患者的家庭血糖监测带来了极大的方便。此外，针对糖尿病足，Reyzelman 等人[3]设计了日常可穿的无线传感器嵌入式袜子，用于糖尿病患者或神经病变患者足底温度的持续监测，针对足部溃疡的发生或复发提供早期预警。

常规的心电图检测并不能全面反映心脏活动情况，只能记录某一时间的心电图，也不能有效捕捉心电图的异常情况。虽然 24h 动态心电图能够实现

---

[1] 尤乐乐：《可穿戴医疗设备的研究现状和优化方案》，《科技经济导刊》2021 年第 29 期。

[2] Nakanishi N., Yamamoto H., Tsuchiya K., Uetsuji Y., Nakamachi E., "Development of Wearable Medical Device for Bio-MEMS", *Proceedings of SPIE-The International Society for Optical Engineering* 6036 （2006）: 60360P-60360P - 9.

[3] Reyzelman A. M., Koelewyn K., Murphy M., Shen X., Yu E., Pillai R., Fu J., Scholten H. J., Ma R., "Continuous Temperature-Monitoring Socks for Home Use in Patients With Diabetes: Observational Study". *Journal of Medical Internet Research* 2018, 20 （12）: e12460.

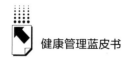

实时心电监护，但胸前 24h 贴电极片为患者生活带来了极大不便，同时会造成贴电极片处皮肤瘙痒溃破。家庭心电监护服是老龄化社会的必需品，为了达到穿着舒适且心电监测数据精确的目的，目前多导联心电监护服成为心电监护的发展趋势。2003 年，美国 VivoMetrics 公司研究出了一种心电监护服，被称为"生命衫"，为 3 导联服装①。欧洲多家机构一起研发了 WEALTHY 心电监护服，为 10 电极 12 导联，可以同时监测皮温、体温、心电和呼吸。电子纹身在家庭健康监测中的应用日益广泛，Taewoo 等人②近期开发出一款超薄可拉伸的电子纹身，可长期放置在胸部贴近心脏的部位，可以进行同步心电图和心脏震动测量，提取包括收缩期时间间隔在内的各种心脏时间间隔，用于心脏的持续监测。

英国学者③用常规监测装置与可穿戴式监测装置分别对健康对照者和睡眠呼吸暂停患者的呼吸暂停情况进行了对比，结果发现可穿戴式呼吸暂停监测装置可作为家庭呼吸暂停监测工具的可行性。POCT 是一种在现场进行采样、利用便携式仪器及配套试剂快速得到检测结果的检测方式，目前已广泛应用于家庭健康监测，如血糖检测、血脂检测、电解质检测、血气分析、血红蛋白检测、尿液分析、家庭环境检测等。

目前，可穿戴医疗设备发展迅猛，美国和欧盟都在投入巨资研制可穿戴医疗设备。全球可穿戴医疗/医疗器械市场 2019 年为 83.0 亿美元，预测将以 18.5% 的年均增长率增长，预计到 2027 年将达到 325.7 亿美元。未来，慢病患者的整体治疗方案不限于药物治疗，还将包括家庭健康监测、根据监测结果远程调整治疗方案、生活方式监测管理等措施。

---

① Wilhelm F. H., Pfaltz M. C., Grossman P., "Continuous Electronic Data Capture of Physiology, Behavior and Experience in Real Life: towards Ecological Momentary Assessment of Emotion". *Interacting with Computers* 2005, 18（2）: 171 – 186.

② Ha T., Tran J., Liu S., Jang H., Jeong H., Mitbander R., Huh H., Qiu Y., Duong J., Wang R. L., et al., "A Chest-Laminated Ultrathin and Stretchable E-Tattoo for the Measurement of Electrocardiogram, Seismocardiogram, and Cardiac Time Intervals". *Advanced Science*（*Weinheim, Baden-Wurttemberg, Germany*）2019, 6（14）: 1900290.

③ Rodriguez-Villegas E., Chen G., Radcliffe J., Duncan J., "A Pilot Study of a Wearable Apnoea Detection Device". *BMJ Open* 2014, 4（10）: e005299.

2. 手环、手表等家庭健康监测设备的价值及应用

可穿戴设备市场在全球增长迅速，其中，智能手表/手环的使用者在2022年占可穿戴设备使用者一半以上①。智能手环/手表，体积小，携带方便，现已广泛应用于家庭健康监测。智能手环内置感应芯片，采集人体的生命特征信号，如心率、血氧和心电等。智能手环可应用于人体健康监测的多个方面，例如日常健康监测、运动健康监测以及睡眠监测等方面。智能手环在人体健康监测方面主要有心率监测、心电监测、久坐提醒、跌倒判断、运动记步、睡眠质量监测等众多功能。智能手环可通信模块传输监测数据，通过App将数据传输至终端设备进行处理，给用户提供健康生活的指导。智能手表则是智能手环的升级版，也是手表形态的智能手机。智能手表的数据处理能力更加强大②。

智能手环/手表给人们的生活带来了便利，更提供了用户一种无创的方法随时监测自身的健康动态。智能手环/手表也在疾病预防（心血管疾病）、治疗与护理方面发挥着越来越多的积极作用。众多研究表明，佩戴智能手环/手表有利于早期发现佩戴者的异常状态，有利于患者的健康管理，减少远期不良事件③。在心血管健康方面，智能手环/手表上搭载的光学传感器可以检测不规则脉冲，有助于房颤的早期筛查以及房颤患者的管理，优化患者与医生的关系。在运动方面，智能手表/手环可以更加准确地进行身体活动的检测，有利于评估体育锻炼和心血管风险之间的关系④。在睡眠监测方面，研究显示，智能手表的睡眠活动分析可用于早期帕金森的

---

① What's Driving Wearables Adoption among Millennials？eMarketer Trends，Forecasts & Statistics ［URL］. https：//www. emarketer. com/content/thewearables-series-millennials-infographic. 最后检索时间：2021 年 3 月 22 日。

② 韦哲、石恒兵、曹彤：《国内外智能可穿戴设备的研究进展》，《中国医学装备》2020 年第17 期。

③ Dagher L.，Shi H.，Zhao Y.，et al. "Wearables in Cardiology：Here to Stay". *Heart Rhythm*，2020，17（5 Pt B）：889 - 95.

④ Lin H.，Sardana M.，Zhang Y.，et al. "Association of Habitual Physical Activity with Cardiovascular Disease Risk". *Circ Res*，2020，127（10）：1253 - 60.

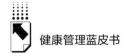
检测①。智能手环/手表除了有利于佩戴者外，也方便了医疗健康相关研究者收集数据，有利于临床研究的开展。智能手环/手表的便携性，使它们可用于大规模的人群研究。它们可为研究者提供连续监测的数据，如心率、血压等，更能反映参与者的身体健康状态。此外，还能轻松实现远程健康监测，降低研究成本，提高参与者的依从性。

3. 家用血压计、血糖仪、POCT 等的价值与应用

高血压、糖尿病等慢性疾病发生率不断升高，然而总体控制水平不高。2012～2015 年全国高血压抽样调查显示，成人高血压患病率高，但高血压的知晓率、治疗率、控制率均处于不足 50% 的低水平状态②。此外，2019年全球糖尿病地图显示，中国已成为全球糖尿病患者最多的国家③。大量循证医学证据表明，患者教育与自我监测是控制高血压、糖尿病等慢性疾病的重要管理模式。目前家庭血压计和血糖仪已被广大家庭所接受使用；即时检验设备 POCT（point-of-care testing），由于家庭自我保健的需要及其简捷方便的操作、迅速的结果，现也逐渐从医院临床领域应用至社区卫生保健场所、家庭。

对于家庭血压监测的意义，包括中国在内的多个国家和地区的高血压指南明确指出，家庭血压监测是诊室血压监测的重大补充，并提出了相应的家庭血压监测规范及方法④。家庭定期血压测量，不仅有利于提高高血压知晓率，普及高血压相关知识，同时有助于"白大衣高血压"及"隐匿性高血

---

① Iakovakis D., Mastoras R. E., Hadjidimitriou S., et al. "Smartwatch-based Activity Analysis during Sleep for Early Parkinson's Disease Detection". *Annual International Conference of the IEEE Engineering in Medicine and Biology Society IEEE Engineering in Medicine and Biology Society Annual International Conference*, 2020, 2020 (4326 - 9).

② Wang Z., Chen Z., Zhang L., et al. "Status of Hypertension in China: Results from the China hypertension Survey, 2012 - 2015". *Circulation*, 2018, 137 (22): 2344 - 2356.

③ IDF Diabetes atlas 9th edition 2019. Retrieved Nov 18, 2019, from https://www.diabetesatlas.org/en/. 最后检索时间：2021 年 3 月 22 日。

④ National Institute for Health and Care Excellence. Hypertension in Adults: Diagnosis and Management. NICE Guideline 136. Available at: https://www.nice.org.uk/guidance/ng136. Accessed August, 2019. 最后检索时间：2021 年 3 月 22 日。

压"的发现①。JAMA 一项研究报道，家庭血压监测可通过改善患者自我管理能力，明显提高患者的治疗依从性，提高降压治疗的达标率②。此外，研究表明家庭血压监测较诊室血压监测可更好地预测心血管事件的发生，提高高血压患者判断预后的准确性。日本一项 HONEST（Home Blood Pressure Measurement with Olmesartan Naive Patients to Establish Standard Target Blood Pressure）研究通过前瞻性随访 21591 例高血压患者 2 年，对比家庭血压和诊室血压对于心血管事件发生风险的影响，发现早晚平均家庭收缩压与心血管事件发生的相关性均优于诊室收缩压，风险比为 2.47③。综上，家庭血压监测对于高血压的管理具有不可或缺的作用。

家庭血糖监测是糖尿病治疗的"五驾马车"之一，主要使用血糖仪进行毛细血管血糖监测，糖尿病患者通过测量餐前、餐后血糖或不同生活事件（饮食、运动、情绪及应激）时的血糖，可实时反映血糖水平，有助于评估其血糖控制情况，帮助医师制定合理的降糖方案，指导患者治疗方案的调整，提高治疗的有效性及安全性④。一项研究发现，家庭自我血糖监测可有效降低未使用胰岛素治疗的 2 型糖尿病患者的糖化血红蛋白（HbA1c）⑤。家庭血糖监测对于糖尿病患者血糖评估是必不可少的，然而是否血糖监测越频繁对于血糖的管理越好呢？JAMA Internal Medicine 一项纳入了 12 项 RCT 研究、370740 名 2 型糖尿病患者的荟萃研究发现，每天多次血糖测量（≥3

① National Institute for Health and Care Excellence. Hypertension in Adults：Diagnosis and Management. NICE Guideline 136. Available at：https：//www. nice. org. uk/guidance/ng136. Accessed August, 2019. 最后检索时间：2021 年 3 月 22 日。

② McManus R. J., Mant J., Haque M. S., et al. "Effect of Self-monitoring and Medication Self-titration on Systolic Blood Pressure in Hypertensive Patients at High Risk of Cardiovascular Disease：the TASMIN-SR Randomised Clinical Trial". *JAMA*, 2014, 312（8）：799 – 808.

③ Kario Kazuomi, Saito Ikuo, Kushiro Toshio, et al. "Home Blood Pressure and Cardiovascular Outcomes in Patients during Antihypertensive Therapy：Primary Results of Honest, a Large-scale Prospective, Real-world Observational Study". *Hypertension*, 2014, 64（5）：989 – 96.

④ 《中国血糖监测临床应用指南（2015 年版）》，《糖尿病天地（临床）》2016 年第 10 期。

⑤ Poolsup N., Suksomboon N., Rattanasookchit S. "Meta-analysis of the Benefits of Self-monitoring of Blood Glucose on Glycemic Control in Type 2 Diabetes Patients：an Update". *Diabetes Technol Ther*. 2009 Dec；11（12）：775 – 84.

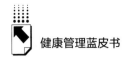

次）对于糖尿病患者血糖降低疗效、生活质量、治疗满意度及低血糖事件发生等方面无明显影响[1]，提示单纯地记录血糖数据本身并没有意义，而应结合患者本身血糖控制情况，制定合理的血糖监测方案以改善治疗用药情况及防止未来不良事件的发生。

POCT 是一种操作简单、使用方便、检测结果快速易得，可缩短治疗周期、改进治疗效果和提高效率的床旁检测。POCT 由于其有别于传统实验室检验医学的现场、非专业人员操作模式，已经由最初的临床领域应用逐渐拓展到诸多的生物应急领域：包括儿童、感染性疾病患者、急诊患者电解质、血常规、肝肾功能、心肌酶、尿液、自身免疫功能的检测等[2]。对于 POCT设备在家庭中的使用，Johnson 报道了针对使用华法林的病人，可通过在家使用 POCT 设备进行凝血酶原的检测，并将其报告给医生以进行抗凝剂量的调整[3]。此外，血糖检测系统和妊娠检测试纸条也是获得大量应用的 POCT产品。目前，在家庭健康管理方面的 POCT 产品还包括健康监测（如血脂、血糖、女性生殖道健康、骨健康）、营养评价（维生素和矿物质检测）、食品安全（牛奶抗生素残留、瘦肉精等）与家居环境（甲醛、过敏原、螨虫等）对人体的健康影响、健康干预评价等。

（三）家庭健康服务产品发展现状

1. 家庭保健产品

我国目前没有明确电子医疗器械产品的家庭或者医院等具体使用环境。家庭保健产品概念源自"家庭医疗保健工程"，与专业医用器械相比，通常适用于家庭等非医疗情景，并且具有操作更简便、体积更小巧、即使未受过

---

① Platt K. D. , Thompson A. N. , Lin P. , Basu T. , Linden A. , Fendrick A. M. "Assessment of Self-monitoring of Blood Glucose in Individuals with Type 2 Diabetes Not Using Insulin." *JAMA Intern Med.* 2019 Feb 1; 179 (2): 269 – 272.

② Barcellona D. , Fenu L. , Marongiu F. , "Point – of – care testing INR: an overview." *Clin Chem Lab Med.* 2017; 55: 800 – 805.

③ Johnson S. A. , "Point – of – care or Clinical Lab INR for Anticoagulation Monitoring: Which to Believe?" *Clin Lab New.* 2019.

专业医学教育的普通人也能操作等特征。家庭保健产品按照类型可分为家庭保健药品和家庭保健器械（见表1），后者又可按照功能分为家用按摩类、家用监护诊断类、家用理疗类和家用康复类等①。

在我国，家庭保健食品是指适用于特定人群，不以治疗疾病为目的，能够调节机体功能，并且不对人体产生任何急慢性危害的食品②。在家庭保健器械方面，血糖仪、制氧机、血压计等成为家庭保健核心品类。由于推拿和按摩是我国中医的传统项目，家用按摩类产品在我国家庭保健中也被广泛使用，目前市场上有按摩椅、颈间按摩器、足浴盆等多种具有按摩功能的产品。此外，足浴盆、电磁波治疗仪、红外线等各种光疗仪器、家用健身器材和美容电子产品都属于家庭保健产品。国外家庭保健产品经历了数十年的发展，行业规范和企业生产能力均处于较高水平，美国强生、德国奥美康、日本欧姆龙等品牌或产品占据优势地位。

表1　常见家庭保健产品

分类	类别	品牌
家庭保健药品	维生素和膳食补充剂	安利、辉瑞
	传统滋补品	东阿阿胶
	体重管理产品	康宝莱、雅培
	运动营养品	哥兰比亚、荷美尔食品
家庭保健器械	血糖仪	罗氏、三诺生物
	血压计	欧姆龙、鱼跃
	按摩椅	尚铭电器、傲胜
	睡眠呼吸机	飞利浦伟康、瑞思迈

2. 家庭康复产品

我国医院的康复资源覆盖面小，康复医师的训练时间和精力有限，导致大多数需要康复治疗的老年人群、残障人士以及各种原因导致的暂时性功能

---

① 林颖：《基于用户研究的家庭保健产品开发》，华南理工大学硕士学位论文，2017。

② 张力月、史录文：《中、日、美、欧盟保健产品监管比较分析》，《中国药房》2012年第23期。

障碍患者在医院得不到后续康复治疗，家庭及社区作为康复治疗的延续部分十分重要①。目前，常用康复治疗方法有物理疗法、言语疗法、心理疗法、矫形器和辅助器具使用、文娱疗法等。家庭康复产品也称为家庭康复器械，顾名思义就是在家庭使用的康复医疗器械，主要功能是辅助手术后的病人康复或者帮助残疾人生活。

家庭康复器按照创新性主要分为传统康复产品、复合多功能康复器、康复机器人②。由于上下肢功能的重要性以及其恢复过程复杂、效果缓慢，大多数探究方向集中在这两方面。肩关节旋转训练器、前臂旋转训练器、肘关节牵引训练器、上肢悬挂架、踏步器、股四头肌训练椅等传统家庭康复器材由于体积较大，通常用于公共康复场所。而手动功率车、上下肢康复器、下肢康复踏车、多功能康复轮椅等复合多功能康复器材不仅体积更小、操作方便，而且功能上常复合多种功能，更适用于家庭使用。未来小型、可穿戴式的产品可能是家庭康复产品的发展方向。

表 2　家庭康复产品

分类	名称	品牌
非智能化物理锻炼器材	握力器	IronMind Enterprises、凯士健
	健手球	聪善、capezio
电动物理锻炼器材	按摩腰带	傲胜、荣泰
	电动脚踏车	康伊、玖健
康复机器人	上肢康复机器人	MIT-MANUS
	下肢康复机器人	LOKOMAT

3. 家庭护理产品

生物传感器技术和通信技术的迅速发展使得繁复的医疗设备走向简单、便携，护理工作从医院走向社区、家庭。家庭护理产品能极大地减轻家庭护

---

① 骆杭琪、池菊芳、郭航远：《社区和家庭康复在心脏康复中的作用》，《中国全科医学》2019 年第 22 期。

② 李静怡：《偏瘫患者家用上肢康复护理设备设计研究》，北京理工大学硕士学位论文，2016。

理者的压力。家庭护理产品指能够从衣、食、住、行各方面提供帮助的辅助类型的器具或产品（见表3），主要包括：（1）辅助进食类：适用于由于老年人机体衰弱、脑卒中后遗症或者帕金森晚期抓握能力减退等进食困难人群的家庭护理。（2）助眠类：主要指家用多功能护理床。（3）助浴类：主要包括助浴床和助浴椅。（4）辅助移动类：包括从助行杖到轮椅不同类型的助行辅助器等，能够帮助中、重度行走障碍的患者移动。（5）助便类：助便类器械又分为框架式助便器和移动式助便器。此外，远程康复系统（呼叫、生理监测、家用医疗保健）和智能机器人（移位机器人、护理机器人、外骨骼机器人）也是当前国内外康复护理技术的关注方向。

表3　家庭护理产品

分类	名称	品牌
辅助进食类	磁力餐盘	佳新、desin
助眠类	家用护理床	万瑞、迈德医疗等
辅助移动类	轮椅	中进、鱼跃
助浴类	助浴推车	中进、泰康
助便类	框式助便器	助康、科勒

4. 家庭健康监测产品

随着科技的发展和大众对于健康需求的增加，家庭监测产品也呈现高速发展状态（见表4）。最初简单的便携式血压计和血糖仪投入家庭使用，这些设备简单易操作，且成本低，可以随时随地进行检测，使家庭检测成为可能；之后生物传感技术、计算机的发展也进一步促进了家庭监测的发展，可以记录呼吸、心率、血压并将其传输至终端；现在随着无线通信技术的发展和智能手机、智能手表等通信手段的繁荣，这些监测设备采集的信息可更加高效地传输至终端的远程医疗中心，使得专业的医疗服务可以更加快速有针对性地服务于患者[1]。国外的家庭监测产品不再简单地局限于呼吸、心率、

---

[1] Anzanpour A., Rahmani A-M., Liljeberg P., and Tenhunen H., "Internet of Things Enabled In-Home Health Monitoring System Using Early Warning Score." *EAI Endorsed Transactions on Internet of Things*. 2016；2.

血压、体重这些易于测量的指标，而是扩展至患者的居家情况，在患者家中安装摄像头或麦克风，将数据传输至云端进行分析，从而进一步保障了高危居家患者的安全，这种监测也不再是定时定点的一次或几次，而是实时监测，可以做到 24 小时的监测①。我国目前的监测产品中可供选择的产品五花八门，但主要集中于血压计和血糖仪，大多数设备均已具有智能分析功能，通过长期测定的数值可以进行自我校正，以及发出危险值预警。近年来，随着互联网、云服务、物联网等的高速发展，各种可穿戴设备也逐渐进入我国市场，在数据采集上传和分析的同时进行远程实时监测成为可能，这种更加易于携带的设计使得实时监测不再局限于医院。

表 4　家庭健康监测产品

分类	类别	品牌
非医疗型家庭监测产品	智能手表	华为、苹果
	体重管理产品	香山、小米
	计步器	欧姆龙、Go Walking
医疗型家庭监测产品	血糖仪	罗氏、三诺生物
	血压计	欧姆龙、鱼跃
	血氧仪	鱼跃、力康
	家庭 POCT 检测	普迈德、万孚

三　家庭健康与家庭健康服务业面临的问题与挑战

（一）家庭健康面临的问题与挑战

人口老龄化来临，人口红利消失，人口结构失衡，给世界尤其是 14 亿人口大国——中国带来了家庭健康管理这一全新的社会课题，家庭医疗健康

---

① "Hossain MS. Patient Status Monitoring for Smart Home Healthcare." *2016 IEEE International Conference on Multimedia & Expo Workshops（ICMEW）*. 2016：1 - 6.

服务对于提升整个社会效益而言具有越来越重要的作用。

中国是一个地理跨度较大的国家，东西南北地区存在关于家庭健康主动认知及健康素养的差异。2020年中国家庭医疗健康的相关研究报告中指出，受访家庭在家庭健康服务的具体理解和认知上存在一定差异，超过一半的受访者认为家庭健康相关的具体服务是指在医生及其他医疗专业人士引导下进行的系统规范的行为，另有接近40%的受访者认为只要是在家庭产生的健康相关行为都归类为家庭健康服务。根据此次问卷所要求的范围，受访者在家庭健康服务方面的消费存在巨大的差异，调查表明绝大多数家庭已从根本上认识到家庭健康产品及服务在家庭成员健康方面具有不容忽视的保护作用，但是也存在相当一部分家庭忽视了主动健康带来的红利[1][2]。

新冠肺炎疫情席卷全球的情况之下，"保持距离"这一词让我们更加小心翼翼，毕竟距离太近可能会感染病毒。因此非接触式家庭健康服务的需求爆炸式地涌现出来。推进线上办，让在线互动成为常态。让 App 成为保护家庭成员健康的新平台，成为了解大众、关注大众、为大众提供有切实价值、排忧解难的新途径。疫情催生的非接触式服务需求，客观上推动健康管理技术更多地走进普通消费者的视野甚至生活中。这或多或少也让业界进一步思考，如何将 AI 技术与家庭健康管理场景相结合，从而推动产业迎来新的发展契机。

（二）家庭健康服务面临的问题与挑战

我国家庭健康服务尚处于探索阶段，在实施过程中存在许多问题和挑战。首先，我国居民整体家庭健康素养不高，家庭成员对家庭健康服务的认识不足，缺乏主动参与健康服务的意识。据统计，我国居民家庭医疗健康消费60%以上用于医院就医或购买药物，这揭示我国医疗消费仍以被动服务为主。居民主动参与家庭健康服务等其他健康活动频率较低。其次，我国现

---

① 郑仙蓉：《乡村振兴，健康先行》，《健康中国观察》2021年第4期。
② 《整合资源，建立机制，探索卫生健康工作的群众新路》，《健康中国观察》2020年第11期。

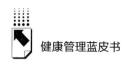

有家庭健康服务体系不完善。家庭医生签约制度是家庭健康服务的核心制度，但由于我国家庭医生队伍数量不足、职责模糊、任务过重等因素，家庭健康服务仍以建立健康档案为主，在家庭健康教育、家庭健康监测、家庭病床等方面服务力度薄弱。

此外，我国家庭健康服务缺乏标准化定义和行业规范。家庭健康服务提供者和对象均对家庭健康服务内容认识模糊，相关服务产品技术标准缺乏。近年来，随着互联网＋传统医疗卫生服务的深度融合，各种家庭健康服务 App 和平台相继被研发，如"京东家医""医加医"企鹅杏仁 App 等。但由于"互联网＋家庭健康服务"门槛较低[①]、行业监督与管理服务体系缺乏等，家庭健康服务水平和实际作用效果参差不齐[②]。在政策保障方面，我国相关政策主要关注家庭签约制度，缺乏家庭健康服务相关法律文件和政府文件等。总之，我国家庭健康服务目前主要停留在基本需求和服务的初级阶段，难以满足居民更深层次健康服务需求，需要进一步发展和探索。

（三）家庭健康监测面临的问题与挑战

家庭健康监测数据与临床诊疗数据的对接也是一个重要问题。家庭监测的数据往往能够更加真实地反映一个人的健康状况，并且长时间的家庭监测可以帮助医生更加有效地预测患者的预后情况，更加有针对性地进行治疗方案的调整[③]。我国目前的大多数监测产品都未能与医院进行有效对接，其原因主要在于：（1）健康监测产品在研发之初便没有形成与医院的有效联动，院方没有参与产品的研发与升级，因而数据对接过程中存在的这种信息壁垒便很常见，这是影响数据传输的根源；（2）现应用于家庭监测的设备很多，来自不同品牌，且我国目前并未制定统一的标准，故而不同设备的监测结果差异较大，利用率不高；（3）在对接过程中也不免出现新的问题，即隐私

① 王蕾、赵国光：《"互联网＋医疗"的困境及政策解析》，《中国医院》2016 年第 20 期。
② 耿婷婷：《我国"互联网＋医疗"模式发展影响因素研究》，《现代医院管理》2019 年第 17 期。
③ 《家庭血压监测中国专家共识》，《中华高血压杂志》2012 年第 20 期。

泄露。数据传输如何在进行有效数据沟通的同时预防隐私的泄露？对此还需要进一步探索完善高效的管理模式。

家庭监测产品分为医疗型和非医疗型，目前非医疗型更加普及，但只能进行简单的心率监测和运动步数计数，对个人健康监测的参考价值不高，而医疗型监测设备则具有更高的健康指导意义，但其监测产品本身的可靠性却是临床实践中的一个重要问题。目前产品本身质量有保障才能使其发挥真正的监测作用。监测设备的稳定性和可靠性是家庭监测提供有效预后信息的前提，若产品无法保持其准确性，则所提供的数据就不具备参考价值。且产品后续的保养与校准也是监测质量的重要保障，大部分进行家庭监测的患者往往都会忽略，有数据表明，我国 90% 患者都未对监测产品进行有效的保养与校准。[1]

四 发展家庭健康服务业的对策与建议

（一）发展家庭健康服务业的对策建议

1. 推动落实家庭健康教育

提高国民健康素养是发展家庭健康行业的首要任务。各地政府应通过多种途径宣传家庭健康服务，主导建立居民对家庭健康服务的信任，转变社区居民就医观念，引导居民正确认识家庭健康服务的重要性，主动、积极地参与家庭健康服务，这有助于早日达到"全民健康"的目标。

2. 加强家庭健康体系构建是推进我国家庭健康发展的基础

我国家庭健康服务提供者主要是家庭医生，因此增加家庭医生人数是解决我国家庭健康服务问题的突破口，如完善全科医生的规范化培养、健全家庭医生激励机制等。同时针对家庭健康服务标准化定义和服务规范流程缺

---

[1] 窦锐、谷玉红：《高血压患者家庭自测血压及用药依从性调查分析》，《中医药管理杂志》2013 年第 21 期。

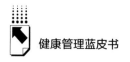
乏，要明确我国家庭健康服务具体内容，制定家庭健康服务流程规范，进一步优化家庭医生团队服务模式。

3. 健全家庭健康市场准入和监督、约束机制是保证家庭健康服务行业持续发展的前提

首先要建立健全相关的法律法规和规章制度，明确政府和家庭健康相关企业、市场和客户的责、权、利，各级部门制定严格的规章制度和工作流程；其次要完善我国家庭健康产品监管体系，明确家庭健康产品监督管理机构，制定产品质量标准和企业质量体系认证标准，持续加大产品质量监督力度，定时定量进行家庭健康产品治疗监督检查。

4. 增强家庭健康服务人员的各方面综合素质

一是全面提升家庭健康服务人员职业技能水平。二是开展家庭健康服务人员职业技能评价。三是加强组织领导，使大家充分意识到加强家庭健康服务人员职业技能培训的重要意义。将家庭健康服务人员职业技能培训计划纳入各地职业技能提升行动，同步进行部署、落实、督导和考核。

（二）发展家庭健康监测的对策建议

建立有效的监测产品质量管控体系和规范的家庭监测机制也刻不容缓。各个品牌的监测产品层出不穷，监测项目也日益增加，但是质量管控才是扩大生产的关键环节，同时使用中的产品质量问题也不容忽视，这是影响数据准确性的主要原因。规范家庭监测机制，实现监测产品与医院的高效联动，相关的责任医生定期根据监测数据出具相应的治疗调整方案，将患者、医院、设备生产方有效统一起来，患者能够按照医嘱进行有效的监测操作，医院能够根据患者的监测数据做出有效诊断和治疗选择，设备生产方能够提供真正高效的监测设备并做好设备后期的维护保养以及更新升级，落实每一方的责任，使家庭监测真正惠及患者，发挥其潜在作用。

家庭健康监测数据传输工作同样是亟待落实的。建立好设备的质量性能标准，解决各设备间的异质性，并将各种外界环境对于数据的影响考虑在内，统一数据获取途径、数据展示方式和数据传输方式，以此可以完成不同

个体间的比较和同一个体不同时段的比较。从数据可用性的角度出发，我们还要加强医院与设备生产方的沟通，从而使生产出来的监测设备可以真正为临床诊疗工作效力，增强数据的可用性，以及数据在使用上的方便性。从隐私保护的角度出发，数据传输过程中的保密性必须得到保障，无论是设备生产方还是医院都必须且只能在患者同意下使用监测数据。

B.6
2020年中国互联网＋医疗健康服务发展报告

杨娉婷　李彦秋*

摘　要：　互联网＋医疗健康服务是以互联网或移动互联网为载体，融合
　　　　　大数据、云计算、物联网等技术为传统医疗服务的新型医疗服
　　　　　务模式。互联网＋医疗健康服务不仅兼具了传统医疗服务模式
　　　　　和互联网的优势特点，展示出"智能、便捷、远程、高效"的
　　　　　特征，而且在目前全球疫情大环境下，满足了"非接触性"医
　　　　　疗健康服务的需求。报告基于互联网＋医疗健康服务的发展现
　　　　　状和发展趋势，围绕相关政策、发展环境、服务体系、服务模
　　　　　式、服务对象、服务场景、服务技术、服务产品、服务优势、
　　　　　产品特色及服务标准与规范等方面进行阐述。提出互联网＋医
　　　　　疗健康服务存在数据安全、隐私保护、医疗安全责任、医疗机
　　　　　构参与度、医生执业、服务特色等问题，并给出对策与建议。

关键词：　互联网＋医疗健康服务　药品供应保障服务　医疗保障结算
　　　　　服务　人工智能应用服务

　　我国在"十三五"规划中着重提出了"健康中国"的构想，明确"共

---

* 杨娉婷：临床医学博士，中南大学湘雅三院健康管理中心主治医师，研究方向为慢病风险
筛查与管理；李彦秋：临床医学博士，中南大学湘雅三院健康管理中心，医师，研究方向
为慢病健康管理。

建共享、全民健康"的战略主题。2020年11月发布的《中共中央关于制定国民经济和社会发展第十四个五年规划和二〇三五年远景目标的建议》中明确了远程医疗的重要性，涵盖了远程会诊、网络诊疗、线上慢病管理等方面的互联网医疗服务将迎来重大发展契机。近年来国务院发布了一系列文件，明确了"互联网＋"的发展目标，提出了"互联网＋健康医疗服务"新模式。《中国防治慢性病中长期规划（2017—2025年）》中也提出，要大力发展智慧健康产业，促进互联网＋健康产业的发展，推动新型技术如云计算、大数据、物联网与健康相关产业的深度融合，为大众提供便捷、优质的医疗健康服务。

一 互联网＋医疗健康服务的界定与意义

（一）互联网＋医疗健康服务的界定

"互联网＋"是指将互联网和信息技术与传统行业相结合，利用互联网的特点和优势，对传统行业进行优化升级，创新发展机会，创造新的商业服务模式、新业态，激发传统行业的生产力和创造力。

"互联网＋医疗健康服务"是以互联网或移动互联网为载体，融合大数据、云计算、物联网等技术为传统医疗服务的新型医疗服务模式。"互联网＋医疗健康服务"的范围极广，包括"互联网＋"医疗服务、公共卫生服务、家庭医生签约服务、药品供应保障服务、医疗保障结算服务、医学教育和科普服务、人工智能应用服务等，涵盖业务范围有远程医疗、智能分诊、预约挂号、候诊及取药提醒、诊间移动支付、网络查询结果、健康及慢病远程管理、网络健康教育等。"互联网＋医疗健康服务"不仅兼具了传统医疗服务模式和互联网的优势特点，展示出"智能、便捷、远程、高效"的特征，而且在目前全球疫情大环境下，能突破时空的限制，在降低感染风险、减少传播途径、发掘潜在感染者等方面具有独特优势，使线下的"面对面"变成线上的"屏对屏"，满足了"非接触性"医疗健康服务的需求。

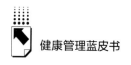

（二）发展互联网＋医疗健康服务的价值、意义

互联网具有跨界融合、创新驱动、重塑结构、尊重人性、连接一切的特征，将这些特征应用到医疗健康服务上，能有效解决医疗资源分配不均衡、挂号难、就诊难、医患沟通不畅、患者就医体验差等问题。因此，发展互联网＋医疗健康服务对医疗服务流程、服务模式、服务技术、对象体验等方面都有积极推进和改善作用。[①]

1. 重塑服务流程，改善就医体验

传统医疗需要患者到医院挂号、排队缴费、排队检查及取药等，通过互联网＋医疗健康服务，患者就医可以实现在家提前预约挂号、智能候诊、诊间网络支付、药物配送到家、手机查询结果等，减少就医等待、排队时间，改善患者就医体验。

2. 改变诊疗方式，合理配置医疗资源

通过互联网＋技术实现远程监测、远程诊疗、远程会诊，医生可实时获得患者的健康数据，整合碎片时间为患者提供医疗服务和指导，患者也可随时随地与医生进行联系，获得方便、快捷的医疗服务。这不仅有效整合了医疗资源，提高了服务质量，还将医生从体制内解放出来，增加合法合规的收入。将线上与线下诊疗相结合，促进分级诊疗、双向转诊、家庭医生制度智能化实施。

3. 创新医疗服务模式，扩大健康管理范围

应用大数据平台及现代化通信技术，创新医疗服务模式，串联就诊前、就诊中、就诊后，实现患者院内数据与院外数据的融合共享。以数据分析及应用临床决策支持系统、智能机器人等数字化医学工具，辅助医疗诊断，将传统医疗服务延伸到院外（家庭、社区），帮助患者进行慢病管理、康复及实现自我管理。拓展医疗服务范围，丰富医疗服务内涵。

---

① 孟群、尹新、梁宸：《中国互联网医疗的发展现状与思考》，《中国卫生信息管理杂志》2016 年第 4 期，第 356~363 页。

4. 助力疫情防控，迎来飞跃式发展

国内外新冠肺炎疫情的流行，使具有"非接触式"优势并处于政策红利期的互联网医疗行业迎来飞跃式发展。"健康码"应用大数据分析，为疫情防控提供准确的通行信息，拓展和深化生产生活场景及智能应用。"互联网＋人工智能"助力疫情线索收集，网络问诊及远程诊疗等功能提高疫情防控质量，减少防控人员与疑似患者及患者接触。"互联网＋远程医疗"助力防控、应急指挥，整合全国医疗资源，远程指导患者救助，减少人员聚集，提高工作效率。

5. 实现智能监管，提高医疗服务管理能力

互联网医疗可以实现对诊疗全流程及人员、设备的实时管理。"合理用药系统""临床决策支持系统""电子病历系统""智能处方系统"等的应用规范了医疗健康服务行为，减少了误诊、误录入等情况的发生，有效减少了医疗差错及医疗事故的发生，推动医疗管理能力及治理体系的智能化。

二 互联网＋医疗健康服务发展现状

（一）支持政策与发展环境

医疗健康行业关乎民生，一直以来监管力度都比较大，特别是对于互联网这一新兴事物的渗透，政策管控较为谨慎，这也是前期制约行业发展的因素。从 2000 年开始，互联网技术快速发展，国家也相继出台了一系列关于互联网医疗方面的政策，为互联网＋医疗健康服务指明发展方向。从 2014 年到 2020 年，根据当时社会环境及情况，政策也经历了放宽－收紧－再放宽的过程。现将主要相关政策列举如下（见表1）。

通过对政策的回顾，我们发现中国互联网＋医疗健康服务的发展是分阶段的。在 2010 年前，互联网医疗刚刚出现，仅仅有少量药品在互联网上销售。2011～2014 年，政策方面开始允许和推进医疗机构远程医疗服务，逐渐营造了适合互联网医疗的发展环境。2015～2017 年，规范互联网诊疗活

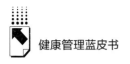

动,加大监管力度,禁止网售处方药,使互联网医疗的发展缓慢甚至停滞。2018 年,国务院出台了《关于促进"互联网 + 医疗健康"发展的意见》,促使行业规范稳健发展。2020 年新冠肺炎疫情出现,为满足疫情防控需求,国家各部委相继出台政策,大力发展互联网诊疗。

表 1　关于互联网 + 医疗健康服务的相关政策

发布时间	发布单位	政策名称	政策分析
2005.9.29	国家食品药品监督管理总局	互联网药品交易服务审批暂行规定	加强对互联网药品购销行为的监督管理
2014.8.24	国家卫生计生委	国家卫生计生委关于推进医疗机构远程医疗服务的意见	允许、推进医疗机构远程医疗服务,为远程医疗服务的发展营造适宜的政策环境
2015.7.4	国务院	国务院关于积极推进"互联网 +"行动的指导意见	把互联网的创新成果与经济社会各领域深度融合,加快发展基于互联网的医疗、健康、养老服务
2017.1.9	国务院	"十三五"深化医药卫生体制改革规划	健全基于互联网、大数据技术的分级诊疗信息系统,推广应用现代物流管理与技术,规范医药电商发展
2017.2.22	国家卫生计生委办公厅、国家中医药管理局办公室	电子病历应用管理规范(试行)	规范医疗机构电子病历应用管理,促进医疗智慧化发展
2017.7.20	国务院	新一代人工智能发展规划	基于人工智能开展基因组识别、蛋白组学等研究和新药研发,推进医药监管智能化
2017.11.2	国家食品药品监督管理总局	关于加强互联网药品医疗器械交易监管工作的通知	加强互联网药品、医疗器械交易的监督
2018.4.28	国务院办公厅	关于促进"互联网 + 医疗健康"发展的意见	健全"互联网 + 医疗健康"服务体系,完善"互联网 + 医疗健康"支撑体系,加强行业监管和安全保障
2018.7.12	国家卫生健康委员会、国家中医药管理局	深入开展"互联网 + 医疗健康"便民惠民活动的通知	从就医诊疗服务更省心、结算支付服务更便利、患者用药服务更放心、远程医疗服务全覆盖、健康信息服务更普及等方面详细部署互联网建设思路

续表

发布时间	发布单位	政策名称	政策分析
2018.9.14	国家卫生健康委员会、国家中医药管理局	互联网诊疗管理办法（试行），互联网医院管理办法（试行），远程医疗服务管理规范（试行）	规范互联网的诊疗行为，发挥远程医疗服务的积极作用，提高医疗服务的效率，保证医疗质量和安全
2020.2.4	国家卫生健康委办公厅	关于加强信息化支撑新型冠状病毒感染的肺炎疫情防控工作的通知	充分发挥信息化在肺炎疫情防控工作中辅助疫情研判、创新诊疗模式、提升服务效率等方面的支撑作用
2020.2.7	国家卫生健康委办公厅	关于在疫情防控中做好互联网诊疗咨询服务工作的通知	在疫情防控工作中充分利用"互联网＋医疗"的优势作用，为人民群众提供优质便捷的诊疗咨询服务
2020.3.2	国家医保局、国家卫生健康委	关于推进新冠肺炎疫情防控期间开展"互联网＋"医保服务的指导意见	对符合要求的互联网医疗机构为参保人提供的常见病、慢性病线上复诊服务，各地可依规纳入医保基金支付范围
2020.12.10	国家卫生健康委、国家医疗保障局、国家中医药管理局	关于深入推进"互联网＋医疗健康""五个一"服务行动的通知	进一步聚焦人民群众看病就医的"急难愁盼"问题，持续推动"互联网＋医疗健康"便民惠民服务向纵深发展
2020.12.14	国家卫生健康委办公厅	关于进一步推进"互联网＋护理服务"试点工作通知	增加护理服务供给，推进"互联网＋护理服务"工作

（二）服务体系与服务模式

《国务院关于积极推进"互联网＋"行动的指导意见》指出，要从"互联网＋"医疗服务、"互联网＋"公共卫生服务等七个方面健全互联网＋医疗健康服务体系，构建新型线上线下一体化医疗服务模式。

1."互联网＋"医疗服务

2012～2019年我国互联网医疗市场规模呈逐年扩大的趋势，2019年我国互联网医疗市场规模约680亿元，估计2020年达941亿元（见图1）。

2012～2019年我国互联网医疗投融资情况为先增后降，其中2018年最高，为140亿元。2019年我国互联网医疗投融资金额是75亿元，2020年到

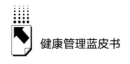

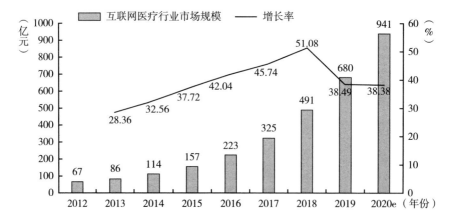

图1 2012～2020年中国互联网医疗行业市场规模及增长情况

资料来源：据公开数据整理。

6月为止，投融资金额为16亿元（见图2）。投融资数量与金额趋势基本一致，2015年和2016年发生的投融资数量最多，达到了250件以上。2020年前6个月共有18件（见图3）。

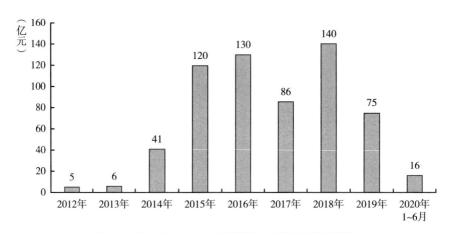

图2 2012～2020年中国互联网医疗行业投融资情况

资料来源：前瞻产业研究院整理。

在政策的鼓励下，我国互联网医院呈现增长趋势，从2014年的1家，增加到2020年的577家（见图4）。2016年互联网医院问诊量为400万次，

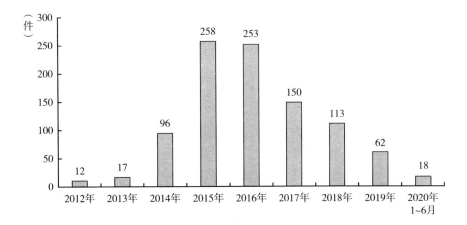

图3　2012～2020年中国互联网医疗行业投融资数量情况

资料来源：前瞻产业研究院整理。

到2019年，增长至2.70亿次（见图5），日均问诊量为2000～3000次/天。国家卫健委要求互联网医院在审批前建立省级互联网医院医疗服务监管平台，并且所有互联网医院必须以实体医疗机构为依托，不允许虚拟互联网医院存在。

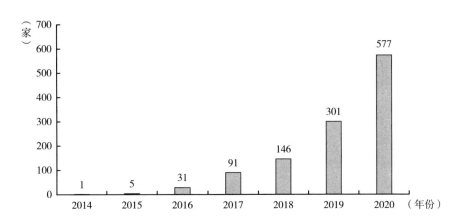

图4　2014～2020年中国互联网医院数量情况

资料来源：根据卫健委、丁香园、前瞻产业研究院公开数据整理。

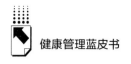

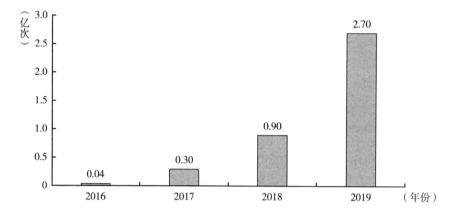

图5　2016～2019年中国互联网医院的年问诊量情况

资料来源：根据公开数据整理。

2. "互联网＋"公共卫生服务和"互联网＋"家庭医生签约服务

"互联网＋"公共卫生服务指的是卫生健康部门应用互联网技术进行公共卫生管理，构建公共卫生的信息化平台，整合基础公共卫生服务资源，提供公共卫生服务。"互联网＋"家庭医生签约服务是将互联网与家庭医生签约服务相结合，在互联网上构建社区居民与医生医疗互动的平台，以家庭医生签约服务综合管理系统为基础，为签约居民提供在线诊疗、慢病随访、用药指导和健康状况评估等服务。目前，"互联网＋"公共卫生服务和"互联网＋"家庭医生签约服务的实施模式多在探索中，部分国内较发达城市开始试点实行，但尚无可用于推广的成熟模式。

3. "互联网＋"药品供应保障服务

在"互联网＋"药品供应保障服务提出之初，对于处方药物的销售就存在争议。监管难度大、用药风险高以及需要药师对合理用药的审查等都是要考虑的方面。《药品管理法》（2019年12月修订）未像之前的管理法那样明确"禁止网络销售处方药"，近年来部分地区对此进行了有益尝试，网售处方药未来可能实现。目前，多个省份将"网订店送"模式纳入鼓励"互联网＋药品流通"的政策中，2020年浙江省将"建成24小时'网订店送'药房500家"列入政府工作报告中。全国多地也在建立处方流出和监管平台，这为处方药全面放开网售提供了条件。新冠肺炎疫情加快了各地互联网送药的进度。山东泰安开出全省首单互联网诊疗医保支付处方药，30个慢病病种开通在线医保支付，患者可以通过互联网诊疗得到药品处方，并通过线上医保支付平台完成付款。在线医疗健康服务方面，京东健康在2017年、2018年、2019年以及2020年（截至6月30日止），医药健康零售分别有4390万、5050万、5610万及7250万个年活跃用户（12个月内至少购买过一次商品）。

4. "互联网＋"医疗保障结算服务

"互联网＋"医疗保障结算服务主要指互联网与支付方的结合，涵盖医保支付、个人自付、与医疗机构对接等。互联网医疗的医保支付一直是个"痛点"和"难点"。为了防止"盗刷"，医保部门一直对互联网医保支付持谨慎态度。医保也并没有解决全国联网统筹结算的问题，存在"个人账户、家庭账户、统筹账户的综合管理"等问题。并且，医保支付还面临如何确保诊疗、医疗信息和资金安全，如何进行机构管理和效果评价以及不能用于急诊类的医疗需求和服务等一系列问题。近年来在政策的支持下，互联网医疗被正式纳入医保，目前符合要求的互联网医院开展的远程医疗服务都已进入医保覆盖范围。

5. "互联网＋"医学教育和科普服务

医学教育和科普的需求是非常大的。2020年《中国卫生健康统计年鉴》显示，2019年全国有卫生人员1290万人，卫生技术人员1015万人，执业（助理）医师386万人。他们对医学"三基"知识、医学继续教育考试和相关技能培训等需求巨大，市场规模达到百亿级。"互联网＋"医学教育和科普服务所惠及的不仅仅是医疗行业从业者，更是广大民众。据统计，人们对从互联网上搜索健康及医疗相关信息的需求巨大，以百度搜索为例，每天达6000万人次的医疗健康信息搜索量中，其中1500万次搜索与疾病相关。目前国内深耕"互联网＋"医学教育和科普服务领域的企业并不多，为大众及医生熟悉的品牌有"丁香医生"。此外"众巢医学"一直以来应用"医学慕课"（MDMOOC）、微信公众号和App为医疗相关人员及大众提供教育及科普培

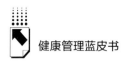
训，也是在纳斯达克上市的"中国互联网医学教育第一股"。

6. "互联网＋"人工智能应用服务

人工智能（AI, Artificial Intelligence）与核心医疗领域结合，实现医疗模式的转变与突破。目前"互联网＋"人工智能的应用范围主要包括疾病判断（临床辅助决策支持系统、智慧病历）、检查（AI＋影像、AI＋病理）、药物（AI＋新药研发）、器械（手术机器人）。国务院发布的《新一代人工智能发展规划》（2017年）中提出要发展便捷高效的智能服务。AI＋医疗则作为AI中的先行者，获得了政府的大力支持。

随着智慧病案的兴起，2019年AI＋核心医疗软件服务市场规模超过20亿元，其中临床辅助决策支持系统占比最大（见图6）。2019年之前，由于AI＋医疗的市场接受度及盈利模式都不是很明朗，AI＋医疗市场处于低谷。但随着国家及群众对AI＋医疗的需求逐渐增加，以及疫情影响，AI＋医疗的优势凸显。

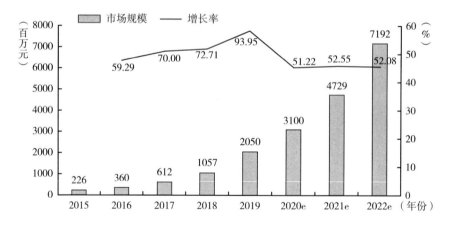

图6 2015～2022年中国"互联网＋"人工智能核心医疗软件服务市场规模

资料来源：综合公开数据、艾瑞咨询报告。

2020年医疗融资总额接近40亿元，其中新药研发和AI影像是该年度的热门（见图7）。目前互联网＋人工智能行业处于快速增长期，将来拥有医疗牌照或技术领先的优质公司会更加受资本市场青睐。

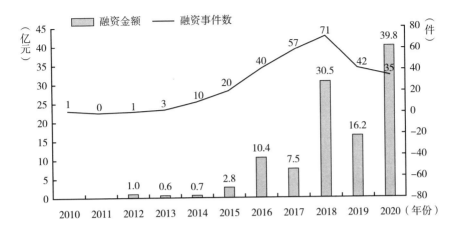

图7　2010～2020年中国"互联网＋"人工智能总融资金额与融资事件数

资料来源：综合公开数据、艾瑞咨询报告。

（三）服务对象与服务场景

1. 互联网＋医疗健康服务对象画像

根据监测数据分析，2019年中国互联网＋医疗健康服务用户年龄在24岁以下的占29.9%，25～30岁的占25.5%，31～35岁的占20.5%，36～40岁的占15.4%，40岁以上的占8.7%。从学历分布来看，高中及以下人群占77.5%，大学专科占11.7%，本科及以上人群占10.8%。青少年成为使用互联网＋医疗健康服务的主要群体，主要因为青少年更熟悉互联网，乐于尝试使用新的医疗信息获取渠道及医疗消费方式，并且这部分人更注重健身、医美、睡眠等方面的医疗信息。与全国人口普查的学历比例对比可发现使用互联网＋医疗产品的大学本科以上学历者超全国平均水平，可见学历越高者相对来说更乐意体验使用互联网＋医疗类产品。当然，也存在青少年替代父辈或者祖辈使用互联网来获得医疗健康服务的可能性，毕竟他们能更好地接受和应用这种新型服务模式①。

---

① 比达咨询：《2020年中国互联网医疗行业研究报告》。

《2020 中国互联网医疗行业报告》① 显示，互联网医疗快速从大型城市向中小城市渗透，比较 2018 年 11 月与 2020 年 11 月的同期数据，二线及以下城市使用互联网 + 医疗的用户从 42.1% 提升到 46.2%，同时一线城市用户使用占比从 15.7% 下降到 10.3%（见图 8）。从 2020 年 11 月的统计数据看，互联网医疗用户最多的五大城市分别是北京、上海、广州、重庆和武汉。其中北京互联网用户规模远超其他城市，较排第二位的上海高出近一倍（见图 9）。

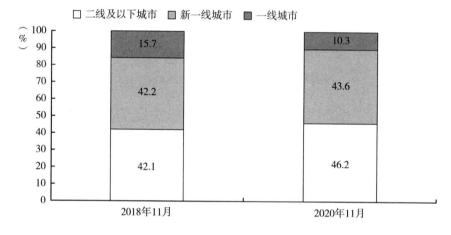

图 8　互联网医疗用户城市等级分布

资料来源：《2020 中国互联网医疗行业报告》。

艾瑞咨询在 2020 年 7 月对互联网医疗产品及服务实际用户发起的一项包含 1275 个样本的调查结果显示，家庭健康的主要责任一般由女性承担，年龄多在 26 ~ 35 岁，80.3% 的被访者已婚且育有一个或一个以上子女。84.0% 的用户都愿意在未来尝试购买互联网 + 医疗产品。对互联网 + 医疗产品非常满意的占 21.6%，比较满意的占 57.9%。用户对传统医疗的不满主要来源于工作日没时间就医，取药、住院、检查排队时间过长。可见节省时

---

① 未来智库：《2020 中国互联网医疗行业报告》，https：//www.vzkoo.com/news/5687.html，2020 年 12 月 31 日。

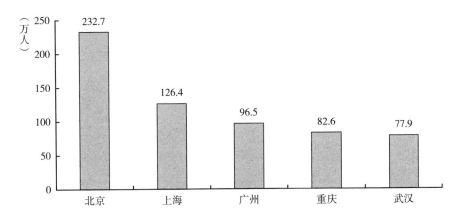

图 9　2020 年 11 月互联网医疗用户最多的五大城市

数据来源：《2020 中国互联网医疗行业报告》。根据用户使用互联网医疗 App 时所在的
地理位置统计，如果用户当月在不同城市使用互联网医疗 App，则每个城市分别计算一次。

间、方便快捷是用户从线下医疗转至线上医疗消费的最大动力。调查还显
示，疫情期间原本不受重视的家庭健康指标监测跃升成为互联网＋医疗第三
位的功能，运动健康咨询功能也有所增加，反映了疫情对人民消费模式的影
响，越来越多的人开始尝试互联网＋医疗的线上医疗咨询和消费模式。

2. 互联网＋医疗健康服务场景

互联网＋医疗健康服务应用场景针对用户主要包括诊疗前、诊疗中、诊
疗后三个大的方面。目前互联网＋医疗健康服务已在预约挂号、预约检查、
网上结果查询、在线支付、异地就医报销、远程医疗、人工智能辅助临床决
策等多个方面为医疗的便捷性和可及性起到了推进作用。但目前互联网医疗
的服务场景及种类过多，这些服务的可持续性及能否全纳入互联网医疗的范
畴仍有待时间考验（见表 2）。

表 2　互联网＋医疗健康服务主要场景及服务类别

服务场景	服务类别	具体服务内容
诊疗前	预约挂号	用户利用医院 App 或者第三方平台在互联网上预约挂号
	获取医疗信息	用户利用各类医学工具、社交平台获取疾病、健康知识

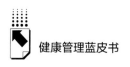

服务场景	服务类别	具体服务内容
诊疗中	远程诊疗	用户通过App或互联网平台与医生进行沟通,获得诊疗服务
	检查结果查询	用户利用移动终端(手机或电脑)查询检查结果,节约往返医疗机构取结果的时间,并可避免纸质结果丢失
	电子病历	用电子设备保存、管理、传输和重现的数字化的医疗记录,来取代手写纸张病历
	大数据分析/临床决策支持	运用系统的临床知识和患者基本信息及病情信息,加强医疗相关的决策和行动,提高医疗质量和医疗服务水平
	移动查房	依托无线网络,将医生和护士工作站的业务功能通过手持终端延伸至患者的床边,医生可快速查询病人病历、医嘱、检验单、检查报告等诊疗数据,为制定完善的诊疗方案提供基础
诊疗后	在线支付	用户应用移动终端支付药费、诊疗费、检查费用,提高便捷性,减少用户的无效移动
	药物在线购买	用户通过远程支付购买药物,由第三方平台配送到家
	医保结算	患者线上办理医保跨省异地就医备案,实现医保就诊后线上结算
	健康监测	用户利用智能医疗器械,通过收集健康体征数据、监测监控状况、分析健康数据,实现自我诊疗与健康管理
	远程监管	家庭医生协助监测体征
	医患交流	医院/医生与用户利用互联网或App实现实时交流,直接联结患者与医疗工作者的关系

(四)服务技术与服务产品

1. 服务技术

互联网+医疗健康服务的发展依托于互联网技术的发展。近年来,5G技术、人工智能、云计算及大数据等互联网技术的快速发展给互联网+医疗健康行业的发展提供了极大助力。

互联网+医疗健康的发展依赖5G技术、人工智能。5G的高速性,大大提高了信息传递的效率,帮助实现立体化、智能化的远程会诊。人工智能已被广泛应用于处理临床研究以及医疗服务中的各类数据,包括医疗影像分析、生化分析、图像分析、药物开发以及疾病风险评估和临床决策辅助系统等。与此同时,大数据以及云计算技术的发展使得医疗大数据的质量不断提高。互联互通的数据平台，优化了各应用场景的体验，提升了医疗效率。大数据与机器学习、影像组学等学科的结合，为医疗健康服务各场景提供更多解决方案。

2. 服务产品

互联网＋医疗健康行业已渗透到医疗健康服务的各个环节，如移动医疗、医疗信息化建设、医疗大数据、互联网健康险、医疗可穿戴设备等领域。

（1）移动医疗产品

近年来，互联网＋医疗健康服务行业逐渐向移动端渗透，移动医疗产品如雨后春笋般涌入市场。目前移动医疗应用可达上千种，主要应用于在线医疗、健康管理、医药服务以及医疗资讯等（见表3）。

表3　主要移动医疗产品

应用场景	服务产品
在线医疗	平安好医生、阿里健康、京东健康、好大夫在线、微脉、微医、春雨医生、丁香医生
健康管理	医联、平安好医生、智云健康、小豆苗、蜗牛睡眠、糖护士
医药服务	阿里健康大药房、京东大药房、1 药网、818 医药网、叮当快药
医学资讯	掌上华医、丁香园、医学教育网、用药助手、诊疗助手、医生汇、医生站

2020 年上半年在线医疗类应用占移动医疗应用的比重最高，达 46.8%，且用户渗透率最高，达 85.9%（见图10、图11）。

（2）医疗信息化建设

医疗信息化建设是互联网＋医疗健康服务发展的重要组成部分。我国医疗信息化建设分为 HIS、CIS、GMIS 以及智能化四个阶段。目前我国主要处于 CIS 阶段，主要实现影像存档传输、放射信息以及病理信息采集及处理等。GMIS 目的在于实现区域医疗资源的信息共享以及智能管理。智能化阶段以临床决策支持系统为代表，此外还包括医院物联网、远程医疗等。

电子病历是医疗信息化建设的基石，数据显示 2019 年我国电子病历市场规模达 14.8 亿元，预计 2021 年将增至 24.8 亿元。与此同时，电子病历在医疗信息化市场中的占比也将从 2019 年的 12.3% 预计增长至 2021 年的 14.4%

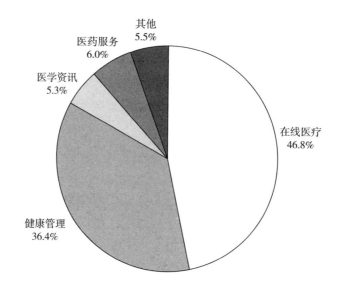

图 10　2020 年上半年移动医疗累计用户市场结构

资料来源：比达咨询。

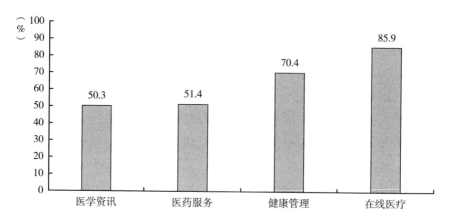

图 11　2020 年上半年主要细分领域在移动医疗用户中的渗透率

资料来源：比达咨询。

（见图 12）。

　　临床决策支持系统作为医疗信息化智能化的代表，在我国起步于 20 世纪 90 年代。近年来，随着人工智能技术的发展，临床决策支持系统逐渐发展壮大。据艾瑞推算，2019 年临床决策支持系统市场规模已超过 11 亿元。

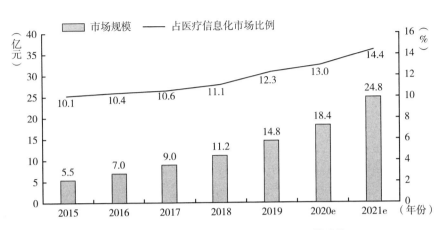

图12　2015～2021年中国电子病历市场规模趋势

数据来源：Frost&Sullivan、中商产业研究院整理。

目前全科临床决策支持系统技术较为成熟，具有一定的商业模式，而专科临床决策支持系统尚处于发展初期。

（3）医疗大数据

医疗大数据助推医疗健康数据共享，为互联网医疗、人工智能以及医疗健康险等环节服务，大数据与医疗行业的融合已经势在必行。在这样的大背景下，众多企业纷纷投入医疗大数据行业，丰富着整个行业的生态（见表4）。

表4　2020年医疗大数据企业排行榜

排名	企业	备注
1	医渡云	专注于医疗大数据研究与应用
2	平安好医生	"移动医疗＋AI"的一站式医疗健康生态平台
3	美年健康	致力于中国预防医学和健康管理产业的变革
4	华大基因	秉承"基因科技造福人类"的使命和"产学研"一体化模式
5	卫宁健康	专注于医疗健康信息化
6	微医	用科技赋能医疗，驱动"医药保"生态升级
7	贝瑞基因	应用高通量基因测序技术，为疾病筛查诊断提供无创式方案
8	创业慧康	专业从事医疗卫生信息化建设
9	荣科科技	以数据驱动带来新一代智慧医院解决方案
10	联影医疗	自主研发生产覆盖影像诊断和治疗全过程的高端医疗产品

资料来源：朝夕《2020医疗大数据企业排行榜》，《互联网周刊》2020年第21期，第56～57页。

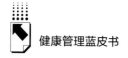

（4）互联网健康险

近年来，商业健康险市场发展迅速，已成为大医疗健康产业的核心支付方。虽然商业健康险的市场需求旺盛、政策红利不断，但仍面临盈利低的现状。"互联网＋"与健康险的结合，为风控、承保、核保等各个环节提供海量用户数据，为健康险的研发和精准销售助力，为互联网健康险市场提供了无限的潜能。

以目前国内两大健康险巨头中国人寿和中国平安为例，中国人寿在2019年上半年就全面启动了"科技国寿"建设三年行动，计划运用移动互联、大数据等技术，为保险全价值链提供科技赋能；中国平安则是持续投入科技研发，以科技为底座打造了"支付方－服务方－患者"三位一体的医疗健康生态圈。

（5）医疗可穿戴设备

医疗可穿戴设备综合运用各类识别技术、传感技术、云服务等技术，实现感知、记录、分析、管理健康数据甚至治疗疾病等功能。医疗可穿戴设备应用已成为国家科技发展重要方向。

医疗可穿戴设备可用于运动监测、疾病监测与预防、疾病诊断及辅助治疗、慢病管理。

据公开数据统计，目前已有至少40款产品获NMPA/CFDA认证。这些产品中，以心电记录和血压监测功能为主，同时用于疾病诊断和辅助治疗的产品陆续出现。现将部分产品总结如下（见表5）。

表5　部分获NMPA/CFDA认证医疗智能可穿戴设备

获批时间	企业名称	获批产品	产品简介
2019年1月	信臣健康	喜芽听诊式胎儿监护仪	医生在线解读、智能传感、胎心监测、宫缩监测、胎心定位、监护数据提供、人工智能云数据预测分析
2019年9月	松辉医疗	腕戴式脉搏血氧监测	血氧饱和度监测、脉搏测量
2019年11月	金亿帝	腕式电子血压计	同步测量、血压检测、心律不齐检测
2019年12月	索思医疗	穿戴式动态心电记录仪	动态心电监测、数据云存储

续表

获批时间	企业名称	获批产品	产品简介
2019 年 12 月	乐心医疗	腕部单导心电采集器	腕部单导心电数据采集及存储
2020 年 5 月	浙江健拓医疗	腕式电子血压计	血压、脉率监测
2020 年 5 月	Novocure	可穿戴肿瘤电场治疗仪	延缓肿瘤进展、延长患者生存期、改善生活质量

（五）服务优势与产品特色

1. 移动医疗产品

移动医疗产品使得医疗健康服务具有突破时空的便捷特点，实现优化就诊流程，包括挂号问诊、在线购药、在线支付等，有利于降低患者时间成本，提升用户体验。

新冠肺炎疫情期间，移动医疗平台纷纷开展在线义诊服务，成为疫情期间获取医疗服务的重要方式，大大降低了线下就医的感染概率，减轻了线下医疗门诊压力。

2. 医疗信息化建设

2019 年全国医疗卫生机构数量约 100 万家，其中约 95% 为基层卫生机构，医院仅占 3%（见图 13）。从区域间每千人医疗卫生机构床位数来看，城市与农村之间仍有较大差距，农村居民能够获得的医疗资源有限。东部、中部以及西部地区间同样存在一定差距（见图 14）。

当医疗信息化建设进入 CMIS 阶段后，区域医疗平台的建设有助于实现区域内的医疗资源信息共享，为分级诊疗做出实质性的贡献；也能将区域与区域链接起来，为远程医疗、远程医疗中心以及远程医疗协作网的建设做好基础铺垫，助力形成医联体，促进区域医疗同质化发展。

医疗信息化可以减轻医保支出压力。DRGs 及 DIP 通过对疾病进行分类、制定标准价格区间等方式减少医疗资源的浪费，达到医保控费的目的。医疗信息化能有效支撑 DRGs 及 DIP 制度的推广与应用。

同时，医疗信息化建设能够发挥院方优势，提升医院的服务质量，节约

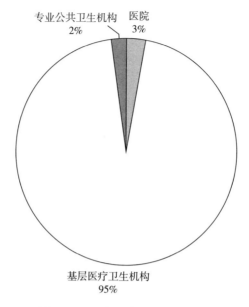

图 13 2019 年医疗卫生机构结构

资料来源：《2020 中国卫生健康统计年鉴》。

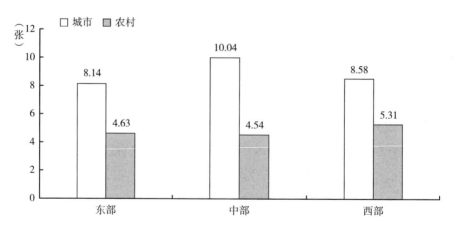

图 14 2019 年每千人医疗卫生机构床位数

资料来源：《2020 中国卫生健康统计年鉴》。

患者时间，减少医患纠纷，同时可以实现医院精细化管理，提高医院运营能效。

3. 医疗大数据

通过获取海量患者信息，医疗大数据为医生诊断、治疗疾病，甚至是科学研究提供重要支撑。同时医疗大数据帮助构建互联互通的数据平台，实现医疗信息化，优化诊疗过程中各阶段。

4. 互联网健康险

我国商业健康险的发展一直比较困难，互联网和大数据技术帮助健康险企业更好地获取被保险人的健康资料，为健康险业的创新发展带来前所未有的机遇。互联网技术支持和医疗大数据的积累助力健康险产品设计、精准定价，实现商保企业更大收益。

5. 医疗可穿戴设备

医疗可穿戴设备可以为用户提供实时健康数据，实现心电记录和血压监测等，帮助用户进行科学的健康管理，部分产品甚至可以实现疾病诊断和辅助治疗，为用户节省时间成本和经济成本，同时有利于培养用户的健康管理意识。

此外，医疗可穿戴设备可以帮助医疗机构及时获取健康数据，合理安排医疗资源，合理安排上门诊断或远程会诊的时间，降低医患双方治疗成本。

（六）服务标准与服务规范

标准与规范是互联网＋医疗健康服务行业发展的基础，近年来为系统全面地推动互联网＋医疗健康行业的规范、有序发展，国家卫健委等多部门已连续发布一系列行业相关的标准与规范（见表6）。其中，2018年9月国家卫健委联合国家中医药管理局组织制定的《远程医疗服务管理规范（试行)》、《互联网诊疗管理办法（试行)》以及《互联网医院管理办法（试行)》具有里程碑式的意义。

表6　主要互联网＋医疗健康服务相关标准与规范

发布时间	发布单位	名称
2017.3.28	国家卫生计生委	国家基本公共卫生服务规范(第三版)居民健康档案管理服务规范

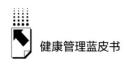

续表

发布时间	发布单位	名称
2017.2.17	国家卫生计生委办公厅	人工智能辅助诊断技术管理规范(2017 版) 人工智能辅助诊断技术临床应用质量控制指标(2017 版) 人工智能辅助治疗技术管理规范(2017 版) 人工智能辅助治疗技术临床应用质量控制指标(2017 版)
2018.9.13	国家卫生健康委员会	国家健康医疗大数据标准、安全和服务管理办法(试行)
2018.9.14	国家卫生健康委员会、国家中医药管理局	互联网诊疗管理办法(试行) 互联网医院管理办法(试行) 远程医疗服务管理规范(试行)
2018.12.7	国家卫生健康委办公厅	电子病历系统应用水平分级评价管理办法(试行) 电子病历系统应用水平分级评价标准(试行)
2019.3.18	国家卫生健康委办公厅	医院智慧服务分级评估标准体系(试行)
2019.5.7	国家卫生健康委办公厅	全国医院数据上报管理方案(试行)
2019.7.3	国家药品监督管理局医疗器械技术审评中心	深度学习辅助决策医疗器械软件审评要点
2020.4.29	市场监管总局(标准委)	《个人健康信息码》系列国家标准: 个人健康信息码 参考模型 个人健康信息码 数据格式 个人健康信息码 应用接口
2020.5.13	国家卫生健康委、国家中医药管理局	关于做好公立医疗机构"互联网 + 医疗服务"项目技术规范及财务管理工作的通知
2020.8.20	银川市卫生健康委员会	银川市互联网诊疗服务规范(试行)
2020.12.11	国家卫生健康委办公厅、国家中医药局办公室	全国公共卫生信息化建设标准与规范(试行)
2020.12.31	四川省卫生健康委员会	四川省互联网诊疗管理规范(试行)

三 互联网 + 医疗健康服务发展趋势

(一)支持政策不断加强,发展环境更加友好

从 2000 年开始,关于互联网医疗和药品电商销售政策的出台,为互联网 + 医疗健康服务的发展提供了政策保障。但互联网 + 医疗健康服务作为新

兴业态，存在部分方面法律法规缺失的问题，这也使得该领域缺乏较为全面有效的监管制约。至2018年，《关于促进"互联网＋医疗健康"发展的意见》出台，政策才逐渐放开，规范、鼓励、支持行业的发展。随着大众对互联网＋医疗健康服务的接受和互联网医疗服务的飞速发展，国家及行业也在完善互联网医疗确权、开放和运用等相关的法律法规，及时发现已颁布法律实施过程中出现的新情况、新问题，并将其纳入互联网医疗法律体系，为促进和规范互联网＋医疗健康服务产业的健康发展提供法律支撑。

互联网头部企业，各自发力。阿里健康、平安好医生以及京东健康作为三大上市互联网医疗巨头，为互联网＋医疗健康服务提供更为广阔的发展环境。京东健康背靠京东，阿里健康背靠阿里集团，两者均以医药电商为核心业务，同时凭借母公司集团的人才和核心技术，积极拓展在线医疗等业务。平安好医生依托中国平安，其特色为在线医疗健康服务，其与线下医疗机构的合作也非常密切（见表7）。

表7　互联网医疗头部企业对比情况

	阿里健康	平安好医生	京东健康
上市时间	2014年	2018年	2020年
核心业务	医药电商	在线医疗	医药电商
平台优势	背靠阿里电商平台，获客成本低	背靠中国平安平台,在互联网健康险领域更具优势;具有更专业、质量更高的医师团队	背靠京东电商平台，拥有京东自建物流体系与供应链体系，医药供应链具有绝对优势
医师力量	超过39000名专业头衔为中级或以上的医生(包括首席医生、联席首席医生,以及主治医生)(数据截至2020年9月30日)	自有医疗团队已超过2200人,外部医生超2万人(数据截至2020年12月31日)	超过11万名全职医生和外部合作医生组成的医疗团队(数据截至2020年12月31日)
用户规模	天猫医药平台的年度活跃消费者已超过2.5亿人;阿里健康线上自营店(阿里健康大药房和阿里健康海外旗舰店)年度活跃消费者超过6500万人(数据截至2020年9月30日)	公司注册用户数达到3.73亿;2020年12月的月活跃用户数和月付费用户数分别达7262万和398万(数据截至2020年12月31日)	年活跃用户数达8980万(数据截至2020年12月31日)

资料来源：平安好医生2020年年报、京东健康首份财报、阿里健康2021财年上半年中期业绩公告以及公开资料整理。

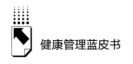

（二）服务体系更加完善，服务模式更加创新

中国医疗服务体系改革的趋势将分为"下沉"与"上浮"两级市场。通过"分级诊疗"机制，将基础性诊疗"下沉"至社区医疗机构。而部分轻症和稳定的慢性疾病的诊疗需求，将"上浮"到互联网医疗等新的诊疗模式。形成线上、线下一体化的医疗健康服务新体系，在满足患者医疗需求的基础上，合理分配医疗资源。

互联网＋医疗健康服务模式将更加多元化，各类创新服务模式不断涌现。①智慧医疗服务模式。智慧医疗服务模式是基于电子健康档案与物联网、互联网、大数据及云计算相结合，实现以患者为中心，医务人员、医疗机构、医疗设备多方联动的医疗服务模式。②公共卫生信息化服务模式。利用互联网技术将各级公卫机构的信息与区域医疗机构信息进行对接，实现数据共享、协同应用、分级管理，这不仅能提升公共卫生信息服务的能力，还可推动服务的同质化和均等化。③继续医学教育模式。继续医学教育是指医务人员在毕业后通过各种培训等方式学习新的知识、理论、技术和方法的学习方式。④电商平台药品服务模式。与传统的药房直购相比，电商平台的品类全、价格实惠和配送上门等优势，让更多潜在用户选择医药电商平台。⑤互联网慢病管理模式。对于互联网慢病管理来说，虽然多维度数据收集和积累是慢病管理服务的核心基础，但单纯的数据并不能帮助患者达到缓解甚至控制病情的目的。⑥互联网保险模式。互联网健康险从预防到医疗再到支付，为个人提供更加完整的健康管理解决方案。

（三）服务对象构建广泛，服务场景更加明确

我国老龄化问题日渐加剧，从 2000 年到 2018 年，我国 65 岁以上人口数量从 1.26 亿（老龄人口占比 10.2%）增加到 2.49 亿（老龄人口占比 17.9%），增长幅度高于同期世界平均水平两倍。老龄化加速与不健康的生活方式，导致了我国慢性病患病率不断攀高。在慢性疾病诊疗中，除了临床治疗服务外，患者更需要连续化的慢病管理服务，包括相关指标监测、慢病

用药的购买和配送、定期复查的诊疗安排等。个性化用药和慢病综合管理将逐渐成为主流趋势。互联网＋医疗健康服务恰好满足了这部分人的需求。不同于年长的患者，20～30岁的青年群体，对互联网的使用熟练度和依赖度更大，"数字化基因"深刻改变了他们的医疗行为和路径。他们更加主动地利用高科技和线上工具，通过社交媒体收集信息、选择在线诊疗入口和购药渠道。可见，将来互联网＋医疗健康服务将覆盖包括老年人群、青少年等在内的更广泛对象。

经历数十年的发展，当前互联网＋医疗健康行业已从初时的以"单一产品/服务"切入市场，逐步围绕"以消费者/患者为中心、服务健康管理全生命周期"的发展趋势，其服务场景也在不断延伸和拓展。除了现有的诊疗前、诊疗中、诊疗后的应用场景外，还将延伸到个体保健、慢病康养方面。如：利用互联网平台建立患者交流社区、家庭医生签约平台、全生命周期健康管理平台等。

（四）服务技术更加成熟，服务产品更加丰富

相较于4G，5G技术将提供更加快速高效的实时高质量数据传输，未来5G网络的大规模商业化应用将为互联网医疗提供可持续的保障。同时，量子计算机的并行计算力能够指数级加快深度学习速度。

伴随着服务技术的不断发展，互联网＋医疗健康服务内涵将不断扩大，线上线下结合也将更加紧密，业务模式逐渐深化，服务产品不断丰富。在技术进步的推动下，互联网医疗有望进入人工智能的新阶段。在未来，AI医学影像将实现率先应用。手术机器人、药物研发、精准医疗等领域未来增长空间较大，将成为未来人工智能重点发展领域。

（五）服务优势更加彰显，产品特色更加突出

在互联网＋医疗健康服务的不断发展下，诊疗流程将不断优化，医疗数据平台的搭建将促进分级诊疗、合理分配医疗资源。同时，我国医疗可穿戴设备仍存在数据准确性、对复杂疾病的精准识别以及用户隐私保护等方面的

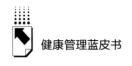

问题。此外，其应用场景仍主要停留在心电记录和血压监测功能上，其在疾病诊断、辅助治疗和慢病管理方面的优势仍待进一步开发。

（六）更加重视服务标准，加快形成服务规范

为进一步促进行业发展，未来需进一步细化相关政策、明确行业标准。据公开报道，国家医政医管局将进一步细化互联网医疗服务监管标准，以及制定互联网医疗服务指导性文件，具体包括语言规范、病历书写要求、隐私保护等。此外，2020年8月国家卫健委发布《关于下达2020年度卫生健康标准项目计划的通知》，涉及多项互联网医疗行业规范与标准（见表8）。日益完善的行业服务标准与规范必将进一步促进互联网＋医疗健康服务行业的有序进步及发展。

表8　拟制定互联网＋医疗健康行业标准与规范

项目	专业	标准名称
标准制定项目	卫生健康信息	医学人工智能应用管理规范
	卫生健康信息	健康码基本功能规范
	卫生健康信息	基层卫生医疗机构对治愈出院后新冠肺炎患者随访和健康管理信息系统功能与技术规范
	医疗服务	患者身份识别管理规范
标准研究项目	卫生健康信息	5G技术在医疗卫生行业应用的标准需求研究

四　互联网＋医疗健康服务存在的问题与对策建议

（一）存在的主要问题

1. 数据安全及隐私保护

相关企业为提供互联网＋医疗健康服务，推出各类医疗App，这些平台在为用户提供方便快捷服务的同时，也收集了大量涉及隐私的个人健康信息。但这些平台在信息安全方面并不理想，通过免责声明来推卸可能的隐私

泄露责任。

网络技术人员是互联网＋医疗健康服务发展的主要技术参与者，也是互联网信息安全隐患群体。目前，从事互联网医疗服务的机构水平及资质参差不齐，从业人员素质不一，因此存在少数人员在利益驱动下，将用户的健康信息出售而导致隐私泄露的风险。

移动医疗设备在使用中也存在信息安全的问题。移动医疗设备采集用户的实时监测数据，通过网络传给相应的医疗机构和健康管理机构的同时，也把这些信息储存到互联网云端，这也使这些信息存在被盗取的可能。

医患在网络平台沟通信息泄露风险。在互联网医疗服务平台上，用户通过移动终端进行预约注册以及医疗咨询。这种问诊形式也存在泄露相关隐私数据的风险，互联网的开放性使得用户难以发现这些个人信息泄露行为。

2. 医疗安全及责任承担

由于医患沟通存在一定局限性，在线诊疗无法实现面对面的交流问诊，无法进行必要的体格检查，因此难以给出全面而正确的医疗建议，这就增加了医疗难度，也增加了医疗安全风险。当因使用互联网诊疗产生医疗纠纷及法律安全问题时，我国现有法律制度尚缺乏互联网医疗服务模式的责任界定及规定，那么一旦有医疗争议产生，责任应该如何认定？由于医师所在医院不会为其在网络坐诊执业导致的医疗事故承担责任，因此患者向谁讨责也成了不得不面对的问题。

3. 部分医疗机构对互联网＋医疗健康服务参与度不高

互联网＋医疗健康服务运行的主要目的是解决医疗服务不平衡不充分和群众日益增长的健康服务需求间的矛盾。然而，目前很多医疗机构特别是公立医疗机构由于本身医疗资源不足和不缺病人等原因，对互联网＋医疗健康服务的参与度不高，医疗人才放不开、部门间保守观望。同时，大部分群众还是更信任公立医疗机构及其医生，这在一定程度上制约了互联网＋医疗健康服务的发展。并且还存在服务边界不清晰、服务壁垒等问题。

4. 医生的"执业痛点"需要解决

目前，国家出台一系列支持互联网医疗行业发展的利好政策，但活跃于

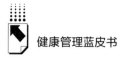

互联网医疗的更多是以吸引患源、树立个人品牌、增加收入为目的的民营机构或小型公立医院的医生。而聚集着大量优质医师资源的三级医院的医疗人员，每天忙碌于所在医院的临床、科研、教学事务，他们对互联网医疗没有参与的时间和动力。要实现优质医生资源线上线下相结合，并保障患者在线诊疗的质量还有很长的一段路要走。

5. 互联网健康管理和慢病管理服务特色不突出

近年来，由于医疗市场需求及国家政策推动，结合技术发展，"互联网 + 健康管理和慢病管理"成为发展的新热点。但目前的互联网慢病管理模式主要通过评估用户个人健康状况、分析健康管理需求，向其出售保健品、医疗监测仪器、慢病医疗保险等来盈利，这样的商业模式还是依赖于基础医疗机构、商业保险或药店，一方面难以实现可持续发展，另一方面缺乏自己的服务特色。

（二）对策与建议

1. 加强法律制度监管，确保网络医疗服务安全

要对互联网 + 医疗健康服务行业设置严格准入标准，特别是对于专业性强，涉及诊疗、检测、药物处方出具等医疗服务的平台，应组织医疗、法律、信息安全等专家对其平台的服务资质、医疗许可范围、从业医师和药师的行医资质、信息数据安全维护等情况进行审查，并将审查结果进行公示，维护互联网医疗平台的秩序，引导用户辨别和使用安全可靠的平台。

对于互联网 + 医疗健康服务导致的医疗纠纷，应在充分考虑互联网医疗的特殊性下，制定完善相关法律制度及政策，建立医疗纠纷处理程序、医疗事故鉴定、责任界定以及赔偿等问题的处理机制。提供明确的法律支撑和保护，使医患双方在发生医疗争议或纠纷时有法可据、有法可依①。

2. 建立健全患者隐私保护机制

对于数据安全及隐私保护问题，主要从三个方面分别进行把控。网络平

---

① 王慧君、杜永洪、白晋：《"互联网 + 医疗"的热实践与冷思考》，《医学争鸣》2019 年第 4 期，第 71 ~ 74 页。

台方面，参与到医疗健康服务的网络平台需要有强大的技术安全保障体系，不仅要对平台访问的医生、用户的身份进行核实和限制，而且要从技术层面保障数据安全，禁止其他未经授权的网络运营主体通过互联网访问用户信息。医务人员方面，应坚守职业道德，对于用户提供的健康信息只限于临床诊疗用途，若因科研、教学等目的需要使用用户信息时，需告知用户并征得其同意，尊重用户的知情同意权。用户方面，应增强个人隐私保护意识，谨慎对待线上医疗服务平台中要求填写个人资料及医疗信息等事宜。

3. 合法合规促进优质医疗资源进入互联网医疗

只有将优质医疗资源从传统的医疗体制中适度"松绑"，才能提升其在互联网医疗中的参与度，如在政策允许的范围内探索注册医师多点执业。2017年3月发布的《医师执业管理办法》中明确医疗的执业地点可由某家机构变成某行政区域，这在一定程度上支持了医生参与互联网医疗的情况。可见，利用互联网医疗具有地域、时间、人群自由的优势，以及医生多点执业的政策导向，促使更多的优质医疗资源参与线上医疗，为互联网时代全新的医疗服务模式注入强心剂。并且有关部门也应完善相关激励机制，在职称晋升或评价体系中，加入互联网科普、互联网医疗教育的工作成果和工作时间，以此来推动医师群体对互联网医疗的全力支持。

4. 创新开展互联网＋健康管理和慢病健康管理服务

随着大众对全生命周期健康的重视和认知的不断提升，大众逐渐认识到互联网慢病管理服务的便捷性与必要性。探索互联网＋健康管理和慢病健康管理服务创新模式是之后工作的重点，依托大数据、5G网络，通过健康管理及慢病管理方案的循证实践转化，借助可穿戴设备和智慧健康小屋等远程监测与评价，构建新型互联网＋健康管理和慢病健康管理服务模式。

B.7
健康管理产业新职业新技能发展报告

赵金萍　杜秀峰　武留信*

摘　要：　健康管理与健康产业是一头连着国民健康和民生福祉，一头
连着国家经济发展与社会稳定的新兴朝阳产业及健康服务新
业态。随着社会的发展，无论是在抗击疫情的当下还是在健
康中国战略与国家健康产业工程实施的未来，健康管理与健
康产业新职业新技能的发展与高素质人力资源保障始终是赢
得学科发展与产业进步的关键。国务院《职业技能提升行动
方案（2019－2021）》和新近国家人社部、财政部发布的《关
于实施职业技能提升行动"互联网＋职业技能培训计
划"》，明确提出加强我国健康管理与健康产业领域岗位能
力和职业技能提升的要求。因此，健康管理产业新职业和新
技能的发展将成为解决较长时间以来我国健康管理与健康产
业领域人力资源不足、高素质人才匮乏和职业技能水平低下
等突出问题的关键。

关键词：　新职业　新技能　健康管理　教育培训

---

* 赵金萍，心理学博士，中关村新智源健康管理研究院副研究员；杜秀峰，国家工业信息安全
发展研究中心合作交流部主任；武留信，中关村新智源健康管理研究院院长，中华医学会健
康管理学分会名誉主任。

一 健康产业新职业新技能的界定及内涵

（一）职业、工种、岗位及新职业、新工种、新岗位的界定

产业、行业和职业概念主要从宏观层面反映劳动分工的社会性特征[①]；而工种、岗位、工作概念主要从微观层面反映劳动分工的个体性特征（见图1），它们主要与特定的企业经济活动，或者个人的职业生涯等领域相联系[②]。

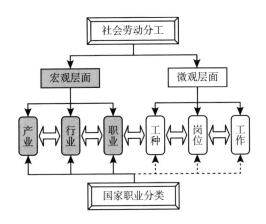

图1 社会的分工与国家职业分类的关系

新职业是指在新产业中已经存在，有一定规模的从业人员，具有独立从业岗位及技能，但是暂未收录到职业大典的职业[③]。新职业是符合社会发展方向，具有产业引领作用和劳动力市场带动作用的职业。

新工种指符合新职业属性，设在某一新职业门类下的分支职业。

[①] 袁蔡槟：《我国职业教育需求研究及 CEICE 的核心竞争力提升》，天津大学硕士学位论文，2006。

[②] 刘兆熙：《农民工岗位群培训机制研究》，河南大学硕士学位论文，2009。

[③] 唐芒果、王正伦：《体育职业开发研究》，《运动》2009 年第 2 期，第 143 ~ 145 页。

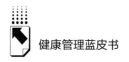

新岗位指专门为从事新职业或新工种工作设置的岗位。

由表 1 可见，1999 年，我国颁布了首部国家职业分类大典，共收录了 1838 个职业。进入 21 世纪，为适应新职业不断出现和发展的新情况，我国于 2015 年修订并颁布新版国家职业分类大典，首次对 127 个绿色职业进行了标识。继新版职业分类大典颁布后，2019～2020 年人力资源和社会保障部联合市场监管总局、国家统计局向社会发布了 3 批共 38 个新职业①。

表 1 我国职业及新职业发展历程

时间	新职业批次	新职业个数
1999 年	我国颁布了首部《中华人民共和国职业分类大典》	共收录 1838 个职业
2004 年	首次发布新职业	
2004～2009 年	发布 12 批新职业	129 个新职业
2010～2015 年	启动职业大典修订工作	
2015 年	颁布了修订版职业大典	
2019 年	发布修订版后的首批新职业	13 个新职业
2020 年	发布修订版后的第二批、第三批新职业	25 个新职业
2021 年	启动对 2015 年职业大典的修订	

资料来源：《中华人民共和国职业分类大典》。

（二）职业资格的界定和分类

职业资格指社会经济部门或行业根据某一职业的工作目标和任务对从事该职业所必备的专业知识、职业技术和工作能力的基本要求，反映了劳动者为适应职业岗位的需要而运用特定知识和技能的能力（职业资格的分类及内容见表 2）②。

① 《中华人民共和国职业分类大典》，2015。
② 职业资格，https://baike.baidu.com/item//257838？fr = aladdin，最后检索时间：2021 年 6 月 6 日。

表2 职业资格的分类及内容

职业资格分类	定义	等级	报考
水平评价类	职业资格是指社会通用性强、专业性强的职业建立的非行政许可类职业资格制度	分为5个等级,从低到高依次为五级(初级工)、四级(中级工)、三级(高级工)、二级(技师)、一级(高级技师)	由各行业内部的主管部门或协会负责,同样需要满足工作经历和学历要求。不过,要求不达标的,也可以参加技能培训
准入类	职业资格是对涉及公共安全、人身健康、人民生命财产安全等特殊职业,依据有关法律、行政法规或国务院决定设置	没有明确的等级划分	由国家统一组织考试,需要满足工作经历、学历等多项要求,并且经过资格审核

资料来源:中国人力资源和社会保障部网站。

职业资格人员分为技能人员和专业技术人员。

技能人员:通过练习获得能够完成一定任务的能力的人员。技能按其熟练程度可分为初级技能师和中级技能师及高级技能师。

专业技术人员:指依照国家人才法律法规,在国家人事部门组织的全国统考中获得合格的成绩,并经国家主管部委注册备案,颁发注册执业证书。[1]

(三)职业技能的界定和发展

职业技能评定:(根据中国职业规划师协会的定义)按照国家规定的职业标准,由政府授权的考核鉴定机构,对劳动者的专业知识和技能水平进行客观公正、科学规范评价与认证的活动[2]。

《中华人民共和国劳动法》第六十九条规定"国家确定职业分类,对规定的职业制定职业技能标准,实行职业资格证书制度"。人社部根据这一规

---

[1] 《人力资源社会保障部关于公布国家职业资格目录的通知》,人社部发〔2017〕68号,http://www.mohrss.gov.cn/SYrlzyhshbzb/rencaiduiwujianshe/zcwj/201709/t20170915_277385.html,最后检索时间:2021年6月6日。

[2] 职业技能,https://baike.baidu.com/item/职业技能/2544124?fr=aladdin,最后检索时间:2021年6月6日。

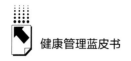
定，牵头组织开发国家职业技能标准①。截至2015年底，先后颁布946个国家职业技能标准。2019年1月，人力资源和社会保障部颁布26个新的国家职业技能标准，该标准是在职业分类的基础上，根据职业活动内容，对从业人员的理论知识和技能要求提出的综合性水平规定。它是开展职业教育培训和人才技能鉴定评价的基本依据（国家职业技能标准结构见图2）。健康管理产业的从业人员大部分属于水平评价类的职业技能人员。

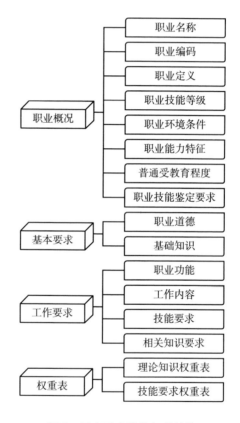

图2　国家职业技能标准结构

资料来源：中国人力资源和社会保障部网站。

---

① 《人力资源社会保障部颁布新的国家职业技能标准》，http：//www.gov.cn/xinwen/2019 – 01/08/content_ 5355778. htm，最后检索时间：2021年6月6日。

（四）健康产业新职业、新技能的界定

健康产业是指以医疗卫生和生物技术、生命科学为基础，以维护、改善和促进人民群众健康为目的，为社会公众提供与健康直接或密切相关的产品（货物和服务）的生产活动集合①。健康产业是具有巨大市场潜力的新兴产业，包括制造等五大类（医药制造，医疗仪器设备及器械、耗材制造，健康用品、器材与智能设备制造，医疗卫生机构设施建设，中药材种植、养殖和采集等）和服务类健康产业等八大类（医疗卫生服务，健康事务、健康环境管理与科研技术服务，健康人才教育与健康知识普及，健康管理与促进服务，健康保障与金融服务，智慧健康技术服务，药品及其他健康产品流通服务，其他与健康相关服务）②。2023年我国大健康产业规模将达到14.09万亿元，是与人类健康紧密相关的生产和服务领域。健康产业现有从业人员众多，已突破5000万人，产业高速发展会催生更多的新职业新岗位。大健康产业的新职业主要集中在健康服务领域，比如医疗护理、康复保健、健身养生等，这部分人非常重要，但缺口较大③。

健康产业新职业是指在健康服务业及新业态中已经存在，有一定规模的从业人员，具有独立从业岗位及技能要求，但是暂未被收录到国家职业大典的职业。

健康产业新工种是指符合健康服务业新职业属性，设在某一新职业门类下的相对独立的工作岗位类别。

健康产业新岗位是专门为从事健康服务业新职业或新工种工作而设置的岗位。也可以指在健康服务业中已经存在，有一定规模从业人员的独立从业岗位。

① 《健康产业统计分类（2019）》，2019，国家统计局。
② 武留信、陈志恒：《中国健康管理与健康产业发展报告 No.1（2018）》，社会科学文献出版社，2018。
③ 李克强主持召开国务院常务会议（2013年8月28日），http://www.gov.cn/guowuyuan/2013-08/28/content_ 2591072.htm，最后检索时间：2021年6月6日。

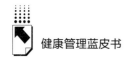

健康产业新技能是指结合我国当前健康产业的职业岗位分布情况及技能需求，紧贴相关行业和技术水平未来发展要求，健康产业新职业新岗位的从业人员需要掌握的理论知识、实践或操作技能，是就业上岗的综合性职业能力和技能。新技能也是开展职业教育培训和人才培养的基本要求，对促进健康领域从业人员素质提升、相关产业升级、行业发展将产生深远影响。

二 发展健康产业新职业新技能的历程及现状

（一）健康产业新职业新技能的发展历程

2020 年 3 月，人力资源和社会保障部、市场监管总局、国家统计局联合发布智能制造工程技术人员等 16 个新职业，其中健康照护师、呼吸治疗师、出生缺陷防控咨询师、康复辅助技术咨询师属于健康产业新职业。

2020 年 7 月人力资源和社会保障部、市场监管总局、国家统计局联合发布第三批新职业，包括区块链工程技术人员、互联网营销师、社群健康助理员、老年人能力评估师等 9 个新职业。此次将"公共卫生辅助服务员"职业下的"防疫员"、"消毒员"和"公共场所卫生管理员"等 3 个工种上升为职业。其中社群健康助理员、老年健康评估师和核酸检测员均属于健康医疗领域的职业（见表3)[1]。

新公布的 30 多个新职业中，其中 15 个与健康相关，可见健康行业地位之高、发展前景之广，健康产业中新职业的产生和从业人员新技能的培养将成为促进大健康产业及健康服务产业发展重要的因素之一和产业持续健康发展的刚性需求。

---

[1] 《人力资源社会保障部办公厅 市场监管总局办公厅 统计局办公室关于发布区块链工程技术人员等职业信息的通知》，http://www.mohrss.gov.cn/wap/zc/zcwj/202007/t20200706_378490.html，最后检索时间：2021 年 6 月 6 日。

表3 2019～2021年我国卫生健康领域新增职业及工种

新增	新报	新调整
心理咨询师及心理干预指导师	保健调理师及中医健康管理师	防疫员
健康照护师	老年健康评估师	消毒员
呼吸治疗师	核酸检测员	公共场所卫生管理员
出生缺陷防控咨询师	社群健康助理员	
康复辅助技术咨询师		

资料来源：人社部、中国就业创业与职业培训在线网。

（二）健康产业新职业新技能的发展现状

随着健康产业不断发展，新技术的应用和人们对健康需求的提升，健康相关产业、新的服务业态、创新服务模式不断涌现。健康产业相关职业及技能的发展变化，要适应新的经济业态发展需要。健康产业新职业的发布，对于引领健康产业的发展、保就业、促创业，都具有重要价值和意义。

第一，从健康产业岗位性质来看，健康新职业的分布主要集中在健康产品和健康服务两个领域。其中包括：（1）健康管理和健康产业密切相关的岗位；（2）在互联网大背景下健康产业相关的数字化管理类岗位；（3）健康养老咨询和服务相关的现代服务类岗位。

第二，从健康产业岗位能力需求来看，大部分健康产业的新职业要求从业人员从原有的传统职业技能向数字化能力转变。健康产业相关产品及服务受到信息化发展的推动，数字化技术在健康管理及健康服务领域从小众变为大众，并由"可有可无"向"不可或缺"转变。不论是基于数字化的管理应用、物联网数据采集等相关的工程技术类岗位，还是城市社群健康助理员、在线心理咨询师等现代服务业类岗位，都不可缺少数字化技术应用的基础知识储备及数字化服务产品的操作技能。

第三，从健康产业相关岗位工作内容来看，有形的健康管理服务和无形的健康咨询成为新职业的普遍性工作内容。健康产业相关新职业需要较高的专业技能，如健康管理师、健康照护师、呼吸治疗师、出生缺陷防控咨询

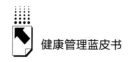
师、康复辅助技术咨询师、社群健康助理员、老年健康评估师等新职业，在向客户提供专业咨询和专业建议的同时，也将在不同程度上提供线下的健康服务，这也从一定程度上驱动制造业向服务业转型、传统产业向新兴产业转型，在提振就业的同时，促进了国内经济内循环的发展。①

第四，从产业链发展来看，健康产业新职业越来越呈现"服务点、线、面"结合的特点。"点"体现为产品及服务的落地，如新技术、新产品的推广，面向目标人群的专职技术顾问，更偏重解决健康产品营销及服务落地，如公共营养师、心理咨询师、健康管理师等。"线"基于健康产业相关服务内容提供平台，并给予更具象的服务方案。为目标客户群提供标准化服务内容，偏重于平台化，基于数字化技术提供服务，如基于健康管理互联网平台服务的相关从业人员，包括家庭健康管理维度、企业健康管理维度、检后管理维度等。"面"通过帮助从业人员或普通群众获得专业产品和服务，从而提升人们的健康体验度和生活幸福感。如健康相关知识及技能传播的专业讲师等。

第五，从健康产业发展趋势看，健康产业相关新职业在面临更多挑战的同时也将迎来更多的机会。

健康领域科技化——未来可穿戴设备、远程医疗、双向音频远程慢病监测、区块链医学等高科技将在医学领域大范围应用。

健康管理精准化、标准化和专业化——未来将通过精准的检测、治疗、康养来实现个性化、专业化的全生命周期健康的照护管理系统。

健康应用智能化——人工智能、"物联网＋"等新技术将为大健康产业带来变革。AI智能等信息化技术能够提升健康管理的智能化水平。

健康产业融合化——未来的大健康产业将与文化、旅游深度融合。

健康产业发展国际化——国际合作与资源共享是未来医疗健康产业发展的趋势。通过"一带一路"大健康平台建设，为中国与世界医疗健康产业合作搭建平台。

---

① 张国玉：《新职业的动力机制与发展趋势》，《人民论坛》2021年1月5日。

三 健康产业新职业新技能的机遇与挑战

（一）面临的机遇

1. 国家政策的积极导向

2019 年 5 月，国务院办公厅印发《职业技能提升行动方案（2019—2021 年)》（以下简称《方案》)，要求把职业技能培训作为保持就业稳定、缓解结构性就业矛盾的关键举措，作为经济转型升级和高质量发展的重要支撑。大力推行终身职业技能培训制度，大规模开展职业技能培训。《方案》要求 2019 ~ 2021 年持续开展职业技能提升行动，全面提升劳动者职业技能水平和就业创业能力，三年共开展职业技能培训 5000 万人次。要求到 2021 年末，全国技能劳动者占就业人员总量的比例达到 25% 以上，高技能人才占技能劳动者的比例达到 30% 以上[①]。

《方案》的实施也将对我国健康产业的就业制度和人才培养带来一场新变革，促进形成以岗位能力和技能就业的新常态。开展社会性大规模职业技能培训，将极大提高我国健康产业发展水平，推动健康管理和健康产业领域从业人员的岗位能力和职业技能的提升，助力健康管理与健康产业高质量发展。

2020 年 1 月，国务院召开常务会议，研究决定分步取消技能人员水平评价类职业资格，推行社会化职业技能等级认定。水平评价类的职业资格证书，将退出职业资格目录，由人社部中国就业培训技术指导中心遴选备案的第三方培训评价机构（企业、学协会、民非组织等）自主开展职业技能等级证书认定和培训工作。获得相应职业技能等级证书的学员，向人社部相关部门申请，可获得专项职业技能提升培训补贴。其中

---

① 《国务院办公厅关于印发职业技能提升行动方案（2019—2021 年）的通知》（国办发〔2019〕24 号），http://www.gov.cn/zhengce/content/2019 – 05/24/content_ 5394415.htm，最后检索时间：2019 年 6 月 6 日。

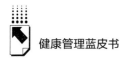

健康管理师、生殖健康咨询师是水平评价类技能人员资格退出目录〔含80项（185个职业）〕中明确要求被取消的职业资格，转为第三方评价①。

职业资格水平评价在实施过程中出现了过多过滥和影响了就业创业的问题。国家按照"放管服"改革要求，建立更加符合市场经济体制需要的技能人才评价制度，更好地支持技能人才队伍建设②。技能人员准入类职业资格继续实行职业资格目录管理；而水平评价类，由职业资格评价改为职业技能等级认定，改变了发证的主体和管理服务方式，主要是实行"谁用人、谁评价、谁发证、谁负责"，真正发挥用人主体的作用和社会组织的作用，政府主要做好开发职业标准、对评价主体进行监督服务等工作③。实行职业技能等级认定对技能人才队伍建设，对技能人才的培养培训、选拔使用、表彰激励都会起到积极作用，也能为技能人才成长成才提供更加广阔的天地。

2. 健康管理新产业/新业态发展的影响

随着中国经济的发展、社会需求的转变、人们主动健康意识的增强，以及科技的飞速发展、国家政策的推动，传统医疗产业发展模式从单一救治模式转向"防-治-养"一体化模式，健康管理和健康产业发展形成了新的产业新的业态，在各个维度创造了新的岗位需求（见表4）。

表4　健康新业态下的新岗位

健康新业态	新岗位
医疗卫生服务	健康体检岗位、互联网医疗岗位、慢病健康管理岗位等
健康事务	健康环境管理、科研技术服务、企事业健康专员、科研助理岗位等
健康人才教育与健康知识普及	在线健康教育岗位、健康新媒体岗位、健康技能教练岗位等
健康促进服务	健康生活方式教练岗位、运动健身指导岗位、膳食营养指导岗位等
健康保障与金融服务	保险健康管理岗位、健康金融咨询岗位、健康保险营销岗位等

① 王君：《人社部：2020年将分步取消水平评价类技能人员职业资格》，《中国新闻网》2020年1月3日。

② 邱玥：《技能人员水平评价有了新办法》，《光明日报》2020年1月3日。

③ 胡载彬、刘翠伟：《我国技能人才评价制度改革研究》，《就业与保障》2020年1月28日。

续表

健康新业态	新岗位
智慧健康技术服务	健康人工智能、云计算与物联网技术岗位等
药品及其他健康产品流通服务	互联网营销岗位、线上药店岗位、医药物流岗位等
其他与健康相关服务	健康法务岗位、健康产业政策咨询岗位等

3. 健康产业蓬勃发展的极大推动作用

当前，推进健康中国建设已上升为国家战略，健康已经成为中国未来发展进程中的重要"关键词"。国家将从政策层面极大地鼓舞健康产业的发展，"健康中国2030战略"也对人民健康水平的提高、健康服务能力的提升、健康体系的完善提出了更高的要求，鼓励为实现全民健康而努力。我国健康产业发展处于初级阶段，具有巨大的市场潜力。2017年国内大健康产业总产值约6万亿元，2019年规模达到8.78万亿元，2020年我国大健康产业规模突破10万亿元。未来五年（2019~2023年）年均复合增长率约为12.55%，将在2023年达到14.09万亿元，2030年将实现16万亿元[①]。健康产业的蓬勃发展使得健康产业从业人员的岗位需求极大增加。以健康管理师岗位、健康体检岗位、慢病健康管理岗位、保险健康管理岗位为例，急需的健康产业相关岗位从业人员超过5000万人（见表5）。同时也催生了大量健康服务相关新职业新工种，例如社群健康助理员、老年健康评估师、核酸检测员、健康照护师、呼吸治疗师等新职业，消毒员、防疫员、公共场所卫生管理员等新工种。并有力地推动了相应职业技能和岗位能力的培训、人才培养。

表5 健康产业相关岗位人数

单位：人

健康管理师岗位	健康体检岗位	慢病健康管理岗位	保险健康管理岗位
医疗岗位:30万	主检岗位:20万	高血压管理:20万	营销岗位:500万
保健岗位:10万	超声岗位:30万	糖尿病管理:30万	服务岗位:100万

---

① 2017~2023年我国大健康产业规模统计情况及预测，https://www.hanghangcha.com/cms/detail/50938.html，最后检索时间：2021年6月6日。

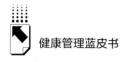

健康管理师岗位	健康体检岗位	慢病健康管理岗位	保险健康管理岗位
营养运动:10万	放射岗位:15万	慢阻肺管理:15万	管理岗位:50万
中医养生:10万	检验岗位:10万	冠心病管理:10万	其他岗位:30万
体检岗位:20万	医师岗位:50万	脑卒中管理:50万	
其他岗位:10万	护师岗位:50万	癌症风险管理:80万	

4. 职业技能岗位能力提升需求激增

"三师"——健康管理师、营养管理师、心理咨询师是健康产业中较早开展职业资格培训的三个培训项目。自2018年健康管理师面向社会开放认证考试后,在国家职业技能补贴行动的带动下,2019年健康管理师培训38万人次,2020年报考人数近百万。2006～2016年10年间,公共营养师/心理咨询师培训市场,每年近100万培训人次的规模。多年来,我国共有公共营养师、健康管理师、心理咨询师等近300万获证人员,但由于职业技能水平不高,很难上岗、就业及创业,没有发挥其在公共服务及相关产业领域的作用,急需提升,用技能满足健康管理与健康产业领域稳就业的急迫需求。

除了"三师"人员外,目前我国有全科医生、家庭医生30万,乡村医生60万,企事业单位等职业场所卫生服务人员100万,互联网健康从业人员2.4亿人,这些人员拥有一定的专业知识,但在新的健康发展形势下,需要进一步提升职业技能和岗位能力,学习新知识新技能,只有这样才能满足人民群众日益增长的健康需求。

(二)面临的挑战

1. 健康产业的从业人员需求巨大

最近一个时期,以5G+健康、人工智能+健康、互联网+健康为代表的健康产业新业态涌现,健康产业创新应用的核心技术人才缺口问题开始显现,不少大健康产业相关企业由于业务拓展需要,在新职业及新技能方面出现"缺兵少将"问题,这必然会制约企业的业务创新与发展,以至于影响行业的快速演进〔以健康照护师为例,养老产业护理人才职业化,对中国应对人口老龄化的挑战至关重要。大多数发达国家此类专业人才占总人口的比重约为5‰，每千人中挪威拥有照护师17.27人，美国和日本分别为9.8人和11.49人，欧盟制定的基本标准为8人以上。按照低于欧盟的标准规划，我国可按照1∶0.2的比例为居家患病老人配备照护师（即10个患病老人配备2个照护师）；面向失能/半失能老人提高比例，按照1∶0.5配备。按此计算，预计到2030年，我国需要职业养老照护师6894万人[1]，供需比例严重失衡]。

近年来，我国慢病发病率呈井喷式上升。《2018中国卫生健康统计年鉴》统计数据显示，2017年心脑血管病、癌症和慢性呼吸系统疾病是我国城乡居民的主要死因，占据着超过80%的比重，慢病出院病人数和人均医疗费用持续上升，已成为危害我国居民健康的头号杀手[2]。生活中饮食不加节制、不重视运动、不注意心理状态调节、对体检不达标结果无动于衷等不良行为，导致慢病高危人群激增且日渐年轻化。以高血压为例，当前我国人群高血压的患病率高达25.2%，全国现有高血压患者2.7亿人，处于高血压前期及具有高血压相关危险因素的人群更加庞大，为4亿~5亿人。高血压、糖尿病等我国常见的慢性非传染性疾病已经给国家、社会、个人带来了沉重的疾病负担。因此急需大量具有实用技能的人员开展慢病及慢病风险管理，以推动健康管理和健康产业领域岗位能力/技能的提升，助力健康管理与健康产业高质量发展。

2. 健康产业的技能人才严重匮乏

慢病防控人才匮乏：预防前移，早期防控干预高血压等慢病危险因素，开展慢病健康管理势在必行。然而慢病健康管理需要人去实施，但有职业技能的从业人员缺口巨大，数量质量都满足不了日益增长的需求，急需大量培养适应时代变化，掌握新技术、新知识、新进展的专业人员，才能更好地面向全人群包括健康人群、慢病风险人群和慢病患者开展健康管理及服务工作。

---

① 唐悦:《养老护理职业化"照护师"出炉》,《粮油市场报》2018年5月12日。
② 国家卫生健康委员会:《中国卫生健康统计年鉴2018》,中国协和医科大学出版社,2018。

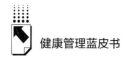

健康管理人才缺乏：据统计我国健康产业中健康管理相关人才缺口近2000万。发达国家以美国为例，截至2012年，美国已有31万专业健康管理师，他们工作在不同机构中（如社区、养老院、康复中心、医院等）；大约每10个美国人就有7个享有健康管理服务。此外，日本有营养师40万人，美国有注册营养师超过6万人，而我国目前营养专业人员还不到1万人，我国健康管理服务方面，每15万人中才有1名健康管理人员[①]。

3. 健康产业人才培养面临的问题

健康新职业目录的公布，引领了健康产业新技能的养成，对于改善我国健康产业技能人才结构以及适应老龄化社会到来的需求，发挥了一定作用。但新职业人才的培养不是一蹴而就的事，大健康产业的新职业设立、新技能人才的培养落后于健康产业高速发展的需要，是我国面临的现实问题。

大健康相关产业特别是高端健康产业出现"无职业、无人才""有职业、无人才"，如随着慢病管理相关新职业的设立，现有从业人才中该部分技能缺失问题亟待解决。健康产业人才结构变化和人才培养体系研究不足，培养体系不完善，没有标准，也没有对应岗位人才培养的资金投入，导致人才供需结构失衡。健康产业发展和人才培养的布局滞后于新技术、新需求的发展速度。

在国家新职业目录的影响下，一些高校积极谋划设置新专业，一些职业技术学院迅速调整新技能人才的培养方案。但毕竟人才培养需要时间，在短时期内，新技能人才难免会供不应求。

四　健康产业职业技能教育培训对策建议

健康产业的大量市场需求涌现，同时伴随着健康产业高新技术的发展日

---

① 郭丽君、鲍勇、黄春玉等：《健康管理本科人才专业化培养的供需现状分析》，《中国社会医学杂志》2018年第4期，第343~346页。

新月异，健康产业相关职业设立及技能人才的培养，已经成为事关国家发展的战略性问题。

（一）健康产业职业技能教育培训的现状

有证书无岗位：《健康管理师职业现状调查白皮书》显示，取得健康管理师资格证书者，仅5%从事健康管理相关工作。

有岗位无证书：《中国健康管理与健康产业发展报告 No.3（2020）》2019年"社会办健康管理（体检）机构竞争力评价研究"调查报告中指出，社会办健康管理（体检）机构，职工总数的中位数为77人，其中机构高级职称人数/职工总人数的中位数为9%，硕士研究生学历职工人数占比中位数为1%，人力资源中取得健康管理师资质的不足10%[1]。

有供给无岗位：据国家统计，截止到2017年取得人社部不同等级心理咨询师证书人数为150万人，截止到2020年约为200万人；专职从事心理咨询工作的不超过10万人。

目前我国健康产业相关教育培训较为火爆，市场需求大、培训机构多，但优质课程少、评价认证缺、实际效果差。培训机构以"低价格、低水平、低要求"抢占培训市场，培训师资力量不足，学员满意度低，培训内容无法满足职业技能需求。

（二）加强健康产业内核（内涵和技能）培训

首先要依托社会公开遴选的"三有"——有影响力的、有质量的、有公信力的社会培训评价组织开展社会职业技能等级认定，对标国家职业标准，有规范、有序开展。在实施过程中，对相关机构实行备案，加强事中事后监管。

其次要注重内核培养，必须以行业和产业需求为导向，注重理论知识＋

---

① 武留信主编《中国健康管理与健康产业发展报告 No.3（2020）》，社会科学文献出版社，2020。

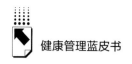
实践技能培训＋实习经验强化。健康产业服务人员是需要兼具观察能力、分析能力、理解能力、表达能力、协调能力、沟通能力、管理能力以及学习能力的复合型技能人员，因此要对其综合能力进行提升和培养。

最后要畅通健康产业从业人员的多职业发展通道，辅助其实现专业化的职业发展、跨行业的职业发展、跨学科的职业发展。良好的健康产业从业人员的职业技能培训和教育将满足健康服务业发展需要和人民群众对美好生活的需求。开展健康管理和健康产业职业技能培训，提升健康从业人员的素质和技能，打造数量充足、素质优良的从业人员队伍，为促进健康中国建设提供人才支撑，必将成为健康中国建设的重要支柱。

（三）创建互联网＋职业技能培训模式（线上加线下）

2020 年 2 月，人力资源和社会保障部、财政部印发《关于实施职业技能提升行动"互联网＋职业技能培训计划"的通知》（以下简称《通知》），鼓励支持广大劳动者参加线上职业技能培训。《通知》明确，2020 年，实现"511"线上培训目标，征集遴选 50 家以上面向全国的优质线上职业技能培训平台，推出覆盖 100 个以上职业（工种）的数字培训资源，全年开展 100万人次以上的线上职业技能培训。2021 年，健全"互联网＋职业技能培训"管理服务工作，构建线上培训资源充足、线上线下融合衔接、政策支持保障有力、监管有序到位的工作格局，进一步扩大线上培训规模，提高线上培训质量。《通知》指出，大力开展线上职业技能培训，丰富线上培训课程资源。强化对企业的支持力度，加大培训补贴政策支持力度，鼓励支持劳动者参加线上培训，做好技能人才评价服务，支持线上培训工作，夯实线上培训基础，优化管理服务①。

新型冠状病毒感染肺炎疫情的发生，对线下集中开展职业技能培训产生了较大影响。近年来，随着互联网应用日益深入，职业技能培训线上线下融

---

① 《人力资源社会保障部　财政部印发关于实施职业技能提升行动"互联网＋职业技能培训计划"的通知》（人社部发〔2020〕10 号），http://www.mohrss.gov.cn/SYrlzyhshbzb/dongtaixinwen/buneiyaowen/202002/t20200226_360691.html，最后检索时间：2021 年 6 月 6 日。

合发展，为各类劳动者学习理论知识和职业技能提供了便捷化、多样化、个性化的培训服务。互联网技术通过在线直播、视频录播、交流互动、考核测试等形式安排课程，实现线上、居家学习技能的效果。因此，线上职业技能培训既是提升劳动者职业技能水平的重要途径，也是减少疫情期间人员聚集的有效方式。同时，也为推广"互联网＋职业技能培训"新的培训模式提供了发展机遇。

（四）建立培训标准、培养体系

健康产业新职业的建设是一个长期过程。健康产业新职业的发布内容主要包括职业名称、职业定义、主要工作内容。新职业技能标准、培养体系、管理体系建立尤为重要，应该自上而下，着眼于行业未来健康产业发展的新变化和新需求，政策制定部门要前瞻性地推动行业协会、专业机构、社会组织积极参与、有效合作，最终建成健康产业新职业新技能培养的标准体系和应用管理体系，进而促进健康产业的发展，使健康产业新职业演化为成熟稳定的职业。

新职业技能提升标准及培养体系是抓手，也是相关单位及组织开展新职业技能考核鉴定的基础。在此基础上推出相应的职业准入机制，如需具备多少课时的专业基础知识学习等。对于"职业技能证书"轻形式，重实效，建立一套行之有效的"拿证能上岗""上岗能胜任"的评价标准，或与中职中专和高职高专院校开展联合学历教育、岗位职业教育、在岗继续教育，推动新职业向专业化、职业化、规范化方向发展。

B.8
2020年健康管理服务认证发展报告

张 卿　苏海燕　窦若兰*

摘　要： 健康管理服务认证是根据我国国情有针对性地对健康管理服务开展的质量控制和监管工作，可以促进健康管理行业的规范发展，提高健康管理机构的上升潜力。2019年，健康管理服务认证工作在全国范围内开始启动，六家试点机构全方位梳理健康管理服务工作，深挖内部潜力、规范内部运行、增强内部实力，逐步建立和完善认证服务体系。本文撷取了部分已认证机构在提升服务质量、创造更大价值等方面的一些实践，与同行分享。

关键词： 健康管理　服务认证　专项认证　分级认证

从20世纪80年代开始，产品认证、管理体系认证以及服务认证在我国逐步展开。多行业、多领域、多产品认证极大地促进了我国产品质量的提升；管理体系认证，特别是质量管理体系认证促进了各行各业已认证机构管理水平的提升；2004年，服务认证也逐步在各服务行业开展。

服务水平通常是消费者的一种事后感知体验，而服务认证则是以"事

---

* 张卿，硕士，天津医科大学总医院健康管理中心主任，主任医师，主要从事健康管理（体检）、慢病筛查与防控、内科临床以及全科医生培养；苏海燕，博士，天津医科大学总医院健康管理中心副主任，副主任医师，主要从事健康管理（体检）、慢病防控、内科临床与全科医生的带教工作；窦若兰，天津市健康管理协会秘书长，主任营养师，主要从事人群膳食营养指导、慢病高危人群和慢病患者的营养干预工作。

先知晓"保障"事后感知"。因此，服务认证可以缓解服务提供者与消费者体验、利益相关的信息对称性问题，提升服务提供者服务能力，树立与提升良好的信誉和品牌形象，增强社会对服务业的信任，规范市场准入及服务业正常有序发展，促进公平竞争，促进服务资源适宜配置。

2009年1月，鉴于医疗服务行业在公共服务领域具有高度的社会关注度、亟须提高服务质量、改善医患关系等因素，我国开始探讨"服务质量评价技术研究及其在公共服务领域的应用"相关研究[①]。医疗机构服务认证对象是医疗机构提供的医疗服务，涵盖全部的诊疗、护理和其他过程。医疗服务包括为挽救生命、预防疾病、提高生命质量，以及为保持或改善身体健康所提供的鉴定、评估、诊断、治疗和随访等[②]。

随着我国居民生活水平提高和健康观念增强，人们对健康服务的需求持续增长，并呈现多层次、多元化、个性化的特征。但是，现阶段我国健康管理服务现状与国家定位的差距仍然较大，健康管理服务与健康需求之间仍然存在不平衡的现象。2018年《国务院关于加强质量认证体系建设促进全面质量管理的意见》指出"大力推行高端品质认证，开展绿色有机、机器人、物联网、城市轨道交通装备等高端产品和健康、教育、体育、金融、电商等领域服务认证"[③]。2018年底，在中国国家认证认可监督管理委员会（认监委）的支持下，全国多个部门共同合作，由天津市健康管理协会开创性地开展了我国健康管理服务认证筹备工作，成立筹备专家委员会并编写了框架性文件。2019~2020年，经过反复调研、多次召开专题研讨及培训工作会议，专家委员会不仅完善了服务认证标准、指标体系与审查员培训，并且详细解读了健康管理服务认证的技术文件、国家法律法规和相关政策，使不同类型的机构熟悉和理解健康管理行业实施认证的要求、内容、过程和意义。健康管理服务认证工作在全国范围内开始启动。

---

① 陈健：《医疗机构服务认证体系的构建》，《中国卫生质量管理》2010年第5期，第39~42页。
② GB/Z19031-2009，质量管理体系医疗服务组织过程改进指南［S］。
③ 中华人民共和国国务院〔2018〕3号，《国务院关于加强质量认证体系建设促进全面质量管理的意见》［Z］，2018-1-26（000014349/2018-00009）。

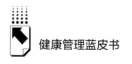

一 健康管理服务认证的基本价值与意义

健康管理服务认证是基于管理思维，依据健康管理行业的特点和发展状况，引导机构对标行业规范标准及高层级健康管理水平，获得行业顶级专家指导，按照 PDCA 模式完善管理体系，帮助机构运用多种管理方法提高整体服务能力、改善服务方法。健康管理服务认证的标准和指标体系可以作为政府相关部门审批健康管理机构注册申请和核定服务内容的依据之一。

健康管理服务认证，不仅可以促进健康管理服务正规化和连续性发展，带动健康管理机构的管理水平全面升级；还可以促使服务质量不断提高，树立起服务对象对健康管理机构的长久信赖，最终促进健康管理行业的规范发展、开发健康管理机构的上升潜力。从可持续发展的角度看，机构实行服务认证是深挖内部潜力、规范内部运行、增强内部实力的有效举措。

（一）健康管理服务机构认证的价值与意义

我国健康管理机构包括社区卫生服务中心、公立医院的健康管理部门以及企业、社会办健康管理机构等。其中，社会办健康管理机构大多是非医疗类健康管理机构，这类机构只需在市场监管部门办理营业执照，经营时按照核准登记的服务经营范围开展业务活动①。因此，我国健康管理服务行业因其机构性质和主管部门不同，不能简单地以"医疗机构"及"医疗服务"来看待。

健康管理服务认证就是根据我国国情有针对性地对健康管理服务开展的质量控制和监管工作。由第三方认证机构出具的健康管理机构的认证证书，

---

① 张卿、苏海燕、王兴：《我国健康管理服务认证体系及实施现状》，武留信主编《中国健康管理与健康产业发展报告 No.3（2020）——疫情大考下健康产业走向》，社会科学文献出版社，2020，第 64~79 页。

既是受审核机构的"体检证",又是市场竞争的"信用证"。

（1）健康管理服务认证将推动机构不断提升业务水平、调整业务范围和保证服务质量。机构认证是以提升机构组织管理能力、提高管理质量、增强机构核心竞争力为着眼点，为服务对象提供专业的管理服务、为机构创造更大的价值；另外，通过认证，可以向机构传递社会评价、消费偏好等信息，引导资源配置优化，扩大有效供给，使已认证机构增强获得感，从而提升认证的价值。

（2）健康管理服务认证可以增强健康管理机构的市场竞争优势。认证证书是通向市场的钥匙，是各企事业单位及个人选择健康管理服务、政府投入和购买等活动的前提条件。同等条件下，获得认证的机构可以有更高的胜出概率，给服务提供者带来信誉和更多的利润。

（3）健康管理服务认证具有很强的消费导向作用。通过展示认证证书，向社会表明有独立第三方对健康管理机构的服务能力和水平提供担保，传递其服务质量、管理状况等真实信息，更易获得服务对象的信任，解除服务对象后顾之忧，引导服务对象理性消费、放心购买其产品和服务，从而提升企业市场占有率。

（二）健康管理服务产品认证的价值与意义

健康管理服务认证的目的是指导服务对象选购满意的健康管理服务，因此认证对象是服务提供者提供的某项服务，而不是服务机构本身，也不是服务机构的管理体系。

（1）当今社会，消费者在购买服务时，除了考虑一定的性价比外，其消费期望与服务项目的安全、质量以及机构资质等方面也必须考虑。消费者凭经验和有限的知识挑选产品，如果购买的是简单商品，如日用品等，消费者完全有能力挑选自己满意的商品，即使挑选不当，也不会造成很大的损失。但是，如果购买的是专业性强且价格昂贵、与身体健康息息相关的健康管理服务，只凭个人经验、外在表现、营销手段以及口口相传等方法，是无法判断健康管理的内在质量、无法满足日益增长的健康需求的。实行健康管

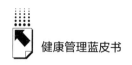
理服务认证，则为消费者提供了一种信息：该健康管理服务通过了公正的第三方——认证机构对其进行的鉴定和评价，其品质符合国家规定的标准。如果消费者想进一步了解被认证健康管理服务的质量情况，也可以查到该服务所依据的标准，对其进行全面了解。

（2）通过认证，各级健康管理机构被明确规定了服务范围和服务细则。因此各机构既可以实现健康管理服务项目与内容系统化、标准化，也可以为服务对象提供差异化、定制化的健康管理服务产品，在保证服务安全的同时，大力发展了延伸性和个性化健康管理服务产品，提高效率，满足健康需求。健康管理服务机构还要接受认证机构的日常监督，通过定期培训、典型引导、专题研讨、完善认证标准和指标体系及复评等过程，保证其健康管理服务的质量能够持续稳定地符合规定的标准要求，同时淘汰落后服务，引进新兴服务技术，促进服务能力和适宜技术的成熟和市场培育。

二　健康管理服务认证的类别与等级

健康管理是以现代健康概念和中医"治未病"思想为指导，运用医学、管理学等相关学科的理论、技术和方法，对个体或群体健康状况及影响健康的危险因素进行全面连续的检测、评估和干预，实现以促进人人健康为目标的新型医学服务过程[①]。

但是，由于每个个体的遗传因素、身体状况、行为习惯、疾病需求不同，每个健康管理机构的背景规模、经营类别、市场定位、业务水平、人员资质不同，因此健康管理的种类、方向和重点不同，有人认为健康管理是相对软性的服务，服务形态是不定型的，故而健康管理被视为很难标准化的服务。

在认证工作开展之初，健康管理服务认证筹备专家委员会及 HQCC 中国健康管理服务认证标准化建设与认证委员会充分考虑到健康管理行业特

---

① 武留信、曾强主编《中华健康管理学》，人民卫生出版社，2016。

点，在健康管理行业引入特色认证和分级认证。按照管理项目建立突出不同健康危险因素及慢性病的特色认证，按照市场和行业的不同需求引入分级认证，这将推动整合健康管理行业的整体布局与配置，提升健康管理服务的管理效能，实现"全面健康"战略。

（一）专项健康管理服务认证

从健康管理的概念和方法上可以看到，健康管理主要针对健康素养、健康危险因素、慢病危险因素及慢性病进行管理，主要包括行为危险因素、超重肥胖、高脂血症、血压正常高值、糖尿病前期等慢病危险因素及心脑血管疾病、癌症、糖尿病、慢性呼吸系统疾病等慢性病。

因此，针对健康管理的主要服务项目，健康管理机构可以申请特色项目认证，围绕提供健康管理服务的整体目标，发挥机构的技术优势，以专业的技术服务为专病人群创造更大的健康价值。这样既增强了机构获得感，又提升了认证的价值，同时满足了服务对象专病专治、利益最大化的需求。

实施专项健康管理服务认证，可为顾客、监管机构、行业和其他相关方证明服务提供者的服务符合规定的服务要求，能够在国家、区域层面促进服务市场准入、公平竞争和顾客接受。

规范化是健康管理服务认证的基础，健康管理服务认证展示的健康管理操作模式，是严格按照流程进行管理的。

（1）筛选目标人群：按照严格的流程要求来决定和管理对象的接触点；

（2）健康信息收集与汇总：接触的时候需要询问什么、追踪什么样的信息；

（3）危险因素筛查与评估：根据收集的信息，按照流程决定需要怎样的后续服务；

（4）制订与实施干预计划：如高风险人群，需要进入高危管理；

（5）随访管理：随访间隔时间、随访方式、随访内容，记录哪些指标；

（6）效果评价与满意度调查。

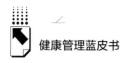

（二）分级健康管理服务认证

《健康管理服务技术规范（通则)》[1] 中的"服务项目的内容与质量要求"部分，将健康管理机构分为四级，分别提出一级至四级健康管理机构的服务重点领域、目标人群、服务内容和质量要求等。《健康管理服务评价体系（试行)》将健康管理机构服务能力细化，将每一项服务内容和要求分解，使其具有可操作性。各级健康管理机构的主要观测点，按照健康管理的主要工作程序，包括信息收集与处理、风险评估、制订健康干预计划、健康干预、效果评估等五个方面，提出人员、设备设施、应用的产品、服务内容与流程、关键技术等方面的指标要求。

从机构内部看，分级认证标准明确规定量化指标、评分规则和分级规则等要求，通过对体系运行状况、成熟度和服务效果进行量化评价，实现认证结果分级。

从机构的隶属关系看，分级认证既覆盖了医疗机构所属的健康管理机构，又覆盖了社会办非医疗性质的健康管理机构。认证标准明确规定了各级别健康管理机构可以开展的服务，因此可促进社会办健康管理机构规范发展。

从外部环境看，个体消费者以及社会集团的消费需求呈现出多样化、多层次的特点，从基础健康需求到高层次健康需求的领域不断扩展、内容日益丰富、服务质量要求不断提高。因此，可以通过对健康管理服务机构的分级，表明其服务能力的差异。分级认证将成为机构实现战略目标的支撑、提升管理系统性的工具以及提高各部门执行力的抓手。

针对不同管理机构，开展特色认证、分级认证，可以集中各个机构优质资源，突出水平及特色，开展管理服务整合，合理配置各个机构甚至整个行业的健康管理资源，推动整体健康管理服务行业向全方位、全过程、全生命周期延伸。同时，大量行业专家的参与，为健康管理机构提供了与同行交流和对标的平台，从而为推动健康管理行业高质量发展提供新的路径和动力。

---

[1]　Q/HQCC10110712-2018，《健康管理服务技术规范（通则)》［S］。

三　健康管理服务认证的申报与审查

（一）健康管理服务认证的申报

1. 认证范围

凡对健康人群、亚健康状态人群（亚临床）、慢病高危人群及慢性病患者开展健康教育与咨询、亚健康状态调理、中医治未病、健康干预等医疗或非医疗健康管理服务机构均应进行认证。

2. 申报条件

（1）在中华人民共和国境内注册、依法取得《医疗机构执业许可证》或《营业执照》的各类健康管理服务机构；

（2）按照健康管理服务认证技术依据的相关规定组织内部自查，基本符合条件和要求；

（3）申请健康管理服务认证的前3年内无重大事故。

3. 申报资料

（1）认证申请表；

（2）申请机构简介；

（3）机构组织框架图；

（4）申请机构营业执照复印件，若服务项目覆盖多场所活动，应附每个场所的法律地位证明文件的复印件；

（5）申请三级健康管理机构，如开展心理治疗、功能医学干预等医疗服务，应提供合法有效的《医疗机构执业许可证》复印件；

（6）申请四级健康管理机构，应提供合法有效的《医疗机构执业许可证》复印件；

（7）填写《健康管理服务人员清单》，提供人员资质证书复印件；

（8）服务相关自评报告：应包括开展健康管理服务的年限，开展的主要服务项目与服务内容，每年健康管理的人数，具有健康管理档案的人数

173

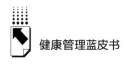

（包括电子档案），主要应用的设备设施、软件等；

（9）其他相关资料。

（二）健康管理服务认证的审查

1. 认证程序

认证程序为提出申请、初步审查（申请书审查、文件审查）、受理申请、现场审查（文件审查、见证审查）、提出整改建议、提交审查报告、上报认监委、社会公示、批准并颁发证书、监督审查、复评等。

2. 审查目的

（1）评价受审查方服务项目的符合性、适宜性和运行的有效性，以确定是否推荐颁发服务认证证书；

（2）核查受审查方服务项目的维持情况，是否与标准保持持续一致，并确认已颁发服务认证证书的有效性；

（3）监督扩项情况时，审查受审查方服务项目的维持情况，是否与标准保持一致，并确认已颁发服务认证证书的有效性；同时通过对扩项部分进行审查，确定是否满足标准要求，确认是否可以新扩业务范围，并推荐注册。

3. 审查依据

（1）Q/HQCC 10110712-2018 健康管理服务技术规范（通则）；

（2）HQCC 服务认证规则、HQCC 服务认证实施规则；

（3）待审查服务项目的服务标准/技术规范；

（4）相关法律法规要求。

4. 审查模式

根据服务认证的共性，结合机构的个性，认证审查一般采取文件审查、见证审查相结合的方式，包括文件查阅、现场观察、现场个别访谈、专业人员随机技术测评等审查方法。

5. 审查内容

（1）初审：在申请与受理阶段对申请资料及资质资料进行审核，确认无误后签订认证合同。

（2）文件审查：包括管理文件及技术文件。管理文件包括机构资质、人员资质、场地资质、食品要求、设备设施及管理制度等。技术文件包括所申报的健康管理机构级别的必备条件的说明或证明材料、所申报项目的健康管理方案、健康干预计划及相关群体、个体案例资料等。

（3）见证审查：主要包括健康管理服务项目审查、服务对象满意度调查、专业人员随机技术测评、机构基本要求评价等。

（4）结果反馈：以末次会议形式向被审查机构通报初步审查结论。

四　健康管理服务认证案例报告

自2018年筹备至今，经自愿申报、综合审查，专家委员会筛选出符合条件、有代表性的6家机构作为首批健康管理服务认证的试点机构（见表1）。在认证期间，专家组多次深入试点机构，随时了解和解决筹备认证过程中遇到的疑难问题，协调解决方案，对不能满足认证条件的问题及时提出。认证专家组积极介入、共同推进各试点机构认证服务体系的建立和完善，从医疗质量、医疗设备、医疗服务等全方位梳理健康管理服务工作。

表1　首批健康管理服务认证机构介绍

机构名称	机构性质	认证等级	认证范围	
天津医科大学总医院	1. 天津医科大学附属医院 2. 三级甲等综合性医院	1. 四级健康管理服务机构 2. 健康管理服务认证示范机构	1. 群体健康管理	
			2. 慢病高危人群健康管理	①体重管理 ②肺癌高危人群管理 ③宫颈癌筛查与管理 ④甲状腺结节分层管理 ⑤高血压前期健康管理
			3. 慢病患者健康管理	①糖尿病健康管理 ②高血压健康管理 ③动脉粥样硬化性心脑血管疾病/ASCVD 风险健康管理

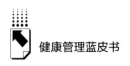

续表

机构名称	机构性质	认证等级	认证范围	
国家电网公司北京电力医院	1. 企业医院 2. 首都医科大学教学医院 3. 三级综合医院	四级健康管理服务机构	1. 群体健康管理	
			2. 慢病高危人群健康管理	①体重管理 ②高血压前期健康管理 ③糖尿病前期健康管理
			3. 慢病患者健康管理	①高血压健康管理 ②糖尿病健康管理 ③高血压合并糖尿病健康管理
北京航天总医院	三级综合医院	四级健康管理服务机构	1. 群体健康管理	
			2. 慢病高危人群健康管理	①体重管理 ②糖尿病前期健康管理 ③高血压前期健康管理
			3. 慢病患者健康管理	①高血压健康管理 ②糖尿病健康管理 ③心脑血管疾病健康管理
国网天津市电力公司综合服务中心	1. 企业医院 2. 一级医院	四级健康管理服务机构	1. 群体健康管理	
			2. 慢病高危人群健康管理	①高血压前期健康管理 ②高血脂健康管理 ③糖尿病前期健康管理 ④职工心理干预项目
			3. 慢病患者健康管理	①高血压健康管理 ②糖尿病健康管理
中国铁路北京局集团有限公司天津铁路疾病预防控制中心	企业疾病预防控制中心	四级健康管理服务机构	1. 群体健康管理	
			2. 慢病高危人群健康管理	①体重管理 ②高血压前期健康管理 ③糖尿病前期健康管理 ④高血脂健康管理
			3. 慢病患者健康管理	①糖尿病健康管理 ②高血压健康管理 ③脑卒中健康管理
天津市黄河医院	二级甲等综合性医院	专项健康管理机构	糖尿病患者健康管理	

（一）健康管理服务机构认证实践案例

本文撷取了部分已认证机构与单位在提升服务质量、创造更大价值等方面的一些实践，与同行分享。

1. 天津医科大学总医院

天津医科大学总医院是集医疗、教学、科研、预防于一体的综合性三级甲等医院。健康管理中心成立于 2005 年，主要承担着健康体检、健康管理、医疗咨询等服务。中心于 2010 年被中华医学会评定为首批全国健康管理示范单位，2011 年被中华预防医学会评为全国体检人群慢病风险与控制标准化建设基地，2013 年又被中华医学会、中国健康促进会评为天津市唯一一家全国健康管理示范基地旗舰单位。2017 年、2018 年，复旦版《中国医院专科声誉排行榜》健康管理专科排名中，中心位列天津地区第一、华北地区第三，2019 年升至华北地区第二位。中心完善了健康体检流程全面质量管理，积极探索适合中国人群的特色慢病管理模式，开展了多项慢病危险因素及慢病管理项目，并与医院多个临床科室开展 MDT 合作，与全市多家医院及体检机构开展了健联体合作。

尽管已经开展多项慢病危险因素及慢病管理项目，通过认真准备认证审查，中心依然收获颇多。①在筹备此次认证的过程中，中心以认证标准作为依据，反复梳理健康管理项目及流程，细化各项标准及规范，建立了慢病危险因素及慢病管理的标准化管理模型和评价指标；②通过对中心的管理流程进行全面系统的优化，中心整理完善了《健康教育手册》以及各项目独立的《工作手册》，在突出同质化管理的同时兼顾特色化，打破了项目之间的壁垒；③经过多轮次的讨论、修改、完善、试用、再修改、再完善，具有健康管理学科特色的客观、准确、可操作性强的健康管理模式逐步形成；④尽管中心缺乏完善的信息化管理平台，但就是因为从认证实践中脚踏实地不断探索，加快了全体工作人员健康管理思维的形成，明确了健康管理与医学诊疗的异同，促使健康管理服务能力大幅度提升；⑤得益于细致扎实的健康管理服务认证准备，中心在 2020 年成功获批一项国家自然科学基金面上项目

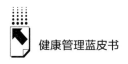

"动脉血管健康危险因素多维识别、早期筛查及精准管理",这也是认证工作的重要成果之一。

2. 国家电网公司北京电力医院

国家电网公司北京电力医院是一所集医疗、科研、教学、预防、健康管理于一体的三级综合性医院。北京电力医院健康管理中心由建院之初的体检科,2009 年转型为健康管理中心,2019 年 5 月 8 日以北京电力医院健康管理中心为基础,组建国中康健(北京)健康管理有限公司,为健康管理事业的发展带来新的契机。自 2009 年健康管理中心成立以来,体检业务规模不断扩大,健康管理工作不断进步,通过加强健康管理信息平台建设,将互联网 + 健康管理、中西医结合、身心一体化管理等手段和方式相融合,形成具有自身特点的较为成熟的"工作场所身心一体化健康管理模式",开创了北京工作场所职工健康管理工作的先河。曾获得"中华健康管理论坛关注职工健康特别贡献奖""北京市健康管理创新单位"等奖项。

在此次认证的筹备中,中心详细分析了工作中的优势与不足,以"强优势、补短板"的工作思路全面推动健康管理工作迈向新台阶。作为企业医院,中心对于在职业场所的群体健康管理服务经验较多,健康管理资料保存较完整,模式较成熟,生活方式管理经验较丰富,流程较规范。而个体慢病健康管理规模化和规范化相对欠缺,健康风险评估应用不充分,健康管理适宜技术手段欠丰富。因此,在认证准备的过程中,中心全面梳理了健康管理工作。①列出服务技能清单并进行了分析,根据分析结果重点加强了关键人员的慢病健康管理技能培训,进一步规范了个体慢病管理质控工作,改进了质量改进讲评会的形式和内容,使质量控制贯穿全程,并成为常态化工作;②进一步规范了设备使用、清洁和消毒记录要求,并将此项工作列入了护理岗位操作规范;③结合自身健康管理业务的特点,制定了《健康管理工作规范》,对企业健康管理和个人健康管理的服务内容、工作流程和工作要求进行了明确规定;④完善了服务评价体系,加强了慢病管理工作流程的管控,完善了随访管理计划、效果评估、与服务对象的沟通交流以及服务记录等评价指标;⑤积极引进疾病易感基因检测技术、完善了糖尿病管理及中医健康管理等适宜检测技术和干预技术，并加快推进应用，满足了不同人群的健康需求。

通过健康管理服务认证，中心突破了管理瓶颈，成立了慢病管理中心，为推动医院健康管理服务朝规范化和标准化方向发展奠定了基础。目前中心扩大了慢病健康管理服务，已开展肺结节、糖尿病、高血压和高尿酸血症等管理服务，并初具规模。自主研发的健康管理云平台，可以实现远程健康监测和健康管理，为扩大慢病管理服务规模提供了有力支撑。面对市场竞争，中心将逐步实现健康管理服务产品主动推广、对接企业需求，运用健康管理服务认证标准为企业量身打造整体健康管理解决方案，2020年下半年已在两家央企开展相关服务。

3. 中国铁路北京局集团有限公司天津铁路疾病预防控制中心

天津铁路疾病预防控制中心成立于2014年4月，隶属北京局集团公司，担负着天津、唐山、秦皇岛、沧州地区铁路单位和部分北京辖区单位所属5万多名铁路职工每年的体检任务，是企业关爱职工的"健康家园"。中心可根据体检职工的不同情况，提供个性化服务，为每位体检职工建立了永久性电子体检档案，并提供检后跟踪服务，专职健康咨询师提供健康咨询以及检后健康管理服务工作，努力实现中国铁路提出的"健康体检、健康宣传、健康维护"行动计划。天津铁路疾病预防控制中心一直以来面向所属单位开展健康体检工作，结合铁路行业的特点开展大量的健康宣传，按照疾病和人群分级分类开展健康维护工作，有着良好的群体健康管理工作基础。

自2019年开始，为了提升服务质量，中心参加了健康管理服务认证的培训学习。通过学习，中心认识到自身的健康管理服务工作还有很大的提升空间，实现健康管理的标准化迫在眉睫。通过开展健康管理服务认证准备工作，中心运用健康管理服务认证标准指导健康管理实践工作，优化了工作流程，提升了健康管理服务能力，运用多种干预手段，促使健康管理服务升级。①中心为全体体检职工进行心理评估，实施心理健康管理，分等级向各单位发放预警通知，同时分单位、分级别进行干预；②定期对站段职工开展

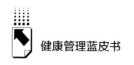

国民体能测试；③对于"四高"人群，在原来健康维护基础上又增加了心理干预，并根据"中国居民膳食宝塔"指导职工合理健康营养饮食。通过认证，中心从单纯健康体检逐渐向健康管理方向倾斜，逐步实现健康管理服务的规范化和标准化，促进健康管理服务内容与质量升级。

通过此次健康管理服务认证，中心深深意识到：对于铁路系统职工来说，群体的健康管理需要建立在个体的健康管理的基础上，中心将用5年的时间实现对每位职工的健康管理全面覆盖，这将对天津辖区铁路职工的慢病风险因素及慢病的控制起到不可估量的作用。

（二）健康管理服务专项认证实践案例

在首次认证的6家试点机构中，天津市黄河医院是唯一一家被认证为"专项健康管理机构"的单位——"糖尿病专项健康管理服务认证"机构。

天津市黄河医院是一所集"临床、康复、教学、科研、预防"于一体的二级甲等综合性医院，是天津市首家"体医融合"医疗机构，是天津市糖尿病医保年费用包干的试点与示范单位。在天津市二级医院中首家获得"互联网医院"牌照。医院与多家三级甲等医院建立医联体，是南开区社区卫生服务医疗指导中心、南开区区域检验中心、南开区区域影像中心、南开区转诊会诊中心。

黄河医院健康管理中心是天津市最早开展糖尿病专项健康管理的机构，该中心2016～2017年及2018～2019年被中华医学会糖尿病学分会、中国健康促进与教育协会连续评为全国"糖尿病健康教育管理认证单位"。该中心一直致力于糖尿病的早防早诊早治工作，通过提高医护人员健康管理能力和水平，实现糖尿病健康管理线上线下相结合，从而方便患者、提高依从性，最终提升干预效果。

天津市黄河医院健康管理中心依据自身特色申报糖尿病患者健康管理专项认证。在认证筹备过程中，经过专家组的多次实地指导，该中心的健康管理工作得到全面提升。①进一步加强制度建设，完善管理体系；②配置了相关设施，满足健康管理需求；③进一步梳理了健康管理流程，完善了管理过程的资料收集与档案管理，形成了完整的闭环管理；④加强质控管理，提升规范服务能力。

（三）首批健康管理服务认证工作总结

经过三年的探索和实践，健康管理服务认证试点工作逐步完成。试点工作主要围绕认证标准完善和试点机构认证审核两项工作展开，这些活动得到了国家认监委、天津市卫生健康委、全国多个部门以及天津市健康管理学会、协会（学协会）的大力支持。

通过健康管理服务认证，参与认证的机构一致认为服务认证促进了健康管理工作全面提升和发展、强化了健康管理机构的内生动力：一是加强了专业队伍建设；二是完善了必要的设施设备；三是建立了覆盖健康管理全过程的管理制度体系；四是完善了服务项目的标准规范，促进机构由健康体检服务向健康管理服务转型，提升了机构的服务能力和专业水平。机构以认证为抓手，主动创新，探索适合市场需求的管理模式和适合自身发展的工作路径，极大地提升了市场竞争力，实现了自身有序发展和品牌建设。健康管理服务认证助推了健康管理行业的质变与飞跃，将成为规范市场发展的刚需。

2020年8月28日，在第十五届北京健康管理论坛暨北京健康管理协会第十二次年会上，HQCC中国健康管理标准化建设与认证委员会向首批参加健康管理服务认证的机构授牌，这标志着健康管理服务认证试点工作圆满完成。健康管理服务认证的良好实践经验表明，认证工作作为转变观念、完善基础、规范服务、提升能力的重要抓手，可以促进健康管理学科发展、促进机构和专业人员由健康体检服务向健康管理服务转型、提高健康管理机构的管理水平、促进健康管理手段的提升、调动员工主观能动性，最终促使健康管理服务机构从优秀走向卓越。

今后在国家认监委、卫健委推动下，京津冀健康促进行业联盟与相关学协会和机构合作，继续大力推广认证试点单位的成功经验，推动健康管理机构服务认证，提升机构的整体能力；结合机构的认证需求，推动专项健康管

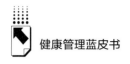

理服务认证，提升专项服务能力；起草制定健康管理人员能力技术规范，开展培训、建立评估系统，推动个人服务能力培训与认证，提升健康管理从业人员服务能力。

五　健康管理服务认证的问题与对策

（一）健康管理服务认证面临的主要问题

随着社会进步与经济发展、人们对疾病预防和健康需求的不断增加以及人口老龄化等因素，催生了许多健康领域中与预防、干预、康复相关的服务模式。医疗服务从"以疾病为中心"向"以健康为中心"转变，包括健康促进、疾病预防与治疗、临终关怀等医疗与非医疗机构，为患者提供全生命周期的连续性服务。

健康管理服务认证在我国刚刚起步，其重要性和意义还未得到广泛、充分的认识，加之以下因素影响着健康管理服务认证的发展。

1. 我国医疗服务认证的现状，一定程度上阻碍了我国健康管理服务认证工作的开展

（1）目前在开展医疗机构认证时大部分是根据其共性采用同一套标准，而忽略了不同机构之间的差距与特性[①]。在这种情况下，单纯的医疗机构认证可能无法囊括所有的与健康相关的医疗与非医疗服务体系，包括社区照护、疾病预防、再住院、康复等方面；因此，针对医疗机构开展认证时，就需要关注到更广泛的医疗服务行为，即兼顾共性与个性；而对非医疗机构涉及的健康服务也需要有相应的评价与监管。

（2）学术界和医院管理界更注重于"医疗质量安全"而非"医疗服务"，专业人士认为自发引入第三方医疗服务认证多是出于服务营销目的，

---

① 庄一强、刘先德、卓进德、单涛、刘兆明、蔡光辉、郑会荣：《国际视野下的医院认证现状与发展趋势》，《中国医院》2020 年第 1 期，第 17 ~ 18 页。

因此对这种源于企业的服务认证是否可应用于医疗机构还有一定的争议。

（3）现阶段，医疗机构的评审未将医疗服务认证作为条件之一。

以上原因导致了医疗服务认证未在我国广泛实施。大多数来源于公立医院的健康管理中心，势必会受到这种观念的影响，从而在一定程度上阻碍健康管理服务认证在我国的开展。

2. 健康管理服务认证与制度建设的不平衡

健康管理服务认证旨在建立健全高层次、广覆盖、提升机构自我管理能力的健康管理服务质量标准和评价体系。现阶段，在采用第三方认证的初期，虽然有国家认监委和卫健委的支持，却没有足够的法律保障支持促进第三方评价机构的发展、保障其合法地位、充分发挥其作用。上述状况将难以形成一种长效运行机制。因此，完善的制度建设才能保障健康管理服务认证有章可循、持续发展。

3. 健康管理服务认证尚未与保险衔接

现阶段，我国医疗保险未将健康管理纳入医保范畴，健康管理服务目前没有服务和收费标准；医疗保险尚未认可健康管理服务认证的结果，没有针对不同等级健康管理服务机构选择性支付。因此，大部分体检机构既没有能力，也没有动力开展健康管理服务项目，或者仅仅选择部分收益型健康管理服务项目。健康管理无人买单，从某种程度上来讲，制约了健康管理机构整体发展的速度、制约了疾病早期预防和干预的获益、制约了我国慢病防控的整体策略的实施。

4. 健康管理服务认证的范围及标准需要与健康管理服务进一步契合

健康管理是针对个体或群体健康状况及影响健康的危险因素进行全面连续的检测、评估和干预，健康管理服务内涵丰富、种类众多[1][2]。不同分类方法以及分类结果之间具有差异，这导致对健康管理服务准确科学的分类比较困难。因此，能否针对不同需求，开展不同级别的机构认证、人员认证、

---

[1] 中华医学会健康管理学分会、中华健康管理学杂志编委会：《健康管理概念与学科体系的中国专家初步共识》，《中华健康管理学杂志》2009年第3期，第141~147页。
[2] 田慧光：《健康管理服务能力建设与认证实用手册》，人民卫生出版社，2020。

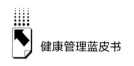

服务技术与产品认证等，完善健康管理服务认证的范围及标准，做到与健康管理服务充分契合？这是健康管理服务认证亟须解决的问题。

（二）健康管理服务认证的发展对策

1. 医疗机构的健康管理服务认证与卫生行政管理相结合

目前，国际上负责医院认证的机构共分三类，政府开展的认证、政府委托第三方开展的认证以及独立第三方机构开展的认证①。一直以来，我国对公立医院的评价长期以卫生部门为主导，缺乏第三方机构的参与。而政府评价往往存在以下问题：①整体评价内容比较单一；②评审缺乏连续性；③评价标准并不公开，缺乏透明性；④由于没有强有力的监督和指导，医院整改往往不了了之，评价工作形同虚设②。

第三方机构认证体现的是关联、持续、动态的循环过程，理念是"以病人为中心"和"质量持续改进"，因此，新型的认证机制势在必行。结合我国国情及国内外认证经验③，健康管理服务认证可以由国家认监委和卫健委统筹管理，制定相关政策法律，对其进行引导、规范和完善。同时委托第三方机构组织相关领域专家开展认证工作，具体的审批管理、健康管理机构以及整体认证过程的监管须由认监委及卫生行政部门负责。第三方认证机构具有相对的独立性和专业性，这就形成了既有监管又独立客观的健康管理服务质量监管体系。

2. 非医疗健康管理机构的服务认证与市场行政管理相结合

随着"健康中国"战略的实施和对健康管理需求的增加，我国非医疗健康管理机构得到很大发展，呈现了数量增加迅猛、从业人员众多的局面。但是目前我国非医疗机构开展的健康管理服务普遍存在盲目发展的状态，专

---

① 庄一强、刘先德、卓进德、单涛、刘兆明、蔡光辉、郑会荣：《国际视野下的医院认证现状与发展趋势》，《中国医院》2020年第1期，第17～18页。

② 陈卉：《国外公立医院第三方评价对我国的启示》，《海南大学学报》（人文社会科学版）2017年第1期，第30～34页。

③ 李娜、马丽平、杨威、孙晓宇：《智利医疗服务认证概况》，《中国医院》2019年第6期，第72～74页。

业人员匮乏、运营不规范、服务质量和技术含量较低，有些服务明显不符合国家现有的规定，这些现象背后隐藏着产生健康隐患的巨大风险。

健康管理服务技术规范已经国家认监委备案，并且具备了开展认证的相关条件。建议国家市场监督管理部门进一步完善对非医疗健康管理机构的准入办法，将获得国家认监委资质的第三方服务认证机构的认证结果，作为非医疗健康管理机构准入的重要参考或依据，这将会极大促进这些机构的规范发展。

3. 健康管理服务认证与保险支付紧密结合

2019年，国家发改委等21个部门联合颁发了《促进健康产业高质量发展行动纲要（2019—2022年)》，部署了十大重点工程，其中包括了健康保险发展深化工程。该工程旨在促进健康保险与健康服务融合，支持健康保险公司开展管理式医疗试点，建立覆盖健康保险、健康管理、医疗服务、长期照护等服务链条的健康管理组织，推动服务模式变革，促进个人落实健康责任等。

在国家层面进行了健康管理与商业保险相结合的工作安排，为健康管理服务认证的发展提供了机遇。第三方商业健康保险，依据健康管理服务认证结果为部分机构的健康管理服务和服务对象的疾病预防买单，不仅可以极大地扩大健康管理与健康保险双方的市场规模，实现健康管理服务全覆盖，还会为我国慢病预防带来可观的卫生经济学效益。

4. 健康管理相关学协会加强对服务认证的支持

全国及各地区健康管理学（分）会、健康管理协会等组织，自成立之初一直引领我国的健康管理工作，通过整合专业学者、社会各界人士和各方力量、资源，通过制定相关的规章、行政规范性文件、指南共识等，加强健康管理行业的监管和自律，帮助相关产业提供市场信息、宣传培训、权益保护等，推动我国全民健康事业的正规化和连续性科学发展。

各级健康管理学协会积极推动专家学者参与到认证工作中，通过完善服务规范、加强专业培训、组织学术交流、推广服务认证等方面，保障健康管理服务工作具有科学性、专业性、先进性、规范性和时效性。通过开展认证

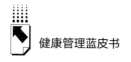

人员培训及技能培训，不仅有利于促进医疗机构，更有利于鼓励和引领非医疗机构，全面推动我国健康管理服务业的发展。

因此，全国及各地区健康管理相关学协会需要加强对服务认证的支持、指导和推广，这就形成了既有监管又独立客观且具有专业保障的健康管理服务质量监管体系，带动健康管理机构的管理水平全面提升。

面对全新的健康理念和健康管理行业的短期内飞速发展，如何推进健康管理机构建设、规范健康管理服务行为、提高健康管理服务质量和综合能力、培养健康管理服务队伍，需要全社会、全行业高度重视、认真思考。客观、公正地开展认证评定工作势在必行。

调 查 篇
Investigation Reports

B.9

2020年中国县域医院健康管理（体检）
机构竞争力报告

李艳 李莹 吕晶[*]

摘　要：　从分布上看，2020年中国县域医院健康管理（体检）机构竞争力100强主要集中在华东、华中地区，以山东、江苏、湖南省最多。从竞争力要素来看，资源配置已初步完成，健康管理服务能力还有待进一步加强，服务质量仍处在起步阶段，但有68家机构建立了质量控制组织构架及工作流程，相较2019年增长12%，推动了县域医院健康管理（体检）机构质量管理工作的开展，但学术水平较低。同时针对县域医院健康管理（体检）机构竞争力要素存在的问题提出了改进意见。以科学的体系指标为依托的第三方竞争力评价，将助力

---

* 李艳，博士，中南大学健康管理研究中心，主治医师，主要研究方向为口腔疾病的健康管理；李莹，博士，中南大学健康管理研究中心，副研究员，主要研究方向为心血管疾病的健康管理；吕晶，中南大学药学院硕士研究生。

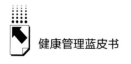

参评机构质量建设能力和水平的持续提升。

关键词： 县域医院　健康管理　质量控制

健康管理（体检）是实施"健康中国战略"的重要平台，近年来，《国务院关于促进健康服务业发展的若干意见》《"健康中国 2030"规划纲要》《国务院关于实施健康中国行动的意见》《中华人民共和国基本医疗卫生与健康促进法》等一系列文件相继颁布，在这些相关文件中，实施健康管理数次得到肯定并提出发展健康管理的新希望。因此，不断发展健康管理服务，发挥健康管理在提高全民健康水平、防治慢性病上的重要作用，坚持预防为主、推进关口前移，必将实现医学服务模式的转变，使民众不得病、少得病，提升民众的安全感、幸福感。

县域是国家社会治理与经济发展的重要基本结构。占我国国土面积 90% 以上、人口比重 70% 以上的县域，医疗服务水平仍旧不高。"郡县治，天下安"，在全面建设健康中国的进程中，县域的地位显得尤为重要。健康中国的定义以全民健康为基础，而县域医疗可以有效覆盖广大的城乡居民，因此只有大力完善县域医疗健康服务体系，才能真正实现人人享有基本医疗卫生服务的宏伟目标。随着社会老龄化、县域城镇化进程的不断加快，县域会集中更多的人口和资源，县域医疗机构也会承担更多任务。作为分级诊疗的初级重要一环，县域医疗健康服务体系也将承担更多的医疗预防和康复的任务。

2019 年，健康管理蓝皮书编委会和中关村新智源健康管理研究院共同研究发布了 2019 年中国内地县域医院健康管理（体检）机构竞争力报告①，引起社会各界的广泛关注，积极推动了我国县域健康管理（体检）机构的

---

① 武留信主编《中国健康管理与健康产业发展报告 No. 3（2020）》，社会科学文献出版社，2020，第 202~216 页。

有效持续改进完善。在新冠肺炎疫情防控常态化的今天，面对人群聚集和频繁流动的现状，县域健康管理（体检）机构只有不断提升服务质量和能力，实施全民全域的健康管理，才能取得战"疫"的胜利。在此背景下，中关村新智源健康管理研究院及健康管理蓝皮书编委会继续秉承"用数据说话、用时间说话、用趋势说话"的第三方评价原则，对2020年度中国县域医院健康管理（体检）机构进行100强排名，相信评价结果将为县域健康管理（体检）机构的发展建设提供有价值的参考，进一步引领、促进品牌建设与学科发展。

一 县域健康管理（体检）机构竞争力评价指标体系与评价方法

（一）竞争力评价指标体系的建立

健康管理（体检）机构是一个多维度、动态的系统，竞争力的评价受多重因素的影响。为了使评价更加公正、客观，保证竞争力评价的科学性，本次评价主要参考艾力彼医院管理研究中心"医院综合及专科竞争力"评价方法、复旦大学医院研究所"中国医院专科声誉综合排行榜"评价方法，综合既往三级医院健康管理（体检）机构竞争力评价经验，县域医院健康管理（体检）机构特点，经过三轮专家验证讨论，确定了如下的指标体系与权重（见表1）。具体包括资源配置、服务能力、服务质量以及学术水平四个方面。二级指标包括：是否有独立体检区域及使用面积，中、高级职称职工人数/职工总人数，全科医生人数/职工总人数，是否提供高血压等基本公共卫生服务项目，年度检前问卷数量/年体检人次，是否通过医疗质量认证，是否为区域质控中心委员单位，是否采用了质控工具，机构负责人或核心医疗专家社会学术兼职，参与或承担地市级以上科研项目数及经费总额，年度发表论文数量等。本次排名将为我国县域医院健康管理（体检）机构行业质量建设和认证评价体系构建提供平台支持和数据支撑。

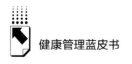
表1　县域医院健康管理（体检）机构评价指标体系与权重

一级指标	二级指标
资源配置（25%）	是否有独立体检区域及使用面积（5.8%）
	中、高级职称职工人数/职工总人数（6.7%）
	年体检人次/职工总人数（7%）
	全科医生人数/职工总人数（5.5%）
服务能力（35%）	是否提供高血压等基本公共卫生服务项目（8.75%）
	年度检前问卷数量/年体检人次（8.75%）
	年度开展检后随访服务人次/年体检人次（8.75%）
	是否提供线上预约、检后随访等信息化服务（8.75%）
服务质量（25%）	是否通过医疗质量认证（8.5%）
	是否为区域质控中心委员单位（8%）
	是否采用了质控工具（8.5%）
学术水平（15%）	机构负责人或核心医疗专家社会学术兼职（3%）
	参与或承担地市级以上科研项目数及经费总额（3%）
	参编或主编学术或教材或科普著作（3%）
	年度发表论文数量（3%）
	年度获地市级以上优秀科普奖项（3%）

（二）评价方法及结果

1. 数据的来源

竞争力评价的数据来源丰富，主要包括：（1）满足条件的健康管理（体检）机构通过中关村新智源健康管理研究院发送的报表填报数据；（2）艾力彼医院管理研究中心数据库；（3）医院公开的数据；（4）各级人民政府公开的数据；（5）各级卫生健康委员会公开的数据；（6）健康管理专业相关会议来源数据及媒体报道；（7）专业学术网站可检索的学术论文、科普作品；（8）其他来源数据。

2. 评价研究对象

本次评价研究的对象是位于县域的健康管理（体检）机构，仅涉及中国内地的公立医院、民营医院，不包括中国香港、中国澳门、中国台湾的机构，也未包含独立的体检机构。

3. 数据的质控

本次评价的数据由中关村新智源健康管理研究院和健康管理蓝皮书编委会统一质控。对于未提供评价证据或者不能验证的数据不予采信。

4. 评价结果

评价结果见表2。

表2　2020年中国县域医院健康管理（体检）机构100强

单位：分

名次	医院名称	得分	省份	城市
1	张家港市第一人民医院	832.03	江苏	苏州
2	瑞安市人民医院	804.85	浙江	温州
3	滕州市中心人民医院	777.66	山东	滕州
4	宜兴市人民医院	756.31	江苏	无锡
5	荣成市人民医院	746.60	山东	威海
6	江阴市人民医院	735.92	江苏	无锡
7	信宜市人民医院	730.09	广东	茂名
8	益都中心医院	722.33	山东	潍坊
9	石门县人民医院	719.41	湖南	常德
10	神木市医院	718.44	陕西	榆林
11	温岭市第一人民医院	707.76	浙江	台州
12	昆山市第一人民医院	703.88	江苏	苏州
13	汝州市人民医院	696.11	河南	省直管
14	常熟市第一人民医院	690.29	江苏	苏州
15	鹿邑县人民医院	675.72	河南	周口
16	梅河口市中心医院	662.13	吉林	通化
17	曹县人民医院	644.66	山东	菏泽
18	太仓市第一人民医院	640.77	江苏	苏州
19	慈溪市人民医院	632.03	浙江	宁波
20	宁乡市人民医院	630.09	湖南	长沙
21	张家港市中医医院	617.47	江苏	苏州
22	肥城市中医医院	609.70	山东	肥城
23	广饶县人民医院	595.14	山东	东营
24	泰兴市人民医院	594.17	江苏	泰州
25	永兴县人民医院	577.66	湖南	郴州

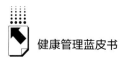

名次	医院名称	得分	省份	城市
26	乐清市人民医院	570.87	浙江	温州
27	博兴县人民医院	564.07	山东	滨州
28	丹阳市人民医院	558.25	江苏	镇江
29	安仁县人民医院	553.34	湖南	郴州
30	昌邑市人民医院	552.42	山东	潍坊
31	江阴市中医院	551.45	江苏	无锡
32	上栗县人民医院	548.54	江西	萍乡
33	平邑县人民医院	544.66	山东	临沂
34	新泰市人民医院	542.71	山东	泰安
35	浏阳市人民医院	539.80	湖南	长沙
36	简阳市人民医院	537.86	四川	成都
37	莒县人民医院	533.98	山东	日照
38	临武县人民医院	528.15	湖南	郴州
39	开平市中心医院	526.21	广东	江门
40	濮阳县人民医院	524.27	河南	濮阳
41	兰陵县人民医院	519.41	山东	临沂
42	仙桃市第一人民医院	517.24	湖北	省直辖
43	宜章县中医医院	515.53	湖南	郴州
44	德清县人民医院	511.65	浙江	湖州
45	禹城市人民医院	510.67	山东	德州
46	汉寿县人民医院	505.82	湖南	常德
47	常熟市中医院	504.85	江苏	苏州
48	遵化市人民医院	496.11	河北	唐山
49	南海医院	491.26	广东	佛山
50	靖江市人民医院	467.96	江苏	泰州
51	建阳第一医院	461.16	福建	南平
52	海门市人民医院	451.45	江苏	南通
53	师宗县人民医院	443.68	云南	曲靖
54	临泉县人民医院	433.00	安徽	阜阳
55	河津市人民医院	431.06	山西	运城
56	如皋市人民医院	422.33	江苏	南通
57	莱西市人民医院	418.44	山东	青岛
58	浏阳市中医医院	408.73	湖南	长沙
59	新昌县人民医院	403.88	浙江	绍兴
60	溧阳市人民医院	400.97	江苏	常州
61	安丘市人民医院	399.02	山东	省直管
62	晋江市医院	397.08	福建	晋江
63	莱阳市中心医院	396.12	山东	烟台

续表

名次	医院名称	得分	省份	城市
64	台山市人民医院	394.17	广东	江门
65	祁东县中医医院	392.23	湖南	衡阳
66	普宁市华侨医院	391.26	广东	揭阳
67	通城县人民医院	389.32	湖北	咸宁
68	瓦房店市第三医院	347.57	辽宁	大连
69	石门县中医医院	388.32	湖南	常德
70	兴化市人民医院	387.37	江苏	泰州
71	茌平区人民医院	384.46	山东	聊城
72	涿州市医院	383.49	河北	保定
73	嵊州市人民医院	381.55	浙江	绍兴
74	都江堰市人民医院	380.94	四川	成都
75	兴义市人民医院	380.01	贵州	省直管
76	澧县人民医院	379.61	湖南	常德
77	东台市人民医院	378.64	江苏	东台
78	象山县第一人民医院	377.67	浙江	宁波
79	太和县人民医院	377.66	安徽	阜阳
80	启东市人民医院	375.72	江苏	南通
81	凤凰县人民医院	373.78	湖南	湘西土家族苗族自治州
82	蓬莱市人民医院	372.02	山东	烟台
83	宁海县第一医院	369.90	浙江	宁波
84	华州区人民医院	369.55	陕西	渭南
85	北流市人民医院	368.93	广西	玉林
86	攸县中医院	367.96	湖南	株洲
87	宣汉县人民医院	366.99	四川	达州
88	宁城县中心医院	361.93	内蒙古	赤峰
89	惠东县人民医院	360.19	广东	惠州
90	大石桥市中心医院	359.22	辽宁	营口
91	沂南县人民医院	358.89	山东	临沂
92	宜章县人民医院	358.56	湖南	郴州
93	桐乡市第一人民医院	358.25	浙江	嘉兴
94	射洪县人民医院	356.31	四川	遂宁
95	个旧市人民医院	353.39	云南	红河哈尼族彝族自治州
96	高州市人民医院	351.45	广东	茂名
97	烟台芝罘医院	350.48	山东	烟台
98	义乌市中心医院	345.63	浙江	金华
99	仁怀市人民医院	342.71	贵州	仁怀
100	普宁市人民医院	338.83	广东	揭阳

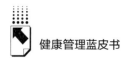

二 县域健康管理（体检）机构100强分析

（一）分布分析

1. 七大区域分布：华东地区占据优势

按照华东、华南、华北、华中、西南、东北以及西北七大地理区域进行划分，县域健康管理（体检）机构100强分布显著不均衡。华东地区县域健康管理（体检）机构在榜单中数量最多，共占据54席。其次是华中、华南以及西南地区，分别占据20席、9席以及8席。华北、东北以及西北地区分布较少，分别占据4席、3席以及2席（见表3）。

表3 县域健康管理（体检）机构100强地域分布

单位：家

地区	华东地区		华南地区		华北地区		华中地区		西南地区		东北地区		西北地区	
省份/入围数	山东	20	广东	8	河北	2	湖南	15	四川	4	辽宁	2	陕西	2
	江苏	18	广西	1	内蒙古	1	湖北	2	云南	2	吉林	1	宁夏	0
	浙江	11	海南	0	山西	1	河南	3	贵州	2	黑龙江	0	青海	0
	安徽	2							西藏	0			甘肃	0
	福建	2							重庆	0			新疆	0
	江西	1												
合计	54		9		4		20		8		3		2	

进一步针对华东地区入围100强的54家县域健康管理（体检）机构进行分组，按照排名顺序进行阶梯分组（1~10名为第一组，11~20名为第二组，21~30名为第三组，31~40名为第四组，41~50名为第五组），结果发现这5组在100强中的分布不均匀。54家中有31家进入了前50强，每组分布5~8家。华中地区与之相似，前50强中有12家是华中地区的机构。与之形成鲜明对比的是，华北、西南、东北以及西北地区的县域健康管理

194

（体检）机构分布在后 50 强中居多。

2. 行政区域分布：百强中超六成来自鲁苏湘浙，8个省份缺席

县域医院健康管理（体检）机构 100 强中分布最多的四个省份为山东、江苏、湖南以及浙江，分别为 20 家、18 家、15 家以及 11 家（见表4）。遗憾的是，有共计 8 个省份没有入围百强名单，分别为宁夏、新疆、海南、西藏、黑龙江、甘肃、青海以及重庆。因为直辖市北京、天津以及上海没有设县，不在评选范围内。

值得一提的是，有同一县域内入围多家健康管理（体检）机构的现象出现，如江苏省的江阴市、张家港市，湖南省的浏阳市，广东省的普宁市等均入选了两家健康管理机构。如果不以入围的管理机构为统计单位，而是以入围的县域为单位进行统计分析，在一个省份范围内矫正县域的总数，结果发现排名前 5 名的省份分别为山东、江苏、湖南、浙江以及广东省。

表4 2020 年中国县域医院健康管理（体检）机构 100 强省份分布

单位：家

省份	山东	江苏	湖南	浙江	广东	湖北	四川
入围机构数	20	18	15	11	8	2	4
入围县总数	20	15	12	11	7	2	4
全省县总数	81	41	79	51	54	61	125
省份	河南	安徽	福建	贵州	辽宁	陕西	河北
入围机构数	3	2	2	2	2	2	2
入围县总数	3	2	2	2	2	2	2
全省县总数	106	61	56	61	33	77	115
省份	吉林	江西	内蒙古	山西	云南	广西	
入围机构数	1	1	1	1	2	1	
入围县总数	1	1	1	1	2	1	
全省县总数	36	74	28	92	83	59	

资料来源：《2020 中国卫生健康统计年鉴》。

3. "一带一路"沿线省份入围机构情况

自习近平总书记 2013 年提出"一带一路"倡议以来，相关地区政治、

经济、文化等多领域的发展日新月异，然而对医疗卫生和人群健康方面的关注相对较少。"一带一路"中的"一带"是指"丝绸之路经济带"，包括西北地区的陕西、甘肃、青海、宁夏、新疆，西南地区的重庆、四川、云南。在该经济带上入围的县域医院健康管理（体检）机构较少，共8家。在没有入围的8个省份中，宁夏、新疆、黑龙江、甘肃以及青海等5个省份均是该经济带上的省份。"一路"是指"21世纪海上丝绸之路"，包括广西、云南、西藏、上海、福建、广东、浙江以及海南。其中广东和浙江入围的县域医院健康管理（体检）机构最多，分别为8家和11家（见表5），但西藏和海南等省份没有入围。综合分析来看，"丝绸之路经济带"上的省份入围的医院很少，一般来说，地区的居民健康水平与当地自然环境、经济水平、民众受教育程度等方面有着直接或间接的关系。而且随着社会的进步，经济水平与卫生健康事业发展不平衡的矛盾也日益突出。因此，有必要充分认识到矛盾的存在，借助"一带一路"倡议机遇，想办法破解这种不平衡，才能满足民众对健康的需要。

表5 "一带一路"沿线省份入围数量

单位：家

地区	西北地区		东北地区		华北地区		西南地区		华南地区		华东地区	
省份/入围数	陕西	2	辽宁	2	内蒙古	1	四川	4	广东	8	浙江	11
	宁夏	0	吉林	1			云南	2	广西	1	福建	2
	青海	0	黑龙江	0			西藏	0	海南	0		
	甘肃	0					重庆	0				
	新疆	0										
合计	2		3		1		6		9		13	

（二）与地区总体检量的相关性分析

根据《2020中国卫生健康统计年鉴》的数据，2019年全国体检人数呈上升趋势。按照体检人数多少由高到低进行省份排名，顺序为：广东、江苏、四川、浙江、山东、河南、安徽、湖北、湖南、河北、广西、江西、陕西、云南、福建、辽宁、山西、贵州、内蒙古、吉林（见图1）。该排名与本次县域健康管理（体检）机构100强的省份分布排名存在一定差异。这是因为在本次县域健康管理（体检）机构100强的评审中，体检人数仅占7%的权重，占有更多评价权重的是信息化程度、质量控制能力等指标。这提示今后的健康管理学科发展中，不能只重视体检人数增长的指标，更应重视反映质量水平的其他指标。

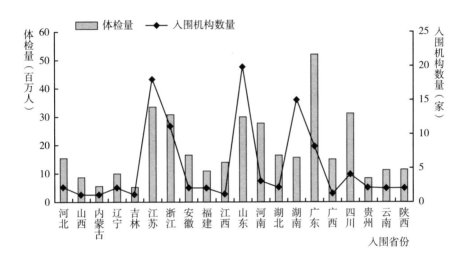

**图1　各省份体检量与入选县域竞争力 100 强的健康管理
（体验）机构数（2020 年）**

资料来源：《2020 中国卫生健康统计年鉴》。

另外，根据《2020 中国卫生健康统计年鉴》的数据，将 2019 年县域医院诊疗人次的多少进行省份排名，由高到低顺序为：浙江、湖北、河南、江苏、山东、四川、河北、云南、安徽、湖南、广东、贵州、福建、广西、江西、陕西、山西、内蒙古、辽宁、吉林（见图2）。县域医院诊疗量的大小可以反映出该地区县域综合实力水平、医院规模的大小，间接影响民众的信赖度。从整体上看，诊疗量大的省份，入围机构数量较多，但也并不是绝对关联。比如县域医院诊疗量排名第三位的河南省，本次入围县域健康管理

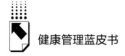

（体检）100 强的只有 3 家。湖南省县域医院诊疗量排名第十位，但是在百强县域健康管理（体检）中占据 15 席，这能反映出当地民众对该区域健康管理（体检）机构的信任度，也能从侧面反映出健康管理（体检）机构的综合服务质量。

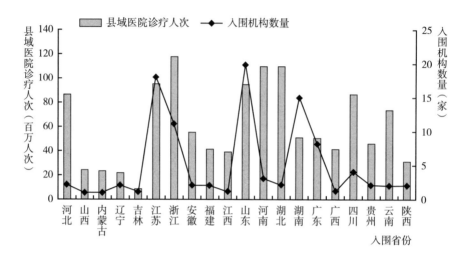

图 2　各省份县域医院诊疗人次与入选县域竞争力 100 强的健康管理（体检）机构数（2020 年）

资料来源：《2020 中国卫生健康统计年鉴》。

（三）与县域综合发展能力的相关性分析

根据《2020 中国卫生健康统计年鉴》的数据，将 2020 年省级人均地区生产总值进行排名，排名第一的为江苏省，其次为浙江、福建、广东、湖北、山东、内蒙古、陕西、安徽、湖南等（见图 3）。人均 GDP 反映了人民群众经济富裕程度，但省份排名与本次县域健康管理（体检）机构 100 强的省份分布有一定差异，这可能是省会级大城市发展水平与县域城市发展不均衡导致的。为了分析县域综合发展能力与县域健康管理（体检）100 强的相关性，我们进一步根据中国社会科学院财经战略研究院发布的《中国县域经济发展报告（2020）》暨全国百强县区报告进行分析，结果发现：本次县域健康管理（体检）100强所在县域进入2020年度全国综合实力百强县的共有36家。

经济发展水平与县域健康管理（体检）机构的强弱并没有直接关联。例如，2020年福建省人均地区生产总值位列第3，该省在全国综合实力百强县市中也占据7席，但本次入围100强的福建省县域机构只有2家。相反，湖南省人均地区生产总值位列第10，但是在百强县域健康管理（体检）机构中占据15席。由此可见，县域健康管理（体检）机构的发展不仅与经济水平相关，更可能与当地医疗卫生发展水平、人民群众健康意识等多种因素相关。经济发展水平不是县域健康管理（体检）机构发展的决定性因素。

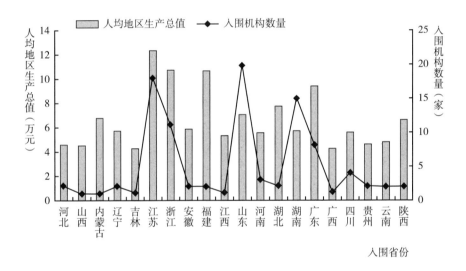

图3　各省份人均地区生产总值与入选县域竞争力100强的健康管理（体检）机构数（2020年）

资料来源：《2020中国卫生健康统计年鉴》。

（四）竞争力要素分析

在本次评价指标体系中，县域健康管理（体检）机构的竞争力包括资源配置、服务能力、服务质量以及学术水平四个方面，现对这四个要素分别进行分析。

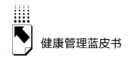

1. 资源配置

在资源配置中，人力资源是核心。在县域健康管理（体检）机构100强中，高级职称人数占职工总人数比重的平均值为16%，中级职称人数占职工总人数比重的平均值为33%，另外，100强中有4家县域机构没有高级职称人员。除了高级职称人数比例低外，职工的成分构成也不均衡，医师、护士及医技人员占职工总人数的比重均值分别为40%、43%以及17%。值得一提的是，虽然全科医生被认为在县域健康管理（体检）机构中发挥重要作用，但统计发现其比例极低，仅有24家健康管理（体检）机构配备有全科医生，平均占比不到1%。

"人才借力"现象在县域医院健康管理（体检）机构普遍存在。这些人才因为主要就职于临床科室，仅仅将其部分精力放在健康管理学科发展中。虽然在健康管理学科发展的早期阶段，这种方法可以促进健康管理医疗、科研、教学等多方面的发展，却不利于健康管理作为独立学科的长远发展。

2. 服务能力

（1）年体检量

2020年全国体检总人数达到4.43亿人次，与2019年相似，体检人群主要集中在大中城市。随着分级诊疗制度的深入实施，县域医疗共同体将获得更多资源，而县域健康管理（体检）机构也将承担更多的健康管理任务，为基层人民群众提供健康服务。因此，年体检量是体现县域健康管理（体检）机构服务能力的一项重要指标。本次100强机构年体检量均值为24758人次。共计6家健康管理（体检）机构年体检量超过5万人次。

（2）"互联网＋"服务

"互联网＋健康管理（体检）"服务是新兴的服务理念与模式，主要包括手机平台的体检预约、公众号及服务号的运营，以及体检报告的实时查询。调查显示，100强县域健康管理（体检）机构中已经有82家机构实现了微信公众号及官网等途径的预约及查询服务。"互联网＋健康管理（体检）"服务极大地提升了健康管理（体检）服务的便捷化及信息化水平。

手机移动互联网已成为传播健康信息的重要平台和工具。利用App、公众号或服务号推送健康科普知识是健康教育的有效手段，可以提升群众健康保健意识、健康素养，可预防疾病发生、降低疾病检出率以及降低慢病患病率。对比于三级医院健康管理（体检）手机移动互联网平台，县域机构的"互联网＋"服务刚刚起步，且内容较为简单，一般为科室介绍、体检指南（体检须知、常用套餐）以及相关健康资讯推送，原创性文章很少，因此在"互联网＋健康管理（体检）"服务上仍然有很大进步空间。

（3）检前问卷

检前问卷是健康管理中首要也是重要的一个环节，大部分三级医院健康管理（体检）机构均重视这一环节的质量。调查发现，90%以上的三级医院健康管理（体检）机构均设置了检前问卷，充分了解体检人群的基本情况，这为分析体检人群的基本情况提供了宝贵的第一手资料。然而遗憾的是，这次调查显示，县域健康管理（体检）机构100强中仅有22家设置了检前问卷，而且问卷的内容不够丰富，形式较为单一，仍需要进一步改进。

（4）检后服务

检后服务也是健康服务的重要内容，主要包括体检报告的解读、健康宣教以及健康咨询等。检后服务目前已经在大型三级医院的健康管理（体检）机构中广泛开展，包括健康宣教（如膳食、运动等）、慢病管理、营养评估、健康咨询、心理咨询以及特色门诊。对比于三级医院，本次调查显示在县域健康管理（体检）机构100强中开展检后服务的机构只有49家，其中仅有11家机构为所有的受检者提供检后服务。另外，县域机构目前所开展的检后服务内容也比较局限，主要为检后常规咨询。今后要着重将重心从单纯的体检向检后健康管理服务的全链条延伸扩展。

3. 服务质量

健康管理（体检）的服务质量永远是健康服务的重中之重，因此质量控制成为保障服务质量的核心环节，也是评价机构竞争力的关键指标。目前，各省（区、市）级健康管理（体检）质控中心相继成立，在制定健康管理（体检）评价标准规范中发挥重要作用。为了提升服务质量、保证服务水平，各级质控中心正在开展督导检查、质控培训、交流经验等多方面活

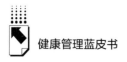
动，为提升健康管理（体检）服务质量做出了重要贡献。

本次调查中，县域医院健康管理（体检）机构100强中有39家参与了省、市级健康管理（体检）质控工作。另外有68家机构已经建立质量控制管理构架及工作章程，主要工作包括定期召开质控会议，根据不同环节特点制定质控评分体系。有不少机构已经采用品管圈以及质量环等质控工具。这些结果显示县域医院健康管理（体检）质量控制工作正在蓬勃发展，但仍有很多方面有待进一步提升及加强。

4. 学术水平

学术水平及学科建设是促进健康管理机构和行业发展的重要途径。当前县域医院健康管理（体检）机构发展较快，但普遍存在对学术水平重视程度不够、基础水平较差的问题。本次调查显示，在县域医院健康管理（体检）机构100强中，有49家机构学术评分为0，一半以上的机构负责人或学术带头人无任何学术任职，获地市级以上优秀科普奖项的机构仅占16%，科研课题和学术论文能力更为薄弱，县域医院健康管理（体检）机构学术水平还需要进一步的提升。

（五）历年排名对比分析

由于新冠肺炎疫情的影响，2020年度的得分稍有卜降，年平均体检量较2019年降低，入围机构的省份分布数量与2019年相比整体相似，长三角与珠三角经济区入围的机构数量占比较高，中西部省份入围比例较低。但从2020年的结果来看，部分中西部省份有多家机构入围，证明了尽管经济体量与沿海省份有较大差距，但依靠国家地区政策的支持、团队的努力，仍然可在100强中获得一席之地。连续两年的评估结果都提示在人力资源配置方面，县域健康管理（体检）机构不仅高级职称人员配比较少，同时严重缺乏全科医师。从具体服务能力来看，相较于2019年，大多数县域健康管理（体检）机构在2020年均采取了"互联网＋健康管理（体检）"服务，极大地提升了健康管理（体检）服务的便捷化及信息化水平，检前问卷及检后服务的开展情况也在逐渐上升。通过两年的对比，越来越多的机构开始注重服务质量的把控，2020 年有 68 家机构建立了质量控制组织构架及工作流程，较 2019 年增长 12%，推动了县域医院健康管理（体检）机构质量管理工作发展，希望能有更多的县域机构参与到省、市级健康管理（体检）质控工作当中。

三　主要发现与对策建议

（一）主要发现

1. 县域健康管理（体检）机构快速发展，面临着新的挑战

在国家宏观政策的支持推动下，我国健康管理行业已经具备较好的发展基础，县域健康管理（体检）机构快速发展，在 2019 年艾力彼县域医院 100 强榜单中，所有医院均设立了独立的健康管理（体检）机构，但是由于疾病谱的不断变化、县域的发展水平以及生活方式等差异，县域健康管理（体检）机构面临着新的挑战。在县域健康管理（体检）机构快速发展的阶段，不断加强其自身建设，努力提高社会供给的能力和水平，也是当前的主要任务。

2. 全国县域健康管理（体检）机构发展不平衡

从连续两年的评价结果我们不难看出，全国县域健康管理（体检）机构发展不平衡，不同地域不同省份差别较大。华东地区在地域分布中独占鳌头，竞争力最强，在总占比数以及名次梯队的排名中都较其他区域高。华中地区位列第二，华北、东北以及西北的竞争力较弱。从省份分布分析，山东、江苏、湖南三个省份的竞争力位居前三名，全国共计 8 个省份无机构入围。在县域健康管理（体检）机构的发展过程中，其竞争力与所在省份、县域的经济能力，县域体检量存在一定的关联，但这并不是决定性的关键因素。

3. 县域健康管理（体检）机构竞争力要素质量不高、发展不协调

县域健康管理（体检）机构的人力资源配置、专业服务能力、服务质量等要素与兄弟临床科室以及上级健康管理机构相比具有较大差距。（1）在人

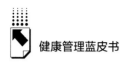

力资源上，不仅缺乏高级职称人员，也缺乏全科医师；（2）在专业服务能力上，大部分县域健康管理机构没有设置检前问卷，也没有向体检者提供检后随访、生活方式指导、膳食运动指导、营养评估、心理咨询等检后服务；（3）在服务质量上，缺乏质控机构的监督管理，导致服务质量参差不齐。

（二）主要改进建议

第一，专业人才和人力资源是健康管理（体检）机构竞争力的核心要素。健康管理（体检）机构的医务人员的服务能力更影响着整个县域健康管理（体检）服务的建设和发展。目前县域健康管理（体检）机构缺乏自己的健康管理专业人才，医务人员大多来自相应的临床科室，其掌握的与岗位相适应的健康管理服务知识储备不足；在健康管理实践方面能力较低，其开展健康风险评估、健康宣教能力较弱。在诊疗过程中虽然可以提供简单的健康指导，但缺乏连续、系统的健康管理服务能力。因此，要注重对医务人员健康管理实践能力的培训，增强其价值感和服务能力；同时开展下沉式培训，不断提高其服务质量和水平。

第二，目前县域健康管理（体检）机构绝大多数还停留在单一的体检服务中，学科建设处于起步状态。很多机构没有健康管理学科的带头人、学术团队，缺乏标准和规范，这将极大影响县域健康管理学科的建设和发展。应加强基层多学科人才的引进和培养，开展健康管理继续教育的培训，鼓励有条件的机构积极参与适宜技术的应用和创新，不断促进县域健康管理（体检）机构由单纯体检向健康管理转变、由单纯经营型向学科型转变。

第三，充分利用互联网、大数据、人工智能等现代信息技术，实现检前问卷、检中评估、检后随访干预的信息化，不断优化体检流程。另外，应当将散落在各个医疗资源部门的健康信息和数据资源进行整合，努力实现县域内健康信息的互联互通。比如，互联网健康平台可以实现体检、医疗、疾控等信息系统数据的采集与分享，满足各级医院、乡镇卫生院、疾控中心等机构的统一管理，最大限度地满足民众的健康需求，同时也可以促进健康数据的有效利用，优化县域内医疗卫生资源的配置。

第四，我国已经进入老龄化时代，县域范围内的老年人口相对比重更高，而且我国老年人的健康状况不容乐观，是最大的健康弱势群体。同时，疾病也是导致贫穷的重要因素，应对因病致贫也是我们面临的重要挑战。老年人的基本医疗和健康管理服务之间缺乏有效的衔接，也缺乏乡镇一级健康管理服务的有效下沉落地。健康管理体现的是全生命周期、全方位的个性化、一体化服务，对慢病人群的相关健康危险因素进行有效的干预，降低因为慢病防治不力转变为重疾而导致的医疗费用的增加，将是构建健康防贫体系的重要途径。

第五，县域健康管理（体检）机构应当成为县域医院中重要的平台枢纽及核心科室，得到所在医院的大力支持。在医院内它是连接各个临床科室的平台枢纽；是医院构建预防、诊疗以及康复一体化健康服务的核心科室；同时它是医院向下连接镇、乡、村的重要抓手，可以促进医疗资源的下沉落地，实现县域医院全方位、全周期的健康服务的目标。

第六，当前健康管理已经成为县域医疗发展的必需，是实施健康中国战略的必然要求。是落实分级诊疗制度，推动基层医疗一体化建设，实现健康中国预防为主、优化健康服务、防治重大疾病的重要举措，各级地方政府和卫生主管部门应该积极将县域医疗及健康管理高质量地结合起来，形成县域医疗健康联合体，才能真正发挥县域医疗机构作为健康守门人的作用。

将健康融入一切政策，将健康融入一切产业。县域健康管理（体检）以健康管理为起点，以县域医疗保障作为支持后盾，可以串联起健康及健康管理相关周边产业，形成以健康为抓手的县域产业创新。以新型大健康服务体系为目标的基层健康经济生态，可以带动诸如康养产业、旅游产业、房地产业、生产业等各领域业态的发展，有着巨大而广阔的发展空间。

在当前促健康、强基层、转模式的健康发展形势下，健康管理行业大发展。面向"十四五"健康中国深入建设、高质量发展的新阶段，县域医疗及健康管理面临着新的机遇与挑战。相信本次调查评价结果将为县域健康管理（体检）机构的发展建设提供有意义的参考与借鉴，助力健康管理行业的良性发展与竞争力的不断提升。

B.10
2020年中国健康体检行业岗位能力
与技能培训调查报告

赵琳琳　陈晗　陈盎*

摘　要：　本研究通过文献研究法和问卷调查法，以岗位能力胜任力模型为理论指导和问卷编制依据，对从业人员培训需求进行调查并分析。研究结果显示，培训需求普遍存在，需求较高的课程是体检报告解读与咨询培训、健康干预技术与培训、健康教育与健康科普能力，而最受欢迎的培训方式是线上培训。文献分析发现，目前存在学历教育与继续教育脱节、从业人员技能水平参差不齐、人才培养体系不健全、培训质量不高等问题。因此，应统筹发挥政府和市场作用，形成多元化培训格局，开展多层次、多形式培训，满足多元化需求，优化课程设计，建设高质量师资队伍。

关键词：　健康体检　岗位能力与技能　培训需求　培训形式

一　研究背景与目的意义

（一）调查背景

1. 国家政策促进岗位能力与技能培训蓬勃发展

2011年印发的《医药卫生中长期人才发展规划（2011—2020年）》，

---

* 赵琳琳，博士，中南大学湘雅三医院主管技师，主要从事慢性病健康管理研究；陈晗，中南大学湘雅医院中西医结合科在读硕士；陈盎，硕士，中南大学湘雅三医院主管技师，主要从事肺结节健康管理研究。

2013年国务院出台的《关于促进健康服务业发展的若干意见》等文件，均对如何培养健康体检人才做出具体要求。

2016年11月25日，中共中央、国务院印发《"健康中国2030"规划纲要》，提出将健康放在优先发展的战略地位，大力发展健康产业。强化面向全社会的继续医学教育制度，调整优化适应健康服务产业发展的医学教育专业架构。为适应和满足现阶段人民群众的健康需求，需加强健康管理、公共营养、心理健康、老年照护、社会工作等相关人才的培养，并大力推进新兴与交叉学科及专业的人才队伍建设。

2019年5月18日，国务院办公厅印发《职业技能提升行动方案（2019—2021年)》，提出持续开展职业技能提升计划，提高职业技能培训的实效性及针对性，全面提升劳动者就业、创业能力和职业技能水平。党中央、国务院在加强技能人才培训的新形势下，决定逐步取消水平评价类技能人员的职业资格，推行社会化职业技能的等级认定。完善职业培训补贴制度，加强政府引导激励，扩大规模，强化职业技能培训，加速建设知识型、技能型、创新型的劳动者队伍。

2021年4月12~13日全国职业教育大会召开，习近平总书记对职业教育工作作出了重要指示，强调职业教育对全面建设社会主义现代化国家新征程具有重要的作用。指出要坚持优化职业教育类型定位，深化产教结合、校企合作，深入推进育人模式、办学方式、管理体制、保障机制等多方面改革，逐渐发展职业本科教育，建设一系列高水平职业院校和专业，促进职普融合，增强职业教育的适应性，加速构建现代职业教育体系，培养更多的高素质技术技能人才、能工巧匠、大国工匠。

2. 新职业、新岗位催化岗位能力与技能培训提升计划

随着人们生活水平的不断提高和国家医疗卫生体制改革的持续深化，我国卫生发展模式逐步从重视疾病专科治疗向全面健康管理转变，并推动健康服务业蓬勃发展。健康服务业新产业、新业态、新模式滋生孕育出许多新职业，例如保健调理师、健康照护师、老年能力评估师、呼吸治疗师等。与之相对，我国健康管理专业人才需求巨大，并且伴随健康产业的持续升温，人

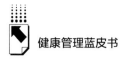

才需求缺口还将不断加大①。随着健康服务业的发展，急需一批既掌握健康服务技术，又懂管理的应用型人才来从事健康政策制定、健康检测、健康评估、健康咨询、健康教育与健康促进、健康管理、健康营销等工作。

3. 健康管理人才发展现状不能满足健康产业发展需求

健康管理人才是促进健康管理行业发展的主力军，当前我国健康管理人才培养存在诸多问题，例如缺少阶梯式人才队伍建设及科学系统的人才培养体系②，无核心专业技能，学科队伍薄弱，梯队建设不稳定，行业人员素养参差不齐等。目前健康体检从业人员多为经短期培训后转型的医护人员，或是没有医学背景的人员，健康体检人才供给仍然紧缺，很多从事健康管理工作的人员也难以具备职业要求的岗位胜任力。健康管理人才发展现状严重限制了行业的快速发展，加速人才培养是当前发展健康管理服务行业的重要目标。

（二）调查的目的

本研究以岗位能力胜任力模型为理论指导，以"健康中国"发展战略需求为导向，聚焦我国健康管理行业岗位能力与技能培训需求，通过对健康体检行业从业人员的人口学特点、岗位胜任力现况及培训需求进行调查分析，为今后健康体检从业人员岗位能力与技能培训提供参考，可开发多样化的培养方式，提高人才培养效率及效果，为中国健康管理（体检）行业未来发展提供新动力。

本项目预期实现以下目的。

了解行业总体情况：通过了解健康体检行业岗位分布情况与特点，探索体检机构的健康卫生服务体系构成现状。

明确培训需求：根据各调查机构岗位从业人员自身特色和从业需求，为健康体检机构培训提供方向和目标。

---

① 司建平、王先菊：《我国健康服务与管理人才需求及培养现状研究》，《医学与社会》2019年第10期。

② 韦艳、徐赟：《智慧健康养老产业发展的困境与路径——以陕西省为例》，《西安财经大学学报》2020年第3期。

优化行业服务：将经过深入分析的调研结果与受访者提供的意见进行总结与整合，为健康体检行业培训提供建议。

二 研究内容与方法

（一）研究内容

1. 培训现状

通过文献研究，回顾总结我国健康体检行业人才培训状况及存在问题。

2. 培训需求

基于《健康体检行业岗位能力与技能培训》调查问卷，采用线上调查方式了解健康管理专业人才对健康体检行业岗位能力与技能培训相关知识、能力、素质等方面的需求。

3. 主要发现与建议

针对调查发现的主要问题，提出提升健康体检从业人员培养质量及效率的课程设计、实践、师资建设等建议。

（二）研究方法与研究对象

1. 研究方法

（1）文献研究法

采用文献回顾的方式了解健康体检行业人才培养的现状，以"健康管理""岗位能力与技能培训""健康管理专业人才培养"等为主要关键词，搜索目标文献。数据库主要有中国知网、维普、万方数据库、中国数字图书馆等。

（2）问卷调查法

课题组自行设计问卷，在文献研究的基础上经课题组反复研讨形成初稿，最终经专题小组讨论和专家咨询法形成调查问卷。

本研究调查问卷包含基本情况、执业资格情况、岗位胜任情况、培训需求四部分，其中基本情况包括 6 个问题，即性别、年龄、学历、专业、职

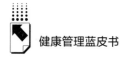

称、目前任职岗位等问题；执业资格情况包括 1 个问题，即是否有相关执业资格；岗位胜任情况包括 1 个问题，即是否能胜任岗位；培训需求包括 3 个问题，即是否有培训需求、培训需求内容、培训形式等。

2. 研究对象

在我国东部、西部、南部、北部、中部具有代表性的不同地域、不同规模的健康管理（体检）中心开展调研工作。本调查抽样采取分层及随机抽样方法进行，填写人为各个机构从事健康管理（体检）的各岗位人员。

纳入标准：从事健康体检工作时间超过 6 个月，对本研究知情同意。

3. 数据分析

采用 SPSS25.0 软件完成调查数据录入及分析。

三 调查过程与结果

（一）调查过程

本次调查时间为 2021 年 1 月 21 日至 3 月 21 日。通过微信发放自填式问卷收集信息，软件平台为问卷星，主要针对健康体检行业各岗位人员，由其根据自身真实情况不记名自行填写问卷。一共发放 300 份问卷，回收有效问卷 298 份，有效回收率 99.3%。

（二）调查结果

1. 基本情况

（1）人口学特征

调查对象中男性、女性分别为 74 名、224 名。年龄分布情况见图 1，其中 30~39 岁占比 50.00%，人数最多。50 岁及以上占比 7.69%，人数最少。学历层次以本科为主，占比 58.65%。具体学历层次分布情况见图 2。

调查对象中以临床医学、护理学专业为主，分别占比 53.85%、37.50%，具体专业分布见图 3。

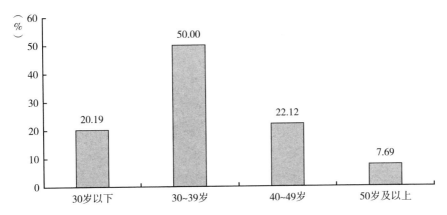

图1 调查对象年龄分布情况

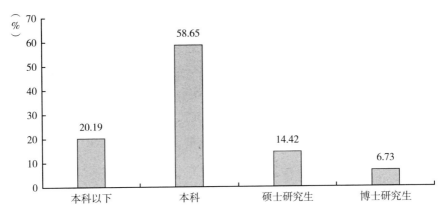

图2 调查对象学历水平分布情况

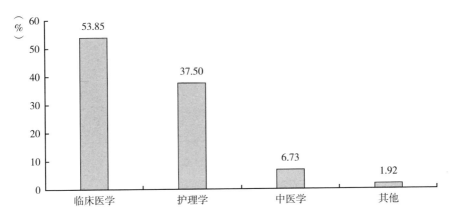

图3 调查对象专业分布情况

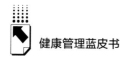

（2）专业工作情况

参与调查者中，初级职称、中级职称、高级职称分别占比 34.62%、44.23%、18.27%（见图4），具有一定的人才梯队层次。

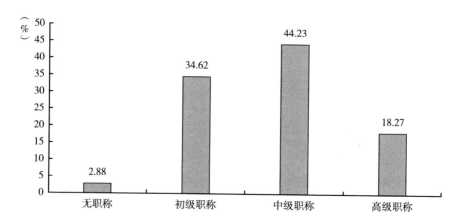

图4　调查对象职称分布情况

调查对象中临床医师比例最高，占比 22.86%，其次是主检医师（13.33%）和护师（12.38%），检验、营销、行政岗位人员较少，具体岗位分布情况见图5。

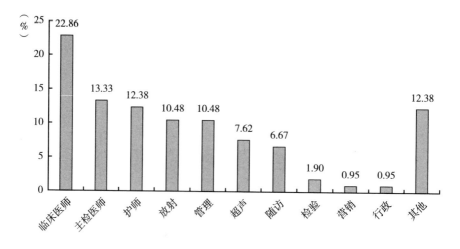

图5　调查对象目前岗位分布情况

在执业资格方面，有91.43%的调查对象具有执业医师或执业护师资格，仅有3.81%的调查对象不具备医护执业资格（见图6）。有90.48%的调查对象认为自己基本可以或者完全可以胜任目前岗位，有9.52%的调查对象不确定或认为不可以胜任目前岗位（见图7）。

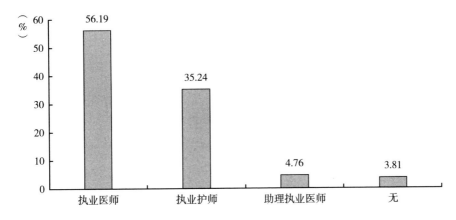

图6 调查对象执业情况

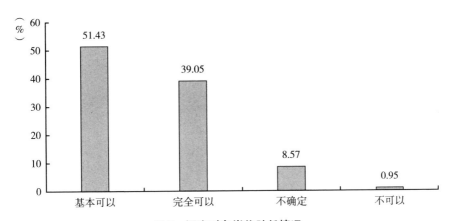

图7 调查对象岗位胜任情况

2. 培训需求

在岗位能力与技能培训方面，有71.43%的调查对象认为需要培训，有15.24%的认为迫切需要培训。仅有13.34%的认为不需要或不确定是否需要培训，具体见图8。

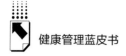

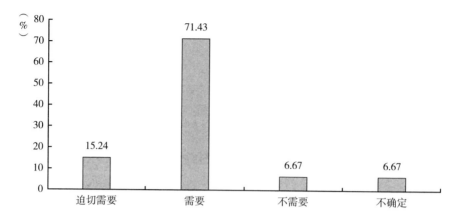

图8 调查对象培训需求情况——是否需要

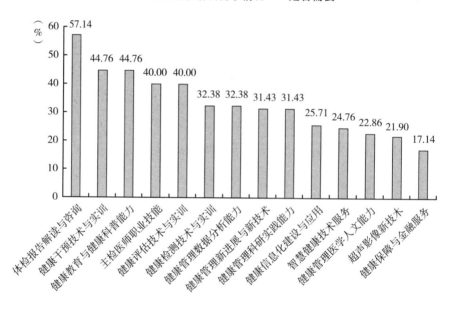

图9 调查对象培训需求情况——具体项目

在具体培训项目方面，体检报告解读与咨询、健康干预技术与实训、健康教育与健康科普能力是需求较高的培训项目，分别有57.14%、44.76%、44.76%的调查对象选择。主检医师职业技能、健康评估技术与实训、健康检测技术与实训、健康管理数据分析能力、健康管理新进展与新技术、健康管理科研实践能力的培训需求均超过30%。具体需求项目情况见图9。在培训形式方面，有50%以上调查对象选择了培训班、线上课程、参观学习、现场指导等，其中最受欢迎的培训方式是线上课程（69.52%）。具体培训形式情况见图10。

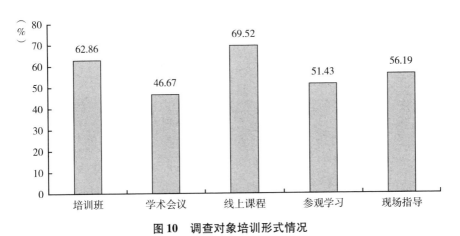

图10　调查对象培训形式情况

四　结果分析与对策、建议

（一）健康体检行业岗位能力与技能培训现状

1. 培训形式

首先，健康管理师培训是健康体检行业岗位能力与技能培训的一个重要途径。2005年健康管理师被批准为卫生行业特有的国家职业，2009年，原卫生部职业技能鉴定指导中心组织专家进行健康管理师国家职业标准、教材、题库的开发和培训。2009年《中华健康管理学杂志》通过"健康管理专业技能系列讲座"（分为6讲），对健康调查问卷设计、健康风险评估、心理健康评估、干预技术、运动干预的理论与方法、流行病学在群体健康管理中的应用进行系列培训[1]。其次，中华医学会健康管理学分会、各省医学

---

[1]　王培玉：《健康管理的主要专业技能》，《中华健康管理学杂志》2009年第1期。

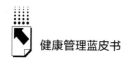

会健康管理学分会以及各省健康管理学会通过学术会议、培训班等形式开展系列培训项目，例如体重管理、心血管健康管理、健康干预新技术等。另外，全国健康管理示范基地、旗舰单位定期接纳部分进修医护人员进行相关岗位能力与技能培训。最后，科间轮训、科内交流、全院讲座、远程培训也是培训的常见模式①。

2. 培训需求

健康体检岗位能力与技能需求调查相关研究较少，有研究②对健康管理师培训需求进行调查，结果表明，需求最高的是"健康检测"（89.9%），"健康风险评估""健康干预""健康方案的制定、实施及评价""健康管理在特定人群中的应用"等需求均超过80%。以上需求涉及健康管理工作中的基本工作内容，是从业人员能够胜任工作的基本条件，也是提升健康管理服务内涵的前提条件，为进一步开发健康管理师培训内容提供了基础，也为健康体检行业岗位能力与技能培训课程设计提供了借鉴。

3. 存在问题

（1）从业人员技能水平参差不齐，专业背景差异较大

健康体检行业普遍存在从业人员水平参差不齐、专业背景差别较大、工作经验不足、缺乏系统培训等问题，很多体检机构成立不久，仍在发展过程中，大部分从业人员来源于院内其他科室，或是由经验不足的应届毕业生构成，健康体检岗位能力与技能亟须提升。

（2）学历教育与继续教育脱节

学历教育多着重于理论知识学习，与健康体检行业实践结合较少。另外，绝大部分健康管理（体检）机构中健康管理师的数量仍然比较少，健康体检工作多由经过短期非系统培训的各类医务人员承担，尚未实现从学历教育到继续教育的有效过渡。

---

① 陈向大、羊志辉、郑素贞等：《健康体检机构从业人员知识更新模式的实践与思考》，《中华医学会第五次全国健康管理学学术会议论文汇编》，2013。

② 冯辉、徐霜、冷小红等：《健康管理师培训学员的职业认知及培训需求调查》，《中华健康管理学杂志》2015年第3期。

（3）人才培养体系有待完善，人才培训质量不高

目前健康管理学科还未进入国家学科目录，造成职业发展障碍，另外职业社会认可度低、就业路径杂，致使部分人才流失。我国健康管理专业多数为管理学学位，缺乏医学知识和技能培养体系，限制了健康管理人才的职业发展路径。健康管理师职业发展尚处于起步阶段，从事健康管理实践的人才比较匮乏，人才队伍尚未形成。

（二）调查主要发现

针对健康体检行业各岗位进行问卷调查发现：

1. 体检报告解读与咨询是最迫切需要培训的内容

体检报告解读与咨询是体检医生、受检者共同对体检结果的理解与认同，交流沟通的过程也是提高受检者依从性的有效路径。有研究显示，体检报告解读是受检者最需要的健康管理服务[①]，从健康体检报告开始，提供个案解读服务与健康咨询、对健康风险因素的评估及干预是"健康管理"化抽象为具体的第一步，是提供个性化健康管理服务及提升健康管理内涵建设水平的重要体现。本调查结果显示，有57.14%的调查对象有体检报告解读与咨询培训需求。该结果反映从业人员在岗前可能接受这类培训较少，由于该岗位工作要求较高的综合分析、灵活运用专业知识的能力，需要临床医学、预防医学、自然医学、功能医学、营养医学、运动医学、生活方式医学等多学科专业知识，如果岗前未经过相关培训，很难完全胜任该岗位。另外，近年来很多体检机构纷纷设置或者准备设置体检报告解读与咨询岗位，这也是相关培训需求较大的重要原因。

2. 培训需求普遍存在

本调查显示，有71.43%、15.24%的调查对象认为需要培训或者迫切需要培训，仅有13.34%的认为不需要或不确定是否需要培训，可见在调查

---

① 舒欣：《南京市某公立三甲医院健康管理服务现状及对策研究》，东南大学硕士学位论文，2017，第18页。

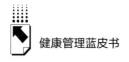

对象中存在不同程度的岗位能力与技能培训需求。该结果反映调查对象可能缺少岗位能力培训或缺乏调查问卷中所涉及的培训项目，这可能成为影响岗位胜任的重要原因。健康体检行业起步较晚，工作人员大多是从大中专院校招聘的应届毕业生，或是来源于临床工作的转科转岗。由于健康管理专业是一个新兴专业，教学工作缺乏充足的教学经验和教学先例，人才培养模式缺乏科学性，这导致了从业人员学校内所学专业知识和技能与工作所需专业知识和技能不匹配。另外，由于健康管理学是一门集医学科学、管理科学、信息科学于一体的综合性交叉学科①，涉及健康信息收集、健康监测、风险评估、健康干预、健康教育与健康促进等多种技术手段，而我国目前高校医疗人才与公卫及其他专业人才的培养相对独立，临床专业学生参与公共卫生实践的机会很少，能够综合掌握营养学、心理学、运动医学等专业知识的医学生较少，现有的培养路径难以满足当前"健康中国"战略和"预防优先"方针对健康管理人才的巨大需求。另外，即使是临床经验丰富的医生，不经过相关培训，也不能很好地从事健康管理工作。因此，健康体检行业岗位能力与技能培训需求普遍存在。

3. 多形式培训受推崇

本调查结果显示，在培训形式上，调查对象热衷于选择培训班、线上课程、参观学习、现场指导等，选择人数均超过 50%，其中由于线上课程具有灵活性，选择人数占比最高，达到 69.52%。大多数调查对象在一线工作，工作量较大，工作与培训的矛盾较突出，而线上课程，可利用碎片化时间进行学习，受到广泛青睐。当前，我国新型冠状病毒肺炎疫情防控形势向好发展，各地逐步进入常态化防控阶段，线上课程可能会成为今后培训的主要方式。另外，由于健康管理评估及干预新技术等具有可操作性，参观学习或现场指导可使培训对象全方位了解新技术动态，掌握目标检查的适应证、原理、操作及结果解读，因此选择人数较多。

---

① 中华医学会健康管理学分会、中华医学会健康管理学杂志编委会：《健康管理概念与学科体系的中国专家初步共识》，《中华健康管理学杂志》2009 年第 3 期。

（三）对策及建议

1. 统筹发挥政府和市场作用，形成多元化培训格局

统筹发挥好政府和市场作用，应加大政府的引导作用，可以通过政府购买服务等方式，促进社会力量积极参与，形成多元化、多层次的培训格局。不仅要建立健全覆盖行业全体从业人员，包含从学习到工作的不同阶段，适应从业人员多样化、个性化培训需求的职业培训体系，而且应不断完善职业培训政策，大规模开展职业培训。同时，应提供人才就业的岗位设置，拓展人才发展的职称晋升路径，综合评价人才水平，加强职业培训监管等。

2. 以需求为导向，优化培训课程设计

开展培训需求调查，扩大培训规模，建立培训网络，进一步扩大培训覆盖人群，逐步建立以需求为导向的培训模式。针对不同岗位人员培训需求，制定针对性培训策略，逐步建立培训体系，提供体检报告解读与咨询、健康干预技术、健康评估技术、健康教育与健康科普、主检医师职业技能等系统培训课程。加大培训力度，改善培训环境，同时做好培训效果评价，不断提高培训质量，满足健康体检行业从业人员巨大的培训需求。

3. 开展多层次、多形式培训，满足多元化社会需求

开展多层次、多形式的岗位能力与技能培训，例如学历教育、继续教育、职业培训、证书培训、岗位培训等。注重实践教学，通过线上学习、培训班、学术会议、参观交流、现场指导等多种形式，提高培训质量与效率，以应对多元化社会需求。

4. 建设高质量师资队伍

国家和省级相关政府部门应加强高学历健康服务与管理专业人才的培养，设置健康服务与管理学科，通过学科建设汇聚高水平师资，逐步提升师资队伍建设水平，形成学历结构、年龄结构、职称结构、专业背景合理的高质量师资队伍。同时，充分发挥老教师的模范带动作用，全面提升健康体检行业岗位能力与技能师资队伍水平。

B.11
2020年中国健康体检人群慢性病及其危险因素调查报告

陈 滋 李 莹 吕彩莲 贺咏梅*

摘 要： 本调查利用我国29家健康管理（体检）中心共94850名体检者完成健康自测问卷数据，分析了我国体检人群的主要慢性病及其危险因素现况。此外，还通过检测26363名体检者随机尿钠，估测盐摄入量，分析盐摄入量与慢性病及饮食之间的关系。结果显示，我国体检人群罹患的主要慢性病为高血压病55.89‰、糖尿病24.71‰、血脂异常15.79‰、脂肪肝11.64‰和慢性胃炎或胃溃疡8.26‰。本研究提示体检人群慢性病患病率及主要慢性病单病种患病率均较2015年下降。然而，体检人群的健康素养及健康生活行为现状仍不容乐观。健康素养方面，仅11.30%的人经常自测血压、心率；12.61%的人在出差或旅游时经常携带常用或急救药品；37.85%的人经常观察大小便情况；30.34%的人经常晒太阳；理想脉搏数、理想体重指数、甘油三酯正常值、胆固醇正常值及正常腰围的知晓率均低于50%。健康生活行为方面，约48.207%的人为超重或肥胖；36.40%的人不参与体育锻炼；22.29%的人为现患吸烟者；28.15%的人为现患饮酒者；38.13%和

---

* 陈滋，博士，中南大学健康管理研究中心，主要研究方向为内分泌与代谢性疾病的健康管理；李莹，博士，中南大学健康管理研究中心，副研究员，主要研究方向为心血管疾病的健康管理；吕彩莲，浙江燕鑫康达健康产业发展有限公司，董事长，主要研究方向为健康管理信息化和智能化平台的构建；贺咏梅，硕士，北京航天中心医院健康管理中心，副主任医师，主要研究方向为慢病健康管理。

11.71%的人分别具有不良和较差的睡眠；湖南省体检人群91.24%的人盐摄入超标，特别需要关注男性、中年、超重和肥胖、高血压和血脂异常人群的盐摄入量。因此，我国体检人群的健康素养及生活方式亟待提高与改善，加强体检人群的健康教育迫在眉睫。

关键词： 体检人群 慢性病 危险因素 健康素养 生活行为

一 背景目的

慢性疾病（以下简称"慢性病"）（Chronic diseases）即慢性非传染性疾病，主要包括以动脉粥样硬化性心血管病（以下简称"心血管病"）、糖尿病、恶性肿瘤、慢性呼吸系统疾病、骨质疏松症等为代表的一组疾病，是全球最主要的死亡原因。据《中国居民营养与慢性病状况报告2020》及《中国心血管健康与疾病报告2019》，我国超过88.5%的死亡由慢性病造成，其中心血管病（主要包括冠状动脉粥样硬化性心脏病、脑卒中及外周血管病等）死亡占城乡居民总死亡原因的首位[1]，农村为45.91%，城市为43.56%，且仍处于上升阶段[2]。预防和控制慢性病的发生发展已成为中国亟待解决的公共卫生问题。

慢性病的防控依赖健康管理，这对贯彻落实国务院《关于实施健康中国行动的意见》[3]，加快推动从以治病为中心向以健康为中心转变、防控重

---

① 刘月姣：《〈中国居民营养与慢性病状况报告（2020年）〉发布》，《中国食物与营养》2020年第12期。

② 《中国心血管健康与疾病报告2019》，《心肺血管病杂志》2020年第10期，第1157~1162页。

③ 《国务院关于实施健康中国行动的意见》，《中华人民共和国国务院公报》2019年第21期，第17~21页。

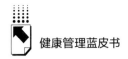
大疾病、提高全民健康水平至关重要。健康管理的核心是健康危险因素的管理。不良生活行为方式包括吸烟、过量饮酒、身体活动不足和高盐、高脂等不健康饮食，是慢性病共同的主要行为危险因素。如大庆研究提示糖尿病前期患者或 2 型糖尿病患者接受生活方式干预（增加蔬菜摄入、控糖限盐、规律的体力活动）6 年，可分别使糖尿病前期患者以后 14 年的 2 型糖尿病累计发生风险下降 43%，2 型糖尿病患者严重视网膜病变发病风险降低 47%[1]，显著改善健康结局。此外，健康素养（即个人对基本健康信息的获取与利用及实现自身健康的维护及促进的能力）偏低与较差的慢性病自我管理行为密切相关，是慢性病的重要危险因素，直接影响慢性病防控效果。因此，推进全民健康生活方式行动及提升健康素养是慢性病管理的工作重点。

近年来，随着人们保健意识的不断提升及全国健康管理行业的蓬勃发展，每年参与健康体检的人数不断增多。与普通人群相比，体检人群有自身的特点，全国慢性病调查的数据不能代表体检人群疾病特征，不是制定体检人群疾病筛查及有效健康管理策略的直接依据。我们曾于《中国健康管理与健康产业发展报告 No. 1 （2018）》[2] 中汇报 2015 年我国体检人群的慢性病流行状况，距今已有 5 年时间，随着生活方式的持续转变及慢性病防控手段的实施，目前我国体检人群的慢性病流行情况如何，其危险因素有无变化？及时更新该人群慢性病及其危险因素动态，利于有的放矢地制定体检人群一级防控措施，提高体检人群的健康管理质量。因此，本项目通过调查 2020 年我国体检人群的主要慢性病患病情况及影响因素，明确体检人群疾病谱及危险因素，为制定慢性病防控措施提供客观依据。

---

① Li G. , Zhang P. , Wang J. , et al. "The Long-term Effect of Lifestyle Interventions to Prevent Diabetes in the China Da Qing Diabetes Prevention Study: a 20-year Follow-up Study." *The Lancet*, 2008, 371 （9626）: 1783 – 1789.

② 李莹:《中国体检人群慢病现况调查》，武留信主编《中国健康管理与健康产业发展报告 No. 1 （2018）》，社会科学文献出版社，2018，第 327 ~ 347 页。

二 方法过程

（一）调查对象

2020年1月至12月，将全国28个省份（青海、甘肃、西藏、澳门、香港、台湾除外）的150家健康管理（体检）机构按体检机构所处的地理位置（南方和北方）进行分层，在各层内抽取3～5个体检机构并招募符合纳入标准的体检人群。

纳入标准：①年龄>18岁；②自愿参加本调查；③签署知情同意书。

排除标准：因精神病或其他严重疾病无法完成本调查问卷者。

（二）样本量计算

按现况研究公式：样本含量（N）=400×（1－疾病患病率）/疾病患病率

根据《中国卫生健康统计年鉴》发表的2013年中国城市居民慢性病患病率：高血压病161.8‰，糖尿病48.9‰，心脏病25.9‰，脑血管病12.1‰。以脑血管病患病率12.1‰为样本估计时的患病率，同时本次调查整群抽样样本量需增加50%。最终计算可得，本研究至少需要招募48987人。

（三）健康素养及健康生活行为因素调查

研究对象自行填写"健康体检自测问卷"（中国人民解放军空军航空医学研究所提供，共88个题目），该问卷涵盖基本社会人口信息、工作及生活环境、健康素养、生活与饮食习惯及现患疾病等内容。体检者在30～45分钟内按要求完成该问卷。

（四）相关行为及体格检查定义

（1）慢性病患病调查方法及相关定义

患病指调查对象患有经乡镇级别以上医疗机构确诊的疾病。本调查中，

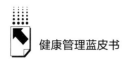

结合体检者健康体检资料及负责健康体检的内科医生对体检者的病史询问来判断其所报疾病是否为确诊的疾病。

（2）吸烟、饮酒、体重指数及睡眠模式的相关定义参照《中国健康管理与健康产业发展报告 No. 1（2018）》[①]。

（五）盐摄入的检测方法

采集体检者的随机点尿液标本，检测随机点尿钠浓度及尿肌酐值，通过 Tanaka 公式估测尿 24 小时钠排出量。

Tanaka 公式[②]：24 小时尿钠（g）＝ 23 × 21. 98 ×（点尿钠（mmol/l）／点尿肌酐（mmol/l）×预测 24h 尿肌酐（mg/d））$^{0.392}$

预测 24h 尿肌酐（mg/d）＝ 14. 89 ×体重（kg）＋ 16. 14 ×身高（cm）－ 2. 04 ×年龄（岁）－ 2244. 45

根据 1 克钠＝ 2. 55 克盐，将尿钠换算成食盐，24 小时尿盐排出量＝ 24 小时尿钠排出量× 2. 55。

（六）质量控制

本调查在调查方案设计、调查表的制定、调查人员培训、调查质量的核查制度的建立等环节进行了质量控制。经过培训后，调查人员调查技术的一致性达到 95%；抽查的 5% 复查考核中，同一研究对象复查与调查结果的符合率达到 97%。

（七）统计学方法

本调查使用 SAS 9. 2 软件进行数据分析，定量资料采用方差分析，定性资料采用卡方检验进行统计分析。所有的统计分析均采用双向检验，将 p ＜ 0. 05 定义为差异，具有统计学意义。

---

① 武留信主编《中国健康管理与健康产业发展报告 No. 1（2018）》，社会科学文献出版社，2018。
② Tanaka T. , Okamura T. , Miura K. , Kadowaki T. , Ueshima H. , Nakagawa H. , et al. A Simple Method to Estimate Populational 24-h Urinary Sodium and Potassium Excretion Using a Casual Urine Specimen. *J Hum Hypertens*. 2002, 16：97 – 103.

（八）数据

本研究在 2020 年 1～12 月共招募了 94850 名研究对象，男性 51285 人（54.07%），女性 43565 人（45.93%），年龄范围为 42.46 ± 12.21 岁。体检人群的年龄、婚姻、文化程度、职业及医疗保险的构成情况见图 1 至图 5。

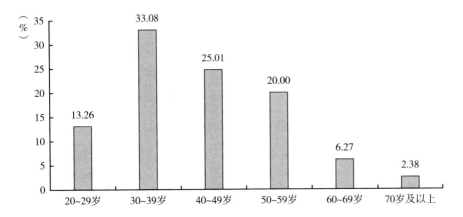

图 1   研究对象年龄构成情况

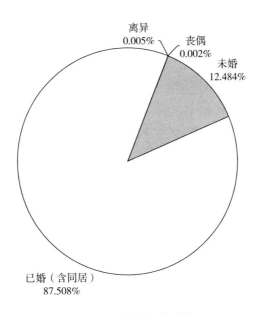

图 2   研究对象婚姻构成情况

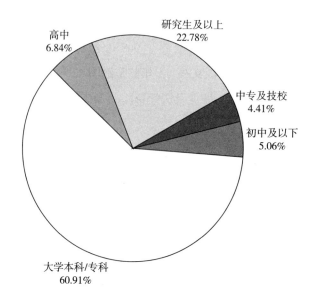

图3　研究对象文化程度构成情况

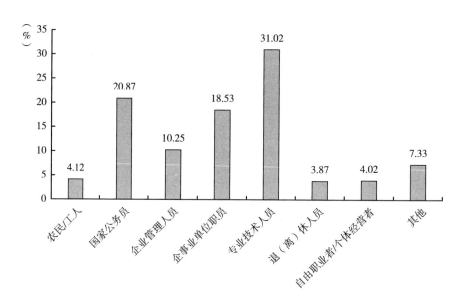

图4　研究对象职业构成情况

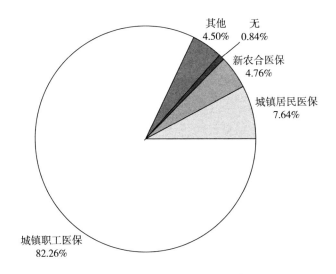

图5　研究对象医疗保险构成情况

三　调查结果

（一）慢性病现况

1. 患病人数、人次数及慢性病患病率

被调查94850人中总共有22764人（慢性病患病率240.13‰）患有确诊的慢性病（95% CI：237.28‰～242.72‰），其中男性13706人（占60.21%），女性9058人（占39.79%）。按人次数计算，共有24792人次患病（患病率261.38‰）。

2. 前五位慢性病患病率

我国体检人群中患病率居前五位的慢性病依次为：高血压病、糖尿病、血脂异常、脂肪肝和慢性胃炎或胃溃疡（见图6）。冠心病的患病率列第七位（1.03‰）。

3. 慢性病患病率的分布

无论男女，随着年龄增加，慢性病患病率增高（p < 0.01）。40岁以下

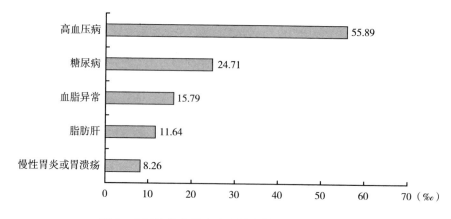

图 6　中国体检人群患病率最高的前五位慢性疾病

的各年龄段男性与女性慢性病患病率无统计学差异（p > 0.05），40 岁及以上各年龄段的男性慢性病患病率均高于女性（p < 0.01）（见图 7）。

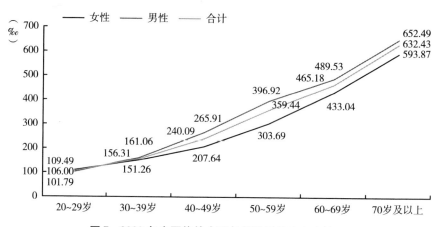

图 7　2020 年中国体检人群年龄段慢性病患病情况

（二）健康素养

——研究人群中有 75.61% 的人参与健康体检的频率为每年一次，超过 22% 的人的健康体检频率低于每年一次（见图 8）。

——62.80% 的人会主动获取医疗保健相关知识，其获取健康知识最主要途径为互联网（55.64%）（见图 9）。

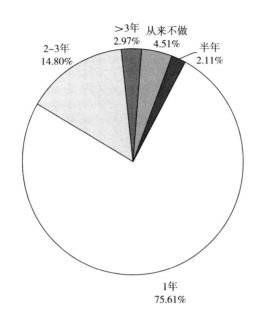

图8　研究对象体检频次分布情况

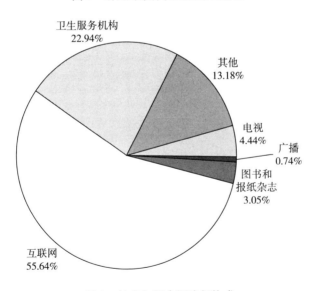

图9　健康知识来源途径构成

——仅37.85%的人经常观察大小便情况（见图10）。

——仅11.3%的人经常自测血压心率（见图11）。

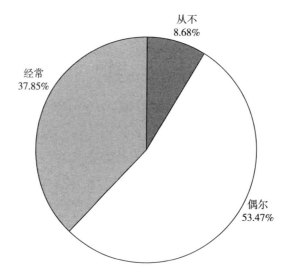

图10 研究对象观察大小便情况

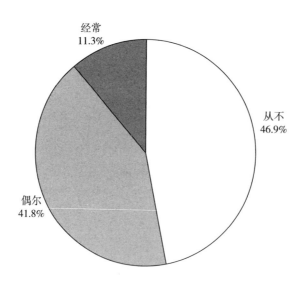

图11 研究对象自测血压心率情况

——仅12.61%的人在出差或旅游时经常携带常用或急救药品（见图12）。

——2.04%的人乘坐私家车或出租车时从来不系安全带（见图13）。

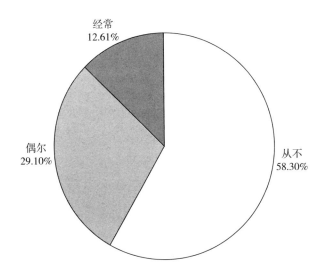

图12　研究对象出差或旅游时携带药品情况

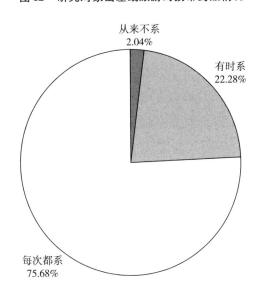

图13　研究对象系安全带情况

——仅有30.34%的人经常晒太阳（见图14）。

——基本健康知识中知晓率最高的是理想血压值（81.86%），知晓率最低的是胆固醇正常值（22.20%）。知晓率高于50%的指标有理想血压值、

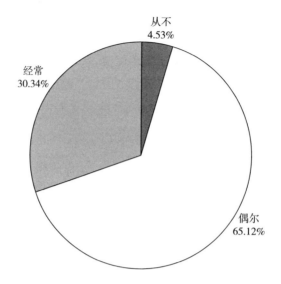

图14 研究对象晒太阳情况

理想体温范围、最佳盐摄入量、理想空腹血糖值，知晓率低于50%的指标有理想脉搏数、理想体重指数、甘油三酯正常值、胆固醇正常值及正常腰围（见图15）。

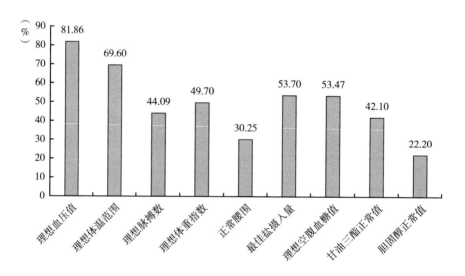

图15 研究对象基本健康知识知晓情况

（三）健康生活行为因素

1. 超重和肥胖

体检人群中3.42%为低体重，36.75%为超重，11.45%为肥胖（见图16）。

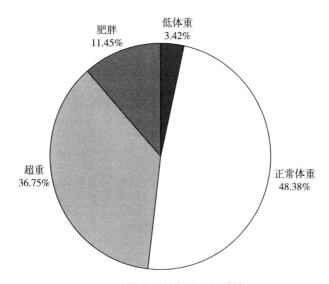

图16　体检人群的超重和肥胖情况

2. 吸烟

调查人群中有22.29%的人为现患吸烟者，2.95%的人戒烟超过1年；在从不吸烟人群中有6.00%的人遭受被动吸烟（见图17）。

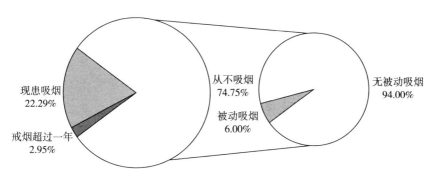

图17　体检人群吸烟现况

3. 体力活动不足

调查人群中有 12.92% 的人工作外静坐超过 6 小时（见图 18）；有 36.40% 的人不参与体育锻炼，在参与锻炼的人群中仅有 17.03% 的人每周锻炼的时间超过 150 分钟，仅占全部观察人群的 10.81%（见图 19）。

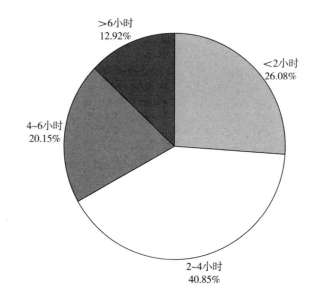

图 18　体检人群工作外静坐情况

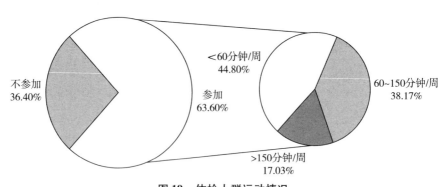

图 19　体检人群运动情况

4. 不良饮食习惯

调查人群中仅有 69.92% 的人可以按时食用三餐，39.53% 的人有食用夜宵的习惯，4.79%的人有暴饮暴食的习惯，17.1%的人每周都参与应酬在外就餐（见图20至图23）。

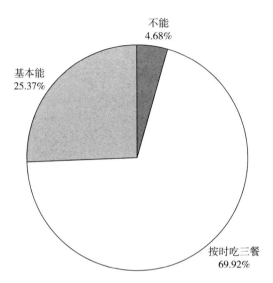

图20　体检人群按时食用三餐情况

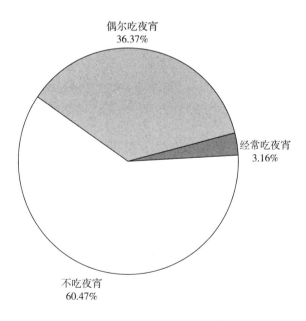

图21　体检人群食用夜宵情况

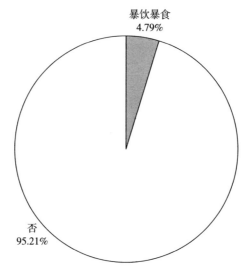

图22　体检人群暴饮暴食情况

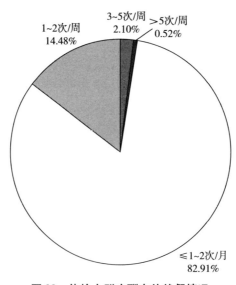

图23　体检人群应酬在外就餐情况

5. 饮酒

调查人群中有28.15%的人为现患饮酒者，1.70%的人戒酒超过1年（见图24）。

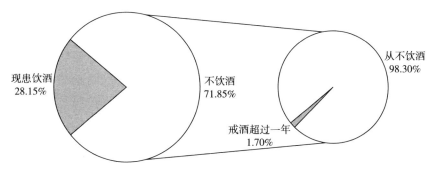

图 24　体检人群饮酒情况

6. 负性情绪

调查人群中有 49.34% 的人认为自己在工作或生活环境中不满意。表 1 显示的是体检人群各种负性情绪的现状。

表 1　体检人群的负性情绪现患情况

单位：%

负性情绪	从不	偶尔	经常
容易发脾气	58.64	35.14	6.23
情绪激动	55.56	38.80	5.64
精神紧张	66.12	29.09	4.79
容易紧张和着急	69.70	25.89	4.40
容易焦虑不安心烦意乱	68.02	28.06	3.92
缺乏热情	69.96	26.47	3.57
情绪低落	63.14	33.44	3.40
压抑或沮丧	71.16	25.52	3.32
注意力集中有困难	70.32	26.88	2.80

7. 不良睡眠

调查人群中有 7.68% 的人认为睡眠质量非常差。16.08% 的人认为影响自身睡眠的主要因素是工作压力太大，8.17% 的是由生活负性事件造成，8.09% 的主要是由生活环境的干扰所致。

对研究对象的睡眠时间和睡眠质量进行综合评价，结果提示 16.88% 的

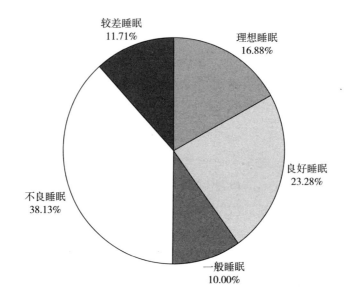

图 25 体检人群睡眠健康综合评价情况

人具有理想睡眠；23.28%的人具有良好睡眠；10.00%的人具有一般睡眠；38.13%和11.71%的人分别具有不良睡眠和较差睡眠（见图25）。

（四）钠盐摄入量

本研究纳入了2017年8月至2018年11月中南大学湘雅三医院健康管理中心26363名体检者。其中男性15027人（57.00%），女性11336人（43.00%），年龄范围46.4±1.8岁。采集了其国家卫生信息团体标准的健康自测问卷数据及通过Tanaka法估计24h盐摄入值，探讨了盐摄入量与慢性病及饮食之间的关系①。

1. 盐摄入量与年龄及性别之间的关系

研究发现91.24%的人盐摄入超标，35.39%的人盐摄入量高于9.0克/天，其中2.64%的人盐摄入量高于12.0克/天；男性体检者的盐摄入量随

---

① Yang Pingting, Chen Zhiheng, Yin Lu et al. "Salt Intake AssesSed by Spot Urine on Physical Examination in Hunan, China." *Asia Pac J Clin Nutr*, 2019, 28：845 – 856.

着年龄的增长而逐渐降低（＜35 岁、35 ~ 65 岁和 ＞65 岁的人分别为 8.62 ± 1.81 克/天、8.55 ± 1.76 克/天和 8.20 ± 1.83 克/天，p < 0.01）；中年女性体检者的盐摄入量（8.29 ± 1.78 克/天）高于年轻女性（7.80 ± 1.81 克/天，p < 0.01）和老年女性（8.07 ± 1.97 克/天，p < 0.01）；＜35 岁和 35 ~ 65 岁女性的盐摄入量明显低于男性（p < 0.01）（图 26）；

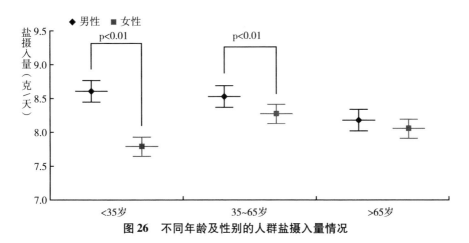

图 26　不同年龄及性别的人群盐摄入量情况

2. 盐摄入量与体重指数之间的关系

随着体重指数的增加，盐的摄入量逐渐增加（低体重、正常体重、超重和肥胖的人群分别为 7.30 ± 1.67、8.02 ± 1.69、8.64 ± 1.77 和 9.05 ± 1.88 克/天，p < 0.01，$p_{趋势}$ < 0.01）（见图 27）。

3. 罹患常见慢性病的体检人群盐摄入量情况

结果提示，高血压人群的盐摄入量高于非高血压人群（8.54 ± 1.92 克/天、8.33 ± 1.75 克/天，p < 0.01）；糖尿病人群与非糖尿病人群的盐摄入量无显著差异（分别为 8.45 ± 1.89 克/天、8.38 ± 1.79 克/天，p = 0.12）。高脂血症人群的盐摄入量高于非高脂血症人群（8.53 ± 1.81 克/天、8.32 ± 1.79 克/天，p < 0.01）。冠心病人群的盐摄入量低于非冠心病人群（8.11 ± 1.93 克/天、8.39 ± 1.80 克/天，p < 0.05）（见图 28）。

4. 不同盐分饮食的偏好与食盐摄入量的关系

通过问卷收集体检者对不同盐分饮食的偏好。结果提示，体检人群中有

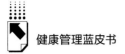

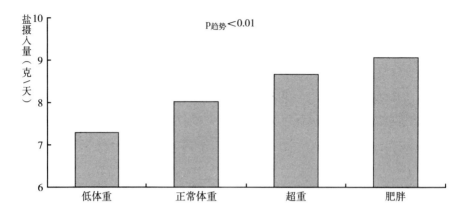

图27 不同体重指数的人群盐摄入量情况

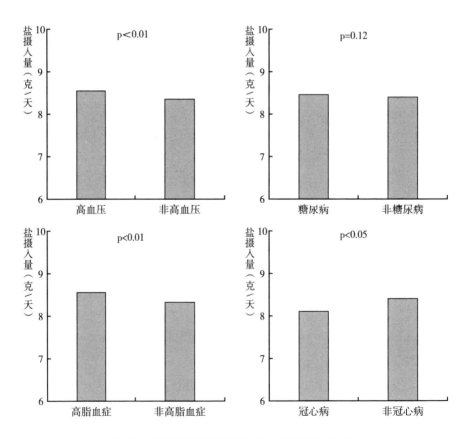

图28 罹患常见慢性病的体检人群盐摄入量情况

39.39%的人认为自己口味清淡，有23.75%的人认为自己的饮食口味不好评价，而只有28.19%的人认为自己口味偏咸。然而，在口味清淡组中，90.05%的人食盐摄入量超标；在不能判断自己的饮食咸度的亚组中，90.59%的人盐摄入量超标；在口味偏咸亚组中，有93.11%的人盐摄入超标。

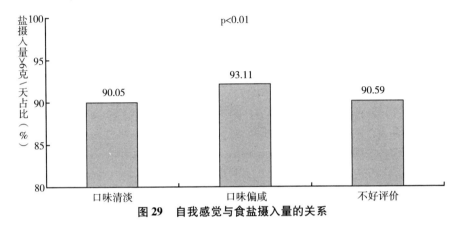

图29　自我感觉与食盐摄入量的关系

5. 体检人群钠盐摄入量与食物种类关系

结果发现牛奶和水果摄入量较少的人更有可能摄入过量盐 >6 克/天（$p < 0.01$，$p_{趋势} < 0.01$），而频繁摄入瘦肉（$p < 0.05$，$p_{趋势} < 0.05$）、肥肉（$p < 0.01$，$p_{趋势} < 0.01$）和动物内脏（$p < 0.01$，$p_{趋势} < 0.01$）的人群盐摄入量过多（见图30）。

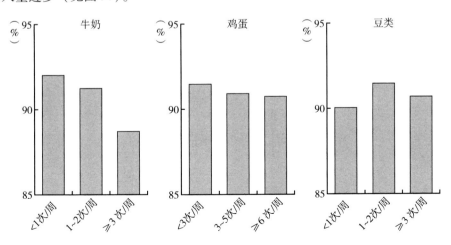

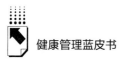

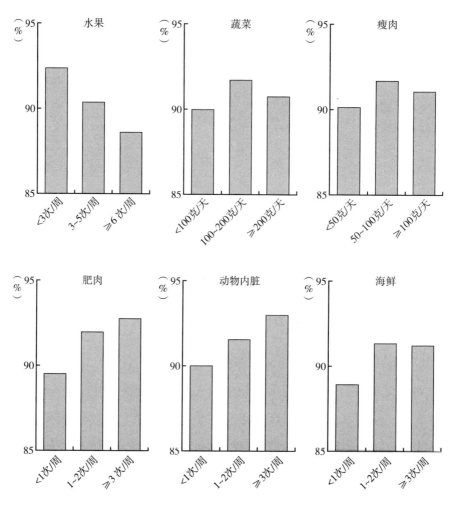

图30 摄入不同膳食人群盐摄入量超标的比例

四 对策建议

据《2020年世界卫生统计》，超过17%的国人因慢性病过早死亡[1]，慢

---

[1] World Health Organization. (2020). World Health Statistics 2020：Monitoring Health for the SDGs, Sustainable Development Goals. World Health Organization. https：//apps. who. int/iris/ handle/10665/332070.

性病已成为我国居民主要健康问题。随着医疗的不断发展、人民保健意识的不断提高，选择定期体检的人群日渐庞大。本研究通过全国范围的调查发现，与2015年数据相比，2020年中国城市体检人群的慢性病患病水平有所下降，但仍高于全国城市人口平均水平。影响该群体健康的主要疾病为高血压病、糖尿病、血脂异常、脂肪肝和慢性胃炎或胃溃疡，主要危险因素为超重或肥胖、吸烟、饮酒、体力活动不足及盐摄入超标。本研究通过对全国范围的体检人群进行调查，了解该人群的慢性病现况及危险因素，从而有的放矢地制定体检人群一级预防措施，提高检后健康管理效率。

（一）慢性病现况

2020年中国体检人群慢性病患病率不论是按人口（240.13‰）还是按例数（261.38‰）均较2015年中国城市体检人群患病率（278.53‰，486.22‰）下降。此外，2020年中国体检人群慢性病患病率按人口略高于2013年全国城市人口患病率（236.2‰），而按例数低于2013年全国城市人口患病率（366.7‰）。考虑到性别和年龄的影响，将本次调查的人口按照中国2010年人口普查资料对性别和年龄进行双重标化。结果按人数计算的标化患病率为260.02‰，按例数计算的标化患病率为281.49‰，均低于2015年城市体检人群平均水平，但按人口高于2013年全国城市平均水平，而按例数低于2013年全国城市人口患病率。就单项慢性疾病而言，常见慢性病高血压病、糖尿病、血脂异常、脂肪肝和慢性胃炎或胃溃疡患病率均低于全国城市人口患病率。对性别和年龄进行双重标化后，上述慢性病患病率仍低于全国城市平均水平。产生此结果可能有以下三方面原因：一是患有高血压病、心脏病、脑血管疾病的人群可能由于该疾病为慢性病，习惯于在门诊就诊，只有少数患者还继续参与健康体检；二是本研究中对疾病的判断主要来自体检者的自报，而没有进行相应的体格检查及实验室检查，可能低估了慢性病的患病率；三是参与健康体检的人群具有更高的医疗保健意识，其生活行为方式可能优于全国人群，故慢性病患病率低于全国数据。我们认为，此三方面原因应该兼而有之。因此，我们应针对体

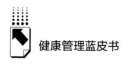

检人群加强宣传与慢性病管理相关知识，降低慢性病患病率或延缓慢性病进展。

据我国第五次卫生服务调查的结果，威胁我国城市人口健康的前五位慢性病依次为高血压病、糖尿病、椎间盘疾病、心脏病、脑血管病[1]。本研究数据显示，影响中国城市体检人群的前五位慢性病为高血压病、糖尿病、血脂异常、脂肪肝和慢性胃炎或胃溃疡。这提示我们在疾病谱上，城市体检人群与全国城市人口具有一定的差异。如患有椎间盘疾病、心脏病、脑血管疾病的人群可能由于这些疾病的致残性高而相对较少还能继续参与健康体检。此外，糖尿病在体检人群中从 2015 年排第四名上升至 2020 年排第二名，提示我国的体检人群需加大糖尿病防控力度。

（二）慢性病危险因素现况

不健康的生活行为严重影响慢性病的防控效果。大量研究表明，良好的生活方式如膳食合理、运动适量、戒烟限酒等，可以使大部分慢性病的发病风险显著降低。本研究探讨了中国城市体检人群吸烟、饮酒、饮食、运动及情绪等行为方式。结果提示我国的体检人群生活方式亟待改善，尤其在运动、饮食方面。

据《中国居民营养与慢性病状况报告（2020 年）》，2018 年我国成人超重或肥胖人口已超过 50%，超重率和肥胖率分别为 34.3% 和 16.4%[2]。我们的研究中 48.20% 的体检人群为超重或肥胖，略低于全国超重或肥胖人口比例，但超重率 36.15% 高于全国人口超重率。此外，2020 年中国城市体检人群超重或肥胖人口比例高于 2015 年中国城市体检人群（45.03%），肥胖率上升速度与超重率的增速接近。肥胖是高血压病、糖尿病、冠心病等慢性病的重要危险因素，因此，应针对我国体检人群加强体重管理宣教。

---

① 国家卫生计生委统计信息中心：《2013 第五次国家卫生服务调查分析报告》，中国协和医科大学出版社，2013，第 25 页。
② 刘月姣：《〈中国居民营养与慢性病状况报告（2020 年）〉发布》，《中国食物与营养》2020 年第 12 期，第 2 页。

体力活动不足是我国甚至全世界最重要的健康问题之一。2020年中国体检人群中不参与体育锻炼人数占36.40%，略高于2015年不参加体育锻炼人口比例35.90%。此外，我们的研究中约12.92%的人工作外静坐超过6小时。一是体力活动意识不强，"运动不足"危机感不强。二是参与健康体检的人群中脑力劳动者比例较高，参与体力活动的机会少。针对体检者体力活动缺乏的现况，我们要加大宣传运动相关知识的力度，促进培养合理运动的良好生活习惯。

吸烟是慢性病的另一重要危险因素。据《2020年世界卫生统计》，2018年中国15岁以上人群吸烟率为24.7%。我们的研究中22.29%的人为现患吸烟者，略低于全国数据及2015年全国体检人群吸烟率；据《第五次国家卫生服务调查分析报告》，2013年我国城市人口戒烟率为13.6%。我们调查的体检人群中仅有2.95%的人戒烟，远低于全国城市人口。结果提示检后戒烟健康教育仍是慢性病防控的重点工作之一。针对吸烟人群，需加强吸烟有害健康相关知识宣教，协助探索有效的戒烟方式，积极寻求其家庭的支持，促进其戒烟成功。

2018年的全国调查显示中国15岁以上人群人均年饮酒量相当于7升纯酒精；城市人口饮酒率约14.7%①。我们的研究提示中国体检人群饮酒率为28.15%，远高于全国城市人口饮酒率，但较2015年中国体检人群饮酒率35%有所下降。造成体检人群饮酒率高可能有以下两方面的原因。一是就餐习惯及聚餐氛围可能增加了饮酒机会，我们研究的人群中有39.53%的人有食用夜宵的习惯；超过17.00%的人每周都参与应酬在外就餐。二是体检人群中脑力劳动者占较大比例，工作压力的增加可能造成了饮酒率的增加。因此，针对体检人群饮酒行为，除加强宣传饮酒量与健康关系知识、积极开展饮酒限量指导外，需对体检人群饮酒行为深入调查，找出主要的影响因素，积极干预，减少饮酒相关的疾病与损害。

---

① World Health Organization. (2020). World Health Statistics 2020: Monitoring Health for the SDGs, Sustainable Development Goals. World Health Organization. https://apps. who. int/iris/handle/10665/332070.

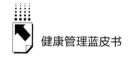
钠盐是维持机体正常生理活动必不可少的物质。但钠盐摄入量过多或过少都不利于健康。大量证据表明，过量摄入钠与诸多慢性病包括高血压病、心血管疾病、肾结石、胃癌及骨质疏松症等均有密切关系。据《全球疾病负担报告 2015》，饮食中高钠摄入量是导致全球残疾调整生命年增加的十大风险因素之一[1]。而中国居民的盐摄入量远远超过建议的食盐摄入量。国际大型流行病学研究 INTERSALT 和 INTERMAP 均显示中国居民的平均尿钠量居全球首位[2][3]。《中国饮食指南》从 2007 年开始建议居民每天盐摄入量不超过 6 克。本研究数据表明，体检人群的盐摄入量为 8.39 ± 1.80 克/天，远远超过国家推荐水平，其中，男性、中年、超重和肥胖、高血压病和血脂异常人群更有可能摄入过多的钠盐。近年来，中国政府大力推行限盐计划，提倡食用低钠盐，建议家庭使用限盐勺。但从目前的结果来看，中国居民盐摄入量仍然很高。缺乏有效的方法来评估个人的盐摄入量是造成这种变化的主要原因。在当前的研究中，体检者本身的感知与实际检测到的盐摄入量之间存在很大差异。超过 90% 的人认为自己喜欢低盐食物，实际上盐摄入量过多。因此，我们强烈建议其他医院针对体检人群进行盐摄入量评估，避免许多人因不知道其摄入的盐量而超过了建议的每日盐摄入量。

此外，食物种类亦会影响盐的摄入量。牛奶和水果等未加工食品的摄入量增加与食盐摄入量降低有关。肥肉和动物内脏通常使用高盐加工，因此增加这些食物的摄入量会显著增加盐的摄入量。提倡减少食用加工食品、降低居民盐摄入量，是慢性病防控工作中重要的一环。

① GBD 2015 Risk Factors Collaborators. Global, Regional, and National Comparative Risk Assessment of 79 Behavioural, Environmental and Occupational, and Metabolic Risks or Clusters of Risk, 1990 – 2015: a Systematic Analysis for the Global Burden of Disease Study 2015. *The Lancet*. 2016, 388: 1659 – 724.

② Stamler J. The Intersalt Study: Background, Methods, Findings, and Implications. *Am J Clin Nutr*. 1997, 65: 626S – 42S.

③ Anderson C. A., Appel L. J., Okuda N., Brown I. J., Chan Q., Zhao L., et al. Dietary Sources of Sodium in China, Japan, the United Kingdom, and the United States, Women and Men Aged 40 to 59 Years: The Intermap Study. *J Am Diet Assoc*. 2010, 110: 736 – 45.

（三）健康素养

随着慢性病的广泛流行，现代卫生服务系统强烈呼吁个体提高自我健康管理能力，人群的健康素养水平备受关注。大量研究表明，健康素养对预防保健及慢性病自我管理有重要意义。本研究在全国范围内调查了体检人群健康素养情况，结果提示我国体检人群健康素养水平仍较低。约 46.9% 的人从不自测血压心率；41.8% 的人偶尔自测血压心率，较 2015 年（50.95%，37.84%）稍有改善，但仍有大部分人并没有意识到监测血压、自我管理、防疾病于未然的重要性，提示高血压健康教育仍需进一步加大宣教力度。在体检人群中，仅约 37.85% 的人经常观察大小二便的情况；仅 30.34% 的人能做到经常晒太阳，较 2015 年分别仅增加 9.14 个百分点及 2.39 个百分点。更为可惜的是，仅 12.61% 的人在出差或旅游时会携带常用或急救药品，较 2015 年下降 2.8 个百分点，可见体检人群自我健康管理及急救意识薄弱，需加大健康教育力度。此外，75.68% 的人乘坐私家车或出租车时每次都系安全带，较 2015 年增加 34.44 个百分点，提示体检人群虽安全意识欠强，但较以前明显提高。

在健康教育形式方面，我们的数据提示，62.80% 的人会主动获取医疗保健相关知识，55.64% 的人健康知识获取途径为互联网，分别较 2015 年增加 18.7 个百分点及 23.8 个百分点，提示体检人群对健康信息越来越重视，而网络已成为传播健康知识的主要载体，我们应该充分利用网络的便捷性，进行广泛而有效的健康教育，促使健康行为的形成。

在基本知识和理念方面，我们发现理想血压值的知晓率（81.86%）最高，较 2015 年知晓率（82.7%）稍减少，但与之密切相关的最佳盐摄入量知晓率（53.70%）较 2015 年知晓率增加，这提示近几年随着防控力度的不断加大，相关方面的健康素养水平相对提升。随着糖尿病在体检人群中从 2015 年排第四名上升至 2020 年排第二名，空腹血糖的知晓率也超过 50%，而与之密切相关的体重指数、正常腰围、甘油三酯正常值及胆固醇正常值的知晓率仍处于较低水平。面对高患病率、低健康素养的情况，我们应重点针

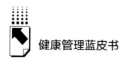

对体检人群加强宣传与营养和代谢性疾病相关的防治知识，达到有效抑制代谢性疾病蔓延的目的。

总之，本调查提示我国体检人群罹患的主要慢性病仍然是心血管、代谢性疾病以及消化性疾病，而其健康素养及行为方式不容乐观。应重点加强全人群体力活动、合理膳食以及限盐的健康教育，对于男性体检者还应注重对于戒烟限酒的健康教育。

B.12
2020年湖南省健康管理（体检）机构调查报告

陈志恒 曹霞*

摘 要： 通过对湖南省14个地市州285家健康管理（体检）机构数量和规模、机构建设和服务能力的调研，整体了解湖南省健康管理（体检）行业发展现状、发展趋势及存在的问题，并据此提出对策建议。调查结果表明，湖南省健康管理（体检）行业保持较快发展势头，健康体检覆盖面进一步扩大并已下沉至县域及基层医疗机构。全省健康管理（体检）机构无论机构数量、年服务人次、服务内容等方面均呈现良好发展局面，整体向着专业化、信息化和规范化方向发展。通过对相关调查数据的分析，发现也存在一些不容忽视的短板问题，主要表现为：地区之间健康管理（体检）机构发展不均衡、人力资源和专业人才配置短缺、专业技术水平和服务能力参差不齐、健康管理全流程服务链欠完整以及信息化水平不高等。因此，有必要进一步加强县域和基层医疗机构健康管理（体检）服务能力建设，促进区域之间协同发展；亟须加强不同健康管理（体检）机构质控考核标准管理并规范其执业行为；完善检后服务体系以形成健康管理服务链条；加强健康管理（体检）机构重点岗位能力与专业技术技能培训；促

---

* 陈志恒，中南大学健康管理研究中心执行主任，主要研究方向为慢性病风险预警预测评估和早期综合管理，以及延缓衰老、功能医学等；曹霞，博士，中南大学湘雅三医院健康管理中心副主任，主要研究方向为慢病风险筛查与管理、健康管理与健康产业研究工作。

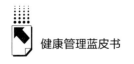

进健康管理（体检）机构信息标准化和智慧化建设。

关键词：　健康管理　健康体检　服务能力　机构建设　湖南省

一　调查背景

随着全民健康需求不断释放和医疗健康服务体系改革逐渐深入，健康体检和健康管理服务的社会关注度不断提升。近二十年来，我国健康体检行业蓬勃发展，与此同时，健康管理医学服务也取得了巨大成绩。但值得关注的是，当前我国健康管理发展中存在的主要矛盾是健康管理医学服务的供给满足不了社会日益增长的健康需求和各级政府对健康管理医学服务的期望与要求[①]。因此，进入新时期如何加强和加快健康管理（体检）机构自身建设，提高社会供给的能力和水平，是在积极推进健康中国建设和医防融合大背景下，健康管理发展面临的重大机遇和挑战。

湖南省是华中地区健康管理（体检）服务起步较早和发展较快的区域，为全面了解该省健康管理（体检）行业发展现状、发展趋势与存在的问题，并据此提出针对性的对策建议，本研创团队在国家及湖南省卫生健康委相关部门指导下，依托已建立的全省健康管理（体检）质量网络对全省医疗机构健康管理（体检）相关信息进行了系统调查。

二　对象与方法

（一）研究对象

1. 调查范围

本次调查数据收集地域范围限定于湖南省，包括所辖的长沙市等 13 个

---

① 白书忠、武留信、吴非、高向阳：《"十四五"时期我国健康管理发展面临的形势与任务》，《中华健康管理学杂志》2021 年第 1 期，第 3~6 页。

地级市和 1 个自治州。调查的时间范围为 2019 年 1～12 月。

2. 调查对象

调查对象为湖南省已开展健康体检业务执业登记的各级、各类医疗机构，包括设立体检科室的医疗机构、独立法人健康管理（体检）机构。

3. 调查内容

调查的内容主要包括三个方面：健康管理（体检）机构基本情况、机构建设和服务能力情况及学术科研情况。健康管理（体检）机构基本情况包括医疗机构类别、级别、经营性质等；机构建设和服务能力情况主要包括开展健康体检时间、体检业务总面积、是否开展健康体检及健康管理服务、从业人员及体检服务工作量；学术科研情况包括申请课题及发表核心期刊论文等。

（二）资料采集方法

由省级健康管理质量控制中心牵头，全省 14 个地市州健康管理（体检）质控网点依托医疗机构负责各辖区内已进行健康体检执业登记医疗机构的调查统计工作，明确专人负责，按照要求组织、协调开展调查统计，对已进行健康体检业务执业登记的各级各类医疗机构填写相关调查表并上报给上级机构，最终将 14 个地市州的资料整理汇总，形成全面的信息数据。

（三）数据分析

运用 SPSS 24.0 统计软件和 Excel 2019 对收回资料进行筛选，计数资料描述采用频数和构成比（％）表示，对于经检验不符合正态分布的计量资料采用 M（$Q1$，$Q3$）表示。

（四）质量控制

为了确保调查的质量，本次调查在方案设计和调查表的制定、调查人员培训、数据录入汇总等方面进行了质量控制和核查。

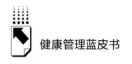

三　调查结果

（一）调查信息收集情况

经项目组进行质控筛选，本次调查共收到湖南省 14 个地市州的健康管理（体检）机构有效调查表 285 份。

（二）湖南省健康管理（体检）机构基本情况

1. 健康管理（体检）机构区域分布

此次有效调查到湖南省医疗健康体检机构共 285 家，其中长沙市健康管理（体检）机构最多，有 50 家，张家界市健康管理（体检）机构最少，仅有 5 家（见图 1）。进一步按区域方位划分，湘东地区（长沙、株洲、湘潭）健康管理（体检）机构最多，占比 31%；湘西地区（湘西自治州、怀化、张家界）健康管理（体检）机构最少，占比 14%（见图 2）。

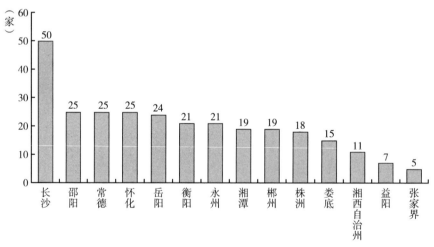

图 1　湖南省开展健康体检业务登记的医疗机构分布（按行政区域划分）

2. 全省开展健康体检业务登记的医疗机构类型分布

本次调查的医疗机构按照机构类别分为 8 类，即综合医院、专科医院、

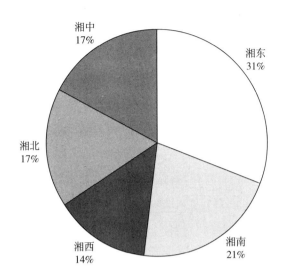

图 2　湖南省开展健康体检业务登记的医疗机构分布
（按区域方位划分）

中医医院、中西医结合医院、健康体检中心、妇幼保健院（所、站）、门诊部/诊所/医务室等、其他。结果显示，开展健康管理（体检）的医疗机构以综合医院为主，有 171 家，占比 60%；其次为中医医院，有 40 家，占比 14%；健康体检中心 29 家，占比 10%（见图 3）。

本次调查的医疗机构按照机构性质可划分为两类，即公立医疗机构和社会办医疗机构。207 家开展健康体检的医疗机构为公立性质，占比 72.6%；78 家开展健康体检的医疗机构为社会办性质，占比 27.4%。本次调查的医疗机构按照级别分为 4 类，即一级、二级、三级和未定级。开展健康体检的医疗机构级别以二级为多，有 144 家，占比 50.5%；三级医疗机构有 90 家，占比 31.6%；未定级医疗机构 47 家，占比 16.5%；一级医疗机构 4 家，占比 1.4%。

3. 各地市州开展健康体检业务登记的医疗机构性质分布

公立性质的开展健康体检医疗机构占比最多的是郴州和湘潭，均为 89.5%；其次为怀化和株洲，占比分别为 88.0%、83.3%。社会办健康管理（体检）机构占比位居前三的是长沙、益阳和张家界，占比分别为 52.0%、42.9%、40.0%（见图 4）。

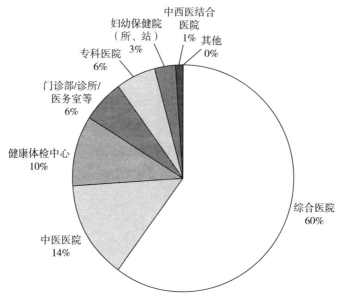

图3 湖南省开展健康体检业务登记的医疗机构分类情况

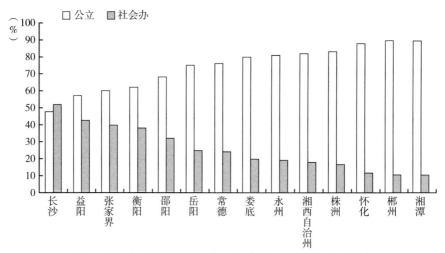

图4 各地市州开展健康体检业务登记的医疗机构性质分布

以上结果显示，湖南省健康管理（体检）机构多依托于综合医院，以二级医疗机构为主，并呈现以公立机构为主（占比超过七成）和社会办医疗机构为辅的总体格局。其中，值得关注的是长沙市社会办健康管理（体检）机构占比超过50%。

（三）湖南省健康管理（体检）机构规模

1. 全省开展健康体检业务登记的医疗机构业务总面积情况

湖南省各地市州社会经济和医疗卫生发展不平衡，健康管理（体检）机构在发展过程中存在较大的差异。本次调查的健康管理（体检）机构中，体检业务占地面积最大的达7000平方米，面积最小的仅有40平方米。全省285家开展健康体检的医疗机构体检业务面积大部分介于1000~2000平方米，占比27%；其次还有26%的医疗机构体检业务面积介于2001~5000平方米。全省体检业务面积在5000平方米以上的大型体检机构数量较少，仅8家，占比3%（见图5）。

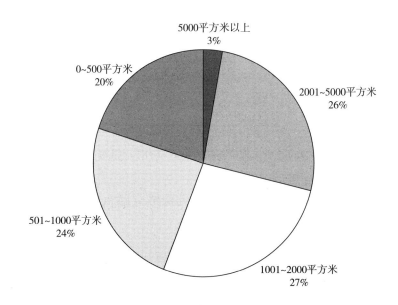

图5 全省健康体检机构按业务面积分类构成情况

2. 全省开展健康体检业务登记的医疗机构体检区域设置的独立性情况

在全省开展健康体检服务的医疗机构中，非独立设置的体检机构占多数，有199家，占比69.8%；而独立设置体检业务场所/区域的医疗机构有86家，占比为30.2%。

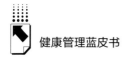

3. 各地市州开展健康体检业务登记的医疗机构体检区域设置的独立性情况

长沙、常德和衡阳独立设置体检业务区域的医疗机构占比较其他地区高,分别占比 50.0%、48.0% 和 47.6%;非独立设置体检业务区域的医疗机构占比前三的是邵阳、湘潭和怀化,分别是 92.0%、89.5%、84.0%(见图 6)。

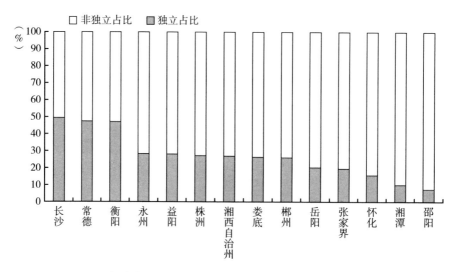

图6 各地市州独立设置体检业务区域的医疗机构占比情况

(四)湖南省健康管理(体检)机构成立时间、开展科目及服务内容情况

1. 全省开展健康体检业务登记的医疗机构开始健康体检业务时间

本次调查的健康管理(体检)机构中,最早于 1994 年 10 月开始启动体检业务。2000 年及之前开展体检业务的医疗机构最少,仅 3 家,占比 1.1%;2016~2020 年开展体检业务的医疗机构最多,有 109 家,占比 38.2%(见图 7)。结果显示,湖南省在 2000 年以后健康体检服务行业发展加速,尤其是 2015 年以后随着新医改政策的逐步落地实施,广大民众对健康体检的需求日益强烈,全省健康管理(体检)机构数量增速明显,近四成的健康管理(体检)机构均是在近 5 年内成立的。

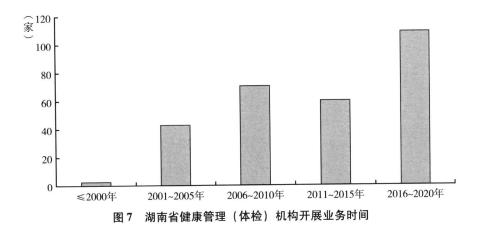

图7 湖南省健康管理（体检）机构开展业务时间

2. 全省健康管理（体检）机构开展健康体检科目的情况

全省285家健康管理（体检）机构中，独立设置内科、外科和心电图室的健康管理（体检）机构占比均达到70%以上，独立设置超声科的机构数占比也近70%。但设置病理科、心理科和中医科的健康管理（体检）机构则较少，尤其设置心理科的机构数占比不足50%（见表1）。

表1 湖南省健康管理（体检）机构开展健康体检科目情况

单位：家，%

健康体检科目	独立		共享		未开展	
	机构数	占比	机构数	占比	机构数	占比
内科	236	82.81	49	17.19	0	0.00
外科	223	78.25	59	20.70	3	1.05
眼科	187	65.61	88	30.88	10	3.51
耳鼻喉科	185	64.91	90	31.58	10	3.51
口腔科	143	50.18	122	42.81	20	7.02
妇科	201	68.37	83	28.23	10	3.40
检验科	69	24.21	216	75.79	0	0.00
心电图室	211	74.04	74	25.96	0	0.00
超声科	199	69.82	86	30.18	0	0.00
放射科	121	42.46	164	57.54	0	0.00
病理科	17	5.96	214	75.09	54	18.95
中医科	57	20.00	155	54.39	73	25.61
心理科	37	12.98	96	33.68	152	53.33
功能检查	135	47.37	133	46.67	17	5.96

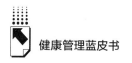

3. 全省健康管理（体检）机构开展慢性病风险筛查项目的情况

全省 285 家健康管理（体检）机构中，慢性病风险筛查项目开展比例最高的项目依次是血压（100%）、体重（99.30%）、胸片 DR（98.25%）、颈部血管/心脏彩超（98.25%）和宫颈 TCT（97.54%）；而开展比例较低的项目依次是血管内皮功能检测（16.84%）、中医四诊仪（22.81%）、胶囊内镜（25.96%）、运动平板（28.77%）和乳腺钼靶（31.58%）。值得注意的是，在慢性病风险筛查中日益受到重视的诸如肺功能检测（75.79%）、骨密度检测（84.91%）、同型半胱氨酸检测（78.60%）和 HPV 检测（96.84%）的开展比例较高，而健康风险评估调查问卷（62.11%）、人体成分分析（54.74%）和心理健康检查（35.44%）的开展比例则有较大提升空间（见表2）。

表2　湖南省健康管理（体检）机构开展慢性病风险筛查项目情况

单位：家，%

慢性病风险筛查项目	开展		未开展	
	机构数	占比	机构数	占比
健康风险评估调查问卷	177	62.11	108	37.89
血压	285	100.00	0	0.00
体重	283	99.30	2	0.70
体重指数	265	92.98	20	7.02
腰围	178	62.46	107	37.54
臀围	164	57.54	121	42.46
心理健康检查	101	35.44	184	64.56
动态心电图	186	65.26	99	34.74
动态血压	139	48.77	146	51.23
运动平板	82	28.77	203	71.23
肺功能检测	216	75.79	69	24.21
骨密度检测	242	84.91	43	15.09
无创外周血管检测	102	35.79	183	64.21
糖尿病早筛检测	139	48.77	146	51.23
中医四诊仪	65	22.81	220	77.19
胸片 DR	280	98.25	5	1.75
CT	258	90.53	27	9.47
核磁共振	196	68.77	89	31.23
乳腺钼靶	90	31.58	195	68.42

续表

慢性病风险筛查项目	开展		未开展	
	机构数	占比	机构数	占比
颈部血管/心脏彩超	280	98.25	5	1.75
血管内皮功能检测	48	16.84	237	83.16
幽门螺杆菌检测	266	93.33	19	6.67
消化内镜	182	63.86	103	36.14
胶囊内镜	74	25.96	211	74.04
鼻咽喉镜	153	53.68	132	46.32
眼底血管照相	115	40.35	170	59.65
人体成分分析	156	54.74	129	45.26
同型半胱氨酸检测	224	78.60	61	21.40
宫颈 TCT	278	97.54	7	2.46
HPV 检测	276	96.84	9	3.16
肿瘤标志物	244	85.61	41	14.39

4. 全省健康管理（体检）机构开展健康管理服务情况

当前，我国健康管理（体检）机构建设中从单纯健康体检服务向健康管理服务转变已是大势所趋。本研究针对健康管理（体检）机构是否开展健康管理服务也进行了深入调查。285 家健康管理（体检）机构中，体检报告解读及健康教育实施率最高，分别为 82.11% 和 76.84%；对高血压、糖尿病、肥胖等慢病管理方面，实施率较低，分别为 40.35%、39.65% 和 30.88%；中医治未病及心理健康管理的实施率最低，分别为 26.67% 和 24.21%。全省有超过 75% 的健康管理（体检）机构已开展检后随访（见表3）。

表3　湖南省健康管理（体检）机构已开展的健康管理服务情况

单位：家，%

健康管理服务项目	已开展的医疗机构数	百分比
健康管理签约服务	144	50.53
健康风险评估	195	68.42
健康管理干预方案	148	51.93
健康管理门诊	104	36.49
高血压风险管理	115	40.35

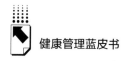

续表

健康管理服务项目	已开展的医疗机构数	百分比
糖尿病风险管理	113	39.65
肥胖等慢病管理	88	30.88
肿瘤风险管理	85	29.82
中医治未病管理	76	26.67
心理健康管理	69	24.21
检后服务	209	73.33
体检报告解读	234	82.11
检后随访	217	76.14
健康教育	219	76.84

（五）湖南省健康管理（体检）机构人力资源配置情况

1. 基本情况

285 家健康管理（体检）机构中，共有卫生技术人员 6682 人、信息化管理人员 198 人、其他人员 593 人，占比分别为 89.4%、2.7% 和 7.9%。湖南省健康管理（体检）机构人力资源中卫生技术人员占比最多，其中医师共 2793 人（41.8%），技师 531 人（8.0%），护理人员 3036 人（45.4%）。卫生技术人员按照职称分类，初级职称 2754 人、中级职称 2503 人、副高级职称 1069 人、高级职称 217 人，占比分别为 42.1%、38.3%、16.3%、3.3%，可见湖南省健康管理（体检）机构、卫生技术人员职称呈典型正三角形分布。

2. 全省健康管理（体检）机构主检医师配置情况

285 家健康管理（体检）机构中共有主检医师 728 名，全省平均各机构主检医师人数为 2.55 人。根据机构性质分类，全省公立健康管理（体检）机构共有主检医师 542 人，平均各机构人数为 2.62 人；社会办健康体检中心共有主检医师 186 人，平均各机构人数为 2.38 人。对比可以发现，公立健康管理（体检）机构配置的主检医师平均人数要高于社会办健康管理（体检）机构。

3. 全省健康管理（体检）机构健康管理相关岗位人员配置情况

285 家健康管理（体检）机构中配置健康管理相关岗位人员共计 1171 人，其中健康管理师人数最多为 1017 人，平均各机构配备健康管理师 3.57 人；康复治疗师人数最少为 27 人，平均各机构配备健康治疗师 0.09 人。按照专职、兼职情况分类，全省健康管理（体检）机构中有专职健康管理相关岗位人员累计 1094 人（占比 93.4%），各健康管理相关岗位人员专职人员皆多于兼职人员。平均各机构配备了专职健康管理师 3.41 人、兼职健康管理师 0.16 人（见表 4、表 5）。

表 4　湖南省健康管理（体检）机构健康管理相关岗位人员配置情况

单位：人

配置情况	健康管理师	心理咨询师	营养师	运动指导师	康复治疗师
总人数	1017	52	47	28	27
平均	3.57	0.18	0.16	0.10	0.09

表 5　湖南省健康管理（体检）机构健康管理相关岗位专职、兼职人员配备情况

单位：人

配置情况	健康管理师		心理咨询师		营养师		运动指导师		康复治疗师	
	专职	兼职	专职	兼职	专职	兼职	专职	兼职	专职	兼职
总人数	972	45	43	9	44	3	20	8	15	12
平均	3.41	0.16	0.15	0.03	0.15	0.01	0.07	0.03	0.05	0.04

（六）湖南省健康管理（体检）机构业务概况

1. 全省健康管理（体检）机构体检服务工作量

健康体检服务工作量主要以个人体检和团体体检人次总和计算。285 家健康管理（体检）机构服务工作量 9027053 人次，健康体检 5392353 人次，平均健康体检 18920 人次，其中团体体检 3627186 人次（占比 67.3%），个人体检 1765167 人次（占比 32.7%）。住院体检 9194 人次，健康管理 3634700 人次。

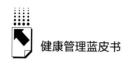

2. 不同性质健康管理（体检）机构体检服务工作量

社会办健康管理（体检）机构服务工作量 2516512 人次（占比 27.88%），健康体检 1423765 人次（占比 26.40%），其中团体体检 988825 人次，个人体检 434940 人次，住院体检 1381 人次，健康管理 1092747 人次（占比 30.06%）。可见，目前湖南省健康管理（体检）机构服务人次仍以公立机构占主体地位（占比 72.12%），公立机构健康体检人次和健康管理人次分别是社会办机构的 2.79 倍和 2.33 倍（见表6）。

表6 不同性质健康管理（体检）机构服务工作量情况

单位：人次，%

工作量	公立		社会办	
	人次	比例	人次	比例
总服务	6510541	72.12	2516512	27.88
健康体检	3968588	73.60	1423765	26.40
团体体检	2638361	72.74	988825	27.26
个人体检	1330227	75.36	434940	24.64
住院体检	7813	84.98	1381	15.02
健康管理	2541953	69.94	1092747	30.06

（七）湖南省健康管理（体检）机构科研产出

1. 全省健康管理（体检）机构科研立项及论文发表情况

2019 年，285 家健康管理（体检）机构中各级各类科研立项 35 项，其中国家级课题 4 项，省部级课题 14 项，涉及科研经费 455.3 万元。仅有 18 家（占比 6.3%）机构主持了省市以上科研课题研究，9 家（占比 3.2%）机构发表了 SCI 论文，20 家（7.0%）机构发表了核心期刊论文。

2. 各地市州健康管理（体检）机构科研立项情况

科研课题立项总数排名前三的地区依次为长沙（20 项）、常德（4 项）和衡阳（4 项），立项科研课题经费排名前三的地区依次为长沙（339.9 万元）、娄底（40 万元）和邵阳（32 万元）（见图8）。以上提示湖南省健康管理（体检）机构承担或参与科研课题的比例偏低，科研产出水平不高，且地区间发展极不平衡。

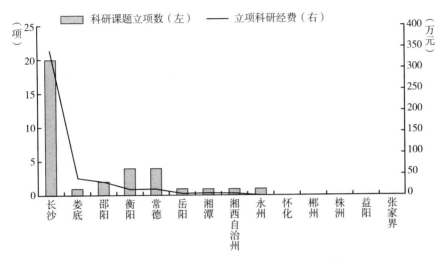

图8 湖南省健康管理（体检）机构科研立项情况

（八）湖南省健康管理（体检）机构信息化程度

1. 湖南省健康管理（体检）机构信息版本及第三方连接情况

2019 年，285 家健康管理（体检）机构中 166 家使用网络版体检信息系统（58.2%），91 家使用单机版（31.9%），11 家同时使用单机版和网络版（3.9%），另外尚有 17 家（占比 6.0%）机构未使用任何版本体检信息系统。有 234 家机构与第三方系统连接（占比 82.1%），其中与 LIS 连接的最多（201 家，70.5%）。

2. 湖南省健康管理（体检）机构信息服务情况

2019 年，285 家健康管理（体检）机构信息服务方面，个体化体检项目、检后随访、微信平台、健康咨询和报告发布的信息化比例均达到 60%以上，其中使用比例排名前三的信息服务依次为个体化体检项目（71.6%）、检后随访（67.0%）和微信平台（66.7%），但网上预约功能使用比例低，仅为 1.1%（见图 9）。

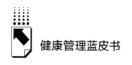

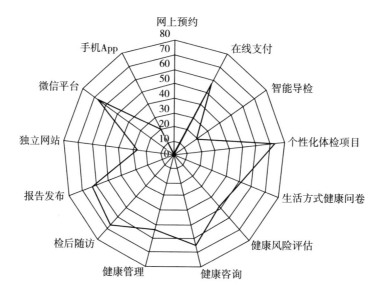

图9 湖南省健康管理（体检）机构信息服务情况（%）

四 主要发现、存在问题与对策建议

（一）主要发现

1. 湖南省健康管理（体检）机构实现省内各地市州全覆盖，2015年以来新成立的机构数呈快速增长

近20年来，随着我国社会经济快速发展和医疗卫生体制改革，居民健康保健意识不断提高，基于健康体检的健康管理作为一门新兴医学服务实现了高速发展。与此同时，湖南省健康体检行业也进入快速发展时期。本次调查的湖南省开展健康体检业务登记的医疗机构，从2000年之前的3家增至2020年的285家，增加了282家，其中2016~2020年就增加了109家。公立医院和各类专科医院纷纷设置了健康管理（体检）中心，县级医院等二级医院也开设了体检科，同时独立设置的体检机构数也在逐步增加，各类健康管理（体检）机构在湖南省如雨后春笋般兴起并蓬勃发展，实现了全省

14个地市州的全覆盖。

2. 湖南省公立医疗机构仍为健康体检服务主力军，二级医疗机构占据半壁江山

我国健康体检服务的参与主体较多，本次调查的医疗机构按照机构类别被划分为八类，而按照机构性质划分为公立医疗机构和社会办医疗机构两类。调查数据显示，72.6%的健康管理（体检）机构依托各级公立医疗机构，社会办健康管理（体检）机构占比27.4%，参与主体整体仍为公立医疗机构为主、社会办医疗机构为辅的格局。同时，以二级医疗机构为多，占比50.5%。湖南省是传统的医疗资源强省，省域内拥有较丰富的各级各类公立医疗资源，健康体检服务多是依托此类机构兴起和发展起来的。而随着国家推进社会办医，社会资本逐步进入健康体检服务领域，并呈现快速增长趋势，调查数据显示省会长沙的社会办健康管理（体检）机构数占比已达52%。

3. 湖南省健康管理（体检）机构医疗资源配置已达一定规模，但仍待提升

医疗机构健康体检业务面积的大小关系服务项目的范围和服务对象的体验，是体现体检机构服务能力的一项基本指标。调查数据显示，全省平均体检业务面积超过1500平方米，超过50%的医疗机构体检业务面积在1000平方米以上，但非独立设置体检区域的医疗机构占多数。心电图检查和超声检查作为健康体检核心筛查技术，其配置情况是影响医疗机构承检能力的重要因素。调查显示，全省医疗机构中独立设置体检超声的占比接近70%，提示有相当多的医疗机构具有独立承检能力。同时，作为体检终末质量的把关人，全省平均各机构配备主检医师人数为2.55人。

4. 湖南省较多健康管理（体检）机构已开展各类慢性病风险筛查项目并涉足检后服务

健康管理（体检）机构作为各类常见慢性病风险筛查和管理的"前哨"，其在慢性病防控中的作用日益受到重视。调查显示，已有较多湖南省健康管理（体检）机构开展了诸如慢性阻塞性肺疾病、骨质疏松、脑卒中、宫颈癌等慢性病筛查，但作为采集受检者慢性病风险因素的健康自测问卷和

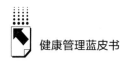

心理健康问卷的开展率仍待提升。与此同时，80%左右的健康管理（体检）已开始进行体检报告解读和健康教育服务，76.14%的机构提供检后随访。在国家慢性病防控相关政策和行业学术组织明确导向下，湖南省开展健康体检服务的医疗机构已逐渐脱离既往"只检不管"的局面，服务模式已倾向于向"检测－评估－干预－监测"闭环健康管理发展。但目前中医治未病和心理健康管理服务尚未普遍开展。

5. 湖南省部分健康管理机构已开展健康管理学科建设

调查显示，湖南省部分具备条件的健康管理机构重视科研和学科建设及人才培养，一些机构的科研人员承担或参与了国家或省部级健康管理相关方面的科研课题，另有10.2%的机构发表SCI和核心期刊论文。

（二）存在的主要问题

本次调查发现了一些湖南省健康管理（体检）机构亟须解决的问题，主要有以下几方面。

1. 省内地区之间机构发展不平衡问题明显

最近十余年来，湖南省开展健康体检服务的医疗机构无论从数量还是从主体类别都有长足发展，但发展中的区域不平衡问题亦十分明显，主要表现在各区域之间的机构总数量、规模和社会办的机构数量存在较大差异。经济较发达的湘东地区健康管理（体检）机构总数几乎占到全省的1/3，而较偏远的湘西地区则较少。其中，省会长沙的社会办健康管理（体检）机构占比超过50%。调查中，体检业务占地面积最大的达7000平方米，而面积最小的仅有40平方米。独立设置体检业务区域的医疗机构占比情况在区域间也差别较大，最高的长沙为50.0%，而最低的邵阳仅8.0%。

2. 全省仍有部分机构未达到健康体检机构基本设置要求

无论是2009年颁布的《健康体检管理暂行规定》还是2018年发布的《健康体检中心基本标准（试行）》，均对开展健康体检的医疗机构基本设置条件（包括机构面积、诊疗科目、卫生专业技术人员职称和数量、设备等）做了相关规定。但在本次调查以及既往省内现场体检质控督查中发现，全省有20%的机构体检业务面积不足500平方米，还有1%~7%的机构未设置外科、眼科、耳鼻喉科、口腔科等体检科目。而人力资源配置方面，以护理人员为例，按照《健康体检中心基本标准（试行）》的要求，至少具有10名注册护士，但此次调查显示，285家健康管理（体检）机构中有181家机构的护理人员总数不足10人，不合格率达63.5%。故湖南省多数开展健康体检的医疗机构在资源配置方面仍不够完善，未严格执行相关规定，亟须进一步充实和优化相关硬件和人员配置。

3. 全省多数机构开展健康管理医学服务仍处于起步阶段

健康管理（体检）机构从单纯辨病体检向健康管理医学服务转变已是大势所趋。而此次调查的数据显示，检后随访、健康教育和体检报告解读等传统基础检后服务普及率较好，但高血压/糖尿病/肿瘤风险管理、心理健康管理、肥胖等慢病管理、中医治未病管理等需要专业医学技术支撑的健康管理医学服务开展比例均不高。调查显示，整体而言全省健康管理（体检）机构在健康管理相关岗位人员配置上很薄弱，心理咨询师、营养师、运动指导师和康复治疗师等均较匮乏，这在一定程度上限制了各机构开展较细化、特色健康管理医学服务的步伐。

4. 全省仍有较多机构未进行互联互通体检信息化建设

健康管理（体检）机构信息化建设水平是衡量其内部管理和专业化水平的重要标志。建立与各方实现互联互通的体检信息网络平台，有助于自动传输各种检验、检查结果，减少中间环节，提高数据传输的安全性和可靠性，同时有助于体检报告的规范性和后续管理的科学性。而此次调查显示，全省仍有6.0%的机构未使用任何版本体检信息系统，31.9%的机构未采用网络版体检信息系统，这些机构在处理庞杂的健康体检信息时难以避免人工参与程度高，存在效率低下、差错率高等弊端，同时人力资源得不到释放，专业化的检后服务更无从谈起。

5. 省内健康管理（体检）机构科研能力和水平参差不齐

湖南省作为国内健康管理起步较早的省份，最近十余年积极融入国内健康管理学理论研究探索和实践，部分先进机构在学科与机构建设、科研与人

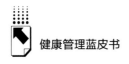

才培养和学术交流等方面均取得了瞩目成绩。但不容忽视的是，全省整体科研能力和水平普遍不高，本次调查发现从科研课题承担和论文发表情况来看，93.7%的体检机构未承担任何科研课题，近90%的机构未发表核心论文，而获得相关科研成果奖励、成果转化和人员担任重要学术兼职的机构更为少见。

（三）对策与建议

1. 优化医疗资源配置，推进基层健康管理医学服务体系建设

在建设"健康中国"的大背景下，相较于省属委管大型综合医院，地市、县级医疗机构有更贴近服务对象的先天优势，也无疑是开展健康体检、慢病健康管理等的"最后一公里主战场"。基层医疗机构要按照健康管理的路径和服务流程对其人力资源、技术和设备等医疗服务要素进行重组，以建立完善的全程健康管理服务体系。可结合当地实际和健康体检需求，科学合理规划，可以推进区域健联体为抓手，建立三级医疗机构健康管理服务帮扶的长效机制，适度积聚医疗卫生资源，以县级健康管理（体检）机构建设为重点形成规模效益，进而加强乡/村级医疗机构健康管理（体检）机构人员建设和服务功能拓展，共同促进区域内健康管理（体检）医疗资源平衡和服务可及性。

2. 严把机构准入门槛，加强区域健康体检医疗质量控制体系建设

省级和地市级健康体检质量控制中心应在区域卫生行政部门的领导下，发挥区域示范引领和监管作用。严格按照健康体检机构准入条件，定期对辖区内健康管理（体检）机构进行督导检查。建立科学、规范、标准的服务与管理模式，对有关机构进行分类分层管理，指导各类健康管理（体检）机构依法依规执业。重点加强对社会办医疗机构和基层医疗机构的质控管理，加大有关质量控制信息公开力度，探索建立区域内健康体检医疗质量实时动态监测与反馈机制，引导省内健康管理（体检）质量持续改进。

3. 加强行业规范化培训，推进健康管理（体检）机构和人才队伍建设

省级、地市级健康体检质量控制中心和行业学术组织，要以问题为导

向，聚焦健康管理（体检）机构服务能力与多层次健康服务现实需要的差距问题，定期组织开展各种形式的系统性、专业性的健康管理（体检）规范化培训和行业学术交流，重点对体检质控标准、指南和技术规范、适宜技术、核心岗位能力、信息化能力建设、信息标准化等进行专项或系列培训，以促进全省健康管理（体检）行业规范、有序、健康发展。

4. 重视机构学科建设，以科技创新引领行业高质量发展

对于综合医院下设的健康管理（体检）科室，要根据发展实际，有意识或前瞻性地将自身定位于医院全面建设发展中，成为促进医防融合的中枢平台和重点学科。要按照学科建设的标准和要求，抓好机构内涵建设和学科梯队培养。要依托健康管理相关适宜技术与智慧化信息技术的集成应用来进一步完善和丰富健康管理服务内容与手段，特别要高度重视创新生物技术和信息技术在健康管理服务中的应用。同时，要积极搭建多学科协同合作平台，有机融入各相关学科先进的专业技术和理念，促进健康管理学科高质量发展。

B.13
2020年中国35家三甲医院健康管理科研论文现况调查报告

郭　谊　宋震亚*

摘　要：　科研是健康管理学科创新活力和可持续发展的具体体现，是学科建设与发展的原动力。本调查报告通过对国内35家三甲医院的健康管理学科在2020年发表的科研论文进行检索和分析，了解目前国内健康管理学科科学研究情况，发现存在"研究总量少，高质量研究少，干预研究少，原创研究少"等问题，提出"营造科研环境、重视科研方法学培训、创新人才培养机制和加强各健康管理机构间科研合作"等针对性建议，为健康管理学科科研发展提供参考依据。

关键词：　健康管理　科研　文献计量学

一　调查背景与目的

健康管理学集医学科学、管理科学与信息科学于一体，重点研究健康的概念、内涵与评价标准、健康风险因素监测与控制、健康干预方法与手段、健康管理服务模式与实施路径、健康信息技术以及健康保险等一系列理论和

---

* 郭谊，博士，浙江大学医学院附属第二医院健康管理中心副主任，硕士生导师，主要研究方向为慢病健康管理；宋震亚，博士，浙江大学医学院附属第二医院院长助理、健康管理中心主任，硕士生导师，主要研究方向为慢病健康管理。

实践问题①。随着时代的进步、科技的发展和循证医学证据的不断积累，健康管理学科内涵建设必将面临新的发展需求。

科研是健康管理学科创新活力和可持续发展的具体体现，是学科建设与发展的原动力。《"健康中国2030"规划纲要》等系列政策坚持以人民健康为中心，全方位、全周期维护和保障人民健康。国家自然科学基金委员会从2017年开始增设"健康服务与管理"申请方向，国家社会科学基金也逐步加大对健康管理研究的投入力度，为健康管理科研提供了良好的外部环境。如何做好健康管理研究，以适应学科建设的新要求，是需要我们认真思考的现实问题。

本调查报告通过对国内35家三甲医院的健康管理学科在2020年发表的科研论文进行检索和分析，了解目前国内健康管理学科科学研究情况，分析存在问题并提出针对性建议，为健康管理学科科研发展提供参考依据。

二 调查方法与经过

（一）调查方法

检索35家中国三甲医院的健康管理学科（入选2019年复旦中国医院健康管理专科声誉排行榜，名单见附录）在2020年度发表的论文。入选标准：①被中国知识基础设施工程（China National Knowledge Infrastructure，CNKI）期刊收录的中文论文，同时被北京大学中文核心期刊，或中文社会科学引文索引（Chinese Social Sciences Citation Index，CSSCI），或中国科学引文数据库（Chinese Science Citation Database，CSCD）收录；②被Web of science数据库核心合集收录的英文论文；③35家医院健康管理学科以第一作者或通讯作者身份发表的研究论文；④论文发表时间为2020年1月1日至12月31日。排除标准：会议报道、征文、新闻等。

---

① 中华医学会健康管理学分会、中华健康管理学杂志编委会：《健康管理概念与学科体系的中国专家初步共识》，《中华健康管理学杂志》2009年第3期。

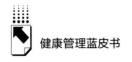

（二）分析方法

由两名研究者分别独立进行文献检索，汇总检索结果后经第三名研究者审核无误后确定入选的论文，获取论文的作者姓名、作者机构、来源出版物、关键词、基金、学科分类等信息。分析论文的研究类型、研究主题、关键词、研究人群、基金资助情况、期刊类型、影响因子及研究机构合作分布情况等关键信息。并应用 CNKI 网站数据分析及 NoteExpress 分析软件的词频统计、词共现关系分析等文献计量方法，从文献引用、关键词词频等角度分别对论文数量等进行统计。

三 调查结果与主要收获

通过检索 35 家中国三甲医院的健康管理学科在 2020 年度发表的论文，符合入选标准的共有 81 篇英文论文和 58 篇中文论文。对英文论文的研究类型、研究主题、关键词、研究人群、发表的期刊、影响因子、基金资助和研究机构合作分布情况等进行分析。对中文论文的研究类型、研究主题和文献引用情况、关键词、研究人群、发表的期刊、基金资助和研究机构合作分布情况等进行分析。

（一）Web of science 检索结果分析

1. 研究类型分析

35 家三甲医院健康管理学科在 Web of science 核心合集收录（英文）的 2020 年度论文共有 81 篇。观察性研究的比重最大，达 63 篇（77.78%），其中横断面研究有 34 篇（41.98%），病例对照研究有 12 篇（14.81%），前瞻性队列研究有 8 篇（9.88%）。基础研究共有 17 篇文章（20.99%）。实验性研究的占比较小，只有 1 篇（1.23%），为随机单盲研究。研究类型分布见表 1 及图 1。

表1 研究类型分布

单位：篇，%

研究类型	论文数量	占比
基础研究	17	20.99
前瞻性队列研究	8	9.88
回顾性队列研究	0	0
横断面研究	34	41.98
病例对照研究	12	14.81
病例报告	2	2.47
随机对照研究	1	1.23
综述	4	4.94
荟萃分析	2	2.47
编辑的信	1	1.23

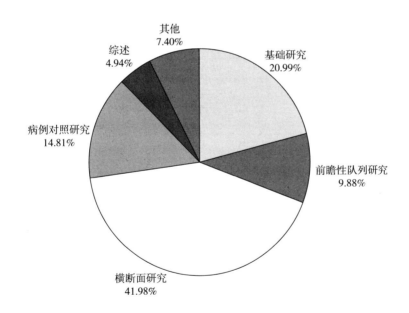

图1 研究类型分布

2. 研究主题分析

英文论文的研究主题涉及各临床学科。在观察性研究中，排名第一的是内分泌代谢和营养疾病，共有21篇文章（33.33%），其中非酒精性脂肪肝

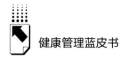

为研究热点，共11篇论文；其他的研究内容较为分散：神经系统疾病、心血管疾病、骨科疾病、乳腺疾病、腮腺疾病、肿瘤相关疾病和新冠病毒等问题都有涉及。在基础研究中，研究比较多的为心血管疾病、肿瘤相关疾病，均为4篇（23.53%），主要涉及心肌细胞及血管内皮细胞、宫颈癌、结肠癌等。研究主题分布见表2。

表2　研究主题分布

单位：篇，%

研究类型	数量	研究主题	篇数	占比	研究具体问题
观察性研究	63	内分泌代谢和营养疾病	21	33.33	主要包括脂肪肝、糖尿病、甲状腺结节、动脉粥样硬化、肥胖、高脂血症、代谢综合征、高尿酸血症等相关研究
		神经系统疾病	6	9.52	包括脑的神经生物学、癫痫等相关研究
		心血管疾病	4	6.35	包括高血压、冠心病等相关研究
		骨科疾病	3	4.76	包括颈椎病、髋部骨折、骨关节炎等相关研究
		乳腺疾病		4.76	包括乳腺结节、乳腺癌等相关研究
		腮腺疾病		4.76	包括腮腺肿瘤的良性和恶性病变鉴别相关研究
		肿瘤相关疾病	2	3.17	包括前列腺特异性抗原和转移癌等相关研究
		新冠病毒	2	3.17	包括COVID-19流行病的风险感知及相关因素分析和新冠抗体快速检测试纸应用的有效性
		病例报告	2	3.17	包括密斯-费曼-迈尔斯综合征、老年肾功能不全合并霍奇金淋巴瘤的病例报道
		综述	4	6.35	包括宫颈癌、大功率短时间消融治疗肺静脉隔离的最新进展、AMPK在血运重建中的作用、WNT6的表达和功能相关内容的综述
		荟萃分析	2	3.17	包括支气管扩张，非糖尿病患者与冠心病的相关研究
		其他	11	17.46	包括牙齿脱落、急性肺损伤、幽门螺旋杆菌感染等相关问题
基础研究	17	心血管疾病	4	23.53	主要涉及心肌细胞及血管内皮细胞损伤机制等
		肿瘤相关疾病	4	23.53	包括宫颈癌、结肠癌、非小细胞肺癌等
		呼吸系统疾病	2	11.76	包括哮喘、肺动脉平滑肌细胞相关内容
		其他	7	41.18	包括结肠炎中的视网膜神经元变性，特发性促性腺激素减退症等相关研究
随机对照研究	1	—	—	—	包括含姜黄素的脂肪乳剂对急性肺损伤的影响分析

3. 观察性研究方法分析

观察性研究方法包括风险评估与预警、诊断试验的评价与筛检、临床治疗研究、疾病预后研究等，见表3及图2。

表3　观察性研究的研究方法分析

单位：篇，%

研究方法	论文数量	占比
风险评估与预警	38	60.32
诊断试验的评价与筛检	11	17.46
临床治疗研究	3	4.76
疾病预后研究	2	3.17
其他	9	14.29

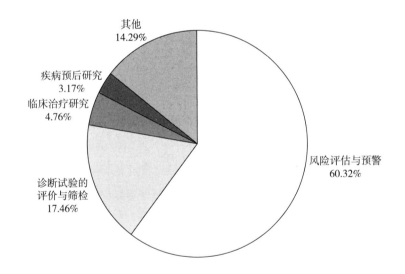

图2　观察性研究的研究方法分析

4. 观察性研究中研究对象分析

观察性研究中的56篇临床研究（不包括综述和荟萃分析），其研究对象有着鲜明的特点，排序最靠前的是患病人群，共有27篇文章（48.21%）；其次为体检人群，有25篇文章（44.64%）；而妇女、中老年群体和儿童占比最少，详见表4。

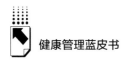

表4 观察类研究人群分布

单位：篇，%

研究人群	论文数量	占比
患病人群	27	48.21
体检人群	25	44.64
妇女	2	3.57
中老年群体	1	1.79
儿童	1	1.79

5. 关键词分析

2020年中国35家三甲医院健康管理学科英文论文的关键词，按出现次数排名前三的分别为患病率、非酒精性脂肪肝、流行病学和动脉粥样硬化等。关键词词频分析见表5。

表5 关键词出现频次分析

单位：次

排序	关键词	频次
1	患病率	13
2	非酒精性脂肪肝	6
3	流行病学	4
3	动脉粥样硬化	4
3	风险	4
3	代谢综合征	4
3	饮食	4
3	细胞凋亡	4
3	脂质代谢	4

6. 文章发表期刊分析

2020年中国35家三甲医院健康管理学科的英文论文共发表在70余种SCI期刊上，分布比较广泛，发表最多的期刊是SCIENTIFIC REPORTS（《科学报道》）（4篇），见表6。

表6　文章发表期刊分布

单位：篇

排名	期刊名称	论文数量
1	SCIENTIFIC REPORTS	4
2	BIOSCIENCE REPORTS	3
3	AGING-US	2
3	JOURNAL OF CELLULAR AND MOLECULAR MEDICINE	2
3	EUROPEAN RADIOLOGY	2
3	BMC CARDIOVASCULAR DISORDERS	2
3	BRITISH JOURNAL OF NUTRITION	2

7. 影响因子分析

在被纳入的81篇SCI文章中，影响因子在2~5分的文章最多，为47篇（58.02%）。而大于10分的文章为1篇（1.23%）。影响因子情况见表7。

表7　影响因子情况

单位：篇，%

影响因子（分）	论文数量	占比
0~2	23	28.40
2~5	47	58.02
5~10	10	12.35
>10	1	1.23

8. 基金分布

关于基金资助情况详见表8，其中国家自然科学基金支持力度最大，有37篇（45.68%），省部级及重点研发计划共有15篇文章（18.52%）。16篇（19.75%）文章没有基金支持。见表8。

表8　基金分布

单位：篇，%

基金分布	论文数量	占比
国家自然科学基金	37	45.68
重点研究发展计划和支持计划	9	11.11
省部级	6	7.41
其他	13	16.05
无	16	19.75

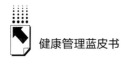

9. 研究机构合作分布情况

2020 年 35 家中国三甲医院健康管理学科的文章以合作发文居多，合作发文占 93.83%；其中包括同一机构内合作、省内合作、跨省合作和跨国合作。无合作只占 6.17%，见表 11 和图 4。

表 9　研究机构合作情况

单位：篇，%

合作情况	论文数量	占比	备注
无合作	5	6.17	—
跨国合作	3	3.70	与美国、加拿大等国家合作
跨省合作	13	16.05	联合全国多家健康管理中心进行多中心研究
省内合作	36	44.45	与生物医学大数据中心、人类疾病基因研究重点实验室、健康管理研究所和卫生部管理部门等合作，也和省内不同的医院开展合作
同一机构内合作	24	29.63	健康管理学科与内分泌科、急诊科、乳腺外科、骨科、感染科、超声科、基础医学部、统计教研室等科室和部门合作

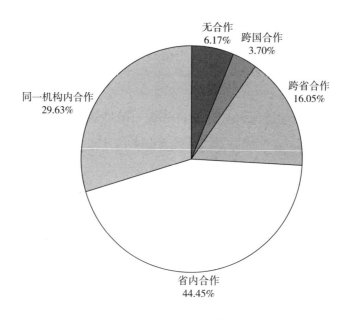

图 3　研究机构合作情况

（二）CNKI检索结果分析

1. 研究类型分析

2020年度中国35家三甲医院的健康管理学科在CNKI期刊（核心期刊、CSSCI、CSCD）发表文章58篇。对研究类型的分析提示观察性研究的比重最大，达45篇（77.59%）。其中横断面研究有14篇（24.14%），综述12篇（20.69%），病例对照研究有10篇（17.24%），队列研究有7篇（12.07%），随机对照研究有2篇（3.45%）。基础研究数量较少共有5篇文章（8.62%），见表10。

表10　研究类型分布

单位：篇，%

研究类型	论文数量	占比
基础研究	5	8.62
前瞻性队列研究	2	3.45
回顾性队列研究	5	8.62
横断面研究	14	24.14
病例对照研究	10	17.24
病例报告	2	3.45
随机对照研究	2	3.45
综述	12	20.69
其他	6	10.34

2. 观察性研究方法分析

观察性研究中（不包括病例报告和综述）有31项临床研究，研究方法包括健康相关生存质量的测量与评价、风险评估与预警、诊断试验的评价与筛查、临床治疗研究、疾病病因学研究等。本次检索到的论文以风险评估与预警最多，有13篇（41.94%），其次为诊断试验的评价与筛查8篇（25.80%），见表11。

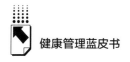
表 11 研究方法分析

单位：篇，%

研究类型	论文数量	占比
健康相关生存质量的测量与评价	2	6.45
风险评估与预警	13	41.94
诊断试验的评价与筛查	8	25.80
临床治疗研究	2	6.45
疾病病因学研究	3	9.68
其他	3	9.68

3. 研究主题分析

研究的主题集中在内分泌、心血管及呼吸系统相关疾病，排名第一的是内分泌/代谢和营养疾病或问题，共有 19 篇文章（32.76%），其中研究主题按论文数量排序依次为肥胖、代谢综合征、高尿酸血症、血糖异常（8篇），脂肪肝、代谢相关脂肪性肝病、非酒精性脂肪性肝病（7 篇），骨质疏松（2 篇），甲状腺结节（2 篇）。其次为呼吸系统疾病，有 9 篇文章（15.52%），按论文数量排序依次为新型冠状病毒肺炎（5 篇）、慢性阻塞性肺疾病、特发性间质性肺炎、社区获得性肺炎等。心血管系统疾病有 7 篇文章（12.07%），按论文数量排序依次为高血压（2 篇）、冠心病及肺动脉高压、颈动脉硬化等，见表 12。

表 12 研究主题

单位：篇，%

研究主题	论文数量	占比
内分泌/代谢和营养疾病或问题	19	32.76
呼吸系统疾病	9	15.52
心血管系统疾病	7	12.07
肿瘤相关疾病	5	8.62
其他	18	31.03

根据 CNKI 网站的计量统计，58 篇文章，总参考文献数量为 1133 篇，总被引数 71 次，总下载数 20334 次，篇均参考文献数量为 19.53 篇，篇均被引数为

1.22次，篇均下载数为350.59次。其中《基于SEIR模型分析相关干预措施在新型冠状病毒肺炎疫情中的作用》一文，被引证次数最多达26次。说明新型冠状病毒肺炎是2020年度健康管理领域的关注热点之一，见表13。

表13 文献被引用情况（≥5次）

单位：次

标题	被引频次
基于SEIR模型分析相关干预措施在新型冠状病毒肺炎疫情中的作用	26
新冠病毒研究进展	21
甲状腺结节检出情况及影响因素:10年309576例体检人群分析	7

4. 研究人群分析

观察性研究中（不包括病例报告和综述）31项临床研究的研究对象有着鲜明的特点，排序最靠前的是体检人群，有17篇文章（54.84%）；其次为患病人群，共有6篇文章（19.35%）；其他人群包括妇女、中老年及医护人员、儿童等特定群体的研究较少，见表14。

表14 研究对象

单位：篇，%

研究对象	论文数量	占比
体检人群	17	54.84
患病人群	6	19.35
妇女	2	6.45
中老年	3	9.68
医护人员	2	6.45
儿童	1	3.23

5. 关键词分析

对研究关键词进行词频统计，出现频率最高的关键词为健康管理（7次），其次为健康体检（5次），非酒精性脂肪性肝病（4次）、危险因素（4次），慢性病（3次）、新型冠状病毒肺炎（3次），见表15。

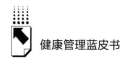

表15 研究关键词频次（≥3次）

单位：次

关键词	词频	关键词	词频
健康管理	7	危险因素	4
健康体检	5	慢性病	3
非酒精性脂肪性肝病	4	新型冠状病毒肺炎	3

6. 文章发表期刊分析

2020年35家中国三甲医院健康管理学科的文章共发表在29种中文期刊上，其中在《中华健康管理学杂志》发文最多，数量为18篇（31.03%），详见表16。

表16 文章发表期刊分布

单位：篇

排名	期刊名称	发文篇数
1	中华健康管理学杂志	18
2	现代预防医学	4
2	中南大学学报(医学版)	4
3	南方医科大学学报	2
3	重庆医科大学学报	2
3	实用医学杂志	2
3	中国健康教育	2
3	解放军护理杂志	2
3	临床超声医学杂志	2

7. 基金资助情况

关于基金资助情况，有相关基金资助的文章较多，国家和地区的基金支持力度较大。其中国家级、省市级及其他等基金资助的文章共29篇（50.00%），其余29篇（50.00%）未标注基金资助情况（见表17）。从基金资助情况来看，国家及各地区对健康管理的重视度较高，能够推动健康管理研究的开展及研究质量的提升。

表17 基金分布

单位：篇，%

基金分布	论文数量	占比
国家级基金	15	25.86
省市级基金	11	18.97
其他	3	5.17
无	29	50.00

8.研究机构合作分布情况

作者和机构存在一定的合作关系，合作团队初步形成，合作发文数量31篇（53.45%），包括跨省合作、省内合作以及同一机构内的合作（见表18），以内分泌代谢性疾病、心血管系统疾病等慢性病为中心开展研究。同一机构内与眼科、超声科、神经内科、呼吸与重症医学科、老年病科、儿科、妇科、药学部、营养科、内分泌科、心内科、风湿科、病理科等众多科室开展了合作，其中与社区开展合作的文章只有1篇。另外35家健康管理机构无合作的文章数量为27篇（46.55%）。

表18 机构合作情况

单位：篇，%

合作情况	论文数量	占比
无合作	27	46.55
跨省合作	7	12.07
省内合作	12	20.69
同一机构内合作	12	20.69

（三）主要收获与不足

1.研究数量与质量

根据入选标准，35家中国三甲医院的健康管理机构在2020年核心期刊发表的中英文论文数分别为58篇和81篇，尽管可能有新冠肺炎疫情的影

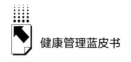
响，但总体的研究论文的数量偏少。研究类型中以横断面研究和病例对照研究为主，队列研究相对较少，尤其是前瞻性队列研究和随机对照研究非常少。中文论文主要发表在《中华健康管理学杂志》，既体现了该杂志在健康管理期刊领域独一无二的地位，也反映了健康管理领域专业杂志的不足。而英文论文发表的期刊也比较分散，这与论文研究的领域较为广泛有关，同时均未在 2020 年中科院期刊 1 区（高质量期刊）之内。86.42% 的英文论文影响因子在 5 分以下，提示缺少高质量的研究。从研究质量与研究机构合作分布情况结合来看，高质量、高影响因子的论文主要来源于国内外跨机构合作，这提示健康管理学科总体的科研能力比较薄弱，多学科合作是提升科研质量的对策之一。

2. 研究对象与主题

中英文论文研究的主要对象是体检人群与患病人群，一般以成年人为主，针对特殊人群：老年人、妇女和儿童较少；研究对象多局限于三甲医院体检人群，对于社区健康管理方面研究相对欠缺。《中国防治慢性病中长期规划(2017－2025 年)》中多次提到加强慢性病防治、持续健康管理才是解决我国老龄化及慢性病高发问题的关键，而慢性病防治最有效、最合适的地点是社区医院①。健康管理医学服务走向基层，成为社区健康服务、老年颐养、保健机构疾病预防和慢病管理的重要手段与服务模式，同时形成特定人群的健康管理，如妇女和儿童健康管理、职工健康管理、老年人健康管理等是未来健康管理学发展方向之一，因而，特殊人群以及社区人群的健康管理研究是亟须拓展的。

从研究主题来看，集中在内分泌/代谢和营养疾病或问题、心血管系统疾病、呼吸系统疾病和肿瘤相关疾病，而关键词也比较集中在代谢相关疾病领域中。2019 年国务院印发《国务院关于实施健康中国行动的意见》中提到心脑血管疾病、肿瘤、糖尿病和慢性呼吸系统疾病是需防控的重大慢病。因此，以脑健康、脑血管病的早筛早诊早干预为目标的健康管理研究将是未来需要发展的。新型冠状病毒肺炎是 2020 年热点问题，《基于 SEIR 模型分析相关干

---

① 林晓斐：《国务院办公厅印发〈中国防治慢性病中长期规划（2017～2025 年)〉》，《中医药管理杂志》2017 年第 4 期。

预措施在新型冠状病毒肺炎疫情中的作用》和《新冠病毒研究进展》两篇论文分别被引用26次和21次，提示部分健康管理学科对热点问题的关注度。

3. 研究方法

从本次检索结果来看，观察性研究集中在风险评估与预警、诊断试验评价，而对于与临床干预研究、疾病预后、病因学研究、健康相关生存质量以及卫生经济学评价相关的研究比较少。个别研究结合人工智能方法进行数据分析，提高诊断方法的准确率。比如论文"Follow the Sound of Children's Heart：A Deep-Learning-Based Computer-Aided Pediatric CHDs Diagnosis System"就是利用机器学习的方法来协助诊断儿童先天性心脏病，体现了多学科交叉以及人工智能技术的整合。

4. 调查报告的不足

①本调查报告检索了35家入选2019年度复旦中国医院健康管理专科声誉排行榜的健康管理学科发表的论文，具有一定的代表性，但不能完全代表国内所有的健康管理机构；②本调查报告检索的中文论文是被北大中文核心期刊、CSSCI、CSCD收录，英文论文是被Web of science数据库核心合集收录，并不是选择所有中英文论文；③本调查报告主要是对发表论文的整体分析，不是针对每一篇论文的单独评价。

四　意见与建议

健康管理作为一门新兴学科，随着时代的进步、科技的发展和循证医学证据的不断积累，尤其是"十四五"规划全面推动高质量发展，其学科内涵建设必将面临新的建设发展需求。科研是学科内涵建设的内在动力，而科研人才的培养是根本。健康管理学在中国走过了近二十年的发展历程，无论在学术理论研究还是在服务实践方面均取得了具有里程碑意义的成果与经验，形成了具有我国特色的健康管理创新理论，造就了一支学术与服务专家队伍，催生了一个新的学科与健康服务新业态。

本调查报告一定程度上反映了目前健康管理学科的科研状况，呈现出

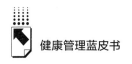

"研究总量少，高质量研究少，干预研究少，原创研究少"的特点，也一定程度上反映出目前健康管理科研人才质量的不足。要做好科研，既要鼓励一切科学研究，也要坚持以国际水准、社会需求、原始创新为导向，重点鼓励产出国际化高水平的成果。

首先，要营造科研环境：创新政策吸引各类优秀的科研人才加盟健康管理机构，完善科研评价标准，健全科研考核制度，既要充分调动科研人员的科研积极性，又要防止科研上的急功近利。创新科研运行和管理机制，对标"十四五"规划，坚持以原始创新和高质量研究为导向。

其次，要重视科研方法学培训：医学科研方法学是我们从事医学科学研究的有力武器，掌握医学科研方法学对于提升健康管理学科的科研整体水平具有十分重要的意义。《中华健康管理学杂志》编辑部在2019年组织6期"健康管理科研设计方法学系列讲座"作为读者的继续教育，取得了较好的培训效果。鼓励多种形式比如各种科研训练营、培训班或专家指导等加强科研方法学培训。建议重点在前瞻性队列研究和随机对照研究方面进行方法学的专题培训，培训一批善于开展临床研究的高质量人才。

再次，创新人才培养机制[①]：吸引医学高层次领军人才以及多学科融合创新复合型人才的交叉培养。"十四五"规划强调激发人才创新活力，重视青年科技人才后备军的培养。应积极探索不同学科的交叉培养机制，突出个性发展，强调分类培养。科研活动教学化，教学内容及时吸收学科发展的最新成果，强调科研能力培养。探索国际合作联合培养模式。科研活动与业务发展相结合，发掘面向社会需求的科学问题。

最后，重视各健康管理机构间科研合作，加强科研平台建设：建议健康管理学会围绕"十四五"规划提及的人工智能、生命健康、脑科学等前沿领域搭建多机构合作的科研平台，推动多中心的高质量研究。以学术带头人为核心申报重大项目，以重大项目为纽带组建科研团队，联合攻关标志性成果，形成能够参与高层次国际交流与合作的科研团队，不断培养高质量高水

---

① 曾强：《开启中华健康管理学科建设新征程》，《中华健康管理学杂志》2018年第6期。

平的人才，充实健康管理学术队伍。

健康管理学科建设未来要以"高层次科研人才培养"和"高质量科学研究"为支撑，持续创新驱动，推动学科的健康发展。

附录：

国内 35 家三甲医院的健康管理学科，数据来源于 2019 年度复旦中国医院健康管理专科声誉排行榜

华北地区

1. 中国人民解放军总医院
2. 天津医科大学总医院
3. 中国医学科学院北京协和医院
4. 北京市体检中心
5. 首都医科大学宣武医院

东北地区

1. 哈尔滨医科大学附属第一医院
2. 吉林大学中日联谊医院
3. 中国医科大学附属第一医院
4. 大连医科大学附属第二医院
5. 北部战区总医院

华中地区

1. 中南大学湘雅三医院
2. 武汉大学人民医院
3. 河南省人民医院
4. 中南大学湘雅医院
5. 华中科技大学同济医学院附属同济医院

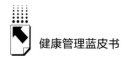

华东地区

1. 中国科学技术大学附属第一医院（安徽省立医院）

2. 浙江大学医学院附属第二医院

3. 江苏省人民医院（南京医科大学第一附属医院）

4. 青岛大学附属医院

5. 山东大学齐鲁医院

华南地区

1. 南方医科大学南方医院

2. 深圳市人民医院（暨南大学第二临床医学院）

3. 中国人民解放军南部战区总医院

4. 广东省人民医院

5. 海南医学院第一附属医院

西南地区

1. 四川省人民医院

2. 四川大学华西医院

3. 陆军军医大学第一附属医院

4. 重庆医科大学附属第一医院

5. 贵州医科大学附属医院

西北地区

1. 新疆医科大学第一附属医院

2. 空军军医大学西京医院

3. 西安交通大学第一附属医院

4. 宁夏医科大学总医院

5. 青海省人民医院

产 业 篇
Industry Reports

B.14
人工智能在健康管理与健康服务业的
应用发展报告

宋晓琴　雷梦园　刘宇莹　邢玉荣*

摘　要：　2018年国务院发布《新一代人工智能发展规划》，将人工智
能技术发展上升为国家战略，医疗人工智能随之呈现强劲势
头，对健康管理与健康服务业赋予了较强的变革作用。人工
智能已经在病理诊断、影像识别、精准医疗等领域广泛应
用，在健康管理、药物研发及智慧养老等方面潜力巨大。在
人工智能飞速发展的同时，也衍生了一系列问题：数据质量
参差不齐、相关法律及伦理规范尚未统一、专业人才极度短
缺等。随着我国"十四五"规划和2035年远景目标的出台，

* 宋晓琴，博士，郑州大学第一附属医院体检中心，助理研究员，主要研究方向为互联网医
疗、慢病健康管理等；雷梦园，郑州大学第一附属医院体检中心，主治医师，主要研究方向
为健康管理；刘宇莹，郑州大学第一附属医院体检中心，主治医师，主要研究方向为眼科图
像人工智能识别；邢玉荣，郑州大学第一附属医院体检中心副主任，主任护师，主要研究方
向为慢病健康管理等。

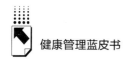

本文针对目前 AI 发展存在的问题，提出相应的对策与建议：充分提高数据质量，完善伦理及相关法律，系统整合规范标准及扩大人才培养规模。

关键词： AI　健康管理　健康服务

1956 年达特茅斯会议首次提出人工智能（Artificial Intelligence，AI）后，经过 60 余年的演变，尤其是在互联网、大数据、云计算和 5G 等一系列创新技术以及社会发展巨大需求的共同驱动下，AI 进入一个全新阶段。美国于 2016 年、2017 年分别发布了《国家人工智能研究和发展战略规划》和《人工智能未来法案》，中国国务院、工业和信息化部 2017 年也相继发布了《新一代人工智能发展规划》和《促进新一代人工智能产业发展三年行动计划（2018－2020 年）》等重要规划，将 AI 技术发展上升为国家战略，我国人工智能发展的战略目标是 2030 年成为世界主要人工智能创新中心。

一　人工智能的概念和分类

作为新一轮产业变革的核心驱动力，AI 在催生新技术、新产品的同时，对医疗卫生行业赋予了较强的变革作用。AI 借助计算机超强的数据收集、筛选、清洗、整合能力，利用大数据分析和深度学习等技术，提升了医疗诊断的速度和精度，很大程度上提高了当前医疗行业水平，有力推动着医疗领域的创新与进步。

（一）人工智能的概念

AI 是计算机学科的一个分支，是一门正在发展的综合性前沿学科，其定义还存在一定的争议。美国斯坦福研究所 AI 研究中心主任尼尔逊教授提出："AI 是关于知识的学科——怎样表示知识以及怎样获得知识并使用知识的科学。"美国麻省理工学院 AI 实验室主任温斯顿教授则认为："AI 是研究如何使计算机去做过去只有人才能做的智能工作。"我国学者在综合国内外定义的基础上，提出一个被业界广泛认可的概念：AI 是在计算机科学、信息论、控制论、神经心理学、哲学、语言学等多种学科研究的基础上，发展起来的一门新的技术科学，其目标是让机器的行为看起来像人所表现出来的智能行为一样，被称为 20 世纪和 21 世纪三大尖端技术之一。[①]

（二）人工智能的范畴

AI 几乎涵盖了自然科学和社会科学的所有学科，涉及计算机科学、心理学、哲学和语言学等学科，其范围远远超出了计算机科学的范畴。从专业角度讲，AI 是研究开发用于模拟和扩展人类智能的理论方法、技术及应用系统的一门技术科学，致力于在机器中复制或模拟人类智能，从而机器可以执行通常需要人类智能的任务。AI 按照是否拥有意识可分为三种类型，即弱人工智能（Artificial narrow intelligence，ANI）、强人工智能（Artificial general intelligence，AGI）和超级人工智能（Artificial super intelligence，ASI）。ANI 无自主意识，不会复制或模仿人类的智能，它只是基于技术参数和上下文来模拟人类的行为，旨在执行单个任务（如人脸识别、语音识别、无人驾驶或互联网搜索），是迄今为止唯一成功实现的人工智能类型。AGI 是一种具备初级意识的机器的概念，该机器模仿人类的智能或行为，并具有学习和应用其智能来解决问题的能力。在任何设定的情况下，AGI 都能以人类的方式思考、理解和行动，能够胜任人类的一部分工作。ASI 是一种假想的 AI，意识等同或超过人类，它不仅模仿或理解人类的智力和行为，在理论上可以将所做的每一件事都做得更好。ASI 具有更大的内存和更快的处理与分析数据能力，超级智能的决策和解决问题的能力将远胜于人类。

[①] 张学高、周恭伟：《AI + 医疗健康：应用现状及未来发展概论》，电子工业出版社，2019，第 3 页。

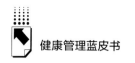

（三）人工智能的政策及战略

为抢抓 AI 发展的重大战略机遇，构筑 AI 发展的先发优势，我国相继出台了一系列利好政策（见表1），使 AI 助力传统行业实现跨越式升级，逐步成为掀起互联网颠覆性浪潮的新引擎。

表 1　中国近年出台的人工智能政策及战略

发布时间	发布机构	政策名称	政策要点
2015 年	国务院	《国务院关于积极推进"互联网＋"行动的指导意见》	依托互联网平台提供人工智能公共创新服务,加快人工智能核心技术突破,促进人工智能在智能家居、智能终端、机器人等领域的推广应用,培育引领全球人工智能发展的骨干企业和创新团队
2016 年	国务院	《中华人民共和国国民经济和社会发展第十三个五年规划纲要》	加快信息网络新技术开发应用,重点突破大数据和云计算关键技术、自主可控操作系统、新兴领域人工智能技术,将人工智能写入"十三五"规划纲要
2016 年	国家发展改革委	《"互联网＋"人工智能三年行动实施方案》	着力突破若干人工智能关键核心技术,增强智能硬件供给能力。着力加强人工智能应用创新,促进人工智能在国民经济社会重点领域的推广。培育壮大人工智能产业,为打造大众创业、万众创新和增加公共产品、公共服务"双引擎"提供有力支撑
2016 年	工信部、国家发展改革委	《智能硬件产业创新发展专项行动（2016－2018 年）》	提升高端智能硬件产品有效供给、加强智能硬件核心关键技术创新、推动重点领域智能化提升
2017 年	国务院	《新一代人工智能发展规划》	以加快人工智能与经济、社会深度融合为主线,以提升新一代人工智能科技创新新能力为主攻方向,发展智能经济,建设智能社会
2017 年	工信部	《促进新一代人工智能产业发展三年行动计划（2018－2020 年）》	以新一代人工智能技术的产业化和集成应用为重点,逐步推进人工智能和制造业深度融合,加快制造强国和网络强国建设

续表

发布时间	发布机构	政策名称	政策要点
2019 年	科技部	《国家新一代人工智能开放创新平台建设工作指引》	鼓励人工智能细分领域领军企业搭建开源、开放平台,向公众开放人工智能技术研发资源,向社会输出人工智能技术服务能力,推动人工智能技术的行业应用
2019 年	中央全面深化改革委员会	《关于促进人工智能和实体经济深度融合的指导意见》	促进人工智能和实体经济深度融合,把握新一代人工智能发展的特点,构建数据驱动、人机协同、跨界融合、共创分享的智能经济形态
2019 年	国家新一代人工智能治理专业委员会	《新一代人工智能治理原则——发展负责任的人工智能》	突出发展负责任的人工智能这一主题,协调人工智能发展与治理的关系,确保人工智能安全可控可靠

二 医疗人工智能的发展现状

　　AI 发展与医学密不可分,医学研究的高速发展对 AI 产生了深远影响,AI 的研究方法及应用成果也将促进医学学科的不断更新。医疗 AI 是 AI 技术在医疗领域的实践与发展,主要应用于智能图像识别、智能诊疗、智能健康管理、智能药物研发及机器人研制等方面。随着国家政策的持续发力(见表2),医疗 AI 研究快速发展,呈现出深度学习、跨界融合、人机协同、群智开放、自主操控等新特征。基于大量数据的 AI 算法为医疗服务提供了快捷、优化的途径,同时促进了医疗领域的技术革新及多元服务模式的转变。

表 2　国家近年出台的医疗人工智能政策及规划

发布时间	发布机构	政策名称	政策要点
2016 年	国家发改委、科技部、工信部、中央网信办	《"互联网+"人工智能三年行动实施方案》	支持在健康医疗等重要领域开展人工智能应用试点示范,推动人工智能的规模化应用
2016 年	国务院办公厅	《关于促进和规范健康医疗大数据应用发展的指导意见》	支持研发与健康医疗相关的人工智能技术等,加快成果转化,提高数字医疗、物联网等设备生产制造水平,促进健康医疗智能装备产业升级

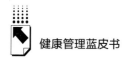

续表

发布时间	发布机构	政策名称	政策要点
2016 年	工信部、国家发改委	《智能硬件产业创新发展专项行动（2016－2018 年)》	鼓励医疗机构加快信息化建设进程,推动智能医疗健康设备在诊断、治疗、护理、康复等多个环节的应用
2016 年	国务院	《"十三五"国家信息化规划》	推动健康医疗相关的人工智能、生物三维打印、医用机器人、可穿戴设备及微型传感器等技术和产品在疾病预防、卫生应急、健康保健、居家护理中的应用
2017 年	国家卫生计生委	《"十三五"全国人口健康信息化发展规划》	发挥人工智能、生物三维打印、医用机器人、可穿戴设备等先进技术和装备产品在全民健康信息化和健康医疗大数据应用发展中的引领作用
2017 年	科技部等	《"十三五"卫生与健康科技创新专项规划》	引进医学人工智能技术,开展大数据分析和机器学习等研究,开发集中式智能和分布式智能等方案,重点支持机器智能辅助个性化诊断、精准治疗辅助决策系统等研究,支撑智慧医疗发展
2017 年	国务院	《新一代人工智能发展规划》	应用人工智能治疗新模式新手段,建立快速精准的智能医疗体系。探索建设智慧医院,开发人机协同的手术机器人等设备。开展人工智能新药研发,推进医药监督智能化
2018 年	国务院办公厅	《关于促进"互联网＋医疗健康"发展的意见》	推进"互联网＋"人工智能应用服务
2018 年	国家卫生健康委	《全国医院信息化建设标准与规范（试行)》	利用人工智能技术对疾病风险进行科学预测,实现医学影像辅助诊断、临床辅助诊疗、智能健康管理、医院智能管理和虚拟助理
2018 年	国家卫生健康委、国家中医药管理局	《关于深入开展"互联网＋医疗健康"便民惠民活动的通知》	加快推进智慧医院建设,改造优化诊疗流程。推进智能医学影像识别、病理分型和多种医疗健康场景下的智能语音技术应用。

目前, AI 在医疗卫生领域的应用越来越广泛, 具有广阔的发展前景, 已经在虚拟助理、医学影像、辅助诊疗、药物挖掘、健康管理、医院管理、疫情防控及搭建平台方面起到了举足轻重的作用, 医疗 AI 的领域范围及具体应用见图 1。

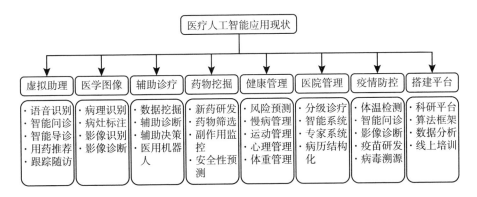

图1 医疗人工智能应用现状

（一）人工智能 + 医学图像

AI 应用于医学图像是近年来的新热点，不仅提高了病理图像解读的速度及准确率，在医学影像挖掘中也有较多的探索实践。

1. 人工智能 + 病理诊断

AI 可以使计算机拥有视觉，进而处理、分析图片或多维的数据，能够将图像整理得更适合人们的视角，让信息以一种更加清晰的方式呈现在人们的面前，大大提高了诊断准确率。贝斯以色列女执事医疗中心和哈佛医学院的研究人员于 2016 年开发了一种基于深度学习的 AI 技术，将病理学家的分析结果与 AI 自动计算诊断方法相结合，将乳腺癌前哨淋巴结转移的诊断准确率提高到 99.5%[①]。

2. 人工智能 + 影像诊断

美国初创公司 Enlitic 开发了从 X 光片以及 CT 扫描图像中识别恶性肿瘤的软件，该系统利用卷积神经网络对放射技师检查过有无恶性肿瘤、肿瘤位置等的大量图像数据进行机器学习，自动总结出代表恶性肿瘤形态的"特征"、重视哪些特征能够判断有无恶性肿瘤等"模式"，并使用肺癌相关图

---

① Wang D., Khosla A., Gargeya R., et al. Deep Learning for Identifying Metastatic Breast Cancer. Quant Biol. 2016 Jun18. arXiv: 1606. 05718 www. arxiv. org/abs/1606. 05718.

像数据库"LIDC"和"NLST"进行了验证。结果表明,该医学影像辅助诊断系统的肺癌检出精度比放射技师高五成以上,可帮助患者更快速地完成 X 光、B 超、CT 等健康检查并获得更准确的诊断建议,协助医生节约读片时间、降低误诊率。日本学者 Horie 利用 384 例食管癌患者的 8428 个胃镜图片,通过深度学习构建交叉卷积神经网络模型,仅仅在 27 秒即对 1118 个内镜图片完成识别诊断,敏感性高达 98%[①]。Misawa 团队开发的计算机辅助诊断系统,以具有权威专家对结肠镜的诊断资料作为学习样本进行训练,在基于其学习成果上的分析结果中,敏感性、特异性和准确性分别为 90.0%、63.3% 和 76.5%,该项技术有望弥补不同水平医师之间诊断质量的差距[②]。

(二)人工智能 + 精准医疗

基于 AI 技术将患者的电子病历资料、病理及影像信息等提取出来并应用到临床中,便能大大提高临床治疗的效果,对精准医疗的研究有不可估量的意义。AI 辅助治疗主要侧重于分子靶向药物治疗、放射治疗及肿瘤治疗三个方面。

1. 人工智能 + 分子靶向药物治疗

利用 AI 算法分析基因或分子生物学改变的肿瘤拥有特征性的核磁图像,进而准确判断肿瘤的分子生物学状态,有效预判分子靶向药物的疗效,从而实现个体化治疗。2017 年美国谷歌公司发布了 DeepVariant 程序,该程序能够帮助提升基因测序的质量和准确性。采用监督式学习海量已标记基因组比对数据快照图像,运用 TensorFlow 深度学习训练深层次卷积神经网络图像识别模型,实现从高通量测序数据中寻找基因变异、完成基因分型的功能,自动识别测序数据中的插入基因、缺失突变、单碱基对变异,创造性地提升了基因数据解读的效率,缩短了患者等待结果报告的时间。

---

① Horie Y., Yoshio T., Aoyama K., et al. "The Diagnostic Outcomes of Esophageal Cancer by Artificial Intelligence Using Convolutional Neural Networks." *Gastrointestinal Endoscopy*, 2018, 89 (1): 25 – 32.

② Misawa M., Kudo S., Mori Y., et al. "Artificial Intelligence-Assisted Polyp Detection for Colonoscopy: Initial Experience." *Gastroenterology*, 2018, 154 (8): 2027 – 2029.

2. 人工智能 + 放射治疗

AI 技术能够帮助放射治疗医生勾画需要进行治疗的区域，并能给出肿瘤各靶区处方剂量、正常组织剂量限制，计算出放疗射线每个视野的最佳射束强度分布，使得实际在体内形成的剂量分布与医生的处方剂量一致，靶区的精准勾画以及剂量的精准计算提高了患者的治疗质量。多伦多大学科研团队开发的一款新型 AI 工具，能够显著缩短为肿瘤患者制订放疗计划所需要的时间。研究人员利用 AI 挖掘放疗历史数据并设计算法，开发个性化肿瘤放疗治疗计划，整个周期仅为 20 分钟。经过比对 217 位头/颈部位肿瘤患者已实施的放疗计划，证明 AI 提出的计划与常规计划基本一致①。

3. 人工智能 + 肿瘤治疗

随着 AI 的发展，辅助医护人员工作的医疗机器人正逐步走进人们的视野，计算机辅助技术应用于肺癌手术较为成熟。华西医院胸外科团队，针对 60959 例非小细胞肺癌患者评价肺叶切除的可能性和安全性，汇总了 12 项队列研究的结果显示，机器人辅助胸椎手术术后死亡率明显低于视频辅助胸椎手术术后死亡率②。

（三）人工智能 + 药物挖掘

将 AI 技术应用于药物研究，通过大数据分析、遗传算法等技术手段快速、准确地挖掘或筛选出合适的化合物，达到缩短新药研发周期、降低新药研发成本、提高新药研发成功率的效果，同时运用计算机模拟科学预测药物活性、安全性及副作用。AI 已应用于药物开发的不同环节，在新药开发、药物有效性/安全性预测、拟建新型药物分子、筛选生物标志物、研究新型组合疗法等多方面均有辅助作用。

---

① Mahmood R., Babier A., McNiven A., et al. "Automated Treatment Planning in Radiation Therapy using Generative Adversarial Networks." *Proceedings of Machine Learning Research*, 2018, 85: 1–14.

② Wei S., Chen M., Chen N., et al. "Feasibility and Safety of Robot-assisted Thoracic Surgery for Lung Lobectomy in Patients with Non-small Cell Lung Cancer: A Systematic Review and Meta-analysis." *World J. Surg Oncol*. 2017, 15 (1): 98.

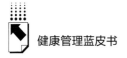

1. 人工智能 + 新药研发

英国 Benevolent AI 利用技术平台 JACS（Judgment Augmented Cognition System），从全球范围内海量的学术论文、专利、临床试验结果、患者就诊记录等数据中，提取出有用的信息以进行新药的研发。2017 年 Benevolent Bio 标记了 100 个可用于治疗肌萎缩性侧索硬化症的潜在化合物，筛选出 5 个标志化合物；英国谢菲尔德神经转化研究所人员利用小鼠试验，证实 4 个化合物在治愈运动神经衰退方面确有疗效。利用 AI 助力新药开发，可以降低临床试验的失败率。

2. 人工智能 + 生物标志物筛选

利用 AI 对上千种已知药物的副作用进行筛选搜索，判定副作用的大小，由此选择副作用概率最小和危害最小的药物进入动物实验和人体试验，节约了大量的时间和经济成本。美国 Berg Health 公司通过 Interrogative Biology 技术平台对患者标本进行高通量质谱分析，获得患者的基因组、蛋白组、代谢组以及线粒体功能等多方面的信息，并将患者的已知病史结合起来送入 AI 平台，利用数万个数据点建立起健康及患病组织的不同模型，详细描绘出患者体内生物系统个体化状态，以寻找早期癌症的新生物学指标和生物标记[①]。

3. 人工智能 + 新药有效性/安全性预测

利用超级计算机分析现有的数据库，通过 AI 模拟药物研发的过程，并在研发早期评估新药的风险，起到新药发现、结合亲和力预测和毒性检测的作用。王红强等提出了基于 AI 的肿瘤癌变用药基因检测模式，在建立有效的基因型和临床表型相关联的生物分子信息系统的基础上，结合高通量测序技术绘制肿瘤细胞多组学全景图，借助 AI 与模式识别模型对药物的疗效和毒副作用进行评估，不仅可用来优化药物筛选方案，还可将患者的基因组特征与药物敏感性相联系，实现个体化医疗。

---

① Narain N. R., Diers A., Ourodjobo R., et al. "Identification and Validation of Novel Prostate Cancer Biomarkers Using the Berg Interrogative Biology™ Platform." *Cancer Research*, 2015, 75: 538.

（四）人工智能 + 健康管理

将 AI 应用到健康管理领域，通过将健康管理终端与应用软件、云服务平台等相结合，对各种人体健康数据进行采集和传输，结合环境、社交数据提示存在或潜在健康风险，并给出相应的改善策略和建议。目前，AI 主要应用于疾病风险预测、慢性病管理、运动管理、心理管理、健康管理（体检）中心等。

1. 人工智能 + 疾病风险预测

智能可穿戴设备和家庭智能监测设备的广泛应用，产生了大量的个人健康动态监测数据，利用 AI 算法对大数据进行演算，精准分析个人健康轨迹，准确预测疾病发生风险，科学管理个人健康。Biobeats 公司通过计算生物学技术来实时抓取个人健康信息，包括持续的血压、血氧饱和度、呼吸频率、心率、意识、心输出量、每搏输出量、体温、步数、汗液以及其他参数，将生命体征监测数据自动上传到基于智能手机的应用程序和云端，实现了远程监控，用户及看护人员在收到预警后，便于及时进行有效干预。

2. 人工智能 + 慢性病管理

AI 可以为个人提供智能化、日常化、标准化的健康指导，为人群提供全方位、全周期的高质量健康服务；AI 模式有助于提高人群依从性、提升慢病管理效率并节约医疗成本。杭州康晟健康管理咨询有限公司（智云健康），利用其独创的智能硬件、强大的医学引擎、专业的数据挖掘技术，构建了移动医疗及数字医疗的生态系统，为慢病人群提供全生命周期覆盖的疾病管理、专业建议及辅助药物治疗，通过"医 + 药"生态系统和解决方案帮助患者回归健康生活。智云健康以糖尿病为典型病种进入慢病管理领域，利用慢病管理过程中产生的大量数据，形成临床治疗决策知识库，起到了良好的支撑作用。

3. 人工智能 + 运动管理

利用 AI 技术加强各类云平台的互联、共享、协同处理，动态多维管理国民生命周期的体育健康档案，通过健康档案动态数据，为个人提供实时的

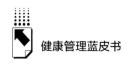

体育健康管理服务。运动健身行业的智能手环、智能运动鞋、智能眼镜、智能衬衫等可穿戴智能设备，可以实时监测个人的健康数据，及时反馈运动效果，使其准确了解自身的健康状态。另有 KEEP、火辣健身、FITTIME、WAKE 等 App 在健身运动过程实时监测配速、步频、热量、心率等，及时做出最适合的运动强度健身管理服务方案。

4. 人工智能 + 智慧养老

随着 AI 逐步深入养老服务，智慧养老已然成为新的发展方向。我国老龄化趋势加剧，智能养老设备的研发与投入使用可以极大地缓解医护不足的局面，未来养老机器人将成为主流产品。借助"互联网 + 智能机器人 + 养老"的服务链条，以智能机器人为纽带，打造"人机交互、居家监测、健康服务"的智能养老综合服务平台，专业人员根据平台云端传输的数据，为个人远程制定精准的居家保健方案，为 AI 养老场景的落地提供有效的支撑。

三　医疗人工智能存在的问题

（一）数据质量及安全问题

海量、精准、高质量数据是医疗 AI 发展的必要先决条件，AI 的实现不仅对数据质量本身有较高的要求，数据的安全获取也是其中的一个难点。尽管目前我国拥有超过 3 万家医院，有数十亿份电子病历或健康档案资料，但数据间既没有建立联系，也没有统一标准来衡量，利用价值得不到完全体现。

1. 数据格式不统一，无法互通共享

医疗数据最常见的是电子病历资料，门诊诊疗数据及患者住院信息以电子病历的形式储存在医院信息系统。据调查，我国各家医院都有自己的信息管理系统，且系统均由不同的企业公司负责运营，企业之间又存在技术壁垒，导致电子病历结构标准不统一，医疗数据无法互通共享，形成了"数据孤岛"。目前，国内真正能够获取并利用大规模优质医疗数据的研究团队寥寥无几，大部分 AI 企业用于模拟训练的数据来自国外公开数据集或自备数据库，存在数据质量欠佳、数据量不足、临床术语不规范等问题，大大降低了 AI 预测的准确性。

2. 数据种类繁多，且以影像数据为主

医疗数据中大部分都是文本、图像、音频等非结构化数据，非结构化和半结构化数据与机器学习的标准数据集要求存在较大差距，无法直接应用分析。影像数据在医疗数据中占比超过 80%，如何将影像图片中的非结构化数据，精准快速地转化成机器可以识别的结构化数据，用于深度学习和算法的实现，是 AI 医学影像发展面临的较大挑战。一般大型医院的影像科是通过 PACS 系统将不同的仪器连接起来实现数据的传输，然而各个企业生产的设备以及 PACS 系统的数据标准不一，即使同一家医院的不同设备、不同系统之间也会有图像质量和参数设置的差异，呈现出数据体量巨大，但标准各异、质量参差不齐的局面，影响数据的有效利用。

3. 数据安全要求严格

医疗数据涉及患者的隐私信息，这类敏感问题在道德伦理和法律层面上都受到重视，因此在数据存储和使用方面具有更严格的要求与限制。AI 需通过完整的疾病数据链条和诊断逻辑进行深度学习，才能完整有效地驱动临床决策；但在实际应用中，我国严禁将患者就医信息泄露且用于企业研发，如何合法获取真实可靠的数据成为亟待解决的难题。

（二）相关法律及伦理问题

新一代 AI 在全球范围内蓬勃兴起，一定程度上会对现有社会秩序和规范带来未知的冲击，从而产生新的法律和伦理问题。如何对医疗 AI 新产品及新业态进行规范监管、确立评审规则，是我国政府需要解决的首要问题。

1. 医疗 AI 相关法律尚不明确

据统计，我国对如何界定医疗 AI 的法律地位、责任分担机制以及监管对象等方面尚不明确。随着 AI 在医疗领域的逐步推广，医疗 AI 在诊断和治

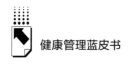
疗疾病中已然充当了部分"医生"的角色，需要考虑如何认定 AI 的职业资格并对其进行合理监管；当 AI 越来越多地参与医疗活动或生命质量管理时，由于技术不足产生的差错，必将产生 AI 的法律地位、侵权责任划分等法律问题。此外，医疗 AI 决策是否能够应用于临床也值得商榷。

2. 医疗 AI 伦理规范尚未建立

医疗 AI 应用的伦理边界复杂，过度的管控将阻碍其创新发展，而管理的缺位又会带来主体责任不清晰等问题。我国医疗 AI 处于发展初期，性能不够稳定，在数据采集、传输、储存、清洗、分析及应用等一系列过程中均可能出现泄露患者隐私的伦理风险，在实际应用中还存在安全性不够、易用性差、缺乏人文关怀、沟通不畅等弊端。我国现有的伦理规范制度不能有效解决医疗 AI 衍生出来的各种问题，亟须以国家层面合理制定与之相适应的伦理审议规范，保障医疗 AI 的健康有序发展。

（三）专业人才短缺问题

1. 医疗人工智能人才极度缺乏

医疗 AI 在国家政策支持和市场需求导向的共同推动下迅猛发展，各大企业和医疗机构纷纷加大 AI 产业布局力度，医疗 AI 领域的优质人才需求也随之呈井喷趋势。《全球 AI 领域人才报告》及工信部调研数据显示，中国 AI 人才总数超过 5 万人，但人才储备占比不足 5%，产业发展与人才需求比为 1∶10，AI 人才缺口已达 500 万人，处于弱势地位。动脉网的调研结果提示，从事医疗领域的 AI 人员数量仅占全部 AI 人员数量的 1/10，我国高校每年培养出来的 AI 人才不足 2000 人，医疗 AI 人才则少于 200 人，远远不能满足发展需求。

2. 医疗 AI 培养尚未形成体系

医疗 AI 属于典型的学科交叉创新，需要医学和 AI 这两大复杂学科的深度融合及新型应用，但通晓这两类学科的人才极其短缺。我国高校的 AI 课程分散于计算机、自动化、机械等相关专业中，缺乏 AI 一级学科；此外，尚未开展针对医学和 AI 结合的相关学科，无法保障医疗 AI 的进一步创新。

人才培养力度及团队力量不足，难免出现 AI 工程师对医疗问题掌握不够、对医疗处理流程不熟悉、对临床手术复杂性估计不足等问题，从而影响 AI 产品的医疗功能设计和研发进度。就 AI 产品推广至临床应用来看，医务人员对 AI 缺乏深度认知和系统培训，降低了对 AI 的接受度，这延缓了 AI 在医疗领域的探索进展。

（四）关键技术及应用范围问题

1. 医疗 AI 核心技术有待突破

虽然 AI 在影像识别、精准治疗及慢病管理等多领域取得了良好的效果，但医疗 AI 的核心技术发展仍存在瓶颈。不同研发团队的基础算法有明显的局限，且算法的透明度较低，无法在行业内取得广泛认可和共识，缺乏对算法安全性、有效性的权威评估标准，在医疗领域内很难获得同行充分的信任。目前，各大企业公司主导应用建模及产品研发的技术专家以 AI 方面的专家为主，缺乏医疗专家的广泛参与，设计往往存在较大的偏差，导致研制的医疗 AI 产品不能真正地应用于医疗及相关机构，对解决临床实际问题及疾病预防帮助不大。

2. 医疗 AI 产品应用范围较小

当下，由于数据获取途径及数据质量问题，国内研发的医疗 AI 产品大多处于试验阶段，少部分一、二线城市的大型医疗机构参与了试运营，尚不能大规模充分应用。医疗 AI 产品开发周期长，对人才、资源及市场的依存度很高，短期内难以广泛应用于临床诊治；尽管医疗 AI 可以大大提高基层医生识别病理及影像图像的工作效率，但其技术复杂需要进行专项训练，基层人员是否能熟练掌握 AI 使用流程也值得思考。此外，未来医疗 AI 是否能被纳入医保统筹还是未知数，这也制约着行业的发展。

四　医疗人工智能的主要对策与建议

随着我国"十四五"规划和 2035 年远景目标的出台，AI 的发展被推向

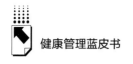

了新的高度，瞄准 AI、生命健康等前沿领域，制订实施战略性科学计划和推进科学工程，推动互联网、大数据、AI 等同各产业深度融合，促进传统医疗行业智能化和数字化。针对目前 AI 发展存在的问题，本文提出相应的对策与建议。

（一）充分加强数据质量

汇集一定规模高质量的医疗行业数据，是医疗 AI 发挥作用的首要条件。针对当前医疗数据结构复杂、标准各异、信息孤岛普遍存在的情况，应当建立不同机构之间医疗数据的互联互通机制，采用数据脱敏工具将真实敏感数据遵循脱敏规则进行转换处理，建立数据的规范化和标准化，形成标准测试数据集，加强 AI 应用的数据基础。数据质量可以从三个方面进行提升：一是建立统一的电子病历管理规范及临床用语表述规范，通过卫生主管机构在全国大范围内进行逐步推广，推进医疗数据的标准化进程，形成规范可靠的医疗数据库；二是统一数据标准，组织医疗行业专家建立数据标注规范及实时筛查体系，推动建设高质量、标准化、标注准确的单病种基础数据集，汇总集成多病种联通的医疗公共数据库；三是打破数据孤岛现象，通过互联网进一步推进医疗机构间的联合，集聚跨地域、跨机构、跨专业的医疗数据资源，形成多方参与、开放共享的政策环境，为医疗 AI 发展提供坚实的数据基础。

（二）大力完善伦理及相关法律

建立医疗数据隐私保护细则及出台医疗 AI 相关法律法规制度，是营造医疗 AI 良性发展环境的前提。医疗 AI 的伦理边界复杂，随着数据应用规模的不断增大，安全隐私保护难度也越发增加，政府部门应对不同来源的医疗数据进行等级分类，细化数据隐私保护规则，遵循"最少采集"原则进行合理采集和利用；同时提高隐私保护技术，着眼开发研究新型的安全技术，通过数据溯源、数据水印、身份认证、数据匿名发布等方法，从技术层面避免数据泄露及数据滥用的发生。医疗 AI 面临着相关法律法规缺失的局面，医生通过 AI 机器人或 AI 系统对病患进行诊断治疗时，由原来的医生、医疗机构、患者之间的关系变成了医生、患者、AI 机器人或 AI 系统、医疗机构之间的关系，导致主体客体责任不清楚，政府部门应当厘清 AI 的法律定位，推动医疗 AI 领域相关法规的制定和完善，从 AI 产品开发、生产、评估和定价等多个方面，制定一套科学、合理、明确的分级标准。对于高风险的 AI 产品，应该提高审核标准并严格把关，最大限度地降低出现医疗事故的可能性；对于低风险的 AI 产品，则采用鼓励和引导的监管方式以加速产品和技术的迭代，保证医疗 AI 依法有序地发展。

（三）系统整合规范标准

目前，国家已经在 AI 医疗产品的质量研究与标准制定方面开展了大量的调研工作，明确了医疗 AI 的未来发展方向。2020 年国家标准化管理委员会等印发了《国家新一代人工智能标准体系建设指南》的通知，指导 AI 国家标准、行业标准和团体标准的制修订工作及协调配套服务，形成标准引领 AI 产业全面规范化发展的新格局。考虑到医疗领域的专业性和复杂性，在医疗 AI 的未来实际应用中，还需制定更详细的标准来替代现有的临床标准，以国际通用标准为基础，构建中国 AI 在医疗领域应用的标准体系，例如基础共性标准（术语、参考架构、测试评估）、支撑技术与产品标准（大数据、物联网、云计算、数据存储及传输设备）、基础软硬件平台标准（智能芯片、系统软件、开发框架）、关键通用技术标准（机器学习、知识图谱、类脑智能计算、模式识别）等，审慎地推动 AI 在医疗领域的应用。

（四）扩大培养专业人才

未来的医疗 AI 需要进行理论技术上的推动和创新，离不开高层次研发人员。AI 不仅是计算机科学的前沿技术，也是应用数学、软件工程、脑神经科学、统计学等多个学科的新方向，医疗 AI 的未来发展需要计算机软硬件专家、数学编程专家、医学专家和统计学家等多方共同努力，进行跨学科、跨领域的通力合作。目前国内 AI 人才的培养力度已然加大，制订了大

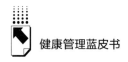

批的人才储备计划。2018 年我国教育部印发了《高等学校人工智能创新行动计划》的通知，设定了 2020 年、2025 年及 2030 年的三阶段奋斗目标，2030 年我国高校将成为建设世界主要 AI 创新中心的核心力量和引领新一代 AI 发展的人才高地。与此同时，国内各大高校纷纷设立 AI 学院、AI 研究院、AI 实验室等机构，构筑"本科 - 硕士 - 博士"的完整人才培育体系，投入更多的精力和资源将 AI 建成一级学科。2020 年国家卫生健康委研究制定了医学 AI 应用研究指南，以多种方式吸引和培养医学 AI 复合型人才，鼓励高端人才在医疗 AI 领域开展创新、创业工作，注重医学、信息、工程、卫生政策研究等学科的交叉融合，探索医疗机构与企业联合培训模式，为基层医疗工作者提供更多系统性的 AI 临床实践，以保证 AI 医疗的实施效果。

B.15
2021年中国保健食品行业发展报告

田利源　朱　玲　武留信　候慧慧*

摘　要： 报告通过调研分析，首先，梳理了我国保健食品行业发展的四个阶段，"十四五"有望迈入高质量发展的新阶段。其次，从需求侧、政策端、产业结构、市场端、渠道端对我国保健食品行业的发展现状进行了分析，指出大规模国内市场正在加速孕育，政策法规监管进一步完善，消费者对国产保健食品的信任度不足，行业竞争激烈等现状，并从专利、注册的功能品类、主要热销品类的角度，对保健食品进行了分析。再次，提出了保健食品行业发展呈现出更加重视功效与安全性、科学实证化凸显等趋势。最后，分析了行业面临的问题，提出了改变重营销、轻研发倾向，打造优质特色的硬核产品对策建议。

关键词： 保健食品健康产业　健康管理　高质量发展　膳食营养

近年来，《"健康中国2030"规划纲要》《国民营养计划（2017－2030年)》先后颁布实施，人们越来越关注营养与健康，与此同时，亚健康、营养素缺乏、营养不均衡等状况依旧广泛存在，婴幼儿、孕妇、老年人等特殊人群的营养补充有待加强，增强免疫、美容养颜、肠道健康等保健食品需求

---

* 田利源，博士，中关村新智源健康管理研究院研究员，从事健康管理研究；朱玲，北京医院主任医师，中关村新智源健康管理研究院副院长，从事慢病健康管理、功能医学、抗衰老研究；武留信，中关村新智源健康管理研究院院长，研究员，长期从事健康管理与健康产业研究；候慧慧，中关村新智源健康管理研究院办公室副主任。

迅速增长，我国已成为全球第二大保健食品消费市场。但在行业快速发展的同时，重营销、轻研发、低水平重复、从业人员健康素养偏低等问题凸显，虚假夸大宣传、误导消费的现象时有发生，严重影响了行业的声誉与形象，制约了行业的发展。2019 年初国家开展专项整治，并相继出台多项政策法规规范行业发展。步入"十四五"，历经疫情考验的保健食品行业面临着全新的发展机遇，有望开启高质量发展的新阶段。

一 中国保健食品行业的界定

据我国《中华人民共和国食品安全法》的释义，保健食品是指声称具有特定保健功能或者以补充维生素、矿物质为目的的食品，适宜于特定人群食用，具有调节机体功能，并且对人体不产生任何急性、亚急性或者慢性危害的食品[①]。保健食品是食品的一个特殊种类，它不是药品，也不能代替药品，不以治疗疾病为目的。食品属性、功能属性与非药物属性是保健食品的三大属性。保健食品与食品、药品的主要区别如表 1 所示。

表1　食品、保健食品、药品的区别

项目	食品	保健食品	药品
功能	提供能量与营养	特定保健功能（食健字）或补充维生素、矿物质（非食健字）	主要治疗疾病
服用量	一般无要求	有规定的服用量	有规定的服用量
适宜人群	一般无要求	有适宜人群	符合用药指征的患者
副作用	一般没有	一般没有，但也不宜过量或非适宜人群服用	有一定副作用，说明书中明确标注
管理方式	标准管理	备案 + 注册	严格的注册审批

---

① 《中华人民共和国食品安全法》（主席令第二十一号）法律 – 中国政府网，http://www.gov.cn/zhengce/2015 – 04/25/content_ 2853643. htm。

保健食品行业涵盖保健食品动植物原料的种植、养殖与采集，保健食品研发、制造、质量检测、认证认可、销售以及相关的健康咨询、健康教育服务等，是我国健康产业重要的组成部分。随着我国健康管理服务业的发展，保健食品也逐渐成为健康管理营养干预的组成部分，但目前而言，我国保健食品行业总体发展质量不高，产品及服务供给难以满足市场日益增长的需求，保健食品行业亟待革除积弊、固本培元、创新发展。

二　中国保健食品行业发展现状

（一）发展阶段

我国保健食品产业从 20 世纪 80 年代起步，到现在可以说经历了四个发展阶段，如图 1 所示。

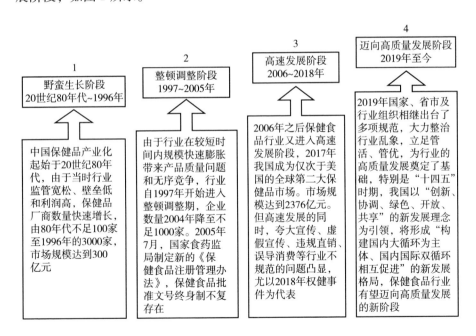

图 1　我国保健食品行业发展阶段

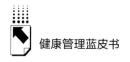

（二）发展现状

1. 需求增长强劲, 大规模国内保健食品市场加速孕育

目前，我国居民膳食结构不合理、超重和肥胖，特定人群钙、铁、维生素 A 等微量营养素缺乏等问题依然存在①。我国有 14 亿人口、约 4 亿中等收入群体、2.6 亿老年人，居民可支配消费能力逐年提升，继 2019 年人均国民收入跨过 1 万美元大关后，健康与生活品质受到更多关注，保健食品作为消费升级的代表性品类，行业发展潜力巨大。调查显示，中国有近 1/4 的消费者一年购买两种及以上保健食品。近五年来，中国保健品市场规模一直保持稳步增长，2021 年有望达到 4620.0 亿元（见图 2）。

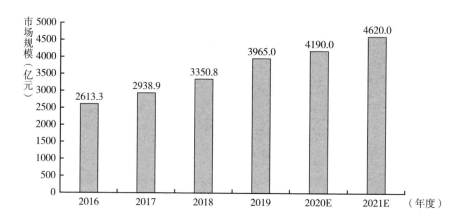

图 2　2016～2021 年中国保健品市场规模及预测

说明：E 表示预测。
资料来源：根据中商产业研究院、中关村新智源健康管理研究院数据整理并预测。

新冠肺炎疫情更是激发了对增强免疫力等功能保健食品的需求，以京东营养保健品类销售为例，2020 年疫情下首个"双 11"期间成交额同比增长 2.8 倍。一个规模巨大的国内保健品市场正在加速孕育。

---

① 《中国居民营养与慢性病状况报告（2020 年）》，https：//new. qq. com/rain/a/20210416A058VD00。

2. 行业监管加强，管活管优的监管体系仍在探索

表2 2019年以来保健食品行业相关的行动、政策、法规

时间	政府部门或社会组织	行动或政策、法规
2019年1月9日	市场监管总局、工业和信息化部、公安部、民政部、住房和城乡建设部、农业农村部、商务部、卫健委等13个部门	联合部署整治"保健"市场乱象百日行动，宣布将在全国范围内加大对"保健"市场重点行业、重点领域、重点行为的事中和事后监管力度。依法严厉打击虚假广告、制售假冒伪劣产品等扰乱市场秩序、欺诈消费者等各类违法行为
2019年1月29日	市场监管总局、商务部	集体约谈直销企业、提醒告诫
2019年5月9日	中共中央、国务院	印发《关于深化改革加强食品安全工作的意见》，要求实施保健食品行业专项清理整治行动
2019年5月13日	民政部、卫健委、应急管理部、市场监管总局	印发《关于做好2019年养老院服务质量建设专项行动工作的通知》，严禁养老机构向老年人推销"保健"产品服务或为其他经营主体推销活动提供支持
2019年5月16日	市场监管总局办公厅	下发《关于开展保健食品"五进"专项科普宣传活动的通知》，在全国开展以"科学认知保健食品明白理性放心消费"为主题的保健食品"进社区、进乡村、进网络、进校园、进商超"专项科普宣传活动
2019年8月2日	市场监管总局、卫健委	制定并发布《保健食品原料目录与保健功能目录管理办法》，以原料目录和功能目录为抓手，进一步强化产管并重、社会共治
2019年8月20日	市场监管总局	发布《保健食品标注警示用语指南》的公告要求醒目标注"保健食品不是药物，不能代替药物治疗疾病"
2019年9~11月	13部门联合工作组	百日行动"回头看"
2019年10月17日	中国营养保健食品协会	发布《保健食品会议推介自律规范》
2019年11月6日	市场监管总局	发布《保健食品备案产品可用辅料及其使用规定（2019年版）》
2019年11月10日	市场监管总局	发布《保健食品命名指南（2019年版）》
2020年2月27日	市场监管总局办公厅	印发《药品、医疗器械、保健食品、特殊医学用途配方食品广告审查文书格式范本》的通知

2019年3月15日，中消协发布的《信用消费与消费者认知调查报告》指出，消费者对保健品类产品的不满意率高达28.6%，在各类消费商品和

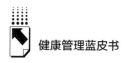

服务中最为突出①，夸大及虚假宣传、违规直销等成为制约保健食品行业健康发展的顽疾。针对这一状况，2019 年开始，国家相关部门开展"百日行动"等专项整治，出台完善相关政策、法规（见表2），致力于把保健食品行业管活、管优。

当前在政府、协会组织、企业等各方的努力下，保健品行业整体合规性有很大改善，但长期以来，保健食品"一放就乱、一管就死"的监管困局仍待破解。更加保守的市场准入制度、运动式的整治，也可能导致低水平市场进入者被"庇护"和高质量供给被抑制的局面②。实现保健食品行业健康有序繁荣发展，需要进一步加强对消费者教育，探索长效监管机制，深化"放管服"改革，形成社会共治体系，推动保健食品行业向高质量发展。

3. 既是保健食品原料出口大国，又是进口产品消费大国，国产保健食品信任度亟待提升

我国是保健食品原料的出口大国，据中国保健协会保健品市场工作委员会的数据，目前美国有 70% ~ 80% 的膳食补充剂原料是从中国进口的。鱼油、卵磷脂、蜂王浆、大豆异黄酮、氨基葡萄糖、维生素等保健品原料是我国主要的出口原料，出口到 100 多个国家和地区。长期以来，美国和日本是我国营养保健品原料的主要出口市场，份额占我国保健食品原料出口的 40% 以上。

与此同时，我国又是保健食品进口消费大国。据中国营养学会的调查显示，购买营养品人群中有 53.70% 倾向于购买进口营养保健食品。自 2010 年起，进口营养保健食品增速多年保持在 10% ~ 15%，超过国产保健食品。按照进口额统计，进口保健食品以维生素类产品最多，其次是鱼油类、钙

① 中消协发布《信用消费与消费者认知调查报告》，中国政府网，http://www.gov.cn/xinwen/2019 – 03/16/content_ 5374221. htm，2019 年 3 月 16 日。
② 胡颖廉：《行政吸纳市场："中国式"监管的制度困境——以保健食品为例》，《中山大学学报》（社会科学版）2020 年第 6 期，第 168 ~ 178 页。

类、益生菌、蛋白粉等①，进口国主要有澳大利亚、美国、德国、日本等；但有部分国外企业利用国人对海外保健食品的信赖，委托中国的企业用中国的原料做成保健食品胶囊，之后出口到国外，在国外装瓶、贴标签再卖回中国，赚取上百倍的差价②。这种不正常的现象反映出消费者对国产保健食品的品质信心不足、国内保健食品企业的研发创新能力有待提升、我国保健食品产业结构有待升级。

同时我们也看到，以江苏艾兰得为代表的优秀本土企业，从最初做保健食品原料出口，到为国外知名品牌代工生产保健食品，再到发展自主品牌产品，多年连续位居"中国保健品企业出口10强"榜首，走出了一条产业升级发展之路。

4. 药企、海外企业入场，市场竞争激烈

目前，国内保健品企业、药企和海外企业是我国保健食品市场的竞争主体。据前瞻产业研究院统计，2020年我国保健品市场占有率靠前的五家企业——汤臣倍健、无极限、安利、东阿阿胶和完美占市场份额的19.9%，前十家公司占市场份额的30.4%，市场集中度较低，行业竞争激烈。

制药企业作为保健食品行业的一支重要力量，GMP（药品生产质量管理规范）产能大，在生产技术方面优势大。保健食品相对于药品研发周期较短，研发成本较低，投放市场速度较快，但推广成本较高，药企在渠道方面不占优势，需要依靠研发有特色、符合潮流趋势的保健新品来抢占市场。目前持有注册"蓝帽子"保健食品数量最多的国内药企为北京同仁堂，数量超过130个，其次为海王生物、哈药集团、上海集团和康美药业。其他知名药企，如石药集团的新诺威制药推出了DHA藻油凝胶糖果等产品；修正药业推出复合益生菌粉、乳酸亚铁口服液；东北制药推出了西洋参即食片和

---

① 李桂英、张中朋：《膳食营养补充剂行业发展情况（二）》，《精细与专用化学品》2019年第10期，第1~13页。

② 李木元，《全国人大代表卢庆国：打击非法生产销售保健品，不能把整个行业一棍子打死》，人民政协网，http://www.rmzxb.com.cn/c/2021-03-11/2807316.shtml，2021年3月11日。

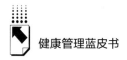
蜂皇浆等保健品；浙江医药推出"婧亮"牌叶黄素咀嚼片等。药企的加入为保健食品行业带来了研发投入增量，推动了行业研发与生产的专业化、规范化。

海外保健食品企业也十分看重中国市场。从20世纪90年代起，安利、康宝莱、完美、如新等海外企业陆续进入中国，经营包括保健食品在内的多种产品。2014年开放跨境电商后，海外保健食品更是快速涌入。目前，澳大利亚、美国和德国成为最受欢迎的进口保健品产地①。

近年来，国内实力企业纷纷斥资并购海外保健食品企业，以实现国外优质产品资源与国内渠道资源的优势整合，如健合集团（原合生元）100%持股澳洲SWISS，汤臣倍健收购美瑞克斯，中国西王收购肌肉科技。哈药集团斥资3亿美元，收购了美国品牌健安喜（GNC）40%的股份，但之后受疫情影响，GNC宣布破产保护，使哈药的这一投资蒙受损失，警示了海外并购的风险。同时除了资本运作外，如何通过资源整合，实现国产保健食品原始创新能力、产品质量与品牌影响力的提升，还需下更大功夫。

5. 直销仍为保健食品销售主渠道，合规性待进一步加强

自2006年商务部颁发直销牌照以来，直销渠道已发展成为我国保健品行业销售的主渠道，目前约占总销售额的44%，占比最大，其次是线上渠道，约占30%，专营店、药店销售额约占销售总额的22%，大众零售占3%（根据公开数据整理）。截至2021年6月，我国有直销企业90家，其中涉及保健食品的企业有70家，直销备案保健食品571种②。从企业分布来看，同仁堂健康备案的保健食品数量位居第一，有48种，其次为天狮26种，安利24种。产品数量超过10种的（含10种）共有24家（见表3）。

---

① 李桂英、张中朋：《膳食营养补充剂行业发展情况（二）》，《精细与专用化学品》2019年第10期，第1～13页。
② 数据来源于商务部直销信息管理系统，数据采集截止时间为2020年8月。

表3 直销保健食品企业目录

企业	直销备案保健食品	企业	直销备案保健食品	企业	直销备案保健食品
同仁堂	48	海之圣	8	尚赫	3
天狮	26	金诃藏药	8	绿之韵	3
安利	24	安然	7	长青	3
三生	20	沃德	7	福瑞达	3
金日	20	金士力	6	永春堂	3
双迪	20	卫康	6	康力	2
铸源	18	东方红	6	嘉康利	2
无限极	17	康尔	6	威海紫光	2
东阿阿胶	17	全美世界	6	北方大陆	2
新时代	16	绿活美地	6	致中和	2
康宝莱	16	哈药	5	辽宁清晨	2
完美	15	炎帝	5	玫琳凯	1
太阳神	15	九极	5	东升伟业	1
如新	14	东方药林	5	康婷	1
葆婴	14	三株	5	康美	1
安惠	13	克缇	5	大溪地诺丽	1
隆力奇	13	荟生	4	康美来	1
安发	13	宇航人	4	未来生物	1
罗麦	12	圃美多	4	琪尔康	1
荣格	12	金木	4	好当家	1
春芝堂	11	和治友德	4	以岭药业	1
康恩贝	11	汉德森	4	安永	1
云尚	11	益宝	4		
美罗	10	欧瑞莲	3		

注：中关村新智源健康管理研究院根据公开数据整理，截至2021年5月。

直销的优势在于直销员可以依托直销企业进行无店铺销售，并有动力主动营销，为客户提供面对面的服务，同时这种模式也决定了直销人员的健康素养、知识储备、岗位能力、法规意识等无形内容对直销企业的品牌形象和

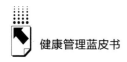

信誉影响很大，如 2019 年初媒体曝光无限极陕西商洛经销商夸大或虚假宣传的事件①，引发舆情广泛关注。因此，直销的合规性与直销队伍的能力素质至关重要。

目前我国对于直销企业实行严格的牌照管理，但对日常活动监管不够，违法行为多靠举报发现。一些企业以直销之名，行传销之实，直销员夸大甚至虚假宣传的失信现象频发。规范直销，加强事先预防与源头治理，进一步完善直销行业的主体准入门槛，健全监管执法部门合作机制，势在必行。

（三）保健食品产品分析

1. 专利聚焦"三高"等代谢问题，扎堆现象明显

2021 年我国保健食品专利数量已超过 2 万件。据统计，调节血脂、减肥、调节血糖、调节免疫、调节血压等方面的专利占保健食品专利总量的 65%②（专利申请比例见图 3），显示高血脂、高血糖、高血压、体重超标等常见代谢问题成为企业研发关注的重点，但扎堆现象明显，其他功能的新型保健食品及技术有待更多的研发。

2. 增强免疫力是最主要的保健食品功能品类，疫情后需求大增

我国已注册保健食品按功能排序，前 5 位分别是增强免疫力、辅助降血脂/调节血脂、缓解体力疲劳、补充维生素、增加骨密度（见图 4）。特别是新冠肺炎疫情后，市场对于增强免疫力类保健品需求大增，消费者健康管理意识普遍提升，带动药食同源中药材提取物如灵芝、参类、石斛以及维生素、优质蛋白质、益生菌等相关品类的销售。

3. 我国中草药保健食品特色鲜明，大有可为

我国药食同源的理念由来已久，中草药在抗疫中所发挥的独特作用，也让消费者对中草药的保健功效更加认同，中草药保健食品大有可为。目前，在中药保健食品领域，占据市场份额较大的是无极限、同仁堂、东阿阿胶、

---

① 肖源：《无限极事件当事人回应：道歉晚了一年 就要分清个责任》，https：//www. sohu. com/a/289826204_362042，2019 年 1 月 18 日。
② 陈勇、徐寅：《保健食品专利申请现状》，《中国科技信息》2019 年第 13 期，第 32～34 页。

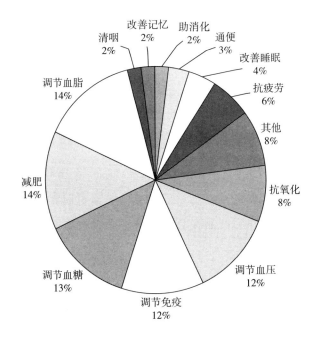

图3　各种功能保健食品专利申请比例

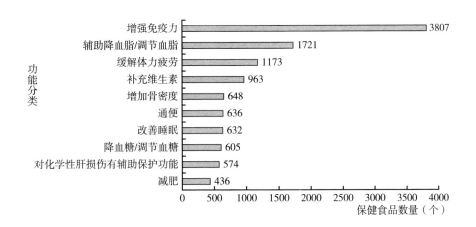

图4　我国已注册保健食品功能排序前10名

资料来源：中关村新智源健康管理研究院整理，截至2021年5月。

新时代健康和健康元等企业。国内注册的中草药保健食品中，以枸杞为原料的最多，有1697个；其次是西洋参、黄芪、人参和茯苓等。在保健食品原

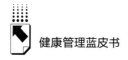

料排名前 20 位的中药材中，仅蜂胶、银杏叶、淫羊藿、红景天、丹参、五味子在"保健品原料目录"中，而近 70% 的原料在《按照传统既是食品又是中药材的物质目录》①。与国外的植物保健品多为单方不同，我国中草药保健食品多为复方组成，并且讲究君臣佐使，具有中国特色，有望成为中医药国际化的先行军。

4. 营养素补充受消费者认可，持续增长

维生素等营养素的补充一直是保健食品中的一大品类，《2021 国民健康新趋势报告》指出 76% 的受访者认可补充营养素对健康的改善作用。当前市场上鱼油和辅酶 Q10 类产品在心脑血管健康维护方面需求持续增长，眼保健类产品中，叶黄素软糖颇受欢迎，骨骼健康聚焦在氨糖和骨胶原蛋白。有助于孕婴营养的亚麻酸处于成倍增长状态，儿童营养维生素 AD 的增速比较突出，钙铁锌的补充受关注。改善睡眠的品类中，褪黑素的增长比较稳健。膳食补充剂型饮料、氨基酸类产品增速提升②。

5. 益生菌保健食品热销，向个性化、精准化方向发展

肠道健康也是保健食品的热销品类，我国以益生菌为主要原料注册的保健食品共 137 款，菌种主要来自乳杆菌属、双歧杆菌属及嗜热链球菌。保健功能主要集中于增强免疫力、调节肠道菌群及通便。剂型以粉剂、颗粒剂、冲剂类产品最多，占益生菌保健食品的 51.09%（查询市场监督管理总局数据③，中关村新智源健康管理研究院整理，截至 2020 年 4 月）。2018 年又将长双歧杆菌等 9 种益生菌及菊粉等 7 种益生元纳入保健食品原料目录研究的范畴，截至 2019 年，可用于食品的菌种名单包括了 36 个种或亚种。益生菌保健食品的功效发挥，以活菌为最重要的先决条件，包括活菌菌株的种类、数量、状态；其次也与服用者的个体差异有关，在一部分人的肠道，益生菌

① 黄红、吕静薇、陈颖、王琼、刘新民：《我国中药健康产品管理及市场概况》，《中草药》2021 年第 3 期，第 902 ~ 908 页。

② 韩松妍：《〈2020 年保健品行业白皮书〉：以营养保健食品维持健康成为一种生活方式》，http：//www. cfda. com. cn/newsdetail. aspx？ id = 131663，2020 年 5 月 28 日。

③ 国家市场监督管理总局：《特殊食品信息查询平台》，见 http：//tsspxx. gsxt. gov. cn/gcbjp/tsspindex. Xhtml。

容易定植，而另一部分人则表现为抗定植①。未来益生菌保健食品也将向着个性化、精准化应用的方向发展。

三 中国保健食品行业发展趋势与建议

（一）发展趋势

1. 保健品功效与安全性备受关注，科学实证化趋势凸显

随着保健食品行业的发展，一方面，消费者健康素养提升，更加关注保健食品的有效性与安全性，传统靠名人效应等感性宣传营销模式逐渐被科学证据支撑的理性消费模式所取代；另一方面，市场监管方进一步明确了保健功能声称的科学依据和评价原则，强化科学文献和人体食用验证评价在科学依据审查中的权重（常用方法见表4）。科学实证支撑不力、专业背书不足，透明度不高，已成为制约消费者对保健食品信任度提升的突出问题。

表4 保健食品常用的功效与安全性评价与验证方法比较

比较指标	斑马鱼实验	哺乳动物实验	人体试食
实验周期	以周计	以月计	以月计
实验成本	数千元计	以万元计	以数万元到数十万元计
实验效率	可高通量筛选	通量低	通量低
是/否可用于产品、原料的基础研究	是	是	不确定（视情况）
是/否可作为专利申报和论文发表	是	是	是
评价效能	间接评价,结果与人类相仿	间接评价,结果与人类相仿	直接评价
实验结果展示能力（用于各营销场景）	强(检测报告＋视频＋图文详情,微观形态直观化)	弱(检测报告,无法直观展示动物体内微观形态的变化)	弱(检测报告,无法直观展示人体内微观形态的变化)

---

① 中国食品科学技术学会益生菌分会：《益生菌的科学共识（2020年版）》，《中国食品学报》2020年第5期，第303～307页。

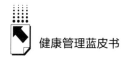

目前保健食品头部企业已率先采用由专业第三方提供的生物学检测，开展原材料筛选、配方优化、功效验证与安全评价等，用实证和数据说话，从源头上保证保健食品的高品质，实现差异化，如无限极、汤臣倍健、安利、完美等企业采用环特生物的斑马鱼技术，进行新产品原料及配方的筛选及整体有效性、安全性评价。

2020 年 6 月，《保健食品润肠通便功能的斑马鱼检测方法》和《保健食品抗氧化功能的斑马鱼检测方法》两项团体标准正式发布①，并于 2020 年 8 月 1 日正式实施，在填补我国保健食品相关检测技术领域空白的同时，也标志着斑马鱼检测技术成为保健食品功效验证的新型可靠工具，并获得行业认可，未来保健食品功效实证化趋势将进一步凸显。

2. 目标顾客进一步细分，个性化定制化渐成趋势

随着保健食品行业的发展，消费者对保健食品功能需求也更加细分，如维生素的个性化补充、助眠、缓解疲劳的个性化解决方案。汤臣倍健 2020 年自主开发了全自动干血斑检测，宣布可实现一滴血检测 9 种维生素、5 种矿物质、3 种重金属，以实现精准营养补充；维生素定制品牌 LemonBox 针对顾客的个性化需求，开展了膳食补充剂及包装的定制业务；艾兰得也推出个性化营养解决方案，还有企业根据顾客的健康问卷甚至基因检测结果，为消费者提供个性化的产品定制。

此外在保健食品剂型、口感、包装等方面个性化趋势也日趋明显，如老年客户更关注功效，习惯于片剂、胶囊剂型，年轻人更关注新鲜时尚感、个性化与消费感受，偏爱粉剂、饮料、果冻、软糖等剂型，其中软糖已成为增速最快的保健品剂型。随着保健食品行业专业化程度的提升，在细分目标顾客的基础上，为客户提供功能与需求更加匹配的个性化产品成为趋势。

3. 线上销售渠道进一步拓展，有望成为主流销售模式

2016 年，我国保健品线上销售份额首次超过药店渠道份额，成为仅次

---

① 协会成功举办"斑马鱼检测技术应用于营养保健食品技术研讨会暨《保健食品润肠通便功能的斑马鱼检测方法》等两项团体标准发布会"，搜狐网，https：//www.sohu.com/a/413202370_ 100019894，2020 年 8 月 14 日。

于直销的第二大保健品销售渠道，近五年复合增速高达31.2%，在各渠道中增长最快[①]。一方面源于移动互联网的迅猛发展与网络购物习惯的养成，京东、天猫国际等线上平台成为保健品日常购买的重要渠道；另一方面源于保健品消费人群由老年人向中青年扩展，由礼品、高端消费品向膳食补充品、日常消费品转变。互联网改变了消费者与企业、与产品的接触方式，大大提升了效率。

　　未来随着三四线城市消费的跟进、网购物流体系的进化完善，网络渠道还将进一步拓展，有望成为保健食品销售的主渠道。而维生素等膳食营养补充剂2019年线上销售渠道占比（占37%）已经超越了直销渠道（占35%），在2020年新冠肺炎疫情影响下，线上销售渠道的领先优势进一步扩大，占比超过40%，而直销渠道则下降为30%[②]。

　　面对这一趋势，保健食品企业也积极布局线上，与线下渠道展开差异化运营，如无限极在App和小程序上建设了专门的"线上运作专区"，为经销商提供从工具运用、社群运营、IP打造、直播技巧到业务技能等多方面的培训，借助企业微信、腾讯会议等新工具实现线上与线下的联动。

　　4. 从卖产品向卖服务演进，保健食品相关的健康服务成趋势

　　随着行业发展的规范化、消费者认知水平的提升、健康消费需求的升级，传统的保健食品营销模式遭遇瓶颈。中国保健协会市场工作委员会秘书长王大宏曾指出，"低素质的人员推广断送了营养保健食品的行业声誉"。保健食品行业的制胜法宝从产品力、品牌力向服务力的方向演进，为客户提供与产品相关的优质健康服务也成为重要的发展趋势，客观上对保健食品营销人员的岗位能力和职业素养提出了新的更高的要求。

　　如何不夸大保健食品的作用，又能把保健品的作用、价值、适宜人群讲明说透，进而能为消费者提供与营养保健相关的健康咨询或基本的健康风险管理

---

① 于娜：《保健品将迎新一轮爆发：未来五年市场规模将超5000亿，向三四线城市及中青年渗透》，https：//www.chinatimes.net.cn/article/105425.html，2021年3月17日。

② 于玉金：《"新一轮增长周期"收官年营收超60亿元　汤臣倍健新三年圈出"四个战略重点"》，https：//www.chinatimes.net.cn/article/105091.html，2021年3月6日。

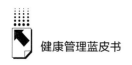

等增值服务，需要加强对保健品营销人员的培训，提升其岗位能力。汤臣倍健通过建立营养学院，面向零售终端店员和经销商提供营养知识培训，2020 年累计培训终端店员约 40 万人，设立的营养家服务平台为会员提供基础性咨询、健康食谱、营养知识、健康管理等增值性服务。中关村新智源健康管理研究院与国家人事人才培训网联合开发的"健康风险管理师"（保健品方向）岗位能力培训课程，在青岛等培训基地的实训收效显著，受到保健品企业的欢迎。

（二）保健食品行业存在的问题与对策建议

面对疫情常态化挑战及国内外保健食品产业链、供应链的变化，特别是迈入"十四五"高质量发展的新阶段，我国保健食品行业机遇与挑战并存，需要抓住机遇，迎难而上，推动我国保健食品行业迈上新台阶。

1. 改变重营销、轻研发倾向，打造优质特色的硬核产品

存在的问题：企业研发投入不足，产品缺乏创新升级，低水平重复，市场寿命短，很多靠贴牌生产，一些保健品企业销量下滑，试图靠加大广告、增加销售投入来解决，常常无功而返。

对策建议：着眼消费者的需求痛点、难点，围绕全人群、全方位、全生命周期的保健食品需求，不盲从跟风，沉心静气提升核心创新力，找准产业链和产品的定位，打造差异化竞争优势，满足人们日益增长的多样化的健康需求。国家也在重点支持优质蛋白食品、膳食纤维食品、新功能保健食品等健康食品的研发。企业应积极提升、应用生物活性物质提取技术、生物发酵技术、斑马鱼筛选保健食品原料等先进技术，加大研发投入，革新生产工艺，借鉴国内外保健品发展的经验教训，在创新产品、提升产品质量方面下硬功夫。

2. 提升营销人员岗位能力，改善消费者信任度和体验感

存在的问题：保健食品营销人员总体健康素养偏低，岗位能力偏弱，合规意识不强，营销过程中常夸大宣传或将保健品的作用与药物混为一谈，失信现象频发，客户体验不佳，与保健食品相关的健康咨询与健康风险管理服务能力弱，制约了保健食品营销服务的升级发展。

对策建议：迈向高质量发展新阶段，保健食品行业需要适应客户需求与

营销模式的变化，努力打造一支具备一定专业化素养的保健食品营销人才队伍，提升从业人员的健康素养、专业素养、岗位能力、合规意识。通过加强培训，使保健食品营销人员具备健康风险识别与管理的基本知识和技能，针对不同人群的需求，能够提供合理、适当、科学选择营养素等保健食品的咨询建议，实现营养补充剂的个性化定制，能够指导减重、运动健身、老年期等的营养补充，能够向客户提供健康生活方式的指导，科学规范地宣讲保健品在改善健康状态、预防健康风险方面的价值。通过从业人员素质的提升，改善客户服务体验，增加客户获得感，提升品牌形象。

3. 顺应高质量发展新趋势，提升品牌信誉度与影响力

存在的问题：对行业及消费者需求出现的新变化、新趋势不敏感，仍习惯于保健食品传统的营销模式如会销、广告，品牌信誉度不高，影响力有限，发展潜力不足，难以赢得消费者长久的信赖，更无法进入保健食品国际市场。

对策建议：建立长远的品牌发展战略，主动拥抱变化，顺应新发展阶段健康产品理性消费的趋势，回归保健食品的食品属性与功能属性，依托专业第三方对保健食品功效和安全性评价认证，注重实证化证据，提升消费者对品牌的信任度。顺应"互联网＋"的发展趋势，以消费者健康为中心，创新营销模式，结合互联网、人工智能等新技术打造新型的会议场景与模式。开展健康自测问卷＋营养保健产品的个体化定制服务，将健康知识普及、健康信息消费与保健食品有机结合起来，优化服务体验，推动企业向规范化、规模化、集约化方向发展。

（三）典型企业案例分析

1. 汤臣倍健

汤臣倍健创立于1995年，2002年将膳食营养补充剂引入非直销领域，已发展成为中国膳食营养补充剂领导品牌和标杆企业。2020年实现销售收入60.95亿元，市场份额居中国维生素与膳食补充剂行业第一位，已建立涵盖蛋白质、维生素、矿物质、天然动植物提取物等在内的膳食补充体系。2020年在天猫膳食补充剂类目、京东医药保健品类的市场份额均排名第一。

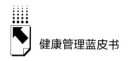

2014 年开始，汤臣倍健从产品营销转向价值营销，致力将"服务力"打造成核心竞争力。由团队为客户会员提供全方位的营养健康咨询服务及专业营养建议，并针对年轻人、健身群体等新消费群体和网络渠道的兴起，推出系列新产品、新子品牌，探索开展互联网体重管理等健康管理服务。

2. 无限极

无限极成立于 1992 年，隶属李锦记健康产品集团，深耕中草药健康产品，并发展为保健食品直销的头部企业。无限极每年投入上亿元，与多家权威科研机构、大学合作进行中草药产品的研发与技术提升。2021 年 8 月，无限极全球研发中心在广州落成，计划 5 年投入 30 亿元，用于中草药产品核心技术、功效和安全的科学论证，新原料、新功能的基础研究与攻关，打造硬核科技实力。2020 年，无限极与环特生物共同研发的《斑马鱼功效与安全性快速评价系统在健康食品中的应用》项目获中国食品科学技术学会科技创新奖项，并被鉴定为处于"国际先进水平"。

此外，无限极重视品牌的沟通力，结合现代人的生活特点，将传统养生智慧进行简明扼要、通俗适宜地输出，与消费者进行沟通互动，提升无限极的品牌影响力，并将每年 6 月份定为"无限极规范经营宣传月"，提升全员规范意识，承诺抵制夸大、虚假宣传，维护消费者合法权益。

3. 新时代健康

新时代健康是央企中国节能环保集团的二级子公司，1995 年以拳头产品"松花粉"起步，依托强大的研发体系，陆续开发出"国珍""竹珍"等天然绿色健康产品。顺应"互联网＋"的发展趋势，线下在全国授权建设了 1000 多家国珍健康生活馆；线上开发了"荐康客"App 电商平台。新时代健康积极践行国企责任，累计为数百万人提供了低门槛、低风险的事业机会，取得显著的社会效益，入选国务院国有资产监督管理委员会《改革样本——国企改革"双百行动"案例集》。

近年来，新时代打造中医健康管理服务新模式，利用现代人工智能设备实现中医"望闻问切"，以数据为基础，为客户提供更为精准的健康服务，以"优质保健食品＋服务"为客户提供更大价值。

B.16

智慧健康养老产业发展报告
（2017～2020年）

丁立　王永春　刘静男　强东昌*

摘　要：　工信部等三部门《智慧健康养老产业发展行动计划（2017－2020年）》的发布，标志着智慧健康养老作为一个新产业在我国全面启航。本文以工信部等三部门发布的《智慧健康养老示范企业名单》《智慧健康养老产品及服务推广目录》为依据，结合相关政府部门网站和"爱企查"等互联网企业信用查询服务平台显示的资料，从第三方的视角观察近年来我国智慧健康养老产业的基本状况，分析存在的主要问题，并就进一步推动我国智慧健康养老产业发展提出对策建议。

关键词：　智慧养老　健康产业　示范企业　推广目录

　　2017年，以工业和信息化部、民政部、国家卫生计划生育委员会（以下简称三部门，国家卫生计划生育委员会现改名为国家卫生健康委员会）联合印发《智慧健康养老产业发展行动计划（2017－2020年）》（工信部联电子〔2017〕25号，以下简称《行动计划》）为标志，智慧健康养老产业，

* 丁立，中关村新智源健康管理研究院副院长，研究员，从事健康管理与促进、健康养老研究；王永春，中国老龄产业协会科学技术委员会主任，教授，从事智慧健康养老产业研究；刘静男，北京希恩科技有限公司总经理，从事智慧养老产业实践与研究；强东昌，中关村新智源健康管理研究院副院长，主要研究方向为健康管理个体化方案研究和健康评估。

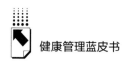

作为一个新兴的产业在我国国家层面得以确认并全面启航。

"智慧健康养老利用物联网、云计算、大数据、智慧硬件等新一代信息技术产品，能够实现个人、家庭、社区、机构与健康养老资源的有效对接和优化配置，推动健康养老服务智慧化升级，提升健康养老服务质量效率水平。"[①] 发展智慧健康养老产业，是国家积极应对人口老龄化、推动养老服务和健康服务两大涉老服务体系融合发展、提质增效的重大举措，也是有效缓解老年照护人力资源供需矛盾的重要途径。近四年来，三部门先后 4 次公布智慧健康养老应用试点示范单位名单，认定了一批"智慧健康养老示范企业"、"智慧健康养老示范街道（乡镇）"和"智慧健康养老示范基地"；发布了两个版本的《智慧健康养老产品及服务推广目录》，稳步推进《行动计划》的实施及其阶段性成果的应用。在政府持续引导、企业积极作为、社会共同参与之下，我国智慧健康养老产业已初具规模，并呈现了较好的发展势头。

《行动计划》的实施过程和成效，应可视为近年来我国智慧健康养老产业发展的缩影。本报告以三部门《行动计划》和《智慧健康养老示范企业名单》《智慧健康养老产品及服务推广目录》为依据，结合相关政府部门网站和"爱企查"等互联网企业信用查询服务平台显示的资料，从第三方的视角观察近年来我国智慧健康养老产业的基本状况，分析存在的主要问题，并就进一步推动我国智慧健康养老产业的发展提出对策建议。

一　智慧健康养老产业的界定

（一）智慧健康养老产业的概念

关于智慧健康养老产业的定义，尚未形成广泛的共识，可以通过智慧养老、健康产业和养老产业等一些既有的相关概念表述来界定。

---

① 《智慧健康养老产业发展行动计划（2017－2020 年）》。

智慧养老，是利用人工智能、互联网、物联网、大数据等现代科技，为老年人提供服务或产品的一种养老模式①。

健康产业，是指以医疗卫生和生物技术、生命科学为基础，以维护、改善和促进人民群众健康为目的，为社会公众提供与健康直接或密切相关的产品（货物和服务）的生产活动集合②。

养老产业，是以保障和改善老年人生活、健康、安全以及参与社会发展，实现老有所养、老有所医、老有所为、老有所学、老有所乐、老有所安等为目的，为社会公众提供各种养老及相关产品（货物和服务）的生产活动集合③。

综上所述，智慧健康养老产业的概念可以界定为：是以互联网、物联网、云计算、大数据等新一代信息技术，以及医疗卫生和生物技术、生命科学为基础，以保障和改善老年人生活、健康、安全以及参与社会发展等为目的，为社会公众提供各种与健康养老相关的智慧产品及服务的生产活动集合。

（二）智慧健康养老产业的基本范畴

根据三部门《行动计划》确定的智慧健康养老产业发展重点任务，在现阶段，智慧健康养老产业的基本范畴主要包括三个方面：一是智慧健康养老产品的设计制造，如可穿戴设备、便携式健康监测设备、自助式健康检测设备、智慧养老监护设备、家庭服务机器人；二是智慧健康养老服务的开发提供，如慢性病管理、居家健康养老、个性化健康管理、互联网健康咨询、生活照护、养老机构信息化服务；三是智慧健康养老信息技术系统和公共服务平台的建设与运营，如与智慧健康养老相关的信息共享服务平台、创新孵化平台等。

（三）智慧健康养老产业的地位和意义

人口老龄化是人类社会现代化和文明进步的必然结果。我国作为世界上

---

① 中国老龄产业协会：《老龄产业术语》，2020。
② 国家统计局：《健康产业统计分类（2019）》。
③ 国家统计局：《养老产业统计分类（2020）》。

人口最多的发展中国家,人口老龄化进程快、老年人口规模大,面临着"未富先老""未备先老"的双重挑战。本世纪中叶之前,我国老年人口数量和占比将持续增长。据预测:到2022年,我国65岁及以上人口将接近2亿,占比超过14%,进入中度老龄化社会;到2034年,65岁及以上人口将超过3亿,占比达21%以上,进入深度老龄化社会;到2050年,65岁及以上人口将达3.8亿,占比接近28%[①]。人口老龄化对经济、政治、社会带来的影响是全面而深远的,其中劳动力数量的减少与人们美好生活需要对服务业人力资源需求的增加之矛盾不断加剧,是最直接、最重要的影响之一,这在养老服务领域显得尤为突出。

智慧健康养老产业融合有智慧、健康、养老三大属性,在未来老龄社会经济发展中占有十分重要的基础性地位。得益于其"智慧"属性,通过大量智慧化服务与智能化设施设备的广泛应用,可望较大程度地减少养老服务对人力资源的依赖;展现其"健康"属性,可预期对老年人健康监测、评估、干预等健康管理服务的系统性提质增效,为延年益寿提供更好的支撑保障;立足其"养老"属性,可依托智慧产品和智慧服务的有效供给,持续、适宜地为老年人的晚年生活提供全过程、多元性、个体化的照料服务。发展智慧健康养老产业的重要意义,不仅在于可以缓解养老照护服务人力资源供需矛盾,还可以有效提升养老服务体系的整体质量和效能;不仅是发展银发经济、构建老龄社会经济新格局的应有选择,更是解决好千家万户的民生福祉问题、落实"以人民为中心"发展理念的必然要求。

二　智慧健康养老产业发展的基本状况

《行动计划》实施4年来,在政府、企业和社会的共同努力下,我国智慧健康养老产业发展起步稳健、方兴未艾,一大批智慧健康养老试点示范和智慧健康养老产品及服务在构建中国特色的养老保障服务体系中发挥了积极作用。

---

① 中国发展研究基金会编《中国人口老龄化的发展趋势和政策》,中国发展出版社,2020。

（一）政府对智慧健康养老产业的引领和推动

正是基于智慧健康养老产业的重要地位和意义，以《行动计划》的贯彻落实为抓手，国家有关部门持续引领、推动智慧健康养老产业的发展。一是加强智慧健康养老产业发展的顶层规划和指导。国务院《"十三五"国家老龄事业发展和养老服务体系建设规划》（国发〔2017〕13号）、《关于推进养老服务发展的意见》（国办发〔2019〕5号）等文件，对实施"互联网＋"养老工程进行了规划部署和积极推进；国家发展改革委、教育部、民政部、商务部、文化和旅游部、国家卫生健康委、体育总局等7部门联合印发《关于促进"互联网＋社会服务"发展的意见》（发改高技〔2019〕1903号）以及三部门《行动计划》，出台了包括发展智慧养老、"虚拟养老院"等一系列产业促进具体举措。二是完善多元化资金投入机制。各级政府发挥财政资金扶持作用，加大对智慧健康养老产业的培育力度；鼓励国有资本引导社会资本参与智慧健康养老产业发展，与政府资金形成支持合力；积极推进政府购买智慧健康养老产品及服务，拉动智慧健康养老市场发展。三是发挥试点示范的引领作用。《智慧健康养老示范企业名单》和《智慧健康养老产品及服务推广目录》的发布，激励智慧健康养老相关企业创新发展，为养老服务机构和公众采购智慧健康养老产品及服务提供选型参考依据①。

（二）初具规模的智慧健康养老产业领军团队

2017年至2020年三部门先后认定的"智慧健康养老示范企业"（以下简称示范企业）共167家，构成了我国智慧健康养老产业的领军团队，其总体状况和特征如下。

1. 示范企业区域/城市分布

从全国东部、中部和西部三个区域划分的情况来看，东部地区拥有示范

---

① 工业和信息化部：《关于政协十三届全国委员会第三次会议第0227号（社会管理类017号）提案答复的函》，工信提案〔2020〕142号。

企业的数量和占比较大。167 家示范企业（含三家央企）分布在 29 个省、自治区、直辖市，其中东部地区 97 家（含 2 家央企），占比 58.0%；中部地区 34 家，占比 20.4%（含 1 家央企）；西部地区 36 家，占比 21.6%。示范企业数量 10 家及以上的省、直辖市共有 6 个，集中在东部地区，分别是山东省、浙江省、广东省、江苏省和北京市、上海市（见表 1、图 1）。

表 1　示范企业区域/省（自治区、直辖市）分布情况

单位：家，%

序号	省份	企业数量	占比	所属区域
1	山东省	15	9.0	东部
2	浙江省	14	8.4	东部
3	广东省	13	7.8	东部
4	江苏省	11	6.6	东部
5	北京市	11	6.6	东部
6	上海市	11	6.6	东部
7	福建省	8	4.8	东部
8	辽宁省	7	4.2	东部
9	天津市	4	2.4	东部
10	河北省	3	1.8	东部
	小计	97	58.0	
序号	省份	企业数量	占比	所属区域
11	安徽省	9	5.4	中部
12	湖南省	8	4.8	中部
13	河南省	5	3.0	中部
14	湖北省	3	1.8	中部
15	吉林省	3	1.8	中部
16	黑龙江省	2	1.2	中部
17	江西省	2	1.2	中部
18	山西省	2	1.2	中部
	小计	34	20.4	
序号	省份	企业数量	占比	所属区域
19	陕西省	9	5.4	西部
20	四川省	7	4.2	西部
21	内蒙古自治区	4	2.4	西部
22	重庆市	4	2.4	西部
23	云南省	3	1.8	西部

续表

序号	省份	企业数量	占比	所属区域
24	甘肃省	2	1.2	西部
25	贵州省	2	1.2	西部
26	宁夏回族自治区	2	1.2	西部
27	广西壮族自治区	1	0.6	西部
28	西藏自治区	1	0.6	西部
29	新疆维吾尔自治区	1	0.6	西部
	小计	36	21.6	

资料来源：根据三部门《关于公布智慧健康养老试点示范名单的通告》（2017～2020年共4批）整理。

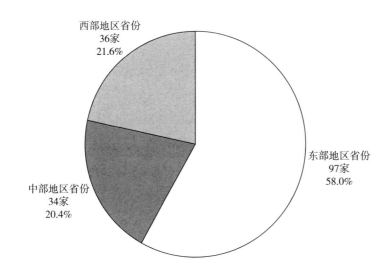

图1 示范企业区域分布情况

注：3家央企（安徽、上海、北京各1家），分别归入所在省、直辖市。
资料来源：同表1。

2. 示范企业分布与地区经济及人口老龄化水平的相关性

示范企业分布与地区生产总值、人均可支配收入和65岁及以上人口占比具有相关性（差异有统计学意义）（见表2、表3）。

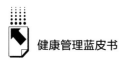

表 2 示范企业分布与地区生产总值、人均可支配收入和 65 岁及以上人口占比

序号	省份	数量（家）	地区生产总值（亿元）	人均可支配收入（元）	65 岁及以上人口占比（%）
1	山东省	15	70540.5	31597.0	15.8
2	浙江省	14	62462.0	49899.0	14.0
3	广东省	13	107986.9	39014.0	8.6
4	江苏省	11	98656.8	41400.0	15.1
5	北京市	11	35445.1	67756.0	11.5
6	上海市	11	37987.6	69442.0	16.3
7	福建省	8	42326.6	35616.0	10.0
8	辽宁省	7	24855.3	31820.0	15.9
9	天津市	4	14055.5	42404.0	12.1
10	河北省	3	34978.6	25665.0	13.1
	小计	97			
11	安徽省	9	36845.5	26415.0	14.0
12	湖南省	8	39894.1	27680.0	13.1
13	河南省	5	53717.8	23903.0	11.6
14	湖北省	3	45429.0	28319.0	13.1
15	吉林省	3	11726.8	24563.0	13.3
16	黑龙江省	2	13544.4	24254.0	13.8
17	江西省	2	24667.3	26262.0	10.1
18	山西省	2	16961.6	23828.0	11.0
	小计	34			
19	陕西省	9	25793.2	24666.0	12.0
20	四川省	7	46363.8	24703.0	15.7
21	内蒙古自治区	4	17212.5	30555.0	10.2
22	重庆市	4	23605.8	28920.0	15.3
23	云南省	3	23223.8	22082.0	9.9
24	甘肃省	2	8718.3	19139.0	11.5
25	贵州省	2	16769.3	20397.0	11.6
26	宁夏自治区	2	3748.5	24412.0	9.5
27	广西自治区	1	21237.1	23328.0	10.2
28	西藏自治区	1	1697.8	19501.0	6.0
29	新疆自治区	1	13597.1	23103.0	8.1
	小计	36			
	总计	167	—	—	—

资料来源：根据国家统计局公布的分省统计数据整理。其中地区生产总值和人均可支配收入为各省（自治区、直辖市）2019 年全年统计数据，65 岁及以上人口占比为各省（自治区、直辖市）2019 年抽样调查数据。

表3 示范企业分布与地区生产总值、人均可支配收入和
65岁及以上人口占比相关性

项目		示范企业数量	所在地区生产总值	人均可支配收入	65岁及以上人口占比
示范企业数量	Pearson 相关性	1	0.772**	0.651**	0.458*
	显著性（双侧）		0.000	0.000	0.012
	N	29	29	29	29
所在地区生产总值	Pearson 相关性	0.772**	1	0.383*	0.309
	显著性（双侧）	0.000		0.040	0.102
	N	29	29	29	29
人均可支配收入	Pearson 相关性	0.651**	0.383*	1	0.275
	显著性（双侧）	0.000	0.040		0.148
	N	29	29	29	29
65岁及以上人口占比	Pearson 相关性	0.458*	0.309	0.275	1
	显著性（双侧）	0.012	0.102	0.148	
	N	29	29	29	29

** . 在0.01水平（双侧）上显著相关。

* . 在0.05水平（双侧）上显著相关。

资料来源：同表2。使用SPSS 19.0统计软件对4种因素变量进行两两双变量相关性分析，显著性检验水平为双侧0.05，根据统计结果汇总整理。

3. "跨界"进入养老产业的示范企业数量及占比

具有医疗健康和互联网信息技术等其他行业背景、"跨界"进入养老产业的企业，约占示范企业总数的近2/3。以经营范围中是否含有"养老"、"医疗/健康"和"互联网信息技术等"业务为依据可将167家示范企业分为三类：第一类经营范围内有"养老"业务的企业67家、占比40.1%；第二类经营范围内有"互联网信息技术等"业务的企业55家、占比32.9%；第三类经营范围内有"医疗/健康"业务的企业45家、占比27.0%。后两类共100家企业、占比59.9%，可视为向养老产业"跨界"或延伸的企业（见图2）。

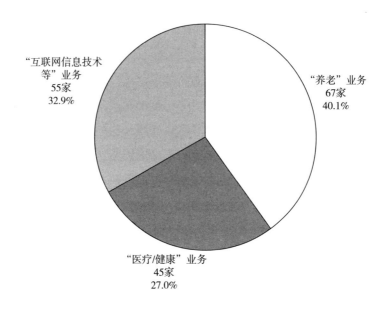

图2　"跨界"进入养老产业的企业数量及占比

资料来源：根据"爱企查"网站（京 ICP 证 030173 号　京网文 | 2013 | 0934 – 983 号）显示信息，核对企业经营范围整理。

4. 提供线下养老服务的示范企业数量及占比

提供线下养老服务的企业约占服务类示范企业数量的1/3。以企业名称中是否含有"服务"字样并参考其经营范围，统计示范企业中从事线下养老服务者的数量及占比（见表4、图3）。

表4　提供线下养老服务的示范企业数量及占比

单位：家，%

序号	经营范围	企业数量	占比
1	提供线下养老服务	37	22.2
2	提供服务但无线下养老服务	75	44.9
3	只提供产品不提供服务	55	32.9
合计		167	100.0

资料来源：根据三部门《关于公布智慧健康养老试点示范名单的通告》（2017 年至 2020 年共 4 批）整理。

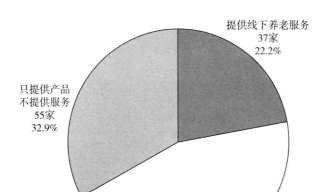

图3　提供线下养老服务的示范企业数量及占比

5. 示范企业的注册资金

多数示范企业的经济实力比较厚实。示范企业中注册资金在人民币
1000 万元以上的 120 家、占比 71.9%，其中注册资本 10 亿元以上的有 12
家，占比 7.2%（见表5）。

表5　示范企业注册资金概况

注册资金（人民币）	企业数量（家）	备注
≤500 万元	24	
501 万～1000 万元	23	
1001 万～3000 万元	35	
3001 万～5000 万元	22	
5001 万～1 亿元	25	
1 亿元以上	38	其中 10 亿元以上 12 家

资料来源：根据"爱企查"网站（京 ICP 证030173 号　京网文丨2013丨0934－983 号）显示信
息，核对企业注册资金整理。

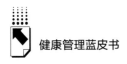

6. 示范企业的注册时间

近九成示范企业的注册时间超过 5 年，注册时间在 10 年及以上的 79 家，占比 47.3%（见表 6）。

表 6　示范企业的注册时间

注册（存续）时间	企业数量	注册（存续）时间	企业数量
≤5 年	19	≥10 年	79
6 ~ 10 年（不含）	69	合计	167

资料来源：根据"爱企查"网站（京 ICP 证 030173 号　京网文 I 2013 I 0934 - 983 号）显示信息，核对企业注册时间整理。

（三）系列化的智慧健康养老产品及服务

"打造一批智慧健康养老服务品牌"是《行动计划》确定的发展目标之一。2018 年、2020 年，三部门共发布两个版本的《智慧健康养老产品及服务推广目录》（以下简称《目录》），共列入 353 个项目，其中产品类 174 项、服务类 179 项。两个《目录》中有 28 项产品、33 项服务重复，实际推出的智慧健康养老产品及服务共 292 项（见表 7）。

表 7　两个《目录》智慧健康养老产品及服务统计

单位：项

	产品类	服务类	合计
2018 年版目录	56	59	115
2020 年版目录	118	120	238
小计	174	179	353
重复项	28	33	61
合计	146	146	292

资料来源：根据三部门《关于公布智慧健康养老产品及服务的通告》（2018 年、2020 年共 2 批）整理。

1. 两个《目录》的项目分类及变化

两个《目录》均分为产品及服务两个大类，之下再分中类和小类。

2020年版与2018年版相比，服务类无变化。产品类的中类、小类项目略有调整：修改了1个中类的名称（可穿戴健康管理类设备）；取消了1个小类（智慧听诊设备）；修改了3个小类名称（多参数健康监测设备、社区自助健康体检设备、智慧养老照护设备），增加了3个小类（手持式红外测温产品、智慧健康筛查设备、全自动红外测温产品）；将家庭服务机器人细分为2个小类（护理机器人、陪伴机器人）（见表8）。

表8 两个《目录》智慧健康养老产品分类及变化

2018年智慧健康养老产品分类		2020年智慧健康养老产品分类	
中类	小类	中类	小类
1. 健康管理类可穿戴设备	1.1 手环（腕带）、腰带、胸带类	*1. 可穿戴健康管理类设备	1.1 手环（腕带）、腰带、胸带类
	1.2 手表类		1.2 手表类
	1.3 服饰内置类		1.3 服饰内置类
2. 便携式健康监测设备	2.1 心电监测类设备	2. 便携式健康监测设备	2.1 心电监测类设备
	2.2 血压监测类设备		2.2 血压监测类设备
	2.3 血糖监测类设备		2.3 血糖监测类设备
	2.4 血氧监测类设备		2.4 血氧监测类设备
	2.5 体温监测类设备		2.5 体温监测类设备
	2.6 体重/体脂监测类设备		2.6 体重/体脂监测类设备
	2.7 家庭或社区用便携式多功能健康监测类设备		*2.7 多参数健康监测设备
	2.8 基层诊疗随访设备		2.8 基层诊疗随访设备
			**2.9 手持式红外测温产品
3. 自助式健康检测设备	3.1 社区自助体验设备	3. 自助式健康检测设备	*3.1 社区自助健康体检设备
	3.2 智能听诊设备		**3.2 智慧健康筛查设备
			**3.3 全自动红外测温产品
4. 智慧养老监护设备	4.1 智慧监测设备	4. 智慧养老监护设备	4.1 智慧监测设备
	4.2 智慧康复设备		4.2 智慧康复设备
	4.3 智慧护理设备		*4.3 智慧养老照护设备
5. 家庭服务机器人		5. 家庭服务机器人	**5.1 护理机器人
			**5.2 陪伴机器人

资料来源：根据三部门《关于公布智慧健康养老产品及服务的通告》（2018年、2020年共2批）整理；其中*为名称或内容有变化的类别；**为2020年新增或细分的类别。

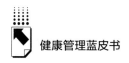

2. 智慧健康养老产品分类、数量及占比

两个《目录》智慧健康养老产品共 146 项（除去重复项），其中可穿戴健康管理类设备 24 种、占比 16.4%，便携式健康监测设备 44 种、占比 30.2%，自助式健康检测设备 24 种、占比 16.4%，智慧养老监护设备 47 种、占比 32.2%，家庭服务机器人 7 种、占比 4.8%（见表 9、表 10）。

表 9 智慧健康养老产品（中类）数量及占比

单位：项，%

产品分类	2018 年产品数量	2020 年产品数量	合计	重复项	实际数量	占比
1. 可穿戴健康管理类设备	12	14	26	2	24	16.4
2. 便携式健康监测设备	23	36	59	15	44	30.2
3. 自助式健康检测设备	10	18	28	4	24	16.4
4. 智慧养老监护设备	10	43	53	6	47	32.2
5. 家庭服务机器人	1	7	8	1	7	4.8
合计	56	118	174	28	146	100.00

资料来源：根据三部门《关于公布智慧健康养老产品及服务的通告》（2018 年、2020 年共 2 批）整理。

表 10 智慧健康养老产品（小类）数量及占比

单位：项，%

产品小类	数量	占比
1.1 手环腰带胸带类	11	7.5
1.2 手表类	11	7.5
1.3 服饰内置类	2	1.4
2.1 心电监测类设备	10	6.8
2.2 血压监测类设备	8	5.5
2.3 血糖监测类设备	4	2.7
2.4 血氧监测类设备	3	2.1
2.5 体温监测类设备	3	2.1
2.6 体重/体脂监测类	3	2.1
2.7 多参数健康监测设备	4	2.7
2.8 基层诊疗随访设备	7	4.8
2.9 手持式红外测温产品	3	2.1
3.1 社区自助健康体检设备	15	10.3
3.2 智慧健康筛查设备	5	3.4
3.3 全自动红外测温产品	4	2.7

产品小类	数量	占比
4.1 智慧监测设备	18	12.3
4.2 智慧康复设备	21	14.4
4.3 智慧养老照护设备	7	4.8
5.1 护理机器人	4	2.7
5.2 陪伴机器人	3	2.1
合计	146	100.0

资料来源：根据三部门《关于公布智慧健康养老产品及服务的通告》（2018年、2020年共2批）整理。

3. 智慧健康养老服务分类、数量及占比

两个《目录》推广的智慧健康养老服务共146项（除去重复项），其中慢性病管理17项，占比11.6%；居家健康养老48项，占比32.9%；个性化健康管理19项，占比13.0%；互联网健康咨询15项、占比10.3%；生活照护27项，占比18.5%；养老机构信息化20项、占比13.7%（见表11）。

表11 智慧健康养老服务分类、数量及占比

单位：项，%

服务分类	2018年服务数量	2020年服务数量	合计	重复项	实际数量	占比
1. 慢性病管理	8	14	22	5	17	11.6
2. 居家健康养老	17	39	56	8	48	32.9
3. 个性化健康管理	8	15	23	4	19	13.0
4. 互联网健康咨询	8	11	19	4	15	10.3
5. 生活照护	11	23	34	7	27	18.5
6. 养老机构信息化	7	18	25	5	20	13.7
合计	59	120	179	33	146	100.0

资料来源：根据三部门《关于公布智慧健康养老产品及服务的通告》（2018年、2020年共2批）整理。

4. 两个《目录》产品及服务项目数量变化

2020年《目录》与2018年《目录》比较，智慧健康养老产品由56项增加到118项，其中增幅过半的分别是智慧养老监护设备和家庭服务机器人（见图4）。

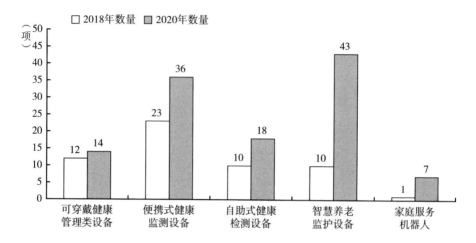

图4 两个《目录》智慧健康养老产品数量变化

资料来源：根据三部门《关于公布智慧健康养老产品及服务的通告》（2018年、2020年共2批）整理。

2020年《目录》与2018年《目录》比较，智慧健康养老服务项目由59项增加到120项，其中增幅达一倍以上的服务项目有居家健康养老、生活照护和养老机构信息化（见图5）。

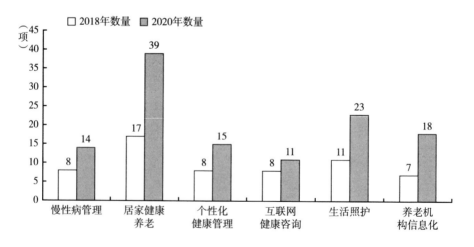

图5 两个《目录》智慧健康养老服务数量变化

资料来源：根据三部门《关于公布智慧健康养老产品及服务的通告》（2018年、2020年共2批）整理。

三 智慧健康养老产业发展的阶段性成果及启示

《行动计划》实施4年来，我国智慧健康养老产业发展获得了重要的阶段性成果及启示。

（一）形成了智慧健康养老产业发展的政策和社会环境

一系列顶层规划、政策措施的发布和落实，为智慧健康养老产业发展提供了可依托、可持续的政策制度保障；颇具规模的一批智慧健康养老示范企业、示范基地和示范街道（乡镇）的出现，为智慧健康养老产业发展树立了参照"标杆"，为企业的智慧产品及服务与市场需求之间提供了对接平台和体验场景，形成了较好的产业发展社会环境。值得关注的是，东部地区在经济发展水平和人口老龄化程度总体相对较高等因素影响下，具有更好的智慧健康养老产业发展的外部条件，地方政府和相关企业应充分发挥区域优势，加大资源配置和技术开发力度，以推动智慧健康养老产品及服务的高质量供给。

（二）构建了养老服务体系的产业和产品及服务支撑

4年来三部门先后认定的167家示范企业，大多实力厚实、具有较好的发展基础，注册资金在1000万元以上的企业占比71.9%，近五成的企业注册时间在10年以上；两个《智慧健康养老产品及服务推广目录》推出了292项具备智慧化、网络化特征的智慧健康养老产品及服务，并且2020年与2018年相比推出产品及服务的数量大幅度增加。这些示范企业和智慧产品及服务，为"银发经济"的发展奠定了产业基础，为老年人及其家庭的多层次、个性化的产品及服务需求预置了更多选择余地，尤其是为我国养老服务体系的构建和养老服务能力的提升提供了有力的保障和支撑。

（三）打造了智慧健康养老的产业链和市场生态体系

《行动计划》的实施，从顶层设计上将信息技术、医疗健康、养老服务

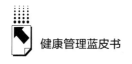
等产品和服务资源进行整合聚集，并以智慧健康养老示范街道（乡镇）为载体，促进产品、服务在信息系统平台对接协调下的消费应用，推动了智慧健康养老内在产业链和外联消费市场生态体系的形成和优化。从一定意义上看，正是这种良好的生态体系存在，为智慧健康养老产业的发展提供了更多的生机和活力，吸引了众多传统医疗健康、互联网信息技术等行业的企业向智慧健康养老产业的"跨界"和延伸拓展。

（四）创新了推动产业发展的机制模式

连续 4 年的《行动计划》推进，创新形成了一些推动产业发展的机制模式，如国家三部门部际协同、联合督导的工作统筹机制；从产品到服务，到各类试点示范单位一体化建设的产业促进模式；从企业基层单位自主申报，到各级政府主管部门联合把关，再到专家评议、网上公示的示范认定制度；等等。这些部门协同、产用结合、政企协力、上下联动推动产业和市场发展的机制模式，将成为"十四五"期间加快智慧健康养老产业发展的有益借鉴。

四 智慧健康养老产业发展存在的主要问题

从前述智慧健康养老产业的基本状况，并结合其他相关数据和信息资料分析来看，我国智慧健康养老产业存在的问题，主要是发展不平衡、不充分和成果推广应用成效不够明显。

（一）发展不够平衡

一是智慧健康养老相关企业区域分布不平衡，167 家示范企业中，一半以上存在于经济比较发达的东部地区的 10 个省（直辖市），占比 56.9%，中、西部地区分布数量相对较少。二是智慧健康养老服务类企业的构成不够平衡，167 家示范企业中，产品提供类企业 55 家，服务提供类企业 112 家，其中提供线下养老服务的企业 37 家，仅占服务提供类企业总量的约 1/3

（智慧健康养老产业的特征之一是通过大数据、信息化平台，优化线下养老服务资源的合理配置，这需要大量的线下服务企业的有效服务供给支撑）。三是产品类别比例不够平衡，《目录》推广的智慧健康养老产品中具备检测、监测、监视等"发现问题"的产品82项，占比69.5%，而用于"解决问题"（康复、治疗、训练、护理等设备）的产品36项，占比30.5%。

（二）发展不够充分

一是核心关键技术研发不足，《行动计划》要求的在适用于智慧健康养老终端产品的低功耗、微型化智慧传感技术，以及高性能微处理器和大容量、多接口、多交互的健康管理平台集成设计等关键技术攻关方面，未显见取得突破性进展。二是"跨界"和延伸产品的智慧化、适老化改造不够精准，《目录》中的健康检测、监测技术产品，有不少是在原有健康或医疗检测、监测产品基础上进行智慧化、适老化应用开发，但总体上缺乏针对老年人心理生理和产品应用需求特点的系统考虑（如人机界面显示不清晰、操作过于复杂等），有的甚至只是产品名称的改变或用途的新辟。三是部分产业支持政策措施落实不够到位，一些地方政府的购买服务对智慧健康养老产品及服务项目关注度不够，"完善多元化资金投入机制"的政策因缺少"落地"实操措施而对社会资本的吸引力不大，示范企业中具有投资开发背景的资本管理运作类企业寥寥无几。

（三）成果推广应用成效不够明显

一是智慧健康养老产品及服务的社会认可度不够理想，《行动计划》打造的近300项智慧健康养老产品及服务项目，通过"智慧健康养老示范街道（乡镇）"建设，应该有较好的应用情景，但从京东、淘宝、拼多多等电商平台来看，《目录》中的很多产品没有网上销售的记录可查，一定程度上说明现阶段这些智慧健康养老产品及服务的社会知晓度、认可度并不高。二是一些智慧产品的实际使用成效不够明显，前几年一些地方政府部门为了改善养老服务，购买老人智慧手环、手表向老年人派发，但由于后续的服务、

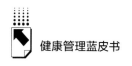

资费等问题没解决好，基本上是发放后"新鲜"了一个时期就无下文了。三是智慧健康养老产品的应用存在代际"数字鸿沟"问题，以智慧手环、手表为代表的可穿戴设备实际上在老年人中普及率不高，普遍存在老年人不会使用、用不好等现象。

五　智慧健康养老产业发展的对策建议

按照在 2035 年前后我国 65 岁及以上老年人口将超过总人口 21%、进入深度老龄化社会的预测，在此之前建立比较完善的、具有中国特色的养老服务体系和健康支撑体系尚有十多年的准备期，这也将是智慧健康养老产业发展的关键机遇期。根据党和国家"十四五"期间"推动高质量发展、加快构建以国内大循环为主体、国内国际双循环相互促进的新发展格局"和"推动养老事业和养老产业协同发展、培育智慧养老等新业态"等决策部署，以及智慧健康养老的发展趋势，本文从政府、企业、社会和个人与家庭层面就今后一个时期我国智慧健康养老产业的发展提出以下对策建议。

（一）政府应当进一步加大对智慧健康养老产业发展的引领和扶持力度

"推动养老事业和产业协同发展"，充分说明了养老服务体系建设和养老产品及服务供给具有福利事业性与市场产业性的双重属性。智慧养老产业的发展、智慧养老新业态的培育，离不开政府的主导和引领。面对高质量发展、双循环格局和促进全体人民共同富裕的新形势、新要求，各级政府应当不断加大对智慧健康养老产业引领和推动的力度，主要是在以下几个方面：一是进一步细化政策措施，将近年来加强顶层设计与协调、完善多元化资金投入机制等方面的政策和要求，结合各部门、各地区的实际转化为更多的、更具可操作性的具体策略举措和问题解决方案；二是适当调整与养老服务相关的政府采购项目结构，在基本养老服务、基本公共卫生服务等民生福利类政府投入上，设置或增加智慧健康养老方面的专项开支，通过实实在在的政府采购预算，推动、培育智慧健康养老消费市场的形成；三是加强主动引导和扶持，进一步关心支持智慧健康养老相关企业的建设和发展，优化部门协同、办事清单、现场指导等工作机制，积极帮助相关企业解决人才引进、税费优惠、基金引导等方面需要政府层面支持解决的困难和问题。

（二）企业必须不断优化智慧健康养老产品及服务的质量和供给

智慧健康养老产业作为一个新产业、新业态的发展和壮大固然需要政府的引导扶持，但更重要的还是靠产业内在活力的激发和企业产品及服务质量的持续改进，需要企业坚持对发展机遇的准确把握、坚持对自身产品及服务的合理定位、坚持对运营模式机制的创新探索，不断优化产品及服务的有效供给。首先是审时度势，把握机遇。智慧健康养老产业是养老产业中最具活力、科技含量最高、附加值潜力最大的组成部分，必将得到国家和社会更多的关注与支持，未来的十多年时间应该是智慧健康养老产业大发展、大作为的难得机遇期，稍纵即逝。其次是细分需求，合理定位。不同年龄阶段、文化背景、经济条件、健康状况的老年人对智慧健康养老产品及服务的实际需求存在很大差别，企业必须识别和细分需求，结合自身技术特点和资源优势等具体情况，合理进行产品或服务定位，尤其是要在产品或服务的开发阶段，就坚持需求牵引、市场导向，将产品及服务提供和之后的接续保障、增值开发同步设计、统筹安排。最后是创新模式，引导消费。养老服务固有的福利事业属性，一定程度上影响着民众为一些产品及服务直接付费的意愿，以致对智慧健康养老新产品、新服务消费的"犹豫期"相对较长。企业应积极创新、探索适应养老服务福利及市场双重属性和老年人群消费心理特征的经营模式机制，注重构建体验式、浸入式等智慧健康养老产品及服务的应用场景，帮助老年人提升对智慧健康养老新产品、新服务的知晓度和适应性，消除或缩短"犹豫期"，主动引导、开发智慧健康养老的消费需求和市场机遇。

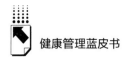

（三）社会需要共同营造智慧健康养老的消费市场环境

智慧健康养老产业的发展，需要智慧健康养老产品及服务消费市场的形成和推动。而消费市场的形成和推动，既需要政府的引领、企业的拓展，也需要社会各有关方面共同来营造智慧健康养老产品及服务的应用环境。首先是各类相关的学术团体、产业/行业协会等社会组织，应发挥自身专业技术、信息资料、传播渠道等资源优势，向社会宣传普及与智慧健康养老相关的科学知识、作用意义和方法技能，为老年人解决智慧健康养老产品及服务应用过程中的"数字鸿沟""犹豫期"等问题解疑释惑、排忧解难。其次是养老相关政府管理服务部门，应该将智慧健康养老产品及服务融入"居家为基础、社区为依托"的社区养老服务体系建设和管理框架，积极采用智慧健康养老产品及服务，逐步提升社区养老服务智慧化程度，使之成为"智慧社区"建设的突破口、切入点。最后是智慧健康养老相关企事业单位，应结合自身实际在不断优化产品及服务的同时，增加在老年用户科普教育和产品及服务交付后活动等方面的投入，通过前置和延伸服务助力智慧健康养老良好应用环境的形成。

（四）个人与家庭应该逐步转变养老消费的理念和模式

从智慧健康养老产业的基本概念可知，智慧健康养老是一类富含高新技术与人文理念的养老方式，是提高老年人生活质量、改善养老消费体验的重要途径。老年人个人、老年人家庭是智慧健康养老产品及服务的消费者、受益者，也应该在推动国家智慧健康养老产业的发展方面有所作为。一是要转变观念。老年人及其家庭，要从单纯依赖人力照护的传统养老观念，向更多地借助先进科学技术享受更高品质养老生活的观念转变，在智慧健康养老产品及服务消费方面积极尝试、舍得花钱。二是要主动学习。基于高新科技的智慧健康养老产品及服务的应用，大多需要有一个学习和适应的过程，而主动地学习新知识、使用新设备，不仅可以获得更加丰富的养老生活体验，也是老年人延缓衰老行之有效的方法。三是积极参与。老年人应该积极地向相关企业反馈智慧养老产品及服务的实际应用感受，提示改进方向，成为智慧健康养老产品及服务优化、升级的参与者。四是家庭支持。家庭成员尤其是年轻人要积极承担消除和弥合养老服务智慧化过程中代际"数字鸿沟"的应有责任，热情、耐心地帮助老年人学习和适应智慧健康养老产品及服务，这不仅有利于提升家庭成员服侍老年人的质量和效率，也是对智慧健康养老产业发展的实际贡献。

B.17
中国眼健康管理与眼健康产业发展报告

林艳辉　刘　豫*

摘　要：　眼健康管理涵盖眼病医疗服务、眼病管理、眼视光，以及相
关保险服务等。眼健康产业涉及医疗、视光、教育、保健营
养等支撑产业。人口老龄化发展让眼疾病谱悄然变化，教育
水平的提高使得视光问题日益突出，国民眼健康需求与日俱
增。在国家政策扶持下，眼健康管理及产业蓬勃发展，但眼
科医疗资源紧缺，各地区发展不平衡，对应监管机构及政策
法规尚待完善。需进一步利用科技创新提升服务总体水平，
同时加强政府部门的监管与规范。

关键词：　眼健康管理　眼健康产业　政策法规

一　眼健康管理与眼健康产业的界定及发展意义

（一）相关定义和概念的界定

眼健康是世界卫生组织（World Health Organization，WHO）在长期的防
盲治盲工作基础上提出的概念。眼健康关系着民众的身心健康和生活质量，
是国民健康的重要组成部分，是涉及民生的重大公共卫生课题和社会课题。

---

* 林艳辉，医科学博士，中南大学湘雅三医院健康管理中心主治医师，主要研究方向为眼健康
管理；刘豫，眼科学博士，中南大学湘雅三医院眼科教授，主要研究方向为眼底病。

1. 眼健康管理的界定

眼健康管理是指通过规范的检查、评估、干预、诊治、转诊及监测随访，对眼健康问题进行全程全域管理，减少影响眼健康的危险因素，以维护、改善和提高民众视觉质量为目的的管理服务①，属于一种医疗卫生服务。眼健康管理的内容主要包括检查评估、转诊干预、随访监测、健康教育、健康档案五大内容。眼健康管理的目标人群主要包含五类：屈光不正和老视等视觉功能异常的人群；视疲劳、干眼等与视频终端综合征相关的问题人群；各类损害视功能的相关眼病（如青光眼、白内障、糖尿病视网膜病变、高度近视眼底病变等）高风险人群；各类患有致视功能损害的患病人群；其他有眼健康问题适宜进行健康管理的人群。

2. 眼健康产业的界定

眼健康产业是指一系列与眼健康相关的产业体系的总称，以维护视功能为终极目标，产业范围涉及医疗、视光、教育、器械、药品、保健营养等相关支撑产业。随着医疗水平的不断进步，信息技术的高速发展，民众健康意识和医疗消费大幅提升，对眼健康的需求明显增大，眼健康产业潜能巨大。我国眼健康产业蓬勃发展，涉及的产业链不断增多，尚处于萌芽阶段，具有很大潜能。

（二）发展眼健康与眼健康产业的意义

1. 眼健康是健康中国战略的重要组成部分

眼健康是国民健康的重要组成部分，各类眼病所致的视觉损伤不仅危害了民众身心健康，而且加重了社会经济负担，影响了社会生产活动，是重大医疗问题，也是涉及民生的重大公共卫生问题和社会问题。从 1960 年开始的几十年间，WHO 在眼病防治方面一直致力于"防盲治盲"工作。1999年，WHO 联合国际防盲协会在全球范围发起"视觉 2020，享有看见的权利"，有力地推动了防盲工作进展，促进了眼病防治技术水平提高。2013

---

① 《眼健康管理专家共识（2017）》，http://www.360doc.com/content/17/1231/13/34331548_717883296.shtml，最后检索时间：2021 年 4 月 25 日。

年，WHO 明确提出"面向普遍的眼健康：2014－2019 年全球行动计划"，让视力受损者能够得到及时的眼保健服务，减少可避免性视力损害。1996 年，我国卫生部和教育部等 12 部门联合决定，将每年的 6 月 6 日定为"全国爱眼日"，预示了眼健康的重要地位。为促进眼健康全面发展，我国政府先后颁布《全国防盲治盲规划（2012－2015 年）》《"十三五"全国眼健康规划（2016－2020 年）》，全面提升我国的眼健康水平。近年来，我国卫生部、中国残疾人联合会、国家卫健委等相关职能部门制定了一系列举措，从民众眼健康，尤其是老龄人群眼病筛查、眼保健和中小学生的屈光不正筛查、眼健康档案建立等方面提出了具体要求和工作规范（见表 1）。

表 1　国家近年出台的眼健康相关政策或活动

政策或活动名称	出台时间	发布机构	相关要点
《1956 年到 1967 年全国农业发展纲要（草案）》	1956 年	中共中央委员会	将沙眼列为紧急防治疾病之一，在全国大规模开展沙眼防治工作
《中国残疾人事业五年工作纲要（1988－1992）》	1988 年	国家计划委员会等	将白内障手术复明列为三大抢救性残疾人康复工作之一
《中国残疾人事业"八五"计划纲要》	1991 年	国务院	将低视力康复工作纳入残疾人工作，再次明确规定了白内障复明任务
"视觉第一中国行动"	1997 年	国务院、国家卫生部、中国残疾人联合会、国际狮子基金会	"视觉第一"行动是国际狮子会倡导发起的视力保健活动，1997 年进入中国，始称"视觉第一·中国行动"，第一期 1997～2002 年，第二期 2002～2007 年，第三期 2011～2016 年，已累计让中国 520 万名贫困白内障患者重见光明
《全国防盲治盲规划（2006－2010 年）》	2006 年	国家卫生部、中国残疾人联合会	树立和落实以人为本，全面、协调、可持续的科学发展观，贯彻国家的卫生工作方针，实施中国残疾人事业"十一五"发展纲要，以农村和贫困人口为重点，防治结合，全面加强防盲治盲工作
《中西部地区儿童先天性疾病和贫困白内障患者复明救治项目管理办法（试行）》	2008 年	国家卫生部办公厅	落实国家贫困人口救助政策，贯彻《全国防盲治盲规划》，中央财政安排专项经费，在中西部地区为符合条件的先天性疾病患儿和贫困白内障患者开展医疗救治

续表

政策或活动名称	出台时间	发布机构	相关要点
"百万贫困白内障患者复明工程"	2009 年	国家卫生部、财政部、中国残疾人联合会	2009~2011 年对全国贫困白内障患者进行筛查,并为 100 万例贫困白内障患者进行复明手术,对手术费用给予补助。每救治 1 例贫困白内障患者,中央财政将对其补助手术费用 800 元
《全国防盲治盲规划(2012–2015 年)》	2012 年	国家卫生部、中国残疾人联合会	坚持以人为本,将逐步消除可避免盲、提高人民群众的眼健康水平作为防盲治盲工作的出发点和落脚点。以深化医药卫生体制改革为契机,以"2020 年前消除可避免盲"为目标,全面加强眼科特别是县级综合医院眼科服务能力建设,构建布局合理、功能完善的眼保健服务网络,满足人民群众眼保健服务需求
《关于印发儿童眼及视力保健等儿童保健相关技术规范的通知》	2013 年	国家卫计委办公厅	通过眼保健宣传教育、视力评估和相关眼病的筛查,早期发现影响儿童视觉发育的眼病,及早矫治或及时转诊,以预防儿童可控制性眼病的发生发展,保护和促进儿童视功能的正常发育
《推进"一带一路"卫生交流合作三年实施方案(2015–2017)》	2015 年	国家卫计委	明确将开展"光明行"眼科义诊活动列为卫生发展援助的重要内容之一
《"十三五"全国眼健康规划(2016–2020 年)》	2016 年	国家卫计委	坚持科学发展眼健康事业,坚持预防为主,防治结合,将人人享有基本眼科医疗服务、逐步消除可避免盲和视觉损伤、提高人民群众眼健康水平作为开展眼病防治工作的出发点和落脚点,将眼病防治工作纳入医疗卫生服务体系中统筹规划,加强资源整合,并将其作为健康扶贫工程的重要内容。采取力度更大、针对性更强、作用更直接的政策举措,继续加强县级医院眼科服务能力建设,提高眼科医疗服务的覆盖面、可及性、公平性和有效性
《"健康中国 2030"规划纲要》	2016 年	中共中央、国务院	实施慢性病综合防控战略,加强国家慢性病综合防控示范区建设。加强学生近视、肥胖等常见病防治。维护残疾人健康,继续开展防盲治盲工作

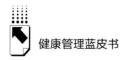

续表

政策或活动名称	出台时间	发布机构	相关要点
《关于加强儿童青少年近视防控工作的指导意见》	2016 年	国家卫计委办公厅、教育部办公厅	鼓励和倡导学生经常参加户外活动,保持正确的用眼习惯。推进用眼知识进学校、进社区、进家庭,使儿童及家长不断增强健康用眼意识
《综合防控儿童青少年近视实施方案》	2018 年	教育部、国家卫健委、体育总局、财政部、人力资源社会保障部、市场监督管理总局、国家新闻出版署、广播电视总局	明确了家庭、学校、医疗卫生机构、学生、政府相关部门应采取的防控措施,还明确了八个部门防控近视的职责和任务
《全面加强儿童青少年近视综合防控工作责任书》	2018 年	教育部、卫健委	各省级、地方各级政府逐级签订责任书。从 2019 年起,每年开展各省(区、市)人民政府儿童青少年近视防控工作评议考核,考核结果向社会公布
《关于做好 0~6 岁儿童眼保健和视力检查有关工作的通知》	2019 年	国家卫健委办公厅	要求加快建立和完善居民电子健康档案信息系统,尽快实现 0~6 岁儿童视力健康档案电子化管理。确保 0~6 岁儿童健康档案中儿童视力健康档案相关内容在儿童入学时完整、准确、顺利提取
《儿童青少年近视防控适宜技术指南》	2019 年	国家卫健委疾控局	指导科学规范开展近视防控工作,提高近视防控技术能力
《健康中国行动(2019~2030 年)》	2019 年	国家卫健委办公厅	提出重视近视防控守护儿童青少年健康,到 2030 年,全国儿童青少年总体近视率在 2018 年基础上力争每年降低 0.5 个百分点以上,新发近视率明显下降,小学生近视率下降到 38% 以下
《0~6 岁儿童眼保健及视力检查服务规范(试行)》	2021 年	国家卫健委办公厅	进一步规范 0~6 岁儿童眼保健及视力检查服务,早期发现儿童常见病、视力不良及远视储备量不足,及时确诊干预

资料来源:根据公开资料整理。

2. 视觉健康问题是中国社会突出的公共健康问题,眼健康产业是国家大健康产业的重要组成部分

从新中国成立到 2020 年的几十年间,用眼环境不断变化,我国近视患病率不断增长,相应地导致高度近视患病率急增,给人们的健康生活带来巨

大挑战。高度近视不仅仅是屈光问题，还会引发一系列眼底病变，甚至有致盲的风险。可以说，视觉健康问题比高血压、糖尿病等慢性病的危害还要可怕，因为患病人群更广、危害更大，而且儿童青少年人群发病率在逐年扩大。我国政府高度重视视觉健康问题，从2016年开始，国家卫健委、教育部等部门发布了一系列与近视防治相关的方针政策，鼓励和倡导各级政府、学校、医院、家庭共同重视屈光问题，共同守护儿童青少年视觉健康。全国爱眼日主题中有7次与"青少年视力"或"近视"相关（见表2）。因视觉健康问题衍生出一系列健康相关产业，构成国家大健康产业的重要组成部分。目前我国眼健康产业的核心内容是视光及与视光相关的产业体系，包含近视矫正、医学视光、视力保健等。我国眼健康需求巨大，眼健康产业正蓬勃发展，处于快速上升通道，眼健康衍生品将迎来井喷式增长。

表2　全国爱眼日主题汇总

爱眼日	时间	爱眼日主题
第一届	1996年6月6日	保护儿童和青少年视力
第二届	1997年6月6日	老年人眼保健
第三届	1998年6月6日	预防眼外伤
第四届	1999年6月6日	保护老年人视力，提高生活质量
第五届	2000年6月6日	动员起来，让白内障盲见光明
第六届	2001年6月6日	早期干预，减少可避免的儿童盲症
第七届	2002年6月6日	关爱老年人的眼睛，享有看见的权利
第八届	2003年6月6日	爱护眼睛，为消除可避免盲而努力
第九届	2004年6月6日	防治屈光不正及低视力，提高儿童和青少年眼保健水平
第十届	2005年6月6日	预防近视，珍爱光明
第十一届	2006年6月6日	防盲治盲，共同参与
第十二届	2007年6月6日	防盲进社区，关注眼健康
第十三届	2008年6月6日	明亮眼睛迎奥运
第十四届	2009年6月6日	关爱青少年眼健康
第十五届	2010年6月6日	关注贫困人口眼健康，百万工程送光明
第十六届	2011年6月6日	关爱低视力患者，提高康复质量
第十七届	2012年6月6日	情系白内障患者 共享和谐新视界
第十八届	2013年6月6日	汇聚中国梦，2016年前消灭致盲性沙眼

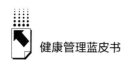
爱眼日	时间	爱眼日主题
第十九届	2014 年 6 月 6 日	关注眼健康，预防糖尿病致盲
第二十届	2015 年 6 月 6 日	告别沙眼盲，关注眼健康
第十一届	2016 年 6 月 6 日	呵护眼睛，从小做起
第十二届	2017 年 6 月 6 日	"目"浴阳光，预防近视
第十三届	2018 年 6 月 6 日	科学防控近视，关注孩子眼健康
第十四届	2019 年 6 月 6 日	共同呵护好孩子的眼健康，让他们拥有一个光明的未来
第十五届	2020 年 6 月 6 日	视觉 2020，关注普遍的眼健康
第十六届	2021 年 6 月 6 日	关注普遍的眼健康

资料来源：根据公开资料整理。

二 中国眼健康管理与眼健康产业现状

（一）中国眼健康管理现状

我国眼健康事业从新中国成立后发展至今，取得了令人瞩目的成就。我国致盲和视觉损伤人数占全球首位，政府、眼科行业、社会一直高度关注。根据不同时期的发展现状，我国先后制定了防盲治盲、消除可避免盲和全面眼健康规划，并在各阶段公布适宜的眼健康管理任务和措施，不断规范和完善眼健康管理体系、健康服务体系、技术指导体系和工作管理模式。分别以沙眼、白内障、低视力、儿童青少年近视等眼病防治作为不同时期的眼健康工作重点，有针对性地解决眼健康问题，满足人民群众不同层次的眼健康需求。"十三五"眼健康规划[①]明确提出政府主导、多部门协作、全社会参与的眼健康管理工作原则，充分动员社会力量，加强家庭 - 社区 - 医院协同管理，消除各类可防治眼病，保障全民视觉健康。

1. 致盲性沙眼得到有效消除，白内障成为首要致盲病因

沙眼曾经是我国最重要的致盲性眼病，是全球沙眼高发病国家之一，城市人口患病率约 30%，农村人口患病率为 80% ~ 90%，沙眼的致盲率高达

---

① 国家卫生和计划生育委员会：《"十三五"全国眼健康规划（2016 - 2020）》，《中华眼科杂志》2017 年第 7 期。

5%，严重威胁人们的眼健康①。随着我国眼科研究者对致病菌——沙眼衣原体的发现和全国范围沙眼防治活动的开展，沙眼得到明显遏制。2013年，全国爱眼日聚焦"消灭致盲性沙眼"，2015年，全国爱眼日主题"告别沙眼盲，关注眼健康"，至此沙眼不再是危害我国民众眼健康的公共卫生问题。我国主要的致盲性眼病由传染性疾患转变为以白内障为主的非传染性疾患。

20世纪80年代，白内障已成为我国主要的致盲性病因。政府将防治白内障盲纳入国家发展规划，着重推进以复明手术为主的白内障防治措施，在全国范围内开展各类白内障手术培训。2010年和2012年全国爱眼日均聚焦"白内障复明"。"十一五""十二五"期间，国家卫生部和中国残联相继实施"百万贫困白内障患者复明工程"，解决贫困人口白内障致盲的问题，同时推动治疗白内障费用进入医保，减轻民众就医负担，白内障手术率（cataract surgical rate，CSR）明显提高（见图1）。目前，我国白内障手术已经成为适宜技术，白内障复明进入良性发展阶段，但是因为人口老龄化的加剧，在很长一段时间内白内障患病人数将持续增长，因此，白内障将持续成为我国主要的致盲性眼病，防治白内障任重而道远。

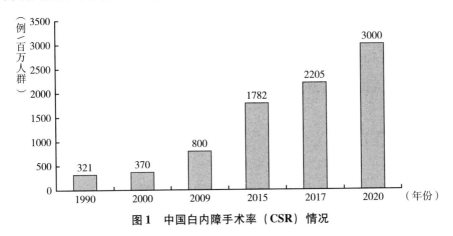

图1　中国白内障手术率（CSR）情况

资料来源：根据公开数据整理。

---

① 赵家良：《我国眼健康事业的回顾与展望》，《中华眼科杂志》2018年第54期。

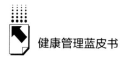

2. 我国屈光问题严峻，近视防控迫在眉睫

我国已成为近视大国。2018 年全国儿童青少年近视调查结果显示①，全国儿童青少年总体近视率为 53.6%，远远高于美国（25%）、德国（15%）、澳大利亚（1.3%）等国家；其中小学生 36.0%，初中生 71.6%，高中生达81.0%，高三年级高度近视人数在近视总数中占比 21.9%。2019 年国民视觉健康大数据显示：我国近视人数已超过 6 亿（见图 2），发病率 50.86% ~51.36%，且逐年增长，其中 5 ~ 15 岁人群近视患病率达到 77.42%，居世界首位。我国青少年近视问题呈现以下特点：（1）近视患病率与受教育程度呈正相关增长；（2）近视发病率上升明显，呈低龄化倾向；（3）视力不良农村高于城市，特别是农村留守孩子发病率高。针对近视发病率居高不下，政府部门提出防控目标：到 2030 年中国 6 岁儿童近视率控制在 3% 左右，并发布《加强青少年体育增强青少年体质的意见》和《中小学生近视眼防控工作方案》，要求加强学生视力保护工作，提出具体工作措施，包

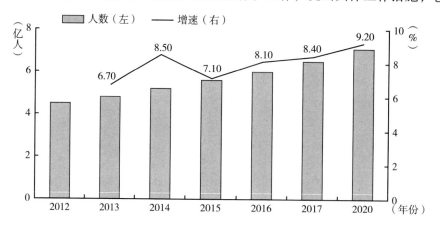

图 2　中国近视人口数变化及年度增速情况

资料来源：根据公开数据整理。

---

① 《卫健委发布〈中国眼健康白皮书〉全国儿童青少年总体近视率为 53.6%》http：//health. cnr. cn/jkgdxw/20200605/t20200605_ 525117978. shtml，最后检索时间：2021 年 4 月25 日。

括鼓励和倡导学生参加户外活动，保持正确的用眼习惯、改善教学条件、建立视力监测制度，推广用眼知识进社区、进学校、进家庭，不断增强学生及家长的健康用眼意识等。教育部、国家卫健委与各省人民政府就全面近视防控工作签订三方责任书，明确各自的职责任务及考核指标。近视防治得到全民和全社会的广泛关注。国家将青少年近视防控问题上升到国家战略高度，正式宣布儿童青少年近视防控工作、总体近视率与各级地方政府的绩效考核挂钩。

3. 人口老龄化加重，慢性年龄相关性致盲眼病成为眼健康防治重点

随着人们生活行为方式的转变和人口老龄化的加剧发展，致盲性眼疾病谱正悄然变化（见图3）。生活方式改变所带来的高血压、糖尿病、动脉硬化、高脂血症等慢性病都和眼病相关，年龄相关性眼病和代谢性眼病成为我国眼病防治新目标。老年性白内障、青光眼、老年性黄斑病变等这一类年龄相关性眼病的患病人数明显上升，将在很长一段时期内成为我国主要的致盲眼病。其中年龄相关性黄斑变性是老年人视力不可逆性损害的头号杀手，严重危害老

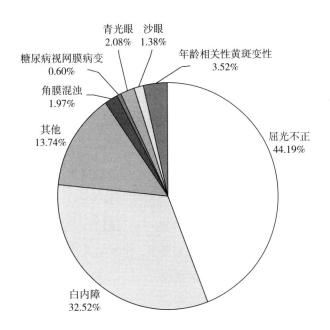

图3　中国各因素视力损伤占比情况

资料来源：《2019眼科行业现状报告》。

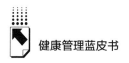

年人视觉质量和生活质量，现有治疗手段对于视力恢复疗效不佳，通过改善生活饮食方式可能延缓疾病的发生发展。WHO 调查数据推测，到 2035 年糖尿病将成为全球首要致盲病因，作为糖尿病患者人数最多的中国，防盲工作任重道远。糖尿病可危害眼部任何一个结构引发严重的眼部并发症，如新生血管性青光眼、糖尿病视网膜病变、代谢性白内障、屈光不正、麻痹性斜视等，其中，糖尿病视网膜病变是最常见、危害最大的眼病之一，一旦发生即不可逆，导致严重的视力损伤甚至盲，目前无有效的治疗方法，关键在于有效合理地监控血糖和早发现早预防早治疗。因此，年龄相关性眼病和糖尿病视网膜病变的防治将成为今后眼健康管理工作的重点，可通过慢病管理手段防控。

4. 我国眼健康管理服务体系基础构架形成

"十三五"全国眼健康规划明确眼健康管理目标：构建上下联动、紧密衔接的眼病防治工作网络，不断提升眼病防治服务能力，开展低视力诊疗、康复工作，建立眼科医疗机构与低视力康复机构的合作、转诊工作机制①。中国《眼健康管理专家共识》明确眼健康管理的基本概念、内容要求、目标人群和眼健康管理机构的基本要求。目前基本确立医院、社区卫生服务机构和家庭三维度眼健康管理流程，三维度眼健康管理主要指标分工：家庭进行视力、色觉初筛；社区医疗卫生服务机构进行视力、眼压、基础眼病筛查，医院完善各类眼病深度检查（见表3）。通过对民众进行全程全域定期追踪的眼健康服务，预防疾病发展，控制可避免的视力损害甚至盲，降低就医成本，减少眼病的发生率和致盲率，防止严重并发症，提高生活质量和医疗服务质量。因眼科医疗资源不足、分布不均等问题，目前眼健康管理框架尚处于初级试点阶段，医疗水平高的地区民众健康素养高，社区卫生服务水平基本满足眼健康需求，实现三维眼健康管理模式，基本建立儿童青少年眼视力档案，定期对儿童青少年视力进行检查，对于视力不达标人群，给予合理就诊建议，及早防控，消除屈光不正或视觉发育问题所致的视力损害，有效维护儿童青少年视功能。

---

① 国家卫生和计划生育委员会：《"十三五"全国眼健康规划（2016－2020）》，《中华眼科杂志》2017 年第 7 期。

表 3　三维度眼健康管理基本眼病筛查指标情况

年龄段	社区眼病筛查	医院眼病筛查
0~3 岁	先天性异常	斜视、弱视、早产儿视网膜病变、维生素缺乏症、先天性泪囊炎、遗传性眼病等
4~12 岁	斜视、屈光不正、眼外伤、先天性异常	斜视、弱视、屈光不正、传染性眼病、先天性白内障、先天性青光眼、眼外伤、低视力等
13~18 岁	屈光不正、眼外伤	屈光不正、传染性眼病、角膜病变、眼外伤、低视力等
19~45 岁	屈光不正、传染性眼病、白内障	传染性眼病、白内障、青光眼、眼部血管病变等
45 岁以上	高血压、糖尿病等慢病引发的眼病	年龄相关性眼病、白内障、青光眼、眼部血管病变等

资料来源：根据公开数据整理。

（二）中国眼健康产业现状

眼健康产业链和相关环节很多，主要包括公立医院眼科及眼专科医院、眼科诊所、视光机构、配镜中心、药品和器械、眼镜和护眼产品、营养保健品等，眼健康产业涉及的人员既包含眼科医师、视光师、验光师等专业人员，也包含各销售途径和服务末端的非专业人员。中国眼健康产业起步晚，目前处于初级发展阶段，但是发展迅猛，潜能巨大，呈现出适合中国国情的独特"景观"。

1. 眼专科医院率先"突围"，逐渐壮大

近年来，国家鼓励促进社会办医，将非公立医疗机构作为实施健康中国战略和深化医改的重要补充，支持社会力量为群众提供医疗服务。我国眼专科医院高速发展，数量逐年增多，到 2015 年接近 500 家，2020 年接近 2000 家（见图 4）。眼专科医院业务种类主要包含四大类：一是眼病诊治，主要通过专科检查，对相关眼病做出诊断，并提供药物或手术治疗；二是医学视光，即验光配镜服务，通过验光仪器、验光师、配镜师提供专业精准服务；三是近视手术，包括角膜屈光手术和有晶体眼人工晶体植入术两类（见表 4）；四是医学美容，为有特殊需求的人群提供眼部整形美容服务。眼专科医院以后面三类为主要业务。国家卫计委统计年鉴数据显示，从 2013 年至 2018 年，整个眼科医院市场规模保持了复合年均 14.70% 的增长率（见图 5），按此趋势，未来仍有较大的增长空间。以中国首家 IPO 上市医疗机构爱尔眼科医院为例，这是 2003 年成立的一家连锁眼科集团医院，产业覆盖亚洲、欧洲和北美洲，医院数量 600 余家，其中中国内地 500 余家、中国香港 7 家、美国 1 家、欧洲 80 余家、东南亚 12 家，中国内地年门诊量超 1000 万人次。截至 2020 年 4 月，爱尔眼科集团及旗下全球员工总数 36000 余人，其中眼科及视光医生总数（含海外）7400 余人，是中国眼科领域备受瞩目的有生力量。爱尔集团一方面为患者提供专业的眼科医疗服务，另一方面开展防盲治盲工作，并联合社会各界推动中国防盲事业、眼健康服务全面发展。

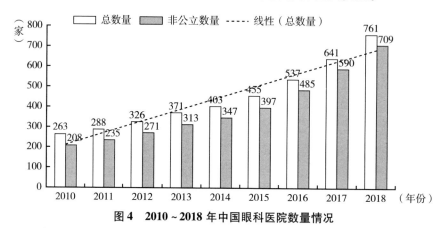

图 4 2010～2018 年中国眼科医院数量情况

资料来源：2011～2019 年《中国卫生和计划生育统计年鉴》。

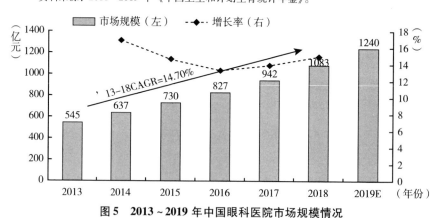

图 5 2013～2019 年中国眼科医院市场规模情况

资料来源：根据公开数据整理。

表4 屈光手术治疗方式汇总

类别	手术简称	中文名称	特点
角膜屈光手术	PRK	准分子激光屈光性角膜切削术	用于治疗非高度近视，术后会有疼痛感
	LASEK	准分子激光上皮瓣下角膜磨镶术	用于较薄角膜，高度/超高度近视患者，术后效果稳定
	LASIK	准分子激光原位角膜磨镶术	适用范围广，效果稳定，恢复快，不适用于角膜偏薄者
	FS + LASIK	飞秒激光制瓣准分子激光原位角膜磨镶术	制瓣更精准、恢复快，角膜偏薄、近视≥1200度者不适用
	SMILE	飞秒激光小切口角膜基质透镜取出术	手术切口小、恢复快，角膜太薄、度数太高/太低者不建议该手术
人工晶体植入术	ICL	有晶状体眼人工晶体植入术	不需要消融角膜，适合近视1200度以上者。前房较浅者不适用

资料来源：根据公开数据整理。

2. 药品、器械发展缓慢，潜能巨大

比起眼专科医院的"快"，眼科药品和器械发展相对较"慢"。在眼科的诊断和治疗中，以显微检查和显微手术治疗为主，所以对器械设备依赖程度高，目前常见的眼科器械设备有德国蔡司、美国威视、日本拓普康、德国高视远望、德国海德堡等。眼科耗材消耗巨大，包括用于青少年近视矫正的角膜接触镜、白内障治疗所需的人工晶状体、青光眼引流阀、用于眼整形的义眼台、玻璃体切割手术波切头和光导纤维线、视网膜眼内激光光纤等。受生活方式转变、工作强度增大、过敏原增加、电子产品频繁使用、用眼不当等各类因素影响，视频终端综合征、干眼症、视疲劳、角结膜炎、青光眼等眼部疾患发病率逐年增高，这给眼科药品、眼科治疗仪带来巨大潜力，中国眼科药物市场规模稳定上涨（见图6）。

3. 近视防控蔚然成"形"，任重道远

近视防治在我国成为全民关注话题。屈光问题的治疗主要是配镜、手术，近视手术日新月异，但这些方法并不能阻止近视的再次发生和加重。近年来，另一个细分的市场正蔚然成"形"——近视防控。由于眼睛的发育特点和学习阶段集中用眼，近视的发生年龄多在5~18岁，在这一阶段，通

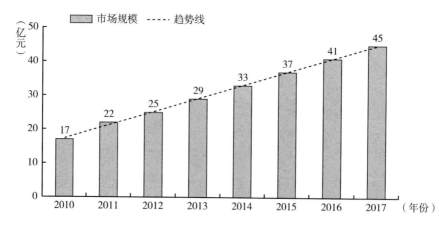

图6 2010～2017年中国眼科药物市场规模情况

资料来源：中产商业研究院整理。

过科学的手段进行干预防治，是行之有效的。

目前，市场上的近视防控方法主要有四类：一是光学矫正，如新乐学眼镜、角膜塑形镜等；二是药物控制，常用的有低浓度阿托品眼液，还有某些营养补充剂，如蓝莓叶黄素软糖等；三是视觉训练，通过视远视近调节，眼部放松等；四是多种干预组合，譬如光学矫正与药物配合，视觉训练结合药物治疗等。目前市场上近视防治种类繁多（见表5），质量参差不齐，需要认真甄别，在专业医师指导下科学选择，以免对眼睛造成不可挽回的损害。

表5 国内近视防控品牌盘点

品牌	主要内容	成立时间	总部
梦戴维	角膜塑形镜防治近视	2000 年 10 月	合肥
汉伊养眼	中西医结合护眼理疗 + 眼部训练	2013 年 7 月	上海
以明弱视沙龙	针对斜弱视、近视	2008 年 3 月	大连
模法镜	自动变焦近视矫正智能眼镜	2014 年 1 月	北京
护眼宝	蓝光过滤 + 眼部护理训练 + 护眼产品	2014 年 10 月	深圳
AKESO 智能眼镜	监测预警智能硬件植入传统眼镜	2014 年 11 月	北京
云夹	监测预警型护眼智能夹扣	2015 年 1 月	杭州
小心眼	护眼训练 + 护眼产品以防控青少年近视	2015 年 1 月	海口
Fitkid	智能护眼产品	2015 年 2 月	北京

续表

品牌	主要内容	成立时间	总部
眼力康	屈光筛查＋治疗训练＋护眼智能穿戴产品	2015 年 4 月	北京
护眼大师	近视防控综合管理	2015 年 6 月	深圳
华锐视光	视力康复训练纠正屈光不正、弱视、斜视	2015 年 10 月	上海
眼蜜	智慧护眼系统＋智能护眼夹	2016 年 7 月	广州
eYenurse	眼部护理自主训练＋智能护眼笔	2016 年 9 月	北京

资料来源：根据公开数据整理。

4. 功能性眼镜不断进阶，前景广阔

传统眼镜用于矫正屈光问题，达到最佳视物的效果，如近视眼镜、远视眼镜、散光眼镜以及用于矫正斜视的棱镜等。随着科技的发展，眼镜逐渐被赋予更高级的功能，区别于矫正屈光的普通眼镜，被称为功能性眼镜。

目前常见的功能性眼镜大致包括：大学生专用镜、运动专用镜、高尔夫专用镜、驾驶专用镜、电脑专用镜、多焦渐变镜等。随着物联网的发展，智能眼镜也逐渐登场，目前高阶眼镜有：眼镜＋防视疲劳/催眠、眼镜＋生命指标监测、眼镜＋导盲/导航、眼镜＋录制/直播（见表6）。高阶眼镜的出现，丰富了人们的生活，受到中青年新生代的青睐，具有广阔的应用前景。

表6　功能性眼镜品牌盘点

种类	主要功能及特点	品牌/公司	状态
缓解眼疲劳眼镜	缓解眼睛干涩、酸胀等视疲劳症状的眼镜	舒视宝	已售
促睡眠眼镜	辅助更快进入睡眠，促进睡眠	舒睡宝	待售
近视防控智能眼镜	对用眼环境进行客观定量监测，并对不良用眼行为进行提醒干预	AKESO、云夹、眼蜜	已售
智能隐形眼镜（监测血糖）	通过泪液监测血糖	谷歌与诺华联合开发	已叫停
智能导盲眼镜	导盲，对盲人出行正确导航，还具有一定的目标识别能力，能帮助盲人进行简易物品归类	Pivothead、 eSight、必拓狮等	已售

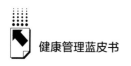

续表

种类	主要功能及特点	品牌/公司	状态
智能音频眼镜	将蓝牙音箱集成于眼镜,能够提供开放式的音频体验	亚马逊、Bose、华为、JLab、moregy、雷柏、雷蛇等	已售
智能语音眼镜	将眼镜与智能语音进行结合,让消费者在佩戴墨镜或眼镜的同时能够聆听音乐、拨打电话、使用语音助手与手机网络进行链接	moregy、雷柏	已售
医疗场景智能眼镜	手术直播、远程会诊、监测病人体征数据,利用智能眼镜结合 AR 的医疗应用程序,构建患者虚拟的 3D 身体模型,清晰观察皮肤、血管、骨骼等关键结构	联想 New Glass C100、谷歌 GLXSS	已售
AR 智能眼镜	AR 视频通话、AR 观影、AR 办公、AR 导航	苹果、华为、三星、微软、Facebook、OPPO	研发和概念阶段

资料来源:根据公开数据整理。

5. 经眼健康检查新技术新产品不断涌现,成为眼健康产业新业态新趋势

眼睛是"心灵的窗户",也是"全身健康的窗口"。眼睛是全身唯一可以直接观察到血管和神经组织的"窗口",很多全身疾病都会在眼部留下"痕迹"。经眼检查,不仅可以筛查眼病,还有助于筛查和诊断高血压、高血脂、糖尿病等全身疾病。近年来新技术新产品不断涌现,眼健康产业呈现新业态新趋势。通过眼底信息分析可以自动筛查和诊断各种肝胆疾病以及老年痴呆症等神经性疾病,该检查为非侵入性,操作方便,能为临床疾病的筛查和诊断提供互补。还有新技术证实,测量一个人的瞳孔受刺激后的扩张速度,可以在患者出现临床表现之前更早筛查阿尔茨海默病(老年痴呆)高风险人群,而且检查方法无创、低成本。

6. AI 和其他新技术入场,未来日新月异

随着 AI 技术在医学领域的应用和推广,在线智能诊断与筛查平台首先用于眼底疾病。自动识别糖尿病视网膜病变 AI,能够自动识别眼底照片中的视网膜微动脉瘤和视网膜出血。该技术不仅适用于临床眼科,也可以用于

社区、保险机构等，以扩大糖尿病视网膜病变的筛查率和群众对疾病的知晓率。手术机器人 AI 也逐渐用于眼科领域，包括白内障手术、复杂的眼底剥膜、视网膜下注射干细胞等。AI 技术用于眼科手术不仅能提供非凡的能力，而且稳定性高，更安全可靠。机器人手术系统采用通信遥感操作，用于眼底静脉插管的人体试验在欧洲取得成功，并获得认证，被部分医院引进。AI 技术入场，眼科诊疗水平将更精准、更可靠、更安全，但用于临床尚需时日。

三 中国眼健康管理及眼健康产业存在的问题

（一）眼健康服务缺乏顶层设计和制度保障，财政投入不足[①]

眼健康管理在我国尚属于较新概念，政策法规停留在总体目标和初级规划阶段，具体细化落实需要一段长期的过程，相关考评监督机制有待进一步完善。全国范围近视群防群控的局面尚未形成，目前缺乏一个有效的近视防控抓手，尚未成立专门的国家综合防控儿童青少年近视领导小组。

我国眼健康产业处于初级阶段，缺乏细化的管理制度。该产业品类复杂，品种繁多，部分服务项目没有对应的物价标准，收费混乱。保健品市场品牌众多，以眼保健常用的叶黄素为例，在国家食品药品监督管理总局的国产保健品目录中，登记在案的叶黄素产品近 400 条。这么多的品牌让消费者无从辨识选择，一旦经销者把关不严，就会产生不可估量的恶劣影响。这些问题迫切需要相关部门制定监管条例，让眼健康产业市场有序而健康地发展。以国家政策实施干预，彻底改变认知。

同时，眼健康相关支付问题制约了眼健康管理的推行和深入，屈光问题本身跟健康挂钩，属于疾患，建议逐渐将其纳入医保提高患者支付能力，提高眼健康管理的依从性。

---

① 邹海东:《当前我国眼健康管理面临的问题和挑战》,《中华眼科杂志》2017年第7期。

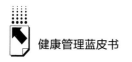

（二）眼健康问题严峻，医疗资源极度不足

现阶段眼健康管理的重中之重是白内障和屈光不正。同时糖尿病视网膜病变、年龄相关性黄斑变性等眼底病变成为中老年人最常见的视力杀手，因基层医疗机构眼科技术力量薄弱，尤其是眼底疾病的诊治力量弱，眼底病医生极度缺乏，知识老化，眼底检查硬件配备得不到保证，眼底疾病的早防早筛不能落实，耽误了病情，造成视力不可逆性损伤。2020 年调查数据显示，我国眼科医生 4.48 万名，每 5 万人中有 1.6 名眼科医生，而能够开展眼内手术的医师不足 4000 人。而且地区分布极不均衡，全国 70% 的眼科医生汇集在各大中型城市，基层眼科医生数量极少。我国每百万人口中拥有眼科医师的数量与发达国家之间的差距很大，视光学从业人员（如验光师）的数量和质量显得尤为单薄（见图 7）。视光行业专业人才的缺乏是近视防控的一大弊端，在英、美等国，验光师只能是眼视光专业人员从事，普通眼科医师不允许从事验光工作，以确保专业人员从事验光工作。我国开设视光学专业较晚，能开展视光学专业的学校很少，目前，我国合格的验光师只有4000 多人，缺口在 3 万以上。

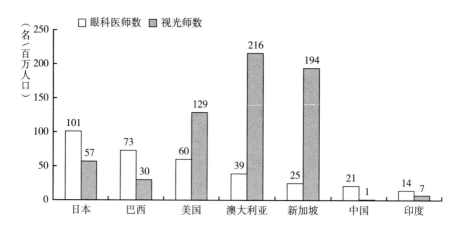

图 7　各国眼科医师、视光师数量情况

资料来源：懂医行数据库。

（三）眼健康信息化程度相对较低，民众眼健康素养低下

我国眼健康信息化体系处于初期探索阶段。21世纪初，居民眼健康档案开始在部分省市试行，但各地区眼健康档案结构不一致，眼健康档案的信息化监测指标不统一，记录信息没有标化，各环节信息系统各自为政，不能分享和协同，导致信息孤岛、信息碎片化，不能实现信息共享，不能保证眼健康档案连续完整。现阶段，推进眼健康信息化建设是眼健康管理的工作重点之一。另外，民众眼健康素养低下严重影响眼健康服务普及。目前多种眼科疾病，包括青光眼（全国患者近千万，但目前就医率很低）、眼底病（如视网膜静脉阻塞、视网膜脱离）、眼外伤等需要紧急/尽早就医处理挽救视力，但因民众眼健康意识低下而延误就医，造成了视力不可逆性损害。基本眼健康管理要求每年至少进行一次眼部检查，我国绝大部分成年人没有定期的眼部检查。眼健康理念老化，不少人还错误地认为"白内障需要成熟后才能手术治疗"，"青光眼只有上年纪的人才会发生"，等等，人民群众对眼健康忽视，健康教育团队对眼健康宣教忽视，人民群众对眼病的危害及危险因素的知晓率极低，依从性差，严重阻碍眼健康管理发展。做好眼健康管理，科普宣教是重要的抓手。

四 中国眼健康产业的发展趋势

在国家政策大力支持和生活消费水平增长刺激下，眼健康产业蒸蒸日上、蓬勃发展。无论是面向青少年人群，还是针对中老年人群，眼健康市场都大有可为，正处于加速增长通道。

（一）视觉相关的眼健康产业日新月异

儿童及青少年是国家的未来和民族的希望，促进儿童青少年健康发展是实施健康中国战略的重要内容。中国青少年近视率高居世界首位，保护这些"未来"的眼睛，刻不容缓，因此，与视觉相关的眼健康产业毋庸置疑将是

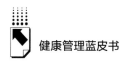

眼健康产业的龙头。除了护眼液、眼贴、眼罩、眼部保健品等洗护类产品之外，青少年视力筛查评估、视功能训练、近视防控、斜弱视矫治、验光配镜等将成为眼健康主题。视觉相关眼健康产业也将进一步规范，并出台更完善、更细致的监管体系，促进产业良性发展。

（二）与眼病相关的眼健康产业发展缓慢

我国是世界上视觉损伤人数最多的国家之一，年龄相关性眼病患病率快速增长，贫困人口白内障致盲的问题仍然存在，因此，与眼病相关的眼健康产业仍有很大市场。近年来，国家大力扶持社会办医，越来越多社会办眼专科医疗机构进驻，与公立医院互补互助，共同努力解决民众眼健康问题。同时，眼健康发展将继续依赖互联网的发展，以保障全民眼健康为目标，发展区域眼健康医疗中心，提高基层医疗机构眼保健能力，让社区当好健康守门人，落实分级诊疗，规范医疗市场，提高医疗服务质量。目前，与眼病相关的眼健康产业发展相对缓慢，大型眼专科医院和三级医疗机构眼科发展稳定，基层医疗机构和社区发展潜力大。

（三）与眼健康相关营养保健产品初见端倪

人们对健康需求与日俱增，营养保健产品已经进入大家的日常生活。与眼健康相关的眼保健产品的市场年产值已近亿元，且品种繁多。随着年龄相关性眼病、屈光不正、干眼症等疾病的患病率提高，慢性眼病逐渐向生活饮食方式寻求解答，越来越多的民众有健康膳食需求，营养保健品将在眼健康产业中占比越来越大，各类营养补充剂和膳食补充剂将争相涌入。

五 中国眼健康管理与眼健康产业的主要对策与建议

中国眼健康管理与健康产业还处于初级发展阶段，各项专业技术服务水平发展参差不齐，各地区发展不均衡，政策法规尚不完善。针对新形势下所面临的问题与挑战，需要采取以下应对措施。

（一）加强政策配套落地，推动眼健康产业发展

眼健康管理与眼健康产业是一项前景光明的新兴事业，有利于健康中国的实现和中华民族的复兴，但目前的发展与监管尚不完善，需要加快出台与之匹配的实施政策和监管细则。坚持政府主导、多部门协作，号召全社会参与，明确工作目标和各级责任主体，把眼病防治工作纳入各级政府卫生健康事业发展规划和健康扶贫工作计划中。眼健康管理与产业发展建设必须尊重国情，从实际出发，尽力而为、量力而行，因地制宜，分步实施，分级管理，以确保各项工作措施能够取得实效，把眼健康服务水平建立在经济可持续发展基础之上，实现经济发展和改善眼健康水平的良性互动。

同时，在医疗卫生、食品药品、体育环境、教育等相关领域，强化政府的监管职责，加强与残联、教育、财政等部门的沟通协调，统筹安排，细化分工，提高支付能力，保障各项工作取得实效。鼓励非政府组织、民营医疗机构、企业、慈善团体和个人参与爱眼护眼和眼病防治工作，引导更多的社会资本加入眼健康管理。

（二）优化眼健康服务体系，提升眼健康产业总体水平

推进建设内涵丰富、结构合理的眼健康产业体系。立足我国国情和社会发展水平，以社区保健为基础、医院为依托、家庭为补充、防治相结合的眼健康管理服务体系。可借鉴发达国家基础眼保健经验，推广适宜的眼健康防治技术和眼健康管理服务体系，提升眼健康产业总体水平，满足民众的眼健康需求。在全国布局科学、合理、便捷、可及的眼科医疗体系，防治可避免盲和中重度视觉损伤，使视觉残疾者得到充分的康复治疗，充分满足有眼健康和视觉健康问题的公众需求。建立国家、省、市级眼科医院和县、乡、村眼科诊所两套纵向眼病防治工作网络，建立眼科协作体，开展形式多样的纵向合作。明确各级眼专科医院、综合医院眼科和基层医疗卫生机构的职责、任务与要求，构建科学、合理、可行的眼科服务网络，提供全面、公平、可及的眼科服务，提升眼科诊疗和眼健康服务整体

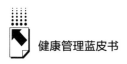

水平。在儿童及青少年中着重开展屈光不正的筛查与科学矫正教育，减少因屈光不正未矫或矫正不当导致的视觉损伤。开展低视力诊疗、康复工作，建立眼科医疗机构与低视力康复机构的合作及转诊服务，规范眼健康产业规范化、科学化发展。

眼健康服务体系的探索还需要考虑眼健康支付的可行性。国外眼健康服务费用多由医疗保险公司承担，以降低参保人的患病风险来减少医疗赔付。我国在眼健康管理费用支付政策方面空缺，需要加大改革实践步伐。根据区域内医疗保险资金使用情况，划出一定比例的资金，直接应用于眼健康服务，保障眼健康管理机构的利益，从而确保眼健康管理的可行性和可持续性。

（三）依托健康信息平台和医疗大数据体系，构建"互联网＋眼健康"数据平台新模式

信息通信技术迅猛发展，我国已基本建成互联互通的人口健康信息平台和"互联网＋健康医疗"服务体系。健康医疗大数据应用体系将大力推进健康医疗大数据应用新业态，实现覆盖全生命周期的预防、治疗、康复和自主健康管理一体化的国民健康信息服务体系建设。规范建立电子眼健康档案和眼视力档案，实现眼健康信息全面、规范、科学管理，构建"互联网＋眼健康"数据平台新模式，实现眼健康信息互通、资源共享。开展与眼健康相关的数据调查和眼健康流行病学调研，持续有效地监测影响视觉健康的高危因素，常见眼病的患病率、发病率及其动态变化，全面评价眼健康综合服务能力。探索信息化技术在眼病预防、筛查、诊断、治疗、随访等方面的功能，充分利用远程医疗信息系统促进基层眼病预防和诊疗水平快速提升，实现眼健康管理水平同质化发展。政府信息管理部门通过"互联网＋"智能硬件，集成医院信息系统和公共卫生疾病控制信息系统，构建区域化眼健康信息平台，简化眼健康管理工作，提高数据化决策水平。同时，借鉴有效的慢性病综合管理模式，建立区域眼健康管理体系，促进各级医疗保健和多学科合作的、以患者为中心的整合式服务模式，建设眼健康共享平台，包括

青少年近视防控体系、全生命周期眼健康管理体系、眼健康远程培训与学习平台等，实现眼健康远程诊疗平台的搭建。

（四）加强眼健康素养教育，完善专业技术人员和职业技能人才队伍建设

眼健康管理和眼健康产业的发展，不仅有赖于国家政策、技术水平和人才队伍建设，同时也取决于国民的健康素养。科学思想、健康观念越来越广泛和深刻地影响着人们对健康生活方式和健康服务的接受度，在广泛人群中开展眼健康科普，加强眼健康素养教育，对于眼健康管理和眼健康产业发展尤为重要。

完善人才队伍建设，需要推进专业人才队伍长效机制政策。把眼健康管理专业技术人才和相关职业技能人才队伍建设纳入总体发展规划，适时制定专项规划，将各类人才数量和质量纳入有关部门考核指标。建立健全专业人才激励保障政策，以政府奖励为导向，定期开展表彰奖励活动，支持各地把优秀的眼健康专业人员纳入急需紧缺和重点人才引入范围，各方面依规享受相关优惠和补贴，逐步提高眼健康管理专业人才整体薪酬。依托现有培训网络，加强眼健康服务培训与继续教育培训，逐步完善覆盖全国的眼健康服务培训与继续教育网络。同时，完善志愿者队伍建设，大力支持有能力有意愿的民众积极参加眼健康管理志愿活动，注重挖掘和组织青少年、大学生等群体参加眼健康服务志愿活动。最大限度地凝聚全社会共识和力量，推动眼健康管理与眼健康产业科学有序发展。

B.18
海南自贸港康养产业发展对策建议

曾 渝 黄小玲 王冬菊 冯棋琴*

摘 要： 本文在调查研究基础上，结合海南自贸港发展实际，分析了
海南发展康养产业的比较优势，剖析了目前发展存在的问题
和短板，提出了"气候/生态＋康养旅游"、"生态农业＋康
养旅游"、"温泉＋康养"、文化养生、"特色南药黎药休闲
健康养生＋旅游"等五大创新发展模式，从资源挖掘及价值
评价、整合资源和优化配置、错位发展和融合发展、双侧发
力和激发消费潜能、国际化发展等五个方面提出对策建议。

关键词： 海南自贸港 康养产业 创新发展

康养是面向有健康需求的健康人群、亚健康人群和患病人群，提供包括
康复、疗养、健康管理、运动、休闲、文化、旅游等多种服务在内的统一整
体、综合有机的产业链，涉及农业、制造业和服务业。现阶段，中国经济发
展进入新常态，在健康养生市场需求升级和产业提质增效的综合推动下，我
国健康养生产业发展迅速，已成为新的经济增长点。

* 曾渝，博士、教授/研究员，海南南海健康产业研究院院长、海南医学院教授、硕士研究生
导师，主要研究方向为健康服务与管理；黄小玲，教授，海南医学院经济与管理教研室主
任、硕士研究生导师，兼任海南省健康管理协会副会长，主要研究方向为健康经济与政策；
王冬菊，海南医学院助教，主要研究方向为健康服务与管理；冯棋琴，副教授，海南医学院
副教授，主要研究方向为食品营养与公共卫生。致谢：感谢海南医学院讲师陈燕莹、张慧、
钟丽以及在读硕士研究生徐硕、杨光军在本文写作方面提供帮助并撰写部分内容。

一 比较优势

（一）政策优势

国务院 2016 年发布的《"健康中国 2030"规划纲要》指出应积极促进健康与养老、旅游、休闲养生等产业融合；2018 年 4 月 13 日，习近平总书记出席庆祝海南建省办经济特区 30 周年大会并发表重要讲话，向全世界郑重宣布，党中央决定支持海南全岛建设自由贸易试验区，支持海南逐步探索、稳步推进中国特色自由贸易港建设；2018 年 5 月 1 日起实施 59 国人员入境旅游免办签证政策；2021 年，中共中央、国务院发布《关于全面推进乡村振兴加快农业农村现代化的意见》，对新发展阶段优先发展农业农村、全面推进乡村振兴做出总体部署。中共中央、国务院在《海南自由贸易港建设总体方案》中指出，要构建现代产业体系；推动健康医疗、旅游与文化体育、养老养生等深度融合，发展特色旅游产业集群，培育旅游新业态、新模式，形成特色鲜明、具有较强竞争力的优势产业，为全国高质量发展提供示范样本。

随着海南被赋予新的战略定位，特别是中央支持海南建设自由贸易试验区并逐步探索、稳步推进自由贸易港政策的落地以来，作为改革开放重要窗口和"一带一路"重要国际平台之一，海南具备发展康养的政策优势。

（二）区位优势

我国最南端的省份——海南省（简称琼），地处北纬 18°10'~20°10'、东经 108°37'~111°03'。北部以琼州海峡为界限，与广东省隔海相望，近傍港澳；西临北部湾，与广西、越南相对，临近东南亚；东部、南部面对南海，遥望台湾，与印度尼西亚、菲律宾为邻。海南省是全国仅次于台湾岛的第二大岛，陆地面积为 3.54 万平方公里（包括海南岛和西沙、中沙、南沙群岛，其中海南岛 3.39 万平方公里）、海域面积 200 万平方公里。东北至西

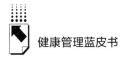

南长约 290 公里、西北至东南宽约 180 公里，海岸线为 1944 公里，港湾 68 个。海南岛北部的琼州海峡宽约 18 海里，是通往北部湾和南海的重要海上通道；东部、南部相邻的南海是通往欧洲、非洲、东南亚的重要航道，占据"一带一路"海上丝绸之路的重要位置，海南省被我国授予南海管辖权。因此，海南省可内联也可外通，地理位置相当优越。

（三）气候优势

海南省具有独特的北纬 18℃、热带岛屿性季风气候。阳关充足、气候温和，四季常青，海风宜人，气候温和，雨量丰沛，年平均雨量为 1500 ~ 2500 毫米；具备健康养生的优越气候条件，全年日照时间长，光照充足，年均日照时数 2000 小时，年平均气温 25.4℃，平均相对湿度 80%，温度适宜，干湿得当。在康养旅游业发展中，气候是影响当前旅游质量的重要因素。得益于海南省特有的气候、温度、湿度、光照与降水等因素的影响，海南省旅游环境比较舒适，为游客提供良好的旅游体验，吸引了众多国内外游客前来旅游度假。

（四）生态优势

海南岛内气候湿润，雨水充沛，生长着较多的热带植物。受益于优渥的自然环境条件，岛上的植被物种较为丰富。根据现有资料数据统计，海南岛的森林绿化覆盖率达到 63.2%，这些丰富的森林资源将吸引更多的游客，从而促进康养旅游业发展。目前，海南岛内共有 9 个国家森林公园、17 个省级森林公园，森林康养资源十分丰富。如吊罗山国家森林公园，其林木绿化率高达 61.4%，空气质量优良率达 99.7%，位居全省前列，适合开展运动休闲、旅游度假养生等活动。中部南平温泉富含多种矿物元素和微量元素，具有极高的医学价值，适合开展疗养康复、健康养生等活动；七仙岭温泉国家森林公园气候温润，负氧离子浓度高达 8200 个/立方厘米，常年平均气温 23℃左右，最高月平均气温 27℃，最低月平均气温 18℃，年降雨量 1900 毫米，是适宜呼吸疗养的天然氧吧。

（五）海洋和温泉康养资源优势

海南岛是一座热带岛屿，现有海洋资源较为充沛，海南省拥有海岸线总长度为 1944 公里，并且近岸海水质量较高，有较多的沙滩，适合日光浴。目前，为了缓解游客一路舟车劳顿，改善游客睡眠质量，海南省旅游业提供了较多的旅游产品，给游客带来了较好的体验，从而达到康养旅游的目的。此外，海南省位于环太平洋的地震带，存在火山喷发等现象，海南岛地热资源较为丰富，人们可以利用这些地热资源发展旅游业。目前，海南岛已知的矿泉水源地共有 60 多处，能够用于温泉使用的共有 19 处，这些温泉中含有较多的矿物质，能够改善人体皮肤状况，起到一定的疗养保健作用。在海南岛，温泉资源主要分布在东南部，储量丰富，能同时接待大量游客。

（六）中医药和黎南药资源优势

海南省凭借得天独厚的地理位置和气候条件，拥有众多独特的热带药用植物资源，被誉为"天然药库"，中医药、黎药和南药资源也十分丰富。现有 4680 多种植物，其中 3100 多种为药用植物，即可用于药用的植物占了 66%，约占我国现有药用植物的 1/3。在 200 平方公里的海洋国土中，海南拥有约 10000 种药物资源，其中含有生物活性物质的有 3000 多种。有些属于珍贵的药材品种，如海南巴豆、海南龙血树、沉香、半枫荷、见血封喉等；有些属于经济药材，如槟榔、益智、巴戟、藿香等。

二　创新模式

（一）"气候/生态＋康养旅游"模式

主要内容：利用北纬 18℃、气候和森林等生态资源，重点构建"北纬18℃呼吸康养旅游目的地"产业链，目标人群为以慢阻肺、哮喘为代表的慢性呼吸系统疾病患者。

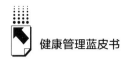

特点：①以需求为导向，充分发挥本地资源独特优势，围绕呼吸康养和心理保健人群康养需求构建核心产业。②提供呼吸气候疗法和森林心理保健等有关干预方法和技术，强调科学性和专业性，提供"康＋养"的综合性、接续性的健康服务与管理等增值服务，提升产业核心竞争力，形成"专属定制"的特色产业导向和业态。③融合与跨界：以"气候＋呼吸康养＋X"等融合业态，赋能并带动体育、文化、乡村旅游、养生旅居、健康旅游保险、"互联网＋"等多元特色产业资源实现有机融合，促进传统旅游产业转型升级。④以人为本、促进园区社区化建设，即"园－产－城"的融合建设：将"人"的生活需求和产业园的"工作"属性相结合，融合人的生活、居住等因素，具备完善的配套服务设施，涵盖生产性服务设施和非生产性服务设施。在核心产业功能开发基础上，以社区化的"复合型开发"和"去地产化"思维引导资源流入。⑤依托大三亚及省内医疗服务圈的医疗资源、医疗水平、公共卫生和急救体系，搭建医疗和急救绿色通道，满足慢性呼吸性疾病患者健康风险的防控和医疗急救等特殊需求，避免高端医疗的重复建设；此外，与三亚市中医院"儿童哮喘中心"项目进行技术融合（医疗技术及康养干预技术）。⑥依托国内外医学院校和科研院所，搭建"呼吸性疾病气候疗法多中心研究"，促进研发水平的提升。⑦依托"一带一路"国家建设和自贸港开放政策，积极融入全球气候和森林康养产业链。

（二）"生态农业＋康养旅游"模式

主要内容：依托海南省内现代农业产业园、芒果/荔枝等热带水果标准化产业园、南繁科技产业园等产业园区及示范基地，构建"欢乐田园休闲旅游目的地"产业链。

特点：①以健康休闲旅游需求为导向，利用健康养生产业与休闲旅游结合的方式，深加工和研发新产品，打造不同主题田园综合体验园和各种特色基地生态休闲体验园，从而促进消费市场、休闲旅游和康复护理服务市场。②关于旅游规划，将项目的主题旅游路线纳入周边的游览体系，发展多日游和短期居住产品。在游线规划内容上，分为休闲娱乐游线、健康养生游线、文化体验游线，生态科普游线和农事体验游线，针对不同人群，形成不同类型的旅游产品，同时，还考虑日夜活动的结合，达到旅游设施的最大化利用。③关于旅游的产品，根据五个休闲体验园布局不同的旅游产品，带有主题特色的周边旅游产品，包含康养休闲体验套餐、养生视频和饮品、科教科普纪念品、联名文创纪念品、热带水果等各类型旅游产品。④田园综合体是集现代产业、休闲旅游、田园社区为一体的特色小镇和乡村综合发展模式。该模式融聚了产业、生活、景观、休闲、服务等功能，以实现土地的集约利用。以立足于乡村振兴为基础，着重于完善农村基础设施和促进产业发展。前期建设具有公益性质，主要是建设基础设施，而后期运营则具有经营性质，需要稳定的资金来源以及运营和管理服务。基于此，建议利用政府与社会资本合作的方式（即 PPP 模式），倡导社会资本参与到项目中，减轻财政负担，促进现代化管理服务水平提升。健康养生产业在发展中应当充分尊重农民的主体地位，维护农民的切身利益，优化农业发展参与主体，加强与企业稳定合作，鼓励农村合作社的发展模式，提升农民的主体地位。

（三）"温泉 + 康养"模式

主要内容：依托大三亚旅游圈得天独厚的温泉自然资源，构建多业态融合、富有黎苗族文化特色的综合性温泉健康养生产业聚集区。

特点：融入当地黎苗族世代建筑船型屋、龟形屋的文化特色，打造出地标式独一无二黎苗族文化风情的温泉度假酒店或度假村，通过建筑赋能，成为"旅游网红打卡胜地"，吸引具有视频图片摄影需求的族群慕名而来观光休闲度假，体验温泉健康养生产品，继而对其他潜在目标人群进行圈层推广和宣传。

（四）文化养生模式

主要内容：依托黎族文化等养生资源，如黎锦、制陶等黎族特色工艺；山栏酒（糯米酒）、竹筒饭、鱼茶等特色美食；黎族长调等传统音乐；黎族"三月三"节日文化；具有艺术性、观赏性和娱乐性的黎族舞蹈、风俗活动

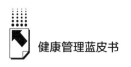

等;"船形屋""金字屋"等黎族传统建筑等,构建"热带原生态民俗文化养生"产业链。

特点:一是海南具有浓郁黎族风俗文化,可如实展示黎族文化风俗,从黎族吃、穿、住、用、行等方面还原黎族原生态生活状况,让游客从物质和非物质方面深度体验黎族文化风俗,达到既养身又养心的养生目的。二是产品开发。如黎锦延伸产业链及产品开发:黎族织锦技艺历史悠久,是中国乃至世界上最古老的棉纺织织绣技术,是联合国教科文组织评估的世界级非物质文化遗产;制作黎锦工艺主要包括纺、染、织、绣等四道工序。可以黎锦生产工艺为主线开发黎锦旅游产品。

(五)"特色南药黎药休闲健康养生 + 旅游"模式

主要内容:开展良种繁育、种苗培育、中药材药理研究、生物安全评价等工作特色南药体验园项目,围绕南药黎药的种植、培育、管理、采摘、加工、使用、实用等生产和加工的过程,参观体验旅游,购买相关产品和服务,包含网络平台、服务休闲养生,服务亲子游、科普游、农事体验游等方式。

特点:依托园区,建立中医药养生机构、中医药养生旅游产品选购和体验区;建立黎药南药养生旅游产品 DIY 区,由专门工作人员引导游客亲自动手制作药枕、夏季防蚊药袋、保湿唇膏、中医药文化手工艺品等;打造全国独有的南药黎药休闲康养园,吸引各类型游客,满足不同游客的旅游康养需求。

三 存在问题

(一)相关政策制度发布时效性滞后

尽管国家和海南省地方政府也陆续发布了很多与康养产业发展相关的政策性指导意见,但由于政策制度发布的时效性滞后,远远跟不上康养产业发展的速度，因此这些政策在指导康养产业发展的过程中并未很好地发挥出引领作用和指导作用。关于康养产业的政策制度宏观上的比较多，没有明确具体实施方案，缺乏可操作的抓手。

（二）产业基础薄弱，医疗水平不高

海南省医疗卫生发展水平低，医疗资源缺乏，优秀医疗人才匮缺，规模大、医疗水平高的医疗机构较少，尚未形成品牌效应，与中国特色自由贸易港和贸易试验区建设要求还有较大差距。专科医院基础差、数量少、规模小、医疗服务和辐射能力不强，一些急需的专业如儿科、妇产科、糖尿病、肿瘤等专业发展缓慢。城市社区医疗卫生服务机构发展缓慢，影响了社区医疗卫生功能正常发挥，不能很好地满足人民群众日益增长的医疗卫生服务需求，还不能达到90%的患者不出县看病的医改目标。同时，高精尖的医疗资源缺乏，除海医第一附属医院生殖中心外，能在全国有一席之地的医院或者特色专科少之又少。目前海南省通过 JCI 国际认证的医疗机构只有海南现代妇女儿童医院和海南现代妇婴医院两家，医疗水平的薄弱严重制约了海南康养产业的发展。

（三）产业结构不完善，产业集中度较低

康养产业是一个关联度较强的行业，可以极大地促进上游、下游和周边行业的发展。但是目前，无论是全国还是海南省，都存在康养产业结构不完善、产业集中度低的问题。海南省康养产业布局规划不均衡。康养资源主要集中在省会城市海口、南部城市三亚和东部地区，中西部地区的康养资源却很少。海南省医疗机构规模小，不集中，专业化程度不高，产业集中度低。但是，海南少数民族主要位于中西部地区，且中西部地区有着极为丰富的黎南药和热带作物资源。因此，在海南省中西部地区发展森林和黎南药康养优势明显。海南省康养产业的内部资源应进行适当的规划和开发，利用各地区特有的康养资源优势打造适合自身发展的康养产业。

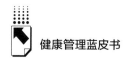

（四）产品内容单一，缺乏核心竞争力

海南康养类产品内容少、种类单一，海南目前主要康养旅游的形式是以单项康养类旅游各自发展为主，其中在各类康养旅游开发中，海洋康养旅游开发程度较高，但其"康养"功能尚未能凸显；森林旅游、温泉旅游产品同质化严重，产品内容单一；医疗康养旅游以中医养生为主，方向单一，受众市场不突出；而优质的气候资源则因为其非独立、可视的特性，未引起游客关注，海南应当利用自身气候优势打出"气候旅游"的名号，更有说服力地发展康养产业。

（五）市场基础薄弱，缺乏特色品牌

近些年，海南以开发滨海康养旅游和度假旅游为主，目前海南的旅游市场主要为度假旅游市场，康养旅游产业并未引起政府和群众的重视，康养产业结构不完善，康养旅游产品未形成全省统一开发、宣传的具有较大影响力的特色品牌，与国内外知名康养旅游目的地相比较，海南康养产业市场基础薄弱，缺乏特色康养品牌。康养旅游特色也并未进行大规模的宣传及品牌效应。相关康养基地的主体特色还不够鲜明，康养项目也单一，与医疗康复、疗养项目的融合不够，也缺乏针对不同需求、不同年龄段消费者的康养个性化项目设计。

（六）康养专业人才匮缺，从业人员素质不高

康养产业是服务型产业，而服务业需要专业人才的支持。现阶段，海南省的康养行业专业高素质人才欠缺，目前康养产业从业人员素质有待提升，未能满足海南国际康养行业发展的实际需要。海南省虽然提出了"百万人才进海南"战略，但由于政策发布时间短，实施效果尚未能显著体现，未能发挥出人才因素对海南省康养行业的引导作用。受历史和地理因素的限制，海南省自身的科学、教育和文化发展起步晚、水平低，未能快速培养出适合海南康养产业发展的高素质从业人员。

四　对策建议

（一）资源挖掘及价值评价

生态环境保护和治理是当前国际面临的一个大课题。我国政府明确提出"绿水青山就是金山银山"的生态资源利用价值的可持续性发展理念。随着对环境问题的关注度日益提高，生态旅游将成为未来"康养＋旅游"产业发展的一个重要方向。一是秉承生态理念，坚持可持续发展的原则，在妥善保护的前提下进行有序开发利用，前景广阔，并且有望带来良好的经济和社会双重效益。如在开发生态旅游设施、服务和产品过程中，要以生态学思想为指导，注重生态保护，充分认识生态资源的脆弱性，从全人类角度出发进行生态旅游区开发并进行有效的生态保护和管理。二是进行生态资源环境的价值评价，主要包括自然生态环境价值、人文资源价值、动植物资源价值和科学研究价值等，积极融入国际社会在生态旅游开发中的生态旅游认证体系。此外，要注意创新开发具有垄断性和独特性的民俗文化资源，如黎族文化、疍家文化等。三是科学发展，即对不同康养资源的产业价值特别是增值服务和产品环节，在有关领域循证医学和实践成果的基础上，对落地海南的可行性进行充分论证。

（二）整合资源和优化配置

有效破解长期面临"粗放式"发展困境和"供给主体碎片化"、"供给资源分配不均"、"供给内容同质化"等问题。具体措施：①以目标和角色定位为整合基础，采取相关产业联动、协同创新等策略；②共建共享共用，根据消费者的共性需求，通过共享稀缺资源、共建特色资源、引进急需资源，开展产业之间的融合，打造"康养海南共同体"；③积极引进外来优势资源，如人才、技术等，并与本地资源有机融合。

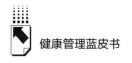

（三）错位发展和融合发展

一是县域康养主导产业的错位发展；二是大三亚、海澄文旅游圈通过产品融合、技术融合、市场融合等方式，优势互补，避免低水平的重复建设和混乱竞争局面；三是融入海南全域旅游线路，共享海南东西南北中优质医疗和高端医疗设施和资源，避免重复建设和浪费。

（四）双侧发力、激发消费潜能

一是进行需求识别。健康养生产业发展中的需求识别是对需求者的特点、消费动机和消费行为进行合理分析，正确引导，实现"供需对接、对标、对位"，是破解"供给缺陷"或"需求不足"乃至"供需错位"等现象、进一步明确购买主体的有效需求的有效措施，对提高供给的实效性具有重要的推动作用。通过"识别需求—满足需求—满意的消费者"这一过程来赢得竞争优势，即对顾客需求的认知识别是竞争优势形成的基本前提。二是进行精准供给。供给侧与需求侧的高度吻合，即供给主体在全面掌握需求方特点和规律的基础上，持续改进供给方式和内容，以最大限度地满足需求方的现实需求和根本利益。三是引导消费、创造需求。即在既有资源基础上开发新路径。首先，从相关政策中找寻新方向，例如，"养老—海滨特色养老旅居—基本医疗服务—享受型养老服务"产业链；其次，在自然资源中挖掘新领域，如进一步增加健康养生文化产品和服务的开发力度，在满足公众刚性需求的基础上，积极打造新热点与持续开发新项目，释放新需求。

（五）国际化发展

现阶段，在扩大国内市场的基础上，按照"发达市场—增长市场—潜在市场—待开发市场"等先后顺序，综合考虑经济发展、消费需求和消费者偏好、社会稳定等因素，优先选择"一带一路"合作国家或地区作为国外目标市场，实现国内国际双循环。建议从两大抓手促进国际化发展。

一是"引进来"。主要体现在入境健康养生旅游方面。①建设具有自身特色的国际化健康养生品牌，如热带气候呼吸康养旅游品牌、热带雨林精神康养旅游品牌、热带体医融合康养旅游品牌等，并与国际接轨；②不断提升接待能力，以多层次、差异化的旅行社、酒店与饭店吸引国外游客，同时也是旅游外汇收入最重要的盈利环节；③加强国际交流合作，如可开展以赛事为媒介的体医融合交流等；④加强海外营销，提升旅游目的地知名度和国际竞争力，吸引更多国外游客；⑤探索全产业、全空间的立体化全域旅游新模式。全产业、立体化的全域旅游是解决旅游经济不平衡发展、延长旅游产业链、增强国际竞争力的主要途径，从教育、体育、文娱等新型服务业着手，积极组织具有地方特色的体育赛事、游学、文娱等活动，有助于集聚大量的国内外游客和提升国际知名度。

二是"走出去"。主要侧重于中医药服务与贸易领域。中医药是"一带一路"商贸文化交流中重要资源载体，"一带一路"沿线国家很多都有医药或者传统医药的使用历史，有的国家还很重视中医药学，法律监管也相对较完善。现已有9个"一带一路"沿线国家相继建立了中医药中心。在此基础上，海南应以大三亚经济圈为核心，组建"中医药服务与贸易"联盟，在目前三亚市中医药对外服务与贸易发展的基础上，依托我国"21世纪海上丝绸之路"和"丝绸之路经济带"的国际合作发展战略，助推我国中医药产业发展海外。

综上所述，海南发展康养产业具有政策、区位、气候及自然资源等方面的优势。随着海南自贸港建设的不断深入，康养产业将迎来跨越式发展的大好时机。未来，应充分利用本省特色资源、整合融合外来优势资源、创新发展模式及业态，为推动建设海南自贸港与国际旅游消费中心、促进消费转型升级、探索我国国内国际双循环相互促进的发展新格局发挥示范和引领效应。

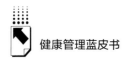

参考文献

A. Müller, "The Effect of Complex Climate Therapy on Rehabilitation Results of Elderly Asthmatic and Chronic Obstructive Airways Disease (COPD) Patients." *European Journal of Integrative Medicine* 20 (2018): 106 – 114.

李正泉、贺忠华、胡中民：《气候与健康及气候康养研究进展》，《海洋气象学报》2020 年第 1 期。

郄光发、房城、王成、李春媛：《森林保健生理与心理研究进展》，《世界林业研究》2011 年第 3 期。

赵艳华、张洪钊：《跨界融合视角下京津冀健康产业发展路径研究》，《中国卫生经济》2018 年第 3 期。

Li, J., "Qing-Xin-Jie-Yu Granule for Patients with Stable Coronary Artery Disease (QUEST Trial): A Multicenter, Double-blinded, Randomized Trial." *Complementary Therapies in Medicine* 47 (2019): 102209.

潘松安、张晓英、谭晓丽：《新常态下老年旅游消费需求调查研究——以广州市为例》，《现代营销（经营版）》2018 年第 6 期。

B.19
新冠肺炎疫情下湖北健康管理
与健康产业的危机与转机

林 任 何 璐 徐丽娟 王 瑾*

前　言：　2019年末新冠肺炎疫情的暴发与蔓延使湖北省陷入停滞状态，突发的公共卫生灾害，对全省人民的身心健康造成不同程度的损害，同时湖北省健康管理与健康产业的整个产业链条也受到了不同程度冲击，暴露出了各个环节的漏洞与问题。新冠肺炎疫情的经验教训，使得提升与完善健康管理与健康产业成为刻不容缓的任务，各级政府部门出台了多项针对健康管理与健康产业的相关政策，为行业的再发展提供政策支持；同时经过疫情的洗礼，无论是人民的健康意识、产业技术投入还是市场接纳度的提升，都使得湖北健康管理与健康产业迎来了新的发展契机。抓住发展机遇，从人才培养、内涵提升、技术优化、结构调整等多角度发力，才能全面推动湖北健康管理与健康产业的整体升级，进入新时期、新阶段。

关键词：　健康管理　健康产业　新冠肺炎疫情　湖北

---

* 林任，博士，武汉大学人民医院健康管理中心科研秘书，主要研究方向为慢病筛查与健康管理；何璐，武汉大学人民医院健康管理中心医师，主要研究方向为慢病风险筛查与管理、眼健康管理；徐丽娟，武汉大学人民医院健康管理中心副主任，主要研究方向为慢病风险筛查与管理；王瑾，博士，武汉大学人民医院健康管理中心主治医师，主要研究方向为慢病健康管理。

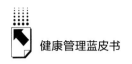

一 新冠肺炎疫情下湖北健康管理与健康产业的现状

（一）新冠肺炎疫情对湖北人群健康状况的影响

一场突如其来的疫情在江城武汉暴发，2020 年 1 月 23 日，"九省通衢"的武汉，被按下了暂停键，湖北各地市也纷纷封锁，新冠肺炎疫情严重威胁着人民的生命健康。疫情初期，感染人数不断攀升，人们陷入一片恐慌之中。截至 2021 年 5 月 18 日 24 时，湖北省累计报告新冠肺炎确诊病例 68159 例，累计治愈出院 63640 例，累计病亡 4512 例。新冠病毒主要影响呼吸系统，患者出现咳嗽、发热、不明原因乏力等症状，肺部 CT 可出现不规则白色斑片影，随着病情发展，感染症状加重，肺部 CT 出现"磨玻璃影"，甚至"白肺"，患者出现缺氧、呼吸困难，如治疗不及时患者可能死亡。除此之外，有研究表明新冠病毒还可能影响免疫系统、肾脏、循环系统、肝脏等多个器官和系统①。新冠肺炎对不同年龄段人群的主要影响有所不同（见表 1）。

表 1　新冠肺炎对不同年龄段人群的主要影响

人群	临床表现
儿童/青少年	发病风险较低，症状相对较轻，部分患儿症状可不典型，表现为消化道症状或仅表现为反应差、呼吸急促；极少数儿童可出现多系统炎症综合症
中年人	成人的发病风险迅速增加，以发热、干咳、乏力为主要症状，部分患者首发症状为嗅觉、味觉减退或丧失，少数患者出现鼻塞、流涕、咽痛、结膜炎、肌痛和腹泻等
老年人	少数病情危重，死亡风险高，尤其是患有慢性基础性疾病和肥胖人群
孕妇	妊娠晚期、围产期病情相对较重

资料来源：根据公开资料整理，以及《新型冠状病毒肺炎诊疗方案（试行第八版　修订版)》。

习近平总书记在总结我国抗疫重要经验和深刻启示时，多次提及湖北武汉，肯定了湖北/武汉保卫战的重要地位。湖北武汉是这场抗疫的主战场，

---

① Zheng Y. Y. , Ma YT, Zhang JY, et al. "COVID-19 and the Cardiovascular System". *Nat Rev Cardiol*, 2020, 17（5）.

以习近平同志为核心的党中央统揽全局，果断决策，以非常之举应对非常之事。一个千万人口的超大型城市封城长达 76 天，两所专业治疗新冠肺炎的医院崛地而起，32 座方舱医院迅速投入使用，"武汉样板"彰显的中国战疫成功经验为全球抗疫注入信心和力量。

慢性病人群是感染新冠病毒后发生重症、死亡的高风险人群，浙江大学王福俤教授团队及闵军霞教授团队系统性分析了新冠肺炎患者的临床大数据，研究发现高血压、心血管疾病、慢性肾病及糖尿病等慢性疾病明显增加新冠肺炎重症发生的风险，且急性心脏损伤及肾脏损伤与死亡风险密切相关，有高血压、心血管疾病、糖尿病及慢性肾病病史者发生新冠肺炎重症的风险可分别增加 2.89 倍、3.84 倍、2.65 倍及 2.22 倍[1]。同时，新冠肺炎疫情严重干扰慢性病的预防和治疗，慢性病患者常规医疗需求得不到满足，甚至部分患者中断了慢性病的治疗，加重了卫生系统的负担。因此，在当前全球疫情持续蔓延的形势下，慢病疫病要一起防，统筹做好慢性病综合管理和疫情防控，两手都要抓，两手都要硬。

新冠病毒除了在患病期间影响健康外，发表在《柳叶刀》杂志上的研究也表明新冠病毒会对机体造成长期影响，76% 的新冠肺炎患者出院 6 个月后仍未能恢复健康，至少会存在一种症状，其中 63% 的患者出现疲劳或肌肉无力，26% 的患者睡眠困难，23% 的患者出现焦虑或抑郁；住院时病情越严重的患者出现疼痛或不适以及焦虑或抑郁方面的问题就越长久，越可能在出院 6 个月后仍有肺功能下降和胸部影像学检查异常表现[2]。我们不仅要高度关注正在感染新冠病毒的患者，也要注意恢复期患者身体健康状况。

面对严峻的新冠肺炎疫情，心理健康问题逐渐凸显。以往大规模流行的

---

① Wang X., Fang X., Cai Z., et al. "Comorbid Chronic Diseases and Acute Organ Injuries Are Strongly Correlated with Disease Severity and Mortality among COVID-19 Patients: A Systemic Review and Meta-Analysis". *Research* (*Wash D C*). 2020 Apr 19; 2020: 2402961.

② Huang C. L., Huang L. X., Wang Y. M., et al. "6-month Consequences of COVID-19 in Patients Discharged from Hospital: A Cohort Study". *Lancet*, 2021, 397 (10270).

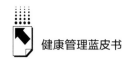

传染病对人群心理健康影响的研究发现，疾病的发生往往引起各种精神心理问题。各种封锁限制、社交互动减少或缺失、经济压力增大和医疗资源不足都会影响民众的心理健康。心理和身体健康同样重要，尤其是对于抗疫一线工作者们，包括医务工作者、社区志愿者、运送尸体的人员等。疫情期间，政府积极采取应对措施，要求公众尽量居家隔离、避免外出。为缓解家长对孩子学业的担忧，湖北省各地先后开启了网上教学，学生们在家学习各种网络课程。这一举措保障了学生顺利完成学业，但长期居家隔离可能影响儿童青少年的身心健康。疫情期间学生长期待在家中，没有户外活动，也没有与同龄学生交往，暴露于屏幕的时间较长，睡眠不规律，饮食不健康，会对儿童身体健康产生负面影响，引起体重增加、心肺功能下降等健康问题。

新冠肺炎疫情对于湖北人民的健康是一次"大考"，疫情让人们知道了生命的脆弱，给人们上了一场生动的教育课，重塑对健康的理念，增强人们的全生命周期健康意识，促进健康消费服务，倒逼健康管理行业向着更加专业化、精准化、智能化的方向不断发展。

（二）新冠肺炎疫情对湖北健康管理与健康产业的冲击

疫情对于湖北健康管理的冲击短时期内是有一定影响的，但从中长期来看对整体发展影响不会很大。在湖北疫情严重暴发时，为响应国家号召，封锁街道，集中所有力量和资源抗击疫情，湖北省健康体检（管理）机构采取停业、延长复工时间，无法继续开展健康体检服务，这一影响的程度和时间需要结合疫情的严重程度来看，存在不确定性。湖北省2020年第一季度体检人数呈断崖式下降。在逐步复工复产后，高风险科室（口腔科、肺功能等）暂缓开展，以保障受检者安全，避免出现交叉感染。

疫情影响了湖北健康产业快速发展的步伐，也影响了湖北健康产业结构和整个链条。对于湖北医药产业来说，医疗器械、药品、进出口订单和线下健康服务均较同期大幅度下降。对于医院来说，线下门诊量和住院人数较同期明显减少，尤其是2020年第一季度。对湖北省营养保健行业和康养健康养老产业来说，疫情影响和冲击较大，虽逐渐复苏，但是中长期风险难以估测。对健康地产和健康小镇来说，疫情期间停工停产，有资金链中断的风险。

（三）新冠肺炎疫情下湖北健康管理与健康产业暴露出的问题

此次疫情不仅仅考验了湖北整体医疗体系，也是对湖北健康管理行业的一次全面的考验，在这次"大考"中暴露出一些重要问题。

第一，应对突发公共卫生事件能力不足，与公共卫生体系之间衔接环节欠缺、分工协作工作制度不全，导致理论和实践发生了分离。

第二，健康管理服务的可及性被进一步限制，随着疫情发展和防控交叉感染的要求，全国都实施严格的出行管制措施，居民在疫情期间出门看病、续方、买药都面临严重问题。

第三，智能机器人、先进的信息技术、智能医学影响和远程医疗等线上智能化健康管理服务还有待进一步发展。此次疫情极可能成为互联网健康服务的转折点和新起点，在5G时代的到来，我国很有可能诞生出一批顶级互联网和远程健康管理服务机构。

第四，长期以来重视慢性病，对急性传染病的认识不足。急性传染病并不是不重要，相反，它会以各种各样的形式不断出现，严重威胁人民群众生命健康。

第五，健康信息大数据平台不完善，缺乏受检者病史记录，难以准确有针对性地提供更好的健康管理服务，在疫情流行期间难以快速获得个人健康数据进行有效分析，并提出管控意见。

二　新冠肺炎疫情对湖北健康管理
与健康产业带来的转机与挑战

（一）政府的政策导向

湖北省委十一届八次全会提出，实施影响群众健康突出问题攻坚行动。

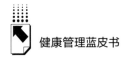
为贯彻落实习近平总书记系列重要指示精神，积极推进健康湖北建设，全力提升全省人民健康获得感，打造健康中国行动的"湖北样板"，湖北省委、省政府先后制定了一系列政策文件（见表2）。

2020 年 6 月 28 日，湖北省人民政府办公厅印发《关于促进全民健身和体育消费推动体育产业高质量发展的实施意见》（鄂政办发〔2020〕36 号），指出应推动体育与医疗卫生融合发展，发挥运动医学、体育锻炼在"治未病"、健康促进中的作用，逐渐将体质检测和"运动处方"纳入居民健康体检和医疗机构诊疗服务范围。鼓励和支持医疗卫生机构购置体质健康监测设备和设施，实现体质监测与健康体检"一站式"服务，推动体医融合的疾病管理和健康服务模式的形成。

2020 年 8 月 25 日，湖北省人民政府印发《湖北省新一代人工智能发展总体规划（2020 – 2030 年）》（鄂政发〔2020〕20 号），指出要推进智能健康，加快医疗健康大数据中心建设，利用人工智能核心技术，构建快速精准的智能医疗和健康服务体系。通过图像识别、深度学习和认知计算等技术，提升诊疗辅助和健康管理服务能力。加强群体智能健康管理，开发医疗级及健康管理可穿戴设备和家庭智能健康监测设备。

2020 年 9 月 28 日，湖北省人民政府办公厅印发《湖北省深化医药卫生体制改革 2020 年下半年重点工作任务》（鄂政办发〔2020〕53 号），指出要强化基层卫生机构功能，提供预防、保健、健康教育、健康管理和突发公共卫生事件报告与先期处置等基本公共卫生及常见病、多发病诊疗服务，实施双向转诊。要加强重点人群健康服务，落实妇幼、学生、老年等重点人群健康促进行动。将疾病预防控制、公共卫生应急、健康促进与教育等纳入三级公立医院考核范围。

2021 年 1 月 6 日，湖北省人民政府办公厅印发《加快全省医学教育创新发展实施方案》（鄂政办发〔2021〕2 号），指出应加强医养结合服务专业人才的培养。鼓励和引导普通高校、职业院校（含技工院校）增加相关专业和课程，扩大相关专业招生规模，重点加强老年医学（含中医药）、康复、心理、营养、健康管理、护理、安宁疗护、老年服务与管理等专业人才培养。

2021 年 1 月 17 日，湖北省人民政府办公厅印发《湖北省影响群众健康突出问题"323"攻坚行动方案（2021－2025 年）》（鄂政办发〔2021〕9 号），指出从 2021 年起用 5 年时间，重点解决影响群众健康的心脑血管病、慢性呼吸系统病、癌症 3 类重大疾病，高血压、糖尿病 2 种基础疾病，出生缺陷、儿童青少年近视、精神卫生 3 类突出公共卫生问题（以下简称"323"健康问题）。攻坚行动将重点控制健康危险因素、实施早诊早治、构建医防协同体系，显著降低"323"健康问题人群发病率、致死率和疾病负担。方案还指出要强化健康管理，促进医防协同。对筛查发现的患者，要完善健康档案，纳入健康管理。

2021 年 3 月 1 日，湖北省服务业工作领导小组印发《2021 年推进全省服务业发展工作要点》（鄂服务〔2021〕2 号），指出新兴服务业聚焦壮大，依托 5G、大数据、人工智能、云计算、区块链等技术，加快壮大服务业新业态、新模式，积极发展电子商务、文化创意、节能环保、健康服务等新兴服务业。

表 2   近两年湖北省制定与健康管理和健康产业相关的省级政策文件

发文日期	名称	文号
2020 年 6 月 28 日	《关于促进全民健身和体育消费推动体育产业高质量发展的实施意见》	鄂政办发〔2020〕36 号
2020 年 8 月 25 日	《湖北省新一代人工智能发展总体规划(2020－2030 年)》	鄂政发〔2020〕20 号
2020 年 9 月 28 日	《湖北省深化医药卫生体制改革 2020 年下半年重点工作任务》	鄂政办发〔2020〕53 号
2021 年 1 月 6 日	《加快全省医学教育创新发展实施方案》	鄂政办发〔2021〕2 号
2021 年 1 月 27 日	《湖北省影响群众健康突出问题"323"攻坚行动方案(2021－2025 年)》	鄂政办发〔2021〕9 号
2021 年 3 月 1 日	《2021 年推进全省服务业发展工作要点》	鄂服务〔2021〕2 号

资料来源：根据公开资料整理。

（二）后疫情时代健康管理与健康产业的新风口

目前湖北省大健康产业规模逾 4500 亿元，包括医疗卫生服务、健康养

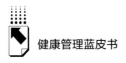
老、休闲养生、医药制造与销售以及健康体育的大健康产业体系已基本形成。党中央、国务院和各级政府高度重视，出台多项政策支持健康管理与健康产业发展，同时对健康管理提出新的更高的要求，赋予更深远的历史重任，迎来后疫情时代新风口。

1. 全民健康素养提升

根据《健康中国行动（2019－2030年）》和《全民健康素养促进行动规划（2014－2020年）》的要求，湖北省持续实施全民健康素养促进行动，大力开展国家基本公共卫生服务健康教育项目，启动健康促进县区、健康促进场所以及健康家庭建设活动，并且落实基本健康教育服务，在城乡基层大力宣教健康素养基本知识和技能，使得定期体检等健康理念越发深入人心。

"十三五"以来，湖北省共计建设10个国家级健康促进县区，74个省级健康促进县区，占湖北省县区总数的82%，数量领先全国平均水平。湖北省城乡居民健康素养水平稳步上升，从2015年的10.73%上升至2019年的22.22%。并且，《湖北省影响群众健康突出问题"323"攻坚行动方案（2021－2025年）》（鄂政办发〔2021〕9号）中也提出了2022年、2025年的目标要求，即全省居民健康素养水平从22.2%的基期水平分别至少提升至27%、30%。全省打造1397家健康促进医院、5279家健康促进机关、733家健康促进企业、3315家健康促进学校、6808个健康社区/村。扩大健康科普覆盖，设立近4000人的省、市、县三级健康科普专家库，每年开展9000场次以上的健康巡讲。

湖北省以健康湖北建设为指导，将健康素养水平融入各级政府考核；推进健康影响评估工作，研究制定威胁居民健康的重大问题综合干预措施和防治策略，依托专科专病联盟、运用基层医疗卫生机构力量、发挥学会协会智力优势，构建"政府领导、卫健主导、疾控指导、联盟引导"的防治体系；建立健康科普"中央厨房"，推进健康科普全媒体联动、全人群覆盖、全方位宣传，增强人民群众的健康幸福感、获得感。

2. "互联网＋健康管理"蓬勃发展

2018年4月28日，国务院办公厅印发《关于促进"互联网＋医疗健康"发展的意见》（国办发〔2018〕26号），就促进互联网与医疗健康深度融合发展做出部署。在"互联网+"的助力下，健康管理正逐步走向个性化、精确化。2020年11月26日，工业和信息化部办公厅和国家卫生健康委员会办公厅印发《关于组织开展5G+医疗健康应用试点项目申报工作的通知》（工信厅联通信函〔2020〕270号），健康管理为8个重点方向之一，建议方向为结合5G网络、人工智能以及医疗健康可穿戴设备等技术，构建慢性病、老年人、孕产妇、职业病患者、严重精神障碍患者等重点人群健康画像，开展疾病危险因素监测和健康管理服务。

为补齐基层公共卫生服务体系"短板"，提升基层服务能力，湖北省竹山县在推进紧密型医共体和健康管理中心县域内全覆盖的基础上，探索推行基层医疗机构智能健康服务，通过互联网平台，居民可享受到个性化的健康指导和便捷的公共卫生与基本医疗服务。2020年10月，竹山县卫健局在柳林乡启动全县村卫生室智能健康服务包试点及设备发放培训仪式，配备的智能健康服务包是集心电图、心率、体温、血压、血糖、尿常规、血氧饱和度及心理评估等检测项目于一体的多功能智能化检测设备，检测数据可通过网络实时上传到康复监测管理云平台，系统会自动对数据进行初步判定，提醒医务人员开展准确的健康评估，提供个性化的健康指导，让农村居民足不出户即可享受到各项免费健康检查。接下来，竹山县卫健局将对试点乡镇智能健康服务包运行情况进行综合评估后，在全县244个村卫生室实现设备配置全覆盖，这将有效地提升村级卫生室基本医疗和服务能力，更好地发挥基层"网底"和村医"健康守门人"的作用。

3. 大力扶持老年产业

"湖北将放开养老服务市场，全面落实外资国民待遇。"湖北省民政厅副厅长刘四海强调，湖北省将完善规划用地、税费优惠、投融资、补贴支持等配套政策，支持社会力量发展养老服务业，加快医养结合、健康养老等各种养老服务机构建设，鼓励社会力量连锁化、规模化经营，全力增加护理型、普惠型养老床位供给。大力培育养老服务市场主体，为广大社区老年人提供助餐助洁、康复理疗、生活照料、精神慰藉、失能照护等多种服务，打

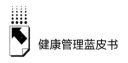

造"一刻钟"居家养老服务圈。

近年来,湖北省按照因地制宜、分类指导、培育典型的思路,大力加强政策引导、资金扶持和试点示范,加快推进社区居家养老服务发展取得一定成效。武汉、黄石、鄂州3市开展了"互联网+居家养老"创新示范,打造"家庭养老院"智慧养老模式。试点城市坚持以需求为导向,充分利用信息技术,按照"四个一"标准,即制定一套实施方案、建立一套购买服务制度、构建一个信息平台、培育一支养老服务队伍,关注老人急需的助餐、助医、助洁和照护服务等项目,整合居家养老、社区养老、机构养老服务资源,积极引进和培育市场主体为居家老人上门提供方便快捷的养老服务,探索"互联网+居家养老"服务模式。2020年,武汉市分类编制建设规划和标准,建立市、区养老服务信息平台,中心城区"三助一护"服务有效应答街道达到100%,全市各类型养老设施2836处,养老床位10.6万张,千名老人拥有床位数大于50张,"政府保基本、社会增供给、市场办特色"的养老服务供给格局已初步构成。武汉市已建成区级统分结合平台13个、中心辐射和社区嵌入式"互联网+居家养老"服务网点248个,"三助一护"服务覆盖中心城区80%以上街道,整合2300余家线下服务商,累计开展"三助一护"服务超过380万人次。

4. 设立省级大健康产业发展财政性专项资金

随着湖北保卫战取得决定性成果,湖北省及时出台《关于加快湖北省大健康产业发展的若干意见》,指出将设立省级大健康产业发展基金以及大健康产业发展财政性专项资金,吸引社会、地方政府、企业等共同参与。在省级医保目录调整中,支持本省医药、医疗器械创新产品和技术优先发展,实施重大创新产品和技术"一品一议"制度;完善突发重大公共卫生事件应急药品和医疗器械快速审批机制。在财政奖补政策方面,对获得国家一类新药生产批件的企业,每个产品给予3000万元奖励。对国内首个通过同类仿制药一致性评价的药品,按实际研发经费的20%给予奖励和补偿。

针对疫情暴露出的相关医用防护物资供应、储备不足等短板弱项,湖北将围绕重点区域和方向,建立医用防护物资生产基地和产业集聚地。如以仙桃无纺布基地为依托，全力打造以国家应急防护物资储备基地和国家级非织造布产业创新中心等为核心的"四基地两中心"，实现医用物资集中管理、统一调拨、灾时应急、平时服务、节约高效、采储结合的运营和建设模式；以鄂州机场航空货运优势为依托，建设医用物流和储备基地，发展应急救援和医用物资储备、临空医疗、器官移植、基因检测等相关产业，引导湖北省医疗资源集聚配置，促进区域医疗产业协调发展；以高德红外、协卓、人福医药等一大批医用物资生产品牌企业为依托，推动武汉、宜昌等地医疗物资生产标准化、集群化和品牌化发展，构建医用防护物资生产集聚地。

5. 举办世界大健康博览会

为搭建全球大健康展示和交互平台，促进大健康事业健康可持续发展，继 2019 年 4 月在武汉成功举行首届世界大健康博览会（以下简称健博会）之后，第二届、第三届健博会分别于 2020 年 11 月以及 2021 年 4 月相继在武汉国际博览中心举行，取得了丰硕成果，引起社会广泛影响。博览会的召开为全球大健康产业提供了一个交流、贸易、合作的平台，为业界提供了高质量服务，并进一步推动了大健康产业的健康发展，为行业品牌化、专业化的发展提供了更加广阔的空间。

（三）后疫情时代健康管理与健康产业的发展掣肘

1. 理论研究滞后，缺乏标准与规范

健康管理学是集医学科学、管理科学与信息科学于一体，重点研究健康的概念、内涵与评价标准、健康风险因素监测与控制、健康干预方法与手段、健康管理服务模式与实施路径、健康信息技术以及与健康保险的结合等一系列理论和实践问题的学科。健康管理学依赖于基础医学、临床医学、预防医学的理论与技术，是一个与现代医学创新体系相匹配、能够适应和满足我国健康管理及相关产业发展需求的医学学科[①]。一个产业、一种服务是否

[①] 曾强：《健康管理学与多学科交叉》，《中华医学信息导报》2020 年第 18 期。

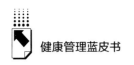
能良性发展，最重要的在于它是否有自己的文化和理论体系，健康管理服务产业也不例外。全国人大常委会副委员长韩启德先生在第二届中国健康产业论坛上提出：中国健康管理产业应该走在健康管理专业学科较为深入研究发展基础上的产业化运作、经营与可持续发展道路上。当前健康管理学的学科体系与基本理论框架尚未建立，缺乏标准与规范，缺乏权威性健康管理学教材与完备的健康管理学教育、继续教育培训体系。

2. 不属于基本医疗保险基金支付范围

定期体检不但能够实现疾病早发现，而且能发现很多潜在的健康问题，对于提醒人们提前介入疾病预防、改善健康状态非常有效。通过体检达到防病、早治疗的目的，费用支出远低于忽视体检导致疾病被晚发现的情况。但是，自费体检拦住了部分低收入百姓。《社会保险法》第三十条规定，应当由公共卫生负担的医疗费用不纳入基本医疗保险基金支付范围，因此体检、健康管理、预防等非疾病治疗项目不属于基本医疗保险基金支付的诊疗项目范围。目前，我国仍处于社会主义初级阶段，经济快速增长，但整体水平依旧不高，社会经济负担能力有限，基本医疗保险筹资水平，尤其是城乡居民医保的人均筹资水平很低，2019 年仅 800 元左右。从当前医保制度整体发展状况、医疗保险基金筹资水平、群众疾病治疗需求来看，目前的基本医疗保险制度主要是基于为群众提供基本疾病治疗保障，以满足群众基本医疗需求为重点，将体检、健康管理、预防纳入医保支付范围的条件尚不成熟。

3. 缺乏慢性病健康管理标准与规范

2019 年，我国因慢性病导致的死亡占总死亡的 88.5%，其中癌症、心脑血管病、慢性呼吸系统疾病死亡比例为 80.7%。2016 年以来，国务院先后颁布《"健康中国 2030"规划纲要》、《中国防治慢性病中长期规划 (2017－2025 年)》以及《国务院关于实施健康中国行动的意见》，提出全方位、全周期维护和保障人民健康，由以治病为中心向以健康为中心转变，由疾病治疗向健康管理转变的要求。但是，我国健康管理行业还存在需求与服务脱节、服务形式单一、市场混乱、技术落后、缺乏标准化操作流程和监管等问题，其中较为突出的问题是缺乏慢性病健康管理标准与规范，这将对健康管理学科发展、相关行业和产业的发展产生不利影响。绝大多数社区签约医生并不掌握与慢性病健康管理相关的知识，使得慢性病健康管理服务在社区无法有效落地。

4. 尚未进入国家医疗机构学科目录

近年来，健康管理和大健康产业蓬勃发展，各级医院纷纷建立的健康管理科，已成为医院重要的综合性核心科室，是连接医院内各临床科室的枢纽。相关学科尚未能进入国家临床一级或二级学科目录，这一直阻碍着健康管理学科高质量发展的人才培养和执业范围，医院很难得到相关部门的全力支持，其全面发展受到很大限制。

5. 医学服务付费问题亟待解决

随着人口老龄化、疾病谱的转变，慢性病患病率不断攀升，人们的健康服务和消费需求呈井喷式增长，健康管理需求作为新兴的健康服务模式逐步兴起。在绝大部分省份，健康管理医学服务付费机制尚未能解决，这在很大程度上制约了健康管理服务广泛开展。在一部分已经解决付费机制的省份，也尚未能探索出一条科学有效的健康管理服务模式和路径。合理的付费模式对于健康管理学科发展和高端人才的引进尤为重要，是"十四五"时期的重要任务之一。

三 后疫情时期湖北健康管理产业发展的对策与建议

（一）后疫情时期湖北健康管理产业发展的对策与建议

1. 学科建设的重新定位

健康管理学科过去的专注点主要集中在对慢性非传染性疾病的防控，新冠肺炎疫情的暴发揭露了学科建设的短板，作为新冠肺炎疫情的主要暴发区域，湖北省民众的健康受到了直接的冲击与影响；此外，疫情期间在全省采用的"封城"、隔离、交通管制等举措，一方面有效遏制了疫情的蔓延，另一方面也产生了一系列生理健康次生伤害，慢性病群体的常规健康管理受到

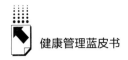

影响，居民、医务人员的心理健康受到不同程度的冲击，健康人群的饮食、生活习惯的改变也带来了一系列健康隐患。湖北省亟待建立起一套涵盖风险因素的评估、筛查、干预与管理等完善的传染病健康管理学科服务体系，以便于有效保障群众健康，持续提高群众健康水平。

2. 改进健康管理服务流程与质控流程

检前问卷增加传染病风险初筛的相关问题，将测量体温纳入常规检前筛查项目，制定传染病应急处理预案；检中增加免疫功能、特定传染病筛查的检查项目；检后补充提升免疫功能的健康管理内容，体检报告阅读系统增加传染病危急值报告模块。

省级质控机构应依据疫情中发现的短板与问题，改善补充原有的质控工作制度，制定并发布后疫情时期与健康管理质控工作相关的指导意见，补充与传染病防控相关的省级质控核心指标，建立后疫情时期健康管理三级质控体系，加强健康管理机构在医院感染控制、消毒管理、医疗废物处理等方面的质量控制工作力度。

3. 促进互联网技术与健康管理服务的深度融合

互联网技术在新冠肺炎疫情防控中发挥了重要的作用，在慢性病健康管理方面，互联网技术满足了疫情期间群众心理咨询、药品配送与健康管理等多种健康需求。在后疫情时期，应充分延续疫情期间互联网健康管理服务在民众中建立起的使用习惯优势，大力开展互联网健康管理服务，扶持互联网健康管理技术在软件、硬件上的技术革新，促进互联网技术与健康管理服务的深度融合，拓展服务体量，形成涵盖慢性病健康管理、心理健康管理、新冠肺炎康复健康管理、居家健康管理等服务的互联网健康管理服务体系。

4. 加强对儿童和青少年视力健康管理产业的重视与发展

为有效防控新冠肺炎疫情，响应教育部提出的"停课不停教、停课不停学"的相关要求，全省各级中、小学和高校，开展了各种形式的远程教学活动，学生的学习模式发生巨大转变。长时间使用电子屏幕和户外活动的减少，均会对儿童和青少年的视力健康产生负面影响。制定针对远程教学的视力健康管理方案，宣传在线学习相关眼健康知识、有效的视功能保护措施，对儿童和青少年视力健康管理相关产品的研发与市场给予政策倾斜，加强对儿童和青少年视力健康管理产业的重视与发展，对于提前预防相关眼科疾病的发生、发展，提升后疫情时期全省儿童与青少年眼健康水平具有重要意义。

（二）后疫情时期湖北健康产业发展的对策与建议

1. 加强对健康产业从业人员职业安全健康的重视

职业安全健康是防止员工在工作岗位上因环境和接触有害因素引发健康危害。新冠肺炎疫情过程中，许多健康产业从业人员在工作过程中，生理与心理健康受到不同程度的损害，保护健康产业从业人员的职业安全健康问题也受到越来越多的关注。后疫情时期健康产业应借助此次职业安全健康受到重视的契机，建立健康产业不同环节的职业安全与健康管理及应急体系，推行实施职业安全健康管理项目，减少后疫情时期健康产业各类型职业伤害的发生。

2. 加大对基层健康机构人才培养的资源扶持

在此次新冠肺炎疫情中，社区卫生服务中心（站）、社区医院、乡镇卫生院、村卫生室等基层医疗卫生机构统筹疫情防控和日常诊疗，是抗击新冠肺炎疫情的第一道防线。但基层卫生健康人才的培养存在供需不平衡、结构不合理、人才培养质量不高、培养与使用的激励机制尚不完善等问题。建议对基层卫生健康人才培养以"基本医疗、公共卫生、健康教育"三大岗位职责为抓手，更加注重医教协同，供需平衡；增加中医中药类专业布点，推广使用中医适宜技术；以预防应急并重为原则优化课程结构；将职业道德与职业素养融入基层卫生健康人才培养的全过程，不断提高育人质量。

3. 进一步搭建完善健康产业人才线上培训平台

湖北省政、校、企发挥各自优势，在原有平台的基础上，搭建起更加规范化、规模化的后疫情时期健康产业人才的线上培训平台，开展健康产业各环节的线上培训教育工作，既能解决后疫情时期集中开展线下培训的规模限制，也能解决健康产业人才培训教育资源不足、质量参差不齐的痼疾，完成

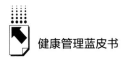

对新型教育培训模式的过渡阶段，并可逐步将线上培训以常态化的趋势发展起来，补充现有的健康产业人才培训模式。

4. 补足健康保险业的短板

经过疫情的短暂冲击，民众对健康保险的需求被加速激发与强化，在后疫情时期，将成为健康保险产业持续发展的重要动力，然而目前健康保险业的短板可能成为行业发展的掣肘。目前市场上的主力产品为重疾险，产品结构单一，出院后的康复、护理费用往往无法覆盖。现有健康保险产品对缓解新冠肺炎疫情导致的个人和家庭财务负担存在诸多障碍。健康保险公司应不断探索创新，针对不同群体开发针对性健康保险产品，发展高额和长期医疗保险，填补基本医保和重疾险之间的保障空白。同时继续细化、完善重疾险产品，改善中低收入人群购买意愿，提高定价能力，扩大疾病保险的覆盖范围。

5. 发展大健康旅游产业

新冠肺炎疫情的影响、疫情防控的启示、健康中国战略、文旅融合发展等促使大健康旅游产业的关注度与内涵得到提升。大健康旅游产业是一突出质量发展、关联性更强、融合度更高、内涵和结构更丰富的转型升级产业。湖北省作为新冠肺炎疫情最严重的省份，在疫情得到有效控制后，留下了许多疫情防控的健康文化遗产，同时也有得天独厚的旅游资源。在疫情防控常态化条件下，发展大健康旅游产业，有助于提升民众的生命质量、生活质量，使生态更文明；有助于服务"健康中国"战略，推动新冠肺炎疫情后健康产业的恢复和高质量发展。

B.20
新冠肺炎疫情下中医健康服务
发展机遇与未来走向

李 力 彭田芳 冯月娟*

摘　要：　2020年新冠肺炎疫情打破了世界人民的正常生活，各国医学工作者均贡献了积极力量，中医药在抗击疫情过程中扮演的角色越来越重要。中医经历了朝代的更迭，在医事制度与管理、卫生防疫措施及中医学术成就方面，不断有新的突破与发展。在此次疫情中，根据新冠肺炎诊疗方案，我国创造性地设立了中医方舱医院，充分运用中医药进行内服外治，取得了极大的成效。基于互联网的中医医疗服务作用凸显，并不断改进以适应新的需求。同时，也暴露了中医在健康服务发展中存在的问题。在疫情常态下，把握中医健康服务的机遇，坚持中西医并重，大力弘扬中医药，发展中医药事业成为重要方针，具体的发展策略有待探讨与实践，以更好地维护民众健康，为健康中国建设贡献力量。

关键词：　疫病　中医抗疫　健康服务

* 李力，博士，杭州师范大学医学部教授、硕士生导师，杭州师范大学附属医院治未病与健康管理中心主任，主任医师，主要研究方向为亚健康和内分泌代谢性疾病的治未病与健康管理临床研究；彭田芳，杭州师范大学附属医院治未病与健康管理中心医师；冯月娟，主任中医师，硕士生导师，杭州师范大学附属医院呼吸与危重病医学科副主任，中西医结合呼吸亚专科主任。

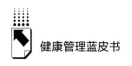

一 中医抗疫历史回顾与总结

（一）中医抗疫由来及相关名词界定

疫病的内涵经过历史演变，从春秋战国时期的"疫""疠"，东汉之"伤寒"到晋代名称范围逐渐扩大，再到明清温病学说的兴起，逐渐明确了疫病的概念。就目前总结来说①，疫病是指具有流行性、传染性的疾病，按病邪性质分为温疫、寒疫和杂疫。其中温疫指温热或湿热性质的疫病，寒疫指寒性疫病，杂疫指除寒热性质明确以外、类似内伤杂病的疫病。而"瘟疫"在历史上曾和"温疫"同义，未作区分，直到近现代，才明确瘟疫指具有强烈传染性的疫病，甚至会导致死亡，强调其程度剧烈。

（二）历代中国疫病

1. 先秦两汉时期

甲骨文明确记载多种传染病的病名，如蛊、疥、疟等；《周礼》将医官分为食医、疾医、疡医和兽医。至春秋战国时期，医学知识经过不断积累取得了重大成就，其标志就是《黄帝内经》的成书。

秦汉后，医官制度不断完善，在救疫方式上，汉代首次出现了专门收容患疫平民的机构。《汉书·平帝纪》载："诏民疾疫者，舍空邸第，为置医药。"这是防疫史上很重要的一个记载。此期，张仲景的《伤寒杂病论》应运而生（见表1）。

2. 魏晋南北朝隋唐五代时期

此期医事制度方面继续完善，官府开始创办医学教育机构，在疫灾救助方面，除了政府实行隔离制度、安置灾民、给予医药救助外，也形成常规的

---

① 江泳：《中国疫病概念考》，《中国中医基础医学杂志》2011年第10期，第1060~1062页。

表1 医学著作及防疫思想（先秦两汉时期）

著作	主要防疫思想
《黄帝内经》	确立了中医的基本理论，是我国古代医学文献中最重要的典籍之一。在疫病的防治上，它提出了"正气存内，邪不可干"及"治未病"的观点。尤其对于传染病来说，治不如防，所以治未病思想在疫情控制方面有着重要的意义
《伤寒杂病论》	首创"辨证论治"，以六经辨伤寒，脏腑经络辨杂病，并成为后世中医治病的基本思维法则。对于一些传染病提出治疗方法，如五苓散、理中丸、四逆汤治疗霍乱，鳖甲煎丸治疗疟母等

综合赈济方式，比如养恤、赈济、开仓、平粜，灾后的殡葬、抚遗、减赋、劝农。同时，民间医疗也得到发展，隋唐时期有佛教徒办疠人坊以收容麻风病患者，唐朝寺院还设立悲田坊以收养病人。

医学方面，对于疫病的防治也取得进步，主要体现在医学著作上，如（晋）葛洪《肘后备急方》、（晋）巢元方《诸病源候论》和（唐）孙思邈《备急千金要方》（见表2）。

表2 医学著作及防疫思想（魏晋南北朝隋唐五代时期）

著作	主要防疫思想
《肘后备急方》	专论传染病篇章，提出一系列防治方药
《诸病源候论》	我国第一部病因症候学专著，对于传染病病因提出"乖戾之气"学说；论述寄生虫的形态及传染途径；强调体质作用，并提出增强体质的养生防病方法
《备急千金要方》	我国最早的医学百科全书，论述疫病可"摄生"防之，"汤食竞进"治之，恢复期注意"食复""劳复"

3. 宋金元时期

两宋皇帝施行仁政，尤其重视医学，创办官营药局，大规模征集和编撰医方、本草，设置全国性医政系统，意味着医政制度实现飞跃性进步，自此从中央到地方均有了医学教育机构，这也使得医学的普及和发展均达到高峰，对疫病的防治能力进一步增强。元代设置医户制及医学校，前者分行业编籍，并实行户籍世袭，保证地方医生来源；后者既有普及教育之责，又是医生进行学术交流并接受考查的场所，兼有继续教育的功能。至此，一个全

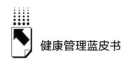

国性的医疗卫生系统得以建立，并成为疫病防治的主力军。

在医学方面，出现很多研究《伤寒论》的著作，如《伤寒微旨论》《伤寒补亡论》《医经溯洄集》，它们都在不同程度上丰富了人们对瘟疫的认识。并称"金元四大家"的寒凉派刘完素、攻邪派张从正、滋阴派朱震亨、补土派李东垣，他们针对疫病的论述不多，但对某些疾病提供了新的见解及治疗思路。儿童常见的痘疹研究也达到新的水平，如钱乙、董汲认为疮疹是"天行疫病"，治疗上多用凉药；《小儿卫生总录》则以"顺其毒发"为调护原则，陈文中《小儿痘疹方论》注重护养脾胃，不妄用寒凉。

4. 明到清中期

明清时期瘟疫多次流行，比如万历大疫、崇祯大疫、道光霍乱，受益于防疫卫生能力及医学水平的提高，疫情均在一定程度上得到控制。在医政方面，明清基本继承了元代的医户制及医学校管理模式。在医学成就方面，对瘟疫有了突破性认识，温病学派逐渐形成并发展成熟，对于疫病的诊治有极大的指导意义，代表人物和著作有：（明）吴又可《温疫论》、（清）叶天士《温热论》、（清）吴鞠通《温病条辨》、（清）薛生白《湿热病篇》、（清）王孟英《湿热经纬》，主要防疫思想见表3。

表3 医学著作及防疫思想（明到清中期）

著作	主要防疫思想
《温疫论》	第一部关于疫病的专科著作，首创"戾气"病因学说，提出"邪从口鼻而入"的观点
《温热论》	创立卫气营血辨证理论，明确温病的病因、病机、病位传变及治则，标志着温病学体系的成形
《温病条辨》	提出三焦辨证论治纲领，确立治法
《湿热病篇》	讨论湿热病因、病机、证治
《湿热经纬》	集温病诸家之大成，既是温病学论述的汇编，又是温病诊治的参考书

5. 清末到民国时期

晚清时期，西方先进的医学理论及公共卫生制度进入中国。卫生行政开始以西医为主体，西式防疫之法逐步推行，但中医仍在防治疫病方面发挥了重要作用，并随着学校教育出现了一些综合性传染病专著，参用西医理论明确诊断，继续发挥中医辨证论治之长（见表4）。

表4 医学著作及防疫思想（清末到民国时期）

著作	主要防疫思想
时逸人《中国急性传染病学》	将传染性与非传染性的外感热病分开，采纳西医的实验知识，但仍坚持发扬中医的长处
杨志一《四季传染病》	选录丁甘仁、章太炎、祝味菊、恽铁樵、丁福保等人的言论和经验，集中反映民国中医对传染病的治疗经验

6. 新中国

中医防治疫病的理论和经验弥足珍贵，在新中国成立后仍具有旺盛的生命力，并焕发新的生机和活力。在20世纪50年代乙型脑炎、2002年非典型肺炎的防治过程中，中医取得显著疗效。在抗击SARS时期，WHO建议将中医纳入公共突发事件临床救治体系，中医治疗SARS的经验可供他国参考借鉴[1]。2020年新冠疫情期间，据《抗击新冠肺炎疫情的中国行动》白皮书报告，共74187人确诊患者使用中医药、占比91.5%，其中湖北省61449人、占比90.6%，最终取得90%的总有效率，堪称惊人。中医药治疗能够有效缓解症状，抑制病情由轻向重发展，同时提高治愈率、降低病亡率，促进机体恢复，再一次证明中医药的作用，提高人民群众对于中医的认知。

（三）丰富的抗疫经验及方法

1. 专病经验总结

中医对于一些传染病有相对系统且全面的研究论述，以天花为例，古人闻之色变，危害巨大，《肘后备急方》首次记载其症状及治疗方法，明代出现人痘接种法，而后不断改进并推广使用，天花造成的社会危害逐渐减轻。该法对于预防天花具有积极作用，在民间、政府乃至国外均得到认可，清代

---

① 曹丽娟、王体：《中国中医科学院防控SARS十周年纪念》，《亚太传统医药》2014年第1期，第2~3页。

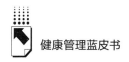

设有痘医、种痘局以推广防疫，很多国家派出使者前来学习。再者，以狂犬病为例，早在《肘后备急方》中就记载了治疗"猘犬所咬毒"，"仍杀所咬犬，取脑傅之，后不复发"，即以该狂犬的脑组织来敷贴伤口以预防病发，这种"以毒攻毒"① 的思想是免疫治疗的萌芽。

2. 丰富的抗疫方法

中医药创造了众多防疫方法，如佩带、口服、烟熏、粉身、纳鼻、药浴等，药物剂型除蜜丸剂外，还有散剂、汤剂、酒剂、膏剂等，为后人提供了很多借鉴。同时，结合气功导引增强体质，"寡欲、慎动、法时、却疾"与生活方式紧密结合，可取得较好效果。

几千年来中国屡受疫病之害，中国文明的进步史堪称疾病斗争史。据《中国疫病史鉴》统计②，从西汉到清末，至少发生过 321 次大型瘟疫，但中国并没有像西方那样出现人口大幅下降的情况，皆依赖于丰富的防治疫病经验。总之，中医抗疫从历史文化中走来，在 2003 年抗击 SARS 中作用凸显，在新冠肺炎疫情中发扬光大，并将在"一带一路"中走向世界。

二 新冠肺炎疫情下中医健康服务发展现状

新冠肺炎疫情的暴发，使得武汉乃至全国的医疗资源面临严峻的考验，为了解决健康咨询及就诊需求，新的中医健康服务模式顺势而生，最具代表性的就是疫情急性期的中医方舱医院及"互联网＋中医药"模式的推广应用。

（一）新冠急性期的中医方舱医院

1. 方舱医院建立背景

武汉作为疫情的核心，患者数量急剧增长，大量疑似确诊和轻症患者因

---

① 邓铁涛主编《中国防疫史》，广西科学技术出版社，2006，第 63 页。
② 中国中医研究院编《中国疫病史鉴》，中医古籍出版社，2003，第 95 页。

医疗资源紧缺只能居家隔离，这不仅会加剧疫情扩散，患者也会因为得不到有效救治而病情加重，甚至危及生命。面对这样混乱的局面，中央赴湖北指导组经过充分论证，本着"应收尽收，应收早收，应治尽治"的原则，创造性地提出建立方舱医院，并根据新冠肺炎诊疗方案明确入舱条件，以收治轻型和普通型确诊患者，使得救治政策的实施更精准无误。

2. 方舱医院的意义

以往在控制突发公共卫生事件中有临时医院、应急野战医院、应急避难所、医院隔离病房等设施；方舱医院是临危受命的应变之举，能够灵活地利用现有的大型建筑，如学校、会展中心、体育馆及企业厂房等，按照传染病病房相关医疗设置规定进行改造，迅速容纳大量患者，具有建设迅速、规模大、运营成本低的优点，在人类抗击传染病上史无先例。方舱医院对入舱患者进行隔离及医疗干预，实现了对传染病的规范化管理，有效地切断了病毒的传播途径。武汉共有 16 家方舱医院，为大约 1.2 万名患者提供服务，累计治愈出院 8000 余人，转院 3500 余人，解决了"一床难求"的困局，并实现了"零感染、零死亡、零回头"的突破。方舱医院为打赢新冠肺炎疫情武汉阻击战和保障人民生命健康做出了巨大贡献，是当之无愧的生命"诺亚方舟"。

3. 中医方舱医院的运营模式

新型冠状病毒肺炎是一种急性呼吸道传染病，被纳入《中华人民共和国传染病防治法》规定的乙类传染病，按甲类传染病管理。国家卫生健康委员会陆续发布数版《新型冠状病毒感染的肺炎诊疗方案》，将其归属于中医"疫病""寒湿疫"范畴，张伯礼院士与刘清泉院长提出"中药进方舱、中医包方舱"，"一定要有中医药阵地，中医药只要有阵地，就能有作为"。江夏方舱医院、武昌方舱医院就是以中医药综合治疗为主的方舱医院。

在武昌方舱医院内[①]，针对轻型和普通型确诊患者，大多数采用国家卫

---

① 李萌龙、李卫松、邸铁涛等：《基于方舱医院的中医药用药模式探讨》，《贵州中医药大学学报》2020 年第 6 期，第 93～95 页。

生健康委员会及国家中医药办公室推荐的"清肺排毒汤"。疫情迅速蔓延时，当时医疗条件很难保证一人一方。古人云"五疫之至，皆相染易，无问大小，病症相似"，故有大锅熬药分发乡里的传统做法，提示通治方的合理性及必要性。除此之外，武昌方舱医院还根据不同症状拟订了协定方及甲乙丙丁方颗粒剂，比如大便秘结、小便黄赤、舌苔黄厚腻、脉滑，属湿毒化热，予一号协定方；体温高于38.5℃者，予清肺排毒汤联合甲方颗粒剂；咳嗽、咯痰等呼吸道症状显著者，予清肺排毒汤联合乙方颗粒剂；食欲差、呕恶及腹泻者，予清肺排毒汤联合丙方颗粒剂；气短乏力者，予清肺排毒汤联合丁方颗粒剂；隔离观察乏力伴胃肠不适者，予藿香正气胶囊（丸）。同样，在江夏中医方舱医院，既有通用方为基础，又根据患者的症状采取个性化治疗，结合按摩、刮痧、敷贴、针灸、保健操、太极、八段锦和心理疏导等方法扶助正气，促进康复。最终，江夏中医方舱医院运营26天，共收治轻症和普通型患者564人，年龄最大90岁、最小12岁，创造了"三个零"纪录，即轻症病人零转重、痊愈病人零复阳、医护人员零感染。

中医全程参与抗疫，在前期预防、中期截断、危重症救治以及后期的恢复调理过程中，显著改善症状、缩短病毒转阴的时间，尤其是降低轻症转成重症的比例，发挥了重要作用，正如张伯礼院士所言："中医药在防治新型冠状病毒肺炎的全过程中发挥作用，从参与者变成了主力军。"

（二）基于互联网的中医医疗抗疫服务

1. "互联网+中医药"服务模式的背景

中医药与互联网的深度融合能够更好地满足群众就诊需求，缓解一线医务工作者的负担，助力抗击新冠疫情。国家卫生健康委员会及国家医保局先后出台不同政策，如将符合条件的"互联网+"医疗服务费用纳入医保支付范围，以助力"互联网+"服务的发展，为其实施与发展提供保障。

2. 医疗机构"互联网+中医药"的服务形式

一是在线问诊，中医四诊除切诊和部分闻诊外都能够很好地在线上进行，通过视频及图文咨询，在线辨证论治。二是处方配药，医生线上接诊，出具处方，患者在线缴费，合作药店作为平台的中介点，可直接发出快递，或者等待患者就近领取。如此"线上问诊，就近取药"，减少患者出行时间，极大地满足了疫情时期群众的就诊需求，减轻了医院的门诊压力，有效降低线下诊疗导致的疫情传播风险，也凸显了中医药与互联网深度融合的优势。三是远程会诊及线上培训，中医药抗疫专家通过远程会诊帮助基层医院救治新冠肺炎患者，各级医院组织线上学术会议对医生进行培训，借此将优质医疗资源下沉到基层，放大优质医疗资源的效应。四是提供其他与健康相关的服务，包括预防疾病推荐方、健康科普及体质辨识服务等，尽可能地提高群众对于中医的认识及防护意识，宣传"治未病"的防疫思想。

3. 不同组织机构的"互联网 + 中医药"活动

武汉是全国疫情防控的重中之重。武汉新冠肺炎防控指挥部迅速开通"在线问诊"官方平台，并依托长江网武汉城市留言板系统搭建和运行。通过医生志愿者线上答疑来缓解患者的焦虑，减少因普通感冒等轻症赴医院就诊的情况，避免人群聚集交叉感染。平台为医生和患者架起了沟通桥梁，既让患者可居家求医问诊，又让医者仁心惠及千家万户。高校、医院纷纷组织力量参与"互联网 + 中医药"活动。

杭州师范大学于 2020 年 1 月 21 日开始组建中医远程诊疗团队，2 月 1 日"新冠肺炎中医在线诊疗 - 家庭病房"正式上线，团队与武汉多个确诊患者家庭建立联系，帮助无法住院、暂时隔离在家的确诊患者和家人建立家庭病房，使患者居家隔离期间通过合理用药、饮食及运动调理达到有效治疗。团队后期基于微信小程序实现了中医舌面诊 AI 模块 + 中医问诊表单 + 中医医师在线诊疗的远程中医服务系统，当国内疫情稳定后，又继续为海外华人、华侨提供中医线上诊疗服务。同时，杭州师范大学附属医院与杭州文广集团联合推出互联网问诊平台，积极响应政府防疫工作部署，立足于杭州，服务全中国。

（三）中医健康服务发展存在的问题

1. 群众对中医抗疫的认识有待提升

随着中医药在抗击新冠肺炎疫情中的作用越来越突出，越来越多的人认

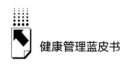

可中医。但一直以来,人民群众对中医药的信任和尊重并没有成为共识,我们要理性看待他们对待中医的不同态度,保持自信和定力,相信未来会有更多的实验证据和实战经验证实中医的力量;更要警惕一些打着中医旗号的人过分吹捧中医,缺乏实事求是精神,从而毁坏中医千百年积累的声誉。

西医在传染病防控、医疗救治各环节训练有素,为重症、危重症患者提供生命支持手段,这些都不可或缺。当然,在无特效治疗的情况下,中医运用自身优势积极参与防控救治全过程,正是中西医两种力量的汇聚融合,最终形成了中西医并重的"中国方案"。因此,要引导群众辨证地、理性地看待中医抗疫。

2. 中医抗疫的人才培养有待加强

从新冠肺炎疫情发生以来,武汉当地医疗资源紧缺,医护人员严重缺乏,这种状况在全国各省份派出医疗队驰援武汉以后有所改观,但是很多医务工作者仍在超负荷运转。中医在抗疫过程中以灵活的辨证施治取得了显著效果,也受到国际社会的广泛关注与认可。疫情后,社会对于中医的认可及需求大大提升,但同时也是一项巨大的挑战。当下中医院校每年会有大量中医类专业学生走上社会,走向工作岗位,但是从事中医临床的人寥寥无几,甚至造成中医"后继无人"的困境,这就需要我们对中医人才培养模式做出一定的反思。

(1)课程设置问题。当前,对于中医医学生而言,中西医课程设置比例失调,西医课程占比过大,中医课程占比太小。中医重视整体观念,强调以形象思维去认识人体及自然;而西医学以解剖学为基础,强调以直观的逻辑思维研究人体,这是两种完全不同的思维模式和认知体系。中医教育应加大中医课程比例,适当减少西医课程比例,这样更有利于医学生建立宏观的、整体的、形象的思维模式,为形成临床辨证思维奠定基础。

(2)教材问题。当下中医学教材,尤其是关于临床的中医内科学、中医妇科学等,均按疾病分型处方治疗,这种设置让学生们易学难精。而成就大医必当从经典入手,中医课程应以四大经典为基础,对学生进行教授,如此方是授人以渔。同时,中医植根于中国传统文化,可考虑增设学习《道德经》《易经》等传统文化相关课程。

（3）人才缺乏。长期以来，中医药在重症和急症方面人才较少，面对突发的公共卫生问题时越发显得捉襟见肘，因此要培养既熟悉中医理论、诊治技术，又拥有急危重症救治能力的临床人才，就显得更加重要了。因此，在医学高校教育中，应增加本科阶段传染病相关课程，如传染病学、温病学，建立完善的中医药防治传染病的学科体系，同时加大对中医临床培养基地的投入，更要强化对中医院校学生临床实践能力的培养及考核。只有不断完善中医药的教育体系，加强中西结合高层次、复合型人才培养，重视人才储备，才能打好未来的疫情阻击战。

（4）教师队伍和中医人才评价体系问题。目前中医药院校招聘教师基本要求博士学历，但现在的中医学博士多半是科研型人才。当下教育模式对于硕博的培养倾向于实验及科研，而忽略了中医临床基本功底，在科研方面缺乏中医精髓，并没有继承和创新。当前中医院校的人才评价体系，主要是以科研项目及论文数量等作为重要标准，脱离了中医实际的评价体系。中医的生命力在于临床疗效，而不是实验数据以及现在所谓的科研创新。因此，当下中医药院校应当勇于录取具有扎实中医形象思维及临床水平的中医高手，提倡"师带徒"教育模式，让学生尽早进入临床，见识中医的卓越疗效，树立中医的文化自信，走出一条扎实的中医临床之路。

3. 中医抗疫的科研评价有待提升

中西医结合的"中国方案"得到世界的认可，其最大的特色及亮点在于中医药的参与。几千年来，中医药一直在抗疫中起着不可替代的作用，也积累了丰富的经验和成果。然而，现代中医药在传染病的防治中逐渐弱化至辅助地位，其原因是多方面的，既有中医药自身发展的局限性，譬如缺乏较完备的中医传染病学科体系，没有足够的循证医学证据；也有相关部门缺乏中医自信，对中医药防治传染病的重视程度不够。以上背景导致中医药在急性传染病中的应用受到限制，没有充分发挥其优势。

目前，中医疾病预防控制体系不够完善，处于科学研究、学科发展目标等思路不清、着力点模糊的状态。中医药科研评价方法和标准也有三大方面

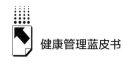

健康管理蓝皮书

的问题：一是中医"西医化"，中医的核心理念是"整体、辨证、个性化"，相对西医来说具有一定优势，而目前对中医的研究多采用西医的理念和手段，缺乏符合中医自身发展规律的评价体系，使得中医的治疗药物和手段逐渐成为西医的辅助方法；二是中医基础理论研究与临床实践脱节，表现为研究手段简单、重复且水平低，造成人力和财力资源的浪费；三是中医药科研成果转化率较低，科研立项与科研成果不成正比，一些科技成果虽然转化进入市场，但无法达到远期效果。

（四）中医健康服务发展的机遇与趋势

1. 中医的价值日益受到重视

新中国成立以来，党和政府始终高度重视和支持中医药工作。1982年宪法明确"发展现代医药和我国传统医药"；1997年将"中西医并重"作为我国新时期卫生工作方针之一；2006年强调"大力扶持中医药和民族医药"；2016年将中医药发展上升为国家战略。2020年11月习近平总书记在金砖国家领导人第十二次会晤上指出，中方加入新冠肺炎疫苗实施计划，将在这个平台上同各国分享疫苗，并倡议五国召开传统医药研讨会，探索医药在新冠肺炎防治方面的作用，为全球疫情防控增添有力武器。

在全球的抗疫工作中，为了更好地将"中国方案"中的治疗经验分享给世界，不同性质的团体通过不同方式向海外传递信息，让他们了解中医药在抗疫中的真实效果。中医药作为抗疫方案中最具特色的一部分，参与面之广、参与度之深、受关注程度之高，也是新中国成立以来前所未有的。中国医护人员奔赴国际抗疫战场，让世界人民看到了中医药战疫的实力，也切实做到了世界共享。全球多国对于"中国方案"进行报道，以借鉴中医药经验，更好地应对疫情。

2. 中医药受到政府重视

（1）中央方面

2020年6月国务院新闻办公室发布《抗击新冠肺炎疫情的中国行动》白皮书，肯定了此次抗疫特色，即中西医结合、中西药并用，也是中医药传承精华、守正创新的生动实践。在全国推行的新冠肺炎诊疗方案中，从中医角度分析新冠肺炎的病因病机，并确立治则治法，使中医药在预防、治疗、恢复期全程参与、深度介入，充分发挥了中医治未病、辨证施治、多靶点干预的独特优势。

除了肯定控制疫情本身的成就，更要重点关注疫情暴露的问题。国家发改委《公共卫生防控救治能力建设方案》指出重大疫情防控救治能力存在的短板，并建议探索医院中西医结合发展模式，尤其是应急工作机制，规范中医药科室建设，改善中医药疫情防控救治基础条件，提升中西医结合防治传染病能力；同时，支持中医院校建设高水平实验室，健全中医药应对突发公共卫生事件科研支撑平台，使科研与临床共同进步。国家卫健委提出推动疾病预防控制体制改革，把中医药参与公共卫生事件应急制度化，统筹发展中医药防治传染病基地。国家中医药管理局重视疫情常态化的防控工作，重视和完善中医药服务体系，不断改进中药审评审批机制，促进中药新药研发及产业发展，强化中医药人才梯队建设，为国家打造了一支具有中医特色的高水平疫病防治队伍。

（2）地方方面

地方政府因地制宜地出台不同政策发展中医药以应对后疫情时代的疫情防控，比如上海市卫健委表示将对上海中医医疗资源提质扩容，一方面全力推进中医医疗机构高质量发展，构建区域中医医联体，提升基层中医药服务能力，以点面结合、全专互补的方式覆盖全区域、全机构，更好地满足社区居民的健康服务需求；另一方面争取建设国家中医医学中心、区域中医医疗中心及中西医协作诊疗重大疑难疾病中心，以打造中医药临床发展高地，起到全国性示范引领作用。江苏省卫健委则提出加强传染病医院中医科室建设，让中医药及早介入、全程参与，充分发挥特色，重点提高中医院防治传染病、急诊急救、重症医学能力，并遴选一批综合实力较强的中医医院作为试点建设。以上政策都可以给其他地区一定的借鉴参考。

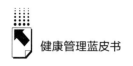

（五）中医健康服务未来走向与策略

新冠肺炎疫情让群众认识到，在未知疾病面前中医可以大放光彩，也让人认识到对于传染性疾病永远"防大于治"，因此，提倡"中医治未病"，改变人体环境和调节功能变得尤其重要。疫情常态化的今天，对中医的发展来说无疑是个机遇。当然，疫情暴露的问题，对于不同层面的组织机构也提出了不同的挑战。总结来说，中医健康服务未来走向与策略应从以下四个方面入手。

1. 促进中西医并重，加强人才队伍建设

发展中医中药，关键在于人才培养。加强中医药人才队伍建设，要遵循中医药人才培养规律。中医西医各有所长，医学院校培养出来的学生应该"两条腿走路"，充分适应社会的需求。对于高校教育应"重基础、尚经典、强实践"，医学生学习中医基础课程，还要重视中医经典课程及传统文化内容，同时早临床、多临床，践行"望闻问切"等中医基本诊法，不断进行辨证论治、理法方药相融合的思维锻炼，使感性认识上升到理性认识，这样才能培养出既具备扎实的中医基础理论，又具备传统文化底蕴的中医药人才。同时，加强中医药重点学科建设，构建服务生命全周期的中医药学科体系。院校教育、继续教育二者有机衔接，能够使中医药人才得到充分成长和锻炼，在临床中不断精进，逐渐形成不同模式的人才梯队，这也是符合中医发展规律的人才培养方式。

2. 挖掘民间中医技术，满足更多中医需求

传播中医健康服务，自上而下推广中医防病治病技术，有时群众并不能顺利接受，那么，选择适合当地特色治疗且被普遍认可的方式，相对来说更容易。此时，隐藏在民间的中医药便成了优势选择。然而，民间中医药一直以来未得到足够的重视。民间中医药源远流长，是人民群众长期与疾病斗争积累而来的结晶，对于很多疾病甚至是疑难杂症，很多民间中医药技术、方药和器械疗效独特，具有重要的挖掘潜力和开发价值。因此，将民间安全有效的中医药特色诊疗方法技术等进行收集、整理并加以规范、开发、推广具

有重要意义。加强对民间中医药技术的收集，建立民间中医养生保健技术方药筛选评价与优化中心，甚至是对某些优势诊疗项目进行立项，以推广运用于临床。此外，加强对民间养生保健技术和方法的研发，促进成果转化，举办相关的学术活动，评选和奖励优秀成果，鼓励医药科研院校与民间中医合作，取民间中医之长，加以研究提高，以共发展、同创新。

3. 建立科学评价体系，发展高水平中医

中医药的特色在于以全面看问题的辨证思维，因此其评价体系理应符合其个性。中医药难以定性、定量的特点，导致中药到现在都未能很好地为患者所接受，这一局面就提示需要建立现代化的中医药服务质量评价体系，以更好地推动中医实现现代化、产业化。中医药服务质量评价体系对临床患者以及学科均有积极影响。分而言之，服务质量评价体系能够指引临床医护人员和管理者针对性改善服务质量；可以根据评价结果指导患者就医，方便就诊，避免盲从，少走弯路，同时也反向激励医务人员改进服务；还可以凸显中医药的特色理念和成效，建立学科自信。此外，评价体系能够通过对投入和产出进行定量分析，帮助政府形成决策。中医标准化并不是意味着中医失去了灵活性、个体化，也不是取代个体医生的独立思考和实践经验，而是使医生基于临床疗效的真实性及有效性，做出相对客观、合理、科学的决策。

4. 发挥治未病优势，助力常态化防疫

要发挥中医药在疫情防控中的优势特色，就应该重视总结成功经验，尤其是疗效确切、安全性高、可复制、易推广的方法技术，以便巩固前期抗疫成果，更好地应对国内的疫情变化及国际抗疫的复杂环境。同时，坚持"防大于治"，充分发挥中医治未病的优势，坚持因时、因地、因人制宜的原则，传播时令节气养生、中医健康知识、增强体质等理念，推广简易的中医药防疫措施，如中药香囊，防疫药膳等，以协助学校、机关、企业等单位完善相关配置，借此帮助群众扶正气、御邪气、防疫气，切实做好健康的守护者。

后疫情时代，中医健康服务多元化融合是必然趋势，经历了新冠肺炎疫情的考验，中医健康服务也更加自信，之后随着社会需求不断完善、改进，必将焕发更多光彩，为健康中国助力。

B.21
结直肠癌早期筛查技术服务发展报告

强东昌　杨　莉*

摘　要：　结直肠癌是全球最常见的肿瘤之一。在男性肿瘤患者中，结直肠癌的患病率排在第三位，仅次于肺癌和前列腺癌。在女性癌症患者中，结直肠癌的患病率排在第二位，仅次于乳腺癌。结直肠癌自然病史较长，从早期腺瘤到浸润性癌的进展一般需要5~10年的时间，为结直肠癌的早期筛查和临床干预提供了重要时间窗口。结直肠癌有人群筛查和机会性筛查两种筛查模式，筛查方法则有多种，可以根据筛查目的以及筛查支出选择合适的筛查模式和筛查方法。目前，一些发达国家的组织机构制定了相对完善的结直肠癌筛查指南，全球许多国家和地区，包括中国在内，开展各类结直肠癌筛查项目。但结直肠筛查存在参与率低、依从性差、筛查连续性不强等问题，需要从提高民众健康意识、提供多样化筛查方法等方面提高结直肠癌早期筛查质量。

关键词：　结直肠癌　早期筛查　筛查方法　筛查模式

结直肠癌（Colorectal cancer，CRC），是指发生在结肠或直肠的癌症，

---

* 强东昌，中关村新智源健康管理研究院副院长，主要研究方向为健康管理个体化方案研究和健康评估；杨莉，深圳沃德海斯生物科技股份有限公司营销部总监，负责搭建定量FIT肠癌早筛项目学术推广体系及科研项目工作。

也称为大肠癌。CRC 是全球最常见的癌症之一，在男性癌症患者中，CRC的患病率排在第三位，仅次于肺癌和前列腺癌。在女性癌症患者中，CRC的患病率排在第二位，仅次于乳腺癌。CRC 早期筛查是降低 CRC 的发生率和死亡率的重要手段。

一 CRC 早期筛查的界定

CRC 自然病史较长，从腺瘤发展为早期癌一般要经过增生性腺瘤、管状腺瘤、绒毛状腺瘤、早期癌、浸润癌等多个阶段，从腺瘤发展到 CRC 大约需要 10 年的时间。早期结直肠癌发展到进展期或晚期亦有相当长的一段时间。CRC 的早期筛查是指从无症状人群中发现早期、处于相对容易治愈阶段的结直肠癌患者，或是发现能够摘除癌前异常增生（如息肉、腺瘤）的患者，及时采取治疗措施，从而获得最佳治疗效果。

CRC 高发于经济发达国家和地区，与居民饮食结构密切相关，GLOBOCAN 2012 统计数据显示[1]，发达地区结直肠癌新发病人数为 736867例，世界标化发病率为 29.2/10 万，占世界同期恶性肿瘤发病总人数的12.1%；欠发达地区新发病人数为 623735 例，世界标化发病率为 11.7/10万，占发病总人数的 7.8%。在中国，结直肠癌发病率、死亡率高收入地区高于低收入地区，城市高于农村，东部城市高于中、西部城市。而且随着生活水平的提高，CRC 发病率、死亡率呈现上升趋势[2]。但由于发达国家 CRC早期筛查项目的实施和筛查人群的普及，CRC 的发生率和死亡率呈现不断下降趋势。以美国为例，自 2000 年起，美国 CRC 发病率每年下降速率约为3 个百分点，2015 年 CRC 死亡率与 1970 年比较，下降约 53 个百分点[3]。美

① Torre L. A. , Bray F. , Siegel R. L. , et al. , "Global Cancer Statistics, 2012". *CA Cancer J. Clin*, 2015, 65: pp. 87 – 108.

② 李道娟、李倩、贺宇彤：《结直肠癌流行病学趋势》，《肿瘤防治研究》2015 年第 3 期，第305～310 页。

③ Siegel R. L. , Miller K. D. , Jemal A. , "Cancer Statistics, 2018". *CA Cancer J. Clin*, 2018, 68: pp. 7 – 30.

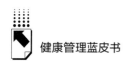

国癌症协会认为，早期筛查和肠镜检查的增加是 CRC 发病率和死亡率下降的主要原因。美国 50 岁以上成年人肠镜检查率已经从 2000 年的 21% 增至 2015 年的 60%，肠镜已成为主要的筛查项目，肠镜筛查可以尽早切除癌前病变，降低 CRC 发病率。在中国，CRC 早期筛查的意识不强，普及性不高，是导致 CRC 发病率、死亡率持续上升的重要因素。

二　结直肠癌的筛查模式和筛查方法

（一）CRC 筛查模式

目前结直肠肿瘤的筛查主要有人群筛查（Mass screening）和机会性筛查（opportunistic screening）两种模式。机会性筛查较人群筛查有一定的成本效果优势。每个国家或地区可以根据地方的人口统计学特征以及医疗资源状况选择恰当的筛查模式。

人群筛查也称为自然人群筛查，或无症状人群筛查。人群筛查多由国家相关部门或地方机构组织，通过预先制定的筛查流程，在规定的时间内对符合条件的全部人群进行筛查。人群筛查可以发现早期 CRC，对患者及时治疗，提高治疗效果，更重要的是通过筛查，发现癌前病变，经过适当的干预，降低人群的 CRC 发病率，起到预防 CRC 发生的作用。人群筛查的优点是可检出更多早期结直肠癌癌前病变，提高患者的生存率，降低结直肠肿瘤的发病率。但人群筛查成本高、依从性差，而且大规模人群筛查需要大量的专职医务人员和专门的医疗设施，对卫生资源和人力资源有一定的要求。

机会性筛查也称作个体筛查（Individual screening）、个案筛查（Case-finding），是日常医疗卫生服务与目标疾病患者筛查的有效结合，是在患者就医或体检过程中进行 CRC 筛查。机会性筛查的对象主要是主动体检的健康个体、因其他疾病就诊但具有 CRC 高危因素的个体以及 50 岁以上无结直肠肿瘤症状的门诊患者，可以是受检者主动要求筛查，也可以是医生依据受检者的危险水平提出筛查建议。机会性筛查缩小了筛查范围，面向前来就医或体检的 CRC 高危人群，此类患者发生和检出 CRC 病变的概率要高于一般人群，所以具有更高的筛查顺应性。机会性筛查的人群可以直接进行结肠镜检查，也可以先采用 FIT 进行初筛。机会性筛查模式的缺点是筛查的数量有限，一部分无症状早期结直肠癌前病变的患者会被漏筛。

（二）CRC 筛查方法

目前 CRC 筛查方法分为侵入性和非侵入性检查两种。非侵入性检查主要是基于粪便和血液的检查，以及放射影像学的检查。基于粪便的检查包括粪便隐血试验（fecal occult blood test，FOBT）、粪便免疫化学试验（fecal immune chemical test，FIT）以及多靶点粪便 DNA（mt-sDNA，multitarget stool DNA）检测。这些方法是基于通过检测结直肠息肉、腺瘤和肿瘤的细胞碎片或引起的出血发现病变。此外，检测粪便或尿液中甲基化 DNA 是目前新兴的检测方法，可能是未来 CRC 筛查的发展方向。放射学检查包括双重对比钡灌肠、胶囊式内窥镜和计算机断层扫描（CT，computed tomography）结肠成像。这些方法可以通过影像学的可视化发现晚期结肠息肉或 CRC。侵入性检查有软式乙状结肠镜检查和结肠镜检查，可直接可视化切除病变。目前大部分筛查项目初筛一般采用 FIT 法，初筛阳性者随访进行结肠镜检查。表 1 列出了目前常用的检测方法的灵敏度、优势、局限性以及建议的筛查间隔。

1. 粪便隐血检测（FOBT）

FOBT 是一种非侵入性的化学检测方法，其原理是通过检测粪便中血红蛋白的氧化还原活性间接推断血红蛋白量。Mandel 等开展了一项具有里程碑意义的研究对粪便隐血检测筛查效果进行评价，该研究将 46551 名 50～80 岁的参与者随机分成 FOBT 每年一次组、FOBT 每两年一次组和对照组，结果显示每年进行粪便隐血检测的人群 CRC 的 13 年累积死亡率降低 33 个百分点，两年一次组和对照组比较变化不明显①。

---

① Mandel J. S., Bond J. H., Church T. R., et al., "Reducing Mortality From Colorectal Cancer by Screening for Fecal Occult Blood. Minnesota Colon Cancer Control Study". *N Engl J Med*, 1993, 328: pp. 1365 – 1371.

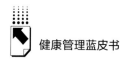

FOBT 是一种廉价、简单、可广泛使用的检测方法，但需要适量的血红素才能检测到阳性结果，灵敏度不高，癌症的单次检测灵敏度约为 50%。而且该方法依赖于简单的氧化反应，膳食中含有的过氧化物酶，如植物中的过氧化物酶、肌红蛋白的血红素等，以及抗氧化剂，如维生素 C，都有可能导致假阳性结果。

2. 粪便免疫化学试验（FIT）

FIT 被认为是在 FOBT 的基础上发明的更为先进的检测方法。它是通过检测人血红蛋白中的珠蛋白来检测粪便中的血液，不与膳食中肉类的血红蛋白发生交叉反应，也不会受到食物中过氧化物酶的影响。FIT 所需粪便样本量较 FOBT 少，采样技术简单且易于采集。FIT 检测晚期腺瘤和 CRC 的灵敏度均高于 FOBT。Lee 等对 19 项研究进行的系统分析结果显示，FIT 检测 CRC 的总体准确度为 95%，累积灵敏度和特异性分别为 79% 和 94%[1]。Ventura 等报道，6961 例患者两年一次的单一 FIT 筛查，平均随访 11 年，CRC 发生率降低了 22%[2]。FIT 的缺点是其检测结肠息肉的灵敏度较低，对于出血性消化道疾病会出现假阳性，而对无出血或暂停出血的肿瘤则可能出现假阴性。

FIT 又有定性 FIT 与定量 FIT 两种检测方法，两者都是利用了人血红蛋白抗体技术，通过抗原抗体反应的高灵敏度来检测大便中的微量血红蛋白。其中定性 FIT 采用的是胶体金免疫层析原理，用于临床粪便潜血定性检测，而无法判断消化道出血量，且结果的判读具有主观性，与检验师的经验相关。而定量 FIT 采用的是乳胶免疫比浊法，可定量检测判断出血数值，检测的阳性阈值可调整，通过机器进行结果判读，避免了人为因素的干扰，灵敏度显著高于定性实验。中国一项对 17 种免疫法粪便潜血试验（15 种定性 + 2 种定量）检测的性能评估，结果：OC-Sensor 定量 FIT 从中脱颖而出，敏感性为 86.21%，特异性为 97.06%，K 值等于 0.8，试剂的一致性处于高水

① Lee J. K., Liles E. G., Bent S., et al., "Accuracy of Fecal Immunochemical Tests for Colorectal Cancer: Systematic Review and Meta-analysis". *Ann Intern Med*, 2014, 160: p. 171.
② Ventura L., Mantellini P., Grazzini G., et al., "The Impact of Immunochemical Faecal Occult Blood Testing on Colorectal Cancer Incidence". *Dig Liver Dis*, 2014, 46: pp. 82 – 86.

平[1]。比利时 2013～2017 年定量 FIT（OC-sensor）进行了 1212354 名大样本的结直肠癌筛查，结果显示在阳性后进行肠镜检查的参与者（73546 人）中，仅 12%（8873 人）结果正常或与癌症无关，49%（36187 人）为腺瘤，4%（2999 人）为原位癌，5.6%（4094 人）为癌症；疾病检出率达 88%[2]。Gut 上发表的一项前瞻性队列研究，对超过 500 万名接受定量 FIT 筛查的台湾受试者进行多年随访后发现，定量 FIT 可显著降低 34% 的进展期 CRC 发病率及 40% 的 CRC 死亡率，对远端 CRC 的效果尤为明显[3]。

3. 结肠镜检查

结肠镜通过直接可视化检测 CRC 以及癌前病变的能力已在大型队列研究中得到证实，结肠镜检测 CRC 的灵敏度为 95%，而其检测晚期腺瘤（直径≥10mm）的灵敏度为 88%～98%[4]。病例对照研究显示，结肠镜检查可以使 CRC 发生率降低 53%～72%，CRC 相关死亡率降低 31%[5]。结肠镜检查最大的优点是能够发现结肠近端和远端癌性病变和小的癌前病变，并及时切除。结肠镜检查是侵入性的检测方法，需要被检测者提前进行肠道准备，结肠镜检查过程中存在肠穿孔的风险和结肠镜检查后出血的风险，尤其是在息肉切除术后患者中。这些局限性导致结肠镜筛查的依从性较低。此外，结肠镜检查高度依赖检查者的专业技术知识进行可视化检测和切除病变，尤其是近端结肠的病变，很难被检测到。对于 50 岁以上结肠镜检查阴性的一般风险患者，建议每 10 年进行一次。

① 李佩、诸佩超、宋荣维、陶沙：《17 种免疫法粪便潜血试验检测性能评估》，《检验医学》2019 年第 2 期，第 152～158 页。
② van de Veerdonk W., Hoeck S., Peeters M., et al., "Occurrence and Characteristics of Faecal Immunochemical Screen-detected Cancers Vs Non-screen-detected Cancers: Results from a Flemish Colorectal Cancer Screening Programme". 2020, 8: pp. 185 – 194.
③ Chiu H. M., Jen G. H., Wang Y. W., et al., "Long-term Effectiveness of Faecal Immunochemical Test Screening for Proximal and Distal Colorectal Cancers". Gut, 2021, 25: gutjnl – 2020 – 322545.
④ Schoenfeld P., Cash B., Flood A., et al., "Colonoscopic Screening of Average-risk Women for Colorectal Neoplasia". N Engl J Med, 2005, 352: pp. 2061 – 2068.
⑤ Baxter N. N., Goldwasser M. A., Paszat L. F., et al., "Association of Colonoscopy and Death From Colorectal Cancer." Ann Intern Med. 2009, 150: pp. 1 – 8.

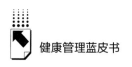

表 1　CRC 早期筛查方法比较

筛查方法	说明	敏感度	筛查间隔	优点	局限性
FOBT	粪便中血红蛋白的酶学检测	33%～75%	每年检查一次	简单、无创、低成本，检测远端和近端病变	癌前病变检测敏感度低，检测时无法切除病变，检测易受摄入血红蛋白影响
FIT	粪便中血红蛋白的免疫化学检测	60%～85%	每年检查一次	简单、无创、低成本，检测远端和近端病变	癌前病变检测敏感度低，检测时无法切除病变
结肠镜	全结肠内镜检查	>95%	每10年检查一次	灵敏度高，允许全结肠可视化，检测远端和近端病变，可在检测时切除病变	侵入性检测方法，需要提前进行肠道准备，需要特殊设备，成本高，一般需要提前预约，检测时需要麻醉镇静，存在肠穿孔或出血风险，患者依从性低
乙状结肠镜	远端结肠内镜检查	>95%（仅是远端结肠）	联合 FOBT 每5年检查一次	灵敏度高（仅远端结肠），无需完全镇静，可在检测时切除病变	半侵入性，需要肠道准备，需要特殊设备，成本高，一般需要提前预约，仅筛查远端结肠，存在一定安全风险
CT 结肠成像	结肠的放射学可视化，也称为虚拟结肠镜检查	>90%	每5年检查一次	灵敏度高，允许全结肠可视化，无需镇静，检测远端和近端病变	半侵入性，需要肠道准备，需要特殊设备，在检测时无法切除病变，患者有放射学安全顾虑
mt-sDNA 检查	DNA 突变和血红蛋白的分子检测	92%	每3年检查一次	灵敏度高，易检测，无创，检测近端和远端病变	与癌前病变相比，可更好地检测癌症，在检测时无法切除病变

4. 乙状结肠镜检查

与结肠镜检查全结肠不同，乙状结肠镜仅能检查结肠的远端部分。乙状结肠镜检查也需要提前进行肠道准备，但无需麻醉镇静。乙状结肠镜检测结肠部分 CRC 的灵敏度高于 95%，检查晚期腺瘤的灵敏度为 70%（直径≥10mm）。如果在远端结肠中发现病变，为了防止结肠近端也存在病变，通常需要进行结肠镜随访检查。病例对照研究显示，乙状结肠镜检查可以使远端 CRC 的死亡率降低 60%，但由于无法检查近端结肠，对近端 CRC 发病率和死亡率几乎没有影响[1]。与结肠镜检查相似，乙状结肠镜检查的优点包括可以同时识别 CRC 和癌前病变（但仅在远端结肠），并能够在检查时清除病变。乙状结肠镜检查也具有结肠镜检查的许多局限性，包括需要肠道准备、预约等待、安全性问题等。此外，乙状结肠镜检查仅限于结肠远端部分，通常不需要镇静，与麻醉下结肠镜检查相比，被检查者可能会出现相当程度的不适。目前指南建议乙状结肠镜检查与 FOBT 联合筛查，既往无结肠息肉病史、无症状个体中每 5 年进行一次。

5. 计算机断层扫描（CT）结肠成像

CT 结肠成像，也称为"虚拟结肠镜检查"，是对结肠进行结构性放射学检查，通过 CT 和专用软件创建结肠三维图像来识别结肠病变。目前，CT 结肠成像检测主要用于那些存在其他并发症或因肠道结构性问题不适合接受结肠镜检查的患者。临床研究表明，CT 结肠成像检测 CRC 的灵敏度高于 90%，检测体积较大的息肉（直径≥10mm）的灵敏度为 90%，小一点息肉（直径≥6mm）的灵敏度为 78%[2]。与结肠镜检查一样，CT 结肠成像的优势是可以对整个结肠进行可视化检查，而且仅为半侵入性。CT 结肠成像检查时，不需要麻醉镇静，但为了获得良好的观察效果，需要患者结肠充气，可能会导致患者不适。采用 CT 结肠成像筛查被检测者可能会有电离辐射安全方面的顾虑，如果检测到病变，还需要结肠镜进一步确诊检查。此外，CT 结肠成像结果的解读高度依赖于放射科医生的专业技术知识。虽然 CT 结肠成像的局限性对其应用有一定的影响，但在欧洲进行 CRC 筛查研究显示，CT 结肠成像的参与率高于结肠镜检查[3]。CT 结肠成像对于平均风险、无症

① Imperiale T. F., Wagner D. R., Lin C. Y., et al., "Risk of Advanced Proximal Neoplasms in Asymptomatic Adults According to the Distal Colorectal Findings". *N Engl J Med*, 2000, 343: pp. 169 – 174.

② Johnson C. D., Chen M. H., Toledano A. Y., et al., "Accuracy of CT Colonography for Detection of Large Adenomas and Cancers". *N Engl J Med*, 2008, 359: pp. 1207 – 1217.

③ Stoop E. M., de Haan M. C., de Wijkersslooth T. R., et al., "Participation and Yield of Colonoscopy Versus Non-cathartic CT Colonography in Population-based Screening for Colorectal Cancer: A Randomised Controlled Trial". *Lancet Oncol*, 2012, 13: pp. 55 – 64.

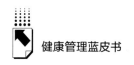

状的患者，应每 5 年重复检测一次。

6. 多靶点粪便 DNA（mt-sDNA）检测

mt-sDNA 检测是通过检测粪便标本中的异常 DNA 和潜血，发现结直肠病变。如果检测到来自癌性或癌前病变的异常 DNA 和/或肠道出血，患者再接受诊断性结肠镜检查，并在必要时切除病变。一项双盲、横断面、筛选研究对 mt-sDNA 和 FIT 检测方法的灵敏度进行了比对研究，有 90 家研究中心参加，筛选对象为 10000 多名年龄 50 岁以上的无症状、一般风险人员。在本研究中，采用 mt-sDNA 方法筛查出 65 例 CRC 患者中的 60 例，检测灵敏度为 92.3%，FIT 筛查出 48 例，检测灵敏度为 73.8%。与 FIT 相比，mt-sDNA 检测 CRC 显示出更高的灵敏度。mt-sDNA 方法检测到晚期腺瘤、癌前病变伴高度异型增生，以及无蒂锯齿状息肉的灵敏度分别为 42.4%、69.2% 和 42.4%，相比之下，FIT 的灵敏度分别为 23.8%、46.2% 和 5.1%[1]。采用 mt-sDNA 方法筛选不含 CRC 或晚期癌前病变的人群，mt-sDNA 的特异性为 86.6%，而 FIT 的特异性为 94.9%。在结肠镜检查结果完全阴性的受试者中，mt-sDNA 的特异性为 89.8%，而 FIT 为 96.4%[2]。mt-sDNA 检测不需要任何肠道准备或改变药物和饮食，检测无创、方便。mt-sDNA 作为一种新颖的检测方法，目前对其研究有限，虽然其具有较高的灵敏度，但特异性略低。美国癌症协会指南推荐 3 年的筛查间隔。

7. 其他新的检测方法

随着分子生物学的发展，CRC 检测手段也在不断进步，目前研究发现，CRC 患者存在部分基因的异常甲基化，通过检测异常甲基化基因可对 CRC 早期筛查。胞裂蛋白 9（septin9，SEPT9）是真核生物内一组高度保守的 GTP 结合蛋白，参与细胞分裂、分化过程，研究发现，其基因甲基化与结肠

① Imperiale T. F., Ransohoff D. F., Itzkowitz S. H., et al., "Multitarget Stool DNA Testing for Colorectal-cancer Screening". *N Engl J Med*, 2014, 370: pp. 1287–1297.

② Canadian Agency for Drugs and Technologies in Health（CADTH），"Fecal Immunochemical Tests for Colorectal Cancer Screening: A Systematic Review of Accuracy and Compliance". *CADTH Technol Overv*, 2010, 1: pp. e0117.

癌、乳腺癌、卵巢癌等肿瘤疾病的发生密切相关，而且 CRC 患者 SEPT9 基因甲基化的检出率远远高于其他癌症患者。Su 等比较了 172 例 CRC 患者和 62 例健康人 SEPT9 基因甲基化状态，分析了 SEPT9 基因的甲基化表达与 CRC 临床病理特征之间的关系，他们发现 CRC 患者组织中 SEPT9 基因较健康人呈高甲基化，而且 SEPT9 基因甲基化状态与 CRC 患者性别、年龄以及肿瘤分期、分化程度、部位等无关[1]。研究提示高甲基化 SEPT9 基因可以作为 CRC 早期筛查和诊断的重要生物标志物。除 SEPT9 基因外，目前还发现 CRC 患者的多配体聚糖 2 前体（syndecan-2 precursor，SDC2）以及波形蛋白（vimentin，VIM）等基因也均存在高度甲基化[2]。检测粪便或尿液中的这些高甲基化 DNA 将成为 CRC 早期检测和诊断的新方向。

三　结直肠癌筛查现况

为了实现对 CRC 的早诊早治，发达国家的一些组织机构，例如美国预防服务工作组、美国癌症协会及加拿大预防保健特别工作组等，已经制定了相对完善的结直肠癌筛查指南，针对 CRC 一般风险或高风险人群提出筛查推荐意见。大多数指南建议对 50～75 岁的中等风险个体采用粪便隐血法（包括 FIT）以及结肠镜、乙状结肠镜检查进行筛查。全球许多国家和地区，包括中国在内，已开展各类 CRC 筛查项目，降低了 CRC 的发生率和死亡率，同时节省了医疗费用，减轻了社会负担。

（一）国外结直肠癌筛查项目

1. 欧洲 CRC 筛查项目

2003 年，欧盟理事会建议所有成员国开展 CRC 早期筛查项目，对 50～

---

① Su X. L. , Wang Y. F. , Li S. J. , et al. , "High Methylation of the SEPT9 Gene in Chinese Colorectal Cancer Patients". *Genet Mol Res*, 2014, 13: pp. 2513–2520.

② Nikolaou S. , Qiu S. , Fiorentino F. , et al. , "Systematic Review of Blood Diagnostic Markers in Colorectal Cancer". *Tech Coloproctol*, 2018, 22: pp. 481–498.

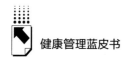

74 岁的男性和女性进行 CRC 筛查，采用 FOBT 法每年或每两年进行一次，当检测结果为阳性时进行结肠镜检查确诊。根据这一建议，在欧洲启动了多项 CRC 筛查项目，虽然因为每个国家经济能力和医疗资源不同，国家之间 CRC 筛查情况存在差异，但总体上 CRC 筛查规模较小，筛查人数有限。2015 年，欧盟有 24 个国家，如芬兰、法国、英国、比利时、荷兰、丹麦、爱尔兰、意大利等在全国范围内开展了 CRC 筛查项目，其中采用最多的方法就是定量 FIT。

不同欧洲国家民众 CRC 筛查项目的参与率不同，克罗地亚和捷克共和国的参与率最低（＜25%），两个国家 CRC 死亡率较高，年龄标准化死亡率分别为 18.7% 和 15.4%，其他大部分国家的参与率超过了 45%。多数国家采用的是定量 FIT 筛查方法，如西班牙、荷兰、爱尔兰、意大利等。少部分国家采用了 FOBT 筛查方法，如克罗地亚、英格兰、法国等。不同的国家选择的筛查方法不同，即使选择同一种筛查方法，选择的阳性临界值也不尽相同，因此阳性检测率差别较大。荷兰采用的定量 FIT 筛查的临界值最低（15μg/g），FIT 检测阳性率最高（12.2%），爱尔兰定量 FIT 检测阳性率排在第二（10%），采用的定量 FIT 筛查临界值为 20μg/g。意大利使用的定量 FIT 筛查临界值与爱尔兰相同，定量 FIT 检测阳性率为 5.8%。使用 FOBT 方法筛查的英格兰和法国检测阳性率最低（分别为 2% 和 2.8%）。定量 FIT 检测阳性或 FOBT 检测阳性的人员进行结肠镜检查的比例不同国家之间也存在较大差别，在克罗地亚、立陶宛和荷兰，进行结肠镜检查的比例不超过 75%，但在捷克共和国和斯洛文尼亚，比例均在 95% 以上。CRC 的检出率最低为 0.2‰，最高为 5.9‰[①]。

2. 美洲的 CRC 筛查项目

目前，美国 CRC 早期筛查主要采取机会性筛查模式，鼓励 50 ~ 75 岁平均风险人群进行 CRC 筛查，参与者有多种筛查方法可以选择：（1）每年进

---

① IARC Working Group on the Evaluation of Cancer-Preventive Interventions，"Colorectal Cancer Screening". *IARC Handbooks of Cancer Prevention*, 2018, Vol. 17.

行一次 FOBT 或 FIT 检测；（2）每 3 年进行一次 mt-sDNA 检测；（3）每 5 年进行一次乙状结肠镜检查；（4）每 10 年进行一次结肠镜检查；（5）每 5 年进行一次双重对比钡灌肠检查；（6）每 5 年进行一次 CT 结肠成像。约 90%参与者会首选结肠镜检查，这可能与筛查的模式有关。部分选择 FIT（临界值 20μg/g）方法筛查的人群调研显示，5%的参与者中出现阳性检测结果，腺瘤的阳性预测值（Positive predictive value，PPV）为 51.5%，CRC 的 PPV 为 3.4%。另外 2021 年 3 月美国胃肠病协会（ACG）最新发布的 CRC 筛查指南中推荐筛查年龄由 50 岁降至 45 岁，建议 45~49 岁的一般风险人群应行常规筛查，以减少进展期腺瘤、结直肠癌的发生率，降低相关死亡率。推荐结肠镜检查和粪便免疫化学检测（FIT）作为 CRC 筛查的首选方法[1]。

加拿大曾组织了一项针对 50~74 岁平均风险个体的 CRC 筛查项目，初筛采用了定量 FIT 和 FOBT 检测，结果显示人群参与率非常低，仅为 16.1%。筛选人群平均检测阳性率为 4.4%（定量 FIT 为 4.8%，FOBT 为 3.7%）。男性检测阳性率高于女性（5.9%对 3.4%），而且随着年龄增长，检测阳性率出现升高，70~74 岁年龄组阳性检测率为 5.7%，50~54 岁年龄组阳性检测率为 3.4%。初筛阳性人群随访结肠镜检查的依从性为 80.5%。腺瘤的检出率为 16.9/1000，CRC 的检出率为 1.8/1000。使用 FOBT 时腺瘤的 PPV 为 35.9%，使用定量 FIT 时为 50.6%。在两种检测方法中，CRC 的 PPV 均为 4.4%[2]。

智利对无风险因素的 50 岁以上无症状人群组织过 CRC 筛查，采用的是定量 FIT（临界值为 20μg/g）检测方法，人群参与率为 77%。在 4938 例参与者中，9.6%的参与者检出阳性结果。其中 58.6%的初筛阳性参与者进行

[1] Shaukat A., Kahi C. J., Burke C. A., et al., "ACG Clinical Guidelines: Colorectal Cancer Screening 2021". *Am J Gastroenterol*, 2021, 116: pp. 458−479.

[2] Major D., Bryant H., Delaney M., et al., "Colorectal Cancer Screening in Canada: Results from the First Round of Screening for Five Provincial Programs". *Current Oncology*, 2013, 20: pp. 252−257.

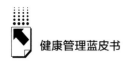

了随访结肠镜检查，CRC 检出率为 2‰[①]。

3. 亚太地区国家的 CRC 筛查项目

亚太结直肠癌工作组建议在 CRC 发病率最高的地区（＞30/100000），对 50~75 岁平均风险个体进行有组织的筛查，日本、韩国、泰国和澳大利亚等都进行了有组织的筛查[②]。

日本自 1992 年以来，对 40~69 岁的医疗保险受益人实施了 CRC 筛查项目，采用的是定量 FIT 检测方法，并将 40 岁以上人群每年进行便潜血CRC 筛查 2 日法写进了《老人保健法》中[③]。根据 2013 年的调研数据，男性的参与率为 41.4%，女性为 34.5%[④]。

韩国自 2004 年制订了 CRC 筛查计划，主要针对 50 岁以上的健康保险人群。每年采用 FIT（定性或定量）法检测一次，人群参与率出现逐年递增趋势，从 2004 年的 10.5% 增加到 2008 年的 21.1% 和 2012 年的 25%。2008 年平均 FIT 检测阳性率为 7.5%（男性 8.8%，女性 6.4%）。在检测结果为阳性的人群中，31.4% 的人员进行了结肠镜检查。CRC 检出率为 1.2%[⑤]。

泰国自 2011 年开始了 CRC 试点筛查项目，主要在 50~65 岁人群中进行定量 FIT 检测，筛查平均参与率为 62.9%，其中女性参与率为 67.8%，男性参与率为 57.8%。平均定量 FIT 检测阳性率为 1.1%（男性 1.2%，女性 1.0%）。72% 的定量 FIT 检测阳性者随访行结肠镜检查。腺瘤和 CRC 的

① López-Kostner F., Zárate A. J., Ponce A., et al., "Results of A Multicentric Colorectal Cancer Screening Program in Chile". *Rev Med Chil*, 2018, 146: pp. 685 – 692.

② Sung J. J., Ng S. C., Chan F. K., et al., "An Updated Asia Pacific Consensus Recommendations on Colorectal Cancer Screening". *Gut*, 2015, 64: pp. 121 – 132.

③ 《日本厚生劳动省关于老人保健事业》，https://www.mhlw.go.jp/shingi/2005/06/s0620 – 6c. html，最后检索间：2021 年 6 月 2 日。

④ 日本国立癌症研究中心，《癌症检查就诊率（2020）》，http://ganjoho.jp/reg_ stat/ statistics/dl_ screening/index. html，最后检索时间：2021 年 6 月 2 日。

⑤ Suh M., Song S., Cho H. N., et al., "Trends in Participation Rates for the National Cancer Screening Program in Korea, 2002 – 2012". *Cancer Res Treat*, 2017, 49: pp. 798 – 806.

检出率分别为30.6%和3.7%①。

澳大利亚自2002年开始在55~74岁人群中进行CRC试点筛查，每两年进行一次定量FIT检测。人群参与率为45.4%（女性47.4%，男性43.4%）。定量FIT检测阳性率为9%。定量FIT检测阳性者中54.8%的人行结肠镜检查。腺瘤和CRC的检出率分别为5.3%和19.8%。2006年，澳大利亚启动了国家CRC筛查计划，对55~65岁人群进行两年一次的定量FIT检测。该计划将继续扩大到2020年，并计划对50~74岁所有人员进行两年一次的筛查②。

（二）中国结直肠癌筛查项目

在中国，CRC是第五大常见癌症，也是癌症死亡的主要原因之一。由于CRC发病率高于亚洲人群的平均水平，中国20世纪70年代已开始了CRC筛查。2012年，CRC筛查被确立为中国重要的城市公共卫生服务项目。2019年7月国务院印发的《健康中国行动（2019－2030年）》提出，对发病率高、筛查手段和技术方案比较成熟的胃癌、结直肠癌、肺癌、宫颈癌、食管癌、乳腺癌等重点癌症，制定早期筛查与诊治指南。各地根据本地区癌症流行状况，创造条件普遍开展癌症机会性筛查。随着国家支持力度的加大，早期筛查的人群规模越来越大。与其他国家一样，50~75岁的人群被认为是CRC筛查的目标人群。在中国，基于人群的CRC筛查实施两步筛查策略：FIT定量检测和高危因素问卷作为初筛试验，全结肠镜检查用于初筛阳性人群的随访筛查。但由于人口众多，资源有限，采用人群筛查模式实施的CRC筛查目前仅在少部分人群中开展。

北京丰台东高地社区对50~80岁居民实施的CRC筛查，共有10740人

① Khuhaprema T., Sangrajrang S., Lalitwongsa S., et al., "Organised Colorectal Cancer Screening in Lampang Province, Thailand: Preliminary Results from a Pilot Implementation Programme". *BMJ Open*, 2014, 4: p. e003671.

② Lew J. B., St John D. J. B., Xu X. M., et al., "Long-term Evaluation of Benefits, Harms, and Cost-effectiveness of the National Bowel Cancer Screening Program in Australia: A Modelling Study". *Lancet Public Health*, 2017, 2: pp. e331－e340.

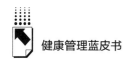

参加，参与率为 23.87%，3 次的 FIT 检测阳性患者 2709 人，占受检者的 27.52%。其中 260 人（占便隐血阳性者的 9.60%）接受了电子肠镜检查，检出 CRC 12 例，男性 8 例，女性 4 例，年龄 66~77 岁。检出结肠腺瘤 127 例。CRC 的检出率为 111.7/10 万①。

上海塘桥社区采用 FOBT 检测联合危险度评估问卷对 4992 位 50 岁以上居民进行了初筛，初筛阳性 1061 例，初筛阳性率 21.3%。初筛阳性对象中有 355 人接受全结肠镜检查，肠镜应答率为 33.5%。全结直肠镜检出有结直肠病变 91 例，其中包括 76 例结直肠息肉、1 例腺瘤及 14 例 CRC，CRC 检出率 280.4/10 万②。

2015 年广州市正式启动为期 3 年（2015~2017 年）的结直肠癌筛查工作。3 年间 350222 名 50~74 岁重点人群接受了筛查，完成肠镜检查 10588 人。发现结直肠癌 351 例，其中早期癌构成为 41.19%，病变早诊率和早期癌构成比均明显高于临床诊断③。

2020 年浙江省将重点人群结直肠癌筛查纳入省政府民生实事，为浙江省 50~74 周岁户籍居民提供筛查服务。项目自 2020 年 4 月启动以来，全年共完成问卷风险评估 223.4 万人，便潜血试验（FIT）219.5 万人，结肠镜检查 14.3 万人，查出结直肠癌 1423 例，检出率为 1.0%，进展期腺瘤 14352 例，检出率为 10.1%，非进展期腺瘤 25618 例，检出率为 18.0%。总体人群阳性率为 19.35%，项目取得很好的成效。是全国首个省域全覆盖的癌症筛查项目，成功入选浙江卫生健康 2020 年十大影响力事件④。

① 彭德银、刘树清、杨林英、何晓丽：《北京社区结直肠癌筛查的初步结果分析》，《中国现代医药杂志》2007 年第 9 期，第 47~48 页。
② 刘玲、朱立场：《上海某社区结直肠癌筛查结果初步分析》，《上海医药》2019 年第 4 期，第 42~45 页。
③ 李燕、刘华章、梁颖茹、李科、董航：《广州市首轮结直肠癌筛查满意度调查》，《中国肿瘤》2020 年第 5 期，第 339~343 页。
④ 《2020 年浙江省重点人群结直肠癌筛查项目中结直肠癌检出率为 1.0%》，https://mdaily.hangzhou.com.cn/dskb/2021/04/13/article_detail_2_20210413C051.html，最后检索时间：2021 年 5 月 30 日。

四 中国结直肠癌早期筛查技术服务存在的问题及对策

（一）存在问题

1. 筛查的参与率低，依从性差

目前我国开展了结直肠癌试点筛查，总体参与率偏低，可能与下面几个因素有关。一是缺乏对于 CRC 以及 CRC 筛查意义的认识，不了解 CRC 的发生、发展过程，有些人认为 CRC 与己无关，有些人则怕被查出 CRC，产生逃避行为。这与被筛查人群的文化教育水平有一定关系，教育水平高的人群对 CRC 筛查认识更积极，需求更加强烈。二是筛查成本高，经济收入高的人群 CRC 筛查参与率高于经济收入低的人群，上海一项对 1093 人大肠癌筛查认知情况分析中显示，52.9% 的人愿意参加免费 FIT 检测[①]。三是筛查方法影响参与率，尤其是结肠镜检查。目前大部分 CRC 初筛项目采用 FIT 检测，由于简单、无创，被筛查人群接受程度较高，但对于结肠镜的检查接受率一直不高，结肠镜检查费用高是一方面因素，此外，结肠镜检查需要长时间的预约等待以及侵入性检查带来的不适风险，也是影响被筛查人群参与率的重要因素。

2. 筛查普及性、连续性不强

CRC 的发生和发展是连续性的，但我国的 CRC 早期筛查工作目前还停留在试点阶段，仅在试点城市的少数社区开展了 CRC 筛查，未进行大面积 CRC 筛查，而且大部分筛查项目未持续开展。《健康中国行动（2019 - 2030）》明确提出癌症防治行动的目标：到 2022 年和 2030 年，总体癌症 5 年生存率分别不低于 43.3% 和 46.6%；癌症防治核心知识知晓率分别不低于 70% 和 80%；高发地区重点癌种早诊率达到 55% 及以上并持续提高；基

---

① 徐哲懿、杨建军、高晶蓉、董建树、张磊：《上海市居民对大肠癌筛查认知情况分析》，《中国健康教育》2016 年第 6 期，第 502～505、509 页。

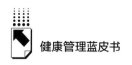

本实现癌症高危人群定期参加防癌体检。提高 CRC 筛查的普及性、连续性
也是落实癌症防治行动目标的重要举措。

（二）主要对策

1. 开展 CRC 早期筛查和防治的健康知识教育

开展 CRC 早期筛查和防治的健康知识教育对于提高早期筛查参与率、
降低 CRC 发病率至关重要。相对于 CRC 逐年上升的发病率，我国居民对
CRC 的发生、发展以及危害缺乏足够的了解。普及 CRC 健康知识教育，可
以使居民对 CRC 的危险因素和早期筛查的必要性有充分的认识，尤其是无
肠道疾病的 CRC 高危人群，能够意识到自身的危险因素，积极主动地参与
早期筛查。

2. 提供多种筛查方法一站式服务，筛查场所全覆盖，提高 CRC 筛查效率

筛查方法是影响 CRC 筛查参与率的重要因素，可以为被筛查人群提供
一站式多种筛查方法，提高 CRC 筛查的参与率。目前 FIT 检测由于具有较
高的准确性、简单的操作方法和低廉的价格，成为大规模 CRC 筛查的主要
方法。调查研究也显示，FIT 法作为 CRC 筛查的初筛手段可以有效提高居民
参与率[1]。而且 FIT 与 FOBT 相比，FIT 具有更高的灵敏度和特异性，目前
FIT 已经取代 FOBT 作为主要的粪便潜血检测技术。FIT 主要有定性 FIT 和
定量 FIT 两种，其中定性 FIT 仅能判断是否出血，不能判断出血量；而定量
FIT 可检测出血数值，而且自动化检测避免交叉感染，操作简单，易为患者
接受。定量 FIT 在国外应用广泛，并被很多国家权威机构组织推荐。此技术
在我国也在逐步推广开来并取得一定成效，目前我国定量 FIT 产品运用最广
最被认可就是从日本进口的荣研全自动定量便潜血检测项目，它是运用国际
领先的免疫法定量便潜血检测技术（定量 FIT），可以有效筛查结直肠息肉、
腺瘤及结直肠癌。项目优势在于定量检测粪便中血红蛋白，报告数值化结

---

① 袁平、顾晋：《2006~2015 年中国大肠癌筛查人群依从性的 Meta 分析》，《中国肿瘤》2017
年第 4 期，第 241~248 页。

果；不受饮食药物限制，精准检测下消化道出血，敏感性、特异性高；全自动化高效检测，每小时检测 88 个样本，满足大规模筛查需求；专利采便器常温保存样本 7 天，方便体检者居家采样，筛查场所不再局限在医疗机构；人均检测费用低，可应用于大规模筛查；项目成熟，在日本、英国、美国、法国等已广泛应用多年。此外，通过问卷对 CRC 高危人群进行评估，也可以达到初筛的效果，而且人群接受度较高，有一定可行性，可以进一步推广[1]。

FIT 初筛不能确诊结直肠的病变，还需要随访结肠镜检查，针对结肠镜依从性差的问题，需要从以下几个方面解决，一是将肠镜检查纳入医保报销范围；二是加大投入，推广无痛肠镜，减轻结肠镜检查痛苦；三是优化筛查程序，缩短预约等待时间，检查方便易得。除了 FIT 和结肠镜检查，筛选人群也可以选择自己认可的其他筛查方法接受筛查。重点人群，如机会性筛查人群，尤其是医生认为 CRC 风险较高的人群，根据需要可以直接进行结肠镜检查。此外，积极探索其他新的检测方法，如 mt-sDNA、基因的异常甲基化检测等，提高 CRC 筛查效率和 CRC 早发现、早治疗效果。

3. 制订长期的筛查计划，提高筛查效果

我国 CRC 筛查仍处于试点阶段，对于各种筛查方法的筛查效果、受益风险比、不同风险人群的筛查方案以及筛查起止年龄等均需开展进一步研究，为在我国制订长期 CRC 筛查计划提供循证依据。同时，不断完善 CRC 筛查指南，建立区域统一的标准化筛查方法和 CRC 项目实施管理方法，有利于全面开展高质量的 CRC 筛查。此外，应将 CRC 的筛查工作列入重大公共卫生相关性质的项目内，为提高 CRC 早期筛查、早期诊断和早期治疗提供持续性，最终达到降低 CRC 发病率和死亡率的目的。

目前，基于我国人口基数庞大，而卫生、人力资源不足的现实情况，人群筛查的模式难以在国内广泛推广，可以采用伺机筛查模式，由于机会性筛

① 王颖、潘峰、陈泽琨、巩俐彤、于雪、马德福：《北京市大兴区农村地区结直肠癌筛查结果及不同筛检工具比较》，《中国公共卫生》2020 年第 1 期，第 41~46 页。

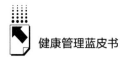

查人群依从性好，有助于提高 CRC 筛查效果。在有条件的地区和适合的人群中采用人群筛查模式，可以随着经济条件的发展以及筛查技术方法的发展提高，逐渐推广实施。

4. 优化政府筛查策略

政府免费进行人群筛查的模式难以在国内广泛推广，筛查依从性差的其中一个重要原因可能是民众有"便宜没好货"或"天上不会掉馅饼"的惯性思维。所以可尝试推行政府补偿性筛查，即筛查费用政府及个人各承担一半的筛查策略，这不但可以减轻政府的财政负担，还可以扩大筛查人群。

附　　录
Appendix

B.22

附录1　中国居民健康管理（体检）
专家指引

中关村新智源健康管理研究院　中南大学健康管理研究中心　禾连健康研究院*

　　健康管理学是以"人的健康"为中心，通过采用现代医学和现代管理学的理论、技术、方法和手段，对个体或群体整体健康状况及影响健康的危险因素进行全面检测/监测、评估、有效干预与连续跟踪服务的医学行为及过程，是一门集医学和管理学融合的新兴临床医学交叉边缘学科，包括健康管理的理论与基础研究、健康体检、慢病健康管理、生活方式医学等。

　　健康体检也叫健康检查，指的是对没有症状的个体或群体进行医学检查、评价健康状况的医学服务行为及过程。健康体检能评价个体或者群体的健康状态，但不能通过体检查出所有的疾病，健康体检的重点是发现疾病线索、查找健康隐患、评估健康状态，为后续的健康风险评估、健康管理干预提供依据。

---

　　* 武留信，通讯作者，中关村新智源健康管理研究院院长，中华医学会健康管理学分会名誉主任委员。

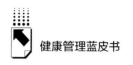

是否能最大限度地发挥健康管理（体检）的价值，取决于三个关键因素。

（1）健康体检项目要科学选择

健康体检是进行健康管理的第一步。通过健康体检，能够获得受检者的健康信息、评估健康状态，发现慢性非传染性疾病及其风险因素，为后续的健康管理提供重要依据。健康体检的项目选择应综合考虑评估的充分性、科学性、适宜性、安全有效性。依据中华医学会健康管理学分会和中华健康管理学杂志编委会联合发布的《健康体检基本项目专家共识》实现"应检尽检"，同时也要考虑成本效益，不给受检者带来过多的经济负担，避免过度检查。

（2）检后要开展健康风险评估

健康体检完成之后，应开展健康风险评估，使体检价值最大化。健康风险评估是通过合理有效的手段收集健康数据和资料并对其进行分析，对健康状态、发展趋势以及健康风险等方面进行评估判断，形成评估报告，让受检者更加了解并关注自身健康存在的隐患和危险因素。

（3）检后要开展健康风险管理

健康是管理出来的，"只检不管，等于白检"。检后管理是针对体检筛查出来的危险因素、健康隐患进行针对性的干预与随访，制定膳食营养、运动、心理等"健康处方"，通过跟踪随访，形成健康管理服务闭环，达到改善健康、降低疾病风险的目的，最大限度地发挥健康管理（体检）的价值。

本指引针对健康体检价值链的三个关键因素和健康管理（体检）的四个环节（健康体检－风险评估－健康干预－随访跟踪）提供专家解释及实用性建议。参照本指引，受检者能根据自身实际情况学会自主选择健康体检项目、理解健康风险评估的意义和内涵，更好地实施健康管理。参照本指引，健康管理（体检）机构与行业应提供更加规范的健康体检及健康管理服务，推动体检行业高质量发展与进步。

一 健康体检的项目选择指引

2014年，中华医学会健康管理学分会和中华健康管理学杂志编委会联合发布了《健康体检基本项目专家共识》（以下简称《共识》）。该《共识》以国家相关政策和法规为基本遵循，以健康管理创新理论为学术指导，依据循证医学证据，充分学习和借鉴了欧美发达国家开展健康体检的成功经验，旨在为我国健康管理（体检）机构开展体检服务提供基本参考依据，指导和引领我国健康体检机构及行业规范有序发展，促进健康管理学科与相关产业进步。

1. 健康体检基本项目制定的四项基本原则

《共识》中指出了健康体检基本项目制定的四项基本原则（见表1）。

表1　健康体检项目设置的基本原则

原则	具体内容
原则一：评估充分	健康体检以健康评价和健康风险筛查为目的,重点掌握受检者健康状况、早期发现疾病线索
原则二：科学适宜	体检采用的技术方法或手段要科学适宜并有很好的可及性和可接受性
原则三：质量安全	为保证健康体检的质量和安全,体检项目所采用的仪器、设备及试剂必须经国家药品监督管理局认证,有正式批准文号
原则四：经济有效	体检项目要充分体现最佳成本效益原则,避免优先采用一些高精尖医疗技术设备,以免加重受检者的经济负担

2. 健康体检项目设置的"1 + X"体系框架

《共识》推荐体检项目的设置采用"1 + X"的体系框架。其中"1"指体检基本项目，"X"指体检专项项目。

（1）健康体检基本项目

"1"指体检基本项目，是体检的必选项目，也是形成健康体检报告及个人健康管理档案的必需项目。体检基本项目普遍适用于健康体检人群，不分年龄、性别、职业等，在年度健康体检中全部受检者都应该完整地完成体检基本项目检查，以达成基础水平的健康状况评估。

基本项目包括健康体检自测问卷、体格检查、实验室检查、辅助检查、体检报告首页5个部分。健康体检自测问卷是基于现代多维度健康概念和健康测量指标体系、学习借鉴国内外相关问卷，按照问卷或量表研制流程、满足信效度要求而形成的。体格检查的具体项目则是依据了《诊断学（第九版）》而设置，其中多个项目如血压、体重、腰围及体重指数等有较高级别的循证医学研究证据。实验室检查项目均是《诊断学（第九版）》规定的检查内容，血脂、血糖和尿酸等检查项目具有较高的循证医学证据并被国内外慢性病风险预防指南推荐。辅助检查中心电图和腹部超声均是《诊断学（第九版）》和《健康体检管理暂行规定》中要求设置的项目，X线检查项目只设置了对成年人进行的胸部X线正/侧位照片，遵循了《卫生部办公厅关于规范健康体检应用放射检查技术的通知》的要求（见表2）。

表2　健康体检基本项目

一级目录	二级目录	主要检查内容
健康体检自测问卷	—	健康史、躯体症状、生活习惯、精神压力、睡眠健康、健康素养等
体格检查	一般检查	身高、体重、腰围、臀围、血压、脉搏
	物理检查	内科：心、肝、脾、肺、肾
		外科：浅表淋巴结、甲状腺、乳腺、脊柱四肢关节、肛门、外生殖器（男性）
		眼科检查：视力、辨色力、内眼、外眼、眼压
		耳鼻咽喉科：外耳道、鼓膜、听力、鼻腔、鼻窦、咽喉
		口腔科：口腔黏膜、牙齿、牙龈、颞颌关节、腮腺
		妇科：外阴、内诊
实验室检查	常规检查	血常规：白细胞计数（WBC）、红细胞计数（RBC）、血红蛋白（Hb）、血小板计数
		尿液分析：尿蛋白（PRb）、尿潜血（BLD）、尿红细胞、尿白细胞、尿比重、亚硝酸盐
		大便常规＋隐血
	生化检查	肝功能：谷草转氨酶、谷丙转氨酶、总胆红素 肾功能：血尿素氮、血肌酐、血尿酸等
		血脂：总胆固酸、甘油三酯、低密度脂蛋白胆固醇、高密度脂蛋白胆固醇
		血糖：空腹血糖
	细胞学检查	妇科病理学检查
辅助检查	心电图检查	心率及心电图异常结论
	X线检查	胸片：肺部、心脏、胸廓、纵膈、膈肌
	超声检查	腹部超声：肝、胆、胰、脾、肾
体检报告首页	—	健康自测问卷、体格检查、实验室检查、辅助检查结果摘要

（2）健康体检专项项目

"X"指体检专项项目，是个体化深度体检项目，是在完成了体检基本项目的基础上，针对不同年龄、性别及疾病风险进行的个性化、更加深入的专业化筛查项目。体检专项项目依据相应指南和重要研究报告而设置，包括主要的慢性非传染性疾病风险筛查及健康体适能检查项目。

随着我国广大民众对生活品质及健康的需求越来越高，受检者对健康体检和健康管理提出了更高的要求和更多的需求。为了满足这些需求，专项项目的设置应考虑到受检人群的年龄范围、依据不同个体的现况如年龄、家族史、现病史等，做到"量体裁衣"，谨慎选择适宜的专项体检项目。

健康体检专项项目的具体内容见表3、表4、表5。其中"要意告知"一栏中指出了该专项适合的人群，以便本指引的读者索引。

表3 健康体检专项项目——心脑血管疾病风险筛查

一级目录	二级目录	要意告知	主要检查内容
心脑血管疾病风险筛查	高血压风险筛查（20岁以上）	早发高血压家族史、饮酒史、高盐饮食、长期精神紧张、头痛、头昏、眩晕等	初筛推荐项目：诊室血压（连续3次）、空腹血糖、血脂四项、同型半胱氨酸、胸部X线照片
			深度筛查项目：超敏C反应蛋白、肾素、动态血压监测、脉搏波传导速度（PWV）、踝臂指数（ABI）、心电图、血管超声、眼底血管照相继发性高血压筛查*、盐摄入*等
	冠心病风险筛查（40岁以上）	冠心病史及早发家族史、心前区疼痛、压迫感及胸部不适等	初筛推荐项目：血压、空腹血糖、血脂四项、血肌酐、颈动脉超声、动态心电图、心电图运动试验、同型半胱氨酸
			深度筛查项目：PWV、ABI、血管内皮功能（FMD、ENDOPAT*）检查、超声心动图、载脂蛋白a、载脂蛋白b、脂蛋白(a)、血乳酸脱氢酶及其同工酶、血清肌酸激酶及同工酶、肌红蛋白、肌钙蛋白I、尿微量白蛋白、超敏C反应蛋白、白介素-6、肿瘤坏死因子、纤维蛋白原、螺旋CT断层扫描冠脉成像（CTA）等

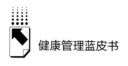

续表

一级目录	二级目录	要意告知	主要检查内容
心脑血管疾病风险筛查	脑卒中风险筛查（40岁以上）	高血压、慢性房颤、扩张性心肌病、风湿性心脏病病史及早发家族史、头痛、头昏、眩晕及短暂性脑缺血发作（TIA）等	初筛推荐项目：血压及动态血压检查、空腹血糖、血脂（同冠心病）、同型半胱氨酸、血肌酐、颈动脉超声、经颅多普勒（TCD）
			深度筛查项目：尿微量白蛋白、血黏度检查、血小板聚集、超敏C反应蛋白、纤维蛋白原、PWV、ABI、血管内皮功能（FMD、ENDOPAT*）检查、超声心动图、眼底血管照相、头颅CT等
	外周血管病风险筛查（50岁以上）	高血压或脑卒中家族史、高血压、脑卒中、房颤、颈动脉狭窄、腹主动脉瘤等病史，头痛、头晕、乏力、下肢水肿及跛行等	初筛推荐项目：血压及四肢血压测量、足背动脉触诊、颈部、腹部听诊（血管杂音）、血管超声、空腹血糖、血脂（同冠心病）、血肌酐、同型半胱氨酸
			深度筛查项目：尿微量白蛋白、超敏C反应蛋白、纤维蛋白原、PWV、ABI、血管内皮功能（FMD、ENDOPAT*）检查等

表4 健康体检专项项目——2型糖尿病、慢性阻塞性肺疾病、慢性肾病风险筛查

一级目录	二级目录	要意告知	主要检查内容
2型糖尿病风险筛查（40岁以上）	空腹血糖受损（IFG）、糖耐量异常（IGT）、糖调节受损（IFG+IGT）	出生体重，糖尿病家族史，妊娠糖尿病、高血压、冠心病史、血糖及血脂异常史、饮食与运动情况、口渴、多饮、多尿、多食、体重下降、倦怠乏力等	初筛推荐项目：体重指数、腰臀比、体脂率、血压、空腹血糖、餐后2小时血糖、OGTT、糖化血红蛋白、糖化白蛋白、血脂（同冠心病）、尿糖、尿酮体、胰岛素、C肽、同型半胱氨酸
			深度筛查项目：尿微量白蛋白、超敏C反应蛋白、PWV、ABI、血管内皮功能（FMD、ENDOPAT*）检查 空腹胰岛素*、胰岛素抵抗指数*
慢性阻塞性肺疾病（COPD）风险筛查（40岁以上）		吸烟史、慢性支气管炎、哮喘病史、慢性咳嗽、咳痰、气短、喘息、胸闷等	初筛推荐项目：肺功能检查、肺部X线检查、血沉、白细胞、红细胞、红细胞压积
			深度筛查项目：肺部CT检查等
慢性肾病（CKD）风险筛查		肾脏疾病家族史，慢性肾炎及蛋白尿、高血压、糖尿病史等，眼睑水肿、血尿、尿少、疲乏、厌食、恶心、呕吐等	初筛推荐项目：血压、血肌酐、尿常规
			深度筛查项目：尿微量白蛋白、肾脏超声检查*

表5 健康体检专项项目——慢性肿瘤风险筛查及其他项目

一级目录	二级目录	要意告知	主要检查内容
恶性肿瘤风险筛查	肺癌 （40岁以上）	下列符合任意一条或以上：年龄≥40岁、吸烟史（吸烟每年≥20包，或每年≥400支，戒烟时间＜15年）、环境或高危职业暴露史（石棉、铍、铀、氡等）、合并慢阻肺、弥漫性肺、纤维化、既往有肺结核病史者、既往罹患恶性肿瘤或肺癌家族史者	肺部低剂量CT、肺癌自身抗体*、肿瘤标志物：NSE. CYFRA21-1、CEA、SCC
	乳腺癌 （35岁以上女性）	乳腺癌家族史，乳腺疾病史、婚育史、月经史、乳房胀痛（与月经周期无关）、乳头异常分泌物等	乳腺超声检查，乳腺钼靶检查，乳腺MRI*
	宫颈癌 （21岁以上女性）	宫颈癌家族史，月经史、生育史、不洁性生活史，白带异常、阴道出血等	宫颈超薄细胞学检查（TCT）、人乳头瘤病毒检测（HPV），肿瘤标志物：SCC
	结直肠癌 （40岁以上）	结直肠癌家族史，慢性结肠炎及肠息肉病史，下腹痛、便血、黏液便、大便频次等	肛门指诊、大便潜血、结肠镜、粪便甲基化检测*
	前列腺癌 （45岁以上男性）	前列腺癌家族史，慢性炎症史，反复尿频、尿急及血尿等	前列腺触诊、经肛前列腺超声检查，肿瘤标志物：PSA、FPSA
其他项目	—	—	体适能检测、骨密度检测、心理测评、中医体质辨识、功能医学检测等

注：表3至表5中*表示该检查项目暂未列入指南，但有大量证据证明其具备筛查价值。

3. 健康体检项目设置应强调应检尽检

健康体检项目的设置应强调应检尽检。健康体检的主要目的是健康评价和健康风险筛查，重点掌握受检者健康状况、早期发现疾病线索。完成全部的体检基本项目才能达到基础水平的健康状况评估，并在此基础上根据各人的不同危险因素进行个性化深度的专项检查，为后续的健康管理提供充分的依据，取得更好的管理效果。遗漏应检而未检的项目会导致健康状况评估不完整、慢性非传染性疾病风险评估不充分，甚至漏检重大疾病、延误干预时机，从而大大降低健康体检的价值。

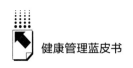

指引要点一：健康体检是进行健康管理的第一步。健康体检的项目选择应综合考虑评估的充分性、科学性、适宜性、安全有效性，同时也应考虑成本效益，不给受检者带来过多的经济负担，避免过度检查。推荐按照"1＋X"的体系框架，结合受检者个体实际情况，以指南及共识为依据选择体检项目，做到应检尽检。

二 检后健康评估指引

检后健康评估是在体检后，综合个体的健康信息及检查结果，对能使疾病或死亡发生可能性增加或者使健康不良后果出现概率增加的健康风险因素进行评估。

1. 健康风险评估的目的及意义

（1）健康风险评估的目的

健康风险评估的目的在于评估疾病风险或死亡事件的发生概率，同时估计降低这种概率的可能性，并以此为依据，通过改变不良的行为生活方式对个体或群体进行健康干预，达到降低疾病风险发生概率、改善健康水平、延长寿命和提高生活质量的目的。

健康风险评估是通过合理有效的手段收集个人或人群健康资料，利用人工或软件系统等工具对健康数据及检查结果进行整理、分析，最终形成一个对当前健康状态、健康发展趋势以及未来可能出现的结果等方面的判断。健康风险评估的目的就是"将健康数据转变为健康信息"，而准确的健康信息是健康干预决策与实施的依据。

通过健康评估，分清哪些人健康有问题，哪些人未来可能会生病，哪些人是相对健康的，然后分级分层有针对性地开展干预，如为高风险和亚健康的人提供健康干预指导、跟踪随访和健康教育等；为疑似已患病的人提供复查或绿色就医通道等服务。

（2）健康风险评估的意义

1）帮助受检者认识自身健康危险因素：健康风险评估通过收集受检者

危险因素信息评估个体的健康状况及未来患病风险，有利于帮助个体了解并关注自身健康危险因素及其危害。

2）鼓励和帮助受检者改变不良生活方式：个性化、可视化的健康风险评估结果，有助于受检者认识自身的健康危险因素、潜在危害及未来发展趋势，帮助受检者有的放矢地纠正不良生活方式。

3）制定个体化健康干预措施：健康风险评估可以明确个人或群体的主要健康问题及危险因素，并确定危险因素的性质是行为因素还是非行为因素，是可改变的，还是不可改变的，进而制定个体化、针对性强的干预措施，提高个体或人群的健康水平。

4）评价干预措施的有效性：健康管理是一个长期持续、周而复始的过程，即在健康干预措施实施一定时间后，需要评价效果、调整干预计划与措施。健康风险评估可通过对个体信息收集、追踪和比较主要评价指标的变化，对健康干预措施的有效性进行实时评价和修正。

2. 健康风险评估的种类

体检后的健康风险评估主要包括一般健康风险评估和慢性疾病风险评估。以下主要介绍这两类评估的方法及原则。

（1）一般健康风险评估

一般健康风险评估主要通过问卷、风险测算和评估报告3个基本模块进行（见图1）。随着计算机技术的广泛应用，借助计算机的软件系统能够直接收集整理数据，根据风险评估模型计算出疾病发生概率，并自动生成评估报告。

问卷

问卷是全面、准确和迅速地进行健康风险评估的重要依据，占体检信息收集的50%，是健康风险评估收集信息最基本的方法，可由个人自行填报或知情的亲属、医护人员等协助提供。问卷调查需要具有严谨设计的质量控制措施，并在评估前与调查对象进行一定的沟通，有助于提高问卷填写的质量和真实性。问卷收集的信息可因评估的目标与重点不同而有所区别。如中华医学会健康管理学分会制定的《健康体检基本项目专家共识》中包含了

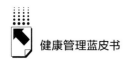

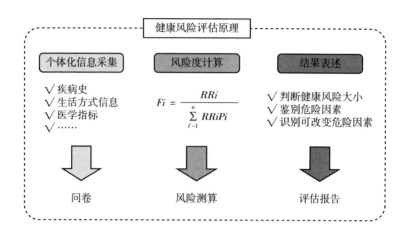

图1 健康风险评估原理

《健康体检自测问卷》（见图2），该问卷基于现代多维度健康概念和健康测量指标体系，并借鉴了国内外相关问卷，按照问卷或量表研制经过与信效度要求而形成的。除基本信息采集外，主要包括健康史、躯体症状、生活方式和环境、心理健康与精神压力、睡眠健康及健康素养6个维度，含85个具体条目。

风险测算

通过对问卷收集的基本信息进行分析，评估个体在一定时间内发生某些疾病的概率就是风险测算。常用的风险评估一般是以死亡为结果，但随着医学技术的发展和健康管理需求的改变，健康风险评估已逐步扩展到以疾病为基础的危险性评价，以提醒受检者采取必要的控制措施应对危险因素，降低疾病发生概率或严重程度。

在疾病危险性评价及预测方面一般有两种方法，即单因素加权计算法和多因素数理模型分析计算法。

单因素加权计算法是建立在单一危险因素与发病率的基础上，将这些单一因素与发病率的关系以相对危险性来表示，得出的各相关因素的加权分数即为患病的危险性。此种方法简单实用，不需要大量的数据分析，是健康管理发展早期的主要危险性评价方法。

健康体检自测问卷（试行）

一、基本信息

姓名：_____　性别：____□男　□女　出生日期：_____年_____月_____日

身份证号码：_____　民族：□汉族　□少数民族_____　出生地：_____省_____市_____县

婚姻状况：□未婚　□已婚（含同居）　□丧偶　□离异　□其他

文化程度：□小学及以下　□初中　□高中　□中专及技校　□大学本科/专科　□研究生及以上

职业：　□国家公务员　□专业技术人员　□职员　□企业管理人员　□工人　□农民　□学生
　　　　□现役军人　□自由职业者　□个体经营者　□无业人员　□退（离）休人员　□其他_____

医保类别：□城镇职工医保　□城镇居民医保　□新农合医保　□其他_____　□无

联系电话：_____

二、健康史—家族史

1.您的父母或兄弟姐妹是否患有明确诊断的疾病？　A.是　B.否

1-1请选择疾病的名称：（可多选）

A.高血压　B.脑卒中　C.冠心病　D.外周血管病　E.心力衰竭　F.糖尿病　G.肥胖症　H.慢性肾脏疾病
I.慢性阻塞性肺病　J.骨质疏松　K.痛风　L.恶性肿瘤　M.风湿免疫性疾病　N.精神疾病　O.其他____

1-2请确定所患的恶性肿瘤名称：

A.肺癌　B.肝癌　C.胃癌　E.食管癌　F.结直肠癌　G.白血病　H.脑瘤　I.乳腺癌　J.胰腺癌　K.骨癌
L.膀胱癌　M.鼻咽癌　N.宫颈癌　O.子宫癌　P.前列腺癌　Q.卵巢癌　R.甲状腺癌　S.皮肤癌　T.其他____

1-3您的父亲是否在55岁、母亲在65岁之前患有上述疾病吗？　A.是　B.否

三、健康史—现病史

2.您是否患有明确诊断的疾病或异常？　A.是　B.否

2-1请您确认具体疾病或异常的名称：（可多选）

A.高血压　B.脑卒中　C.冠心病　D.外周血管病　E.糖尿病　F.脂肪肝　G.慢性肾脏疾病
H.慢性胃炎或胃溃疡　I.幽门螺杆菌感染　J.胃息肉　K.肠道息肉　L.慢性阻塞性肺病　M.哮喘
N.慢性胰腺炎　O.骨质疏松　P.慢性肝炎或肝硬化　Q.慢性胆囊炎、胆石症　R.结核病
S.类风湿性关节炎　T.前列腺炎或肥大　U.慢性乳腺疾病　V.人乳头瘤病毒（HPV）感染
W.血脂异常　X.尿酸升高　Y.恶性肿瘤　Z.其他____

2-2请确定您所患的恶性肿瘤名称：

A.肺癌　B.肝癌　C.胃癌　E.食管癌　F.结直肠癌　G.白血病　H.脑瘤　I.乳腺癌　J.胰腺癌　K.骨癌
L.膀胱癌　M.鼻咽癌　N.宫颈癌　O.子宫癌　P.前列腺癌　Q.卵巢癌　R.甲状腺癌　S.皮肤癌　T.其他____

2-3请填写您被诊断患有上述疾病或异常的年龄_____岁。

四、健康史-过敏史

3.您是否出现过过敏？　A.是　　B.否

3-1请选择过敏源：（可多选）

A.青霉素　B.磺胺类　C.链霉素　D.头孢类　E.鸡蛋　F.牛奶　G.海鲜　H.花粉或尘螨　I.粉尘
J.洗洁剂　K.化妆品　L.其他____

五、健康史-用药史

4.您是否长期服用药物？（连续服用6个月以上，平均每日服用一次以上）　A.是　　B.否

图2　健康体检自测问卷（部分内容）

　　多因素数理模型分析计算法是建立在多因素分析的基础上，通过采用流行病学、数学和统计学概率理论的方法来得到患病危险性与危险因素之间的关系模型。多因素数理模型包括了更多的危险因素，提高了评价的准确性。这种方法的典型代表是 Framingham 的冠心病模型，它是在前瞻性研究的基

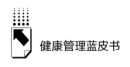

础上建立的，因而被广泛使用。

评估报告

健康风险评估的结果是以评估报告的形式呈现。经典的健康风险评估报告应包括受检者个人报告和含受检者在内的总结性群体报告。个人评估报告一般包括健康风险评估结果和健康教育信息；群体评估报告一般包括对所有服务对象的人口学特征、健康危险因素的描述和总结，健康干预的建议措施和方案等。为了便于理解和执行，评估报告还应结合个体和群体的社会生活环境及习俗，采用文字、图表、图像和影像等形式，予以通俗易懂的呈现和解读。

（2）慢性疾病风险评估

慢性非传染性疾病（以下简称慢病）风险评估与一般健康风险评估不同，主要是针对特定慢病的患病风险进行评估，筛查出高危个体，为其提供慢病健康管理，并评估特定健康管理措施的效果。

慢病风险评估主要评估客观临床指标（如身高、体重、血压、血糖、心电图、B超、血生化检查等），利用慢性疾病的流行病研究成果为主要评估依据，采用统计学方法和手段建立评估模型，对未来特定疾病发生的危险性进行预测。

3. 常见疾病（心脑血管、肿瘤等）的风险评估

（1）中国成人心血管病一级预防风险评估

"中国成人心血管病一级预防风险评估"是基于我国人群长期队列研究数据建立的（见图3），可评估动脉粥样硬化性心血管疾病（ASCVD）和总心血管病的10年发病风险[1]。

评估分为3步。

1）根据糖尿病病史、LDL-C水平、CKD分期，筛出心血管病高危人群。

2）根据高血压病史及危险因素个数，评估动脉粥样硬化性心血管疾病

---

① 中华医学会心血管病学分会、中国康复医学会心脏预防与康复专业委员会、中国老年学和老年医学会心脏专业委员会等：《中国心血管病一级预防指南》，《中华心血管病杂志》2020年第12期，第1000~1038页。

（ASCVD）和总心血管病的 10 年发病风险，风险分层主要用于指导调脂、降糖治疗以及阿司匹林的使用。

3）评估余生风险，对于 10 年心血管病发病风险为中危且年龄＜55 岁的人群进行此评估，以识别中青年群体中心血管病余生风险高危的个体。

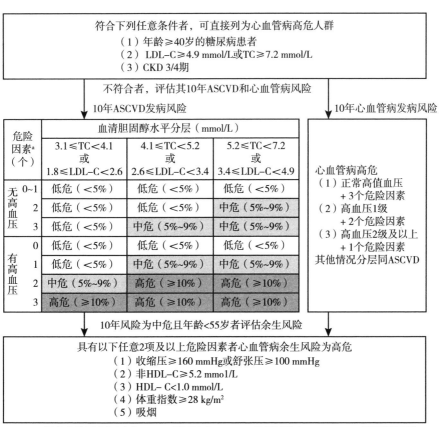

LDL-C：低密度脂蛋白胆固醇，TC：总胆固醇，CKD：慢性肾脏病，ASCVD：动脉粥样硬化性心血管病，HDL-C：高密度脂蛋白胆固醇，危险因素包括吸烟、低HDL-C及年龄≥45/55岁（男性/女性）；危险因素的水平均为干预前水平；1 mmHg=0.133 kPa。

图3　中国成人心血管病一级预防风险评估流程

（2）国人缺血性心血管发病危险的评估

我国"十五"攻关"冠心病、卒中综合危险度评估及干预方案的研究"

课题组建立了国人缺血性心血管疾病发病危险的评估方法和简易评估工具（见表6、表7），危险因素包括年龄、性别、血压、总胆固醇水平、超重与肥胖、糖尿病和吸烟。该量表适用于35~59岁人群，预测该人群未来10年心肌梗死、卒中和心血管疾病死亡的风险。年龄≥60岁人群为心血管疾病高危人群，使用该量表常低估其未来10年心血管疾病危险，应更积极地干预危险因素①。

表6　缺血性心血管疾病（ICVD）10年发病危险度评估（1）

男性		女性	
项目	得分	项目	得分
年龄（岁）		年龄（岁）	
35~39	0	35~39	0
40~44	1	40~44	1
45~49	2	45~49	2
50~54	3	50~54	3
55~59	4	55~59	4
≥60	每增加5岁得分加1分	≥60	每增加5岁得分加1分
体质指数（kg/m²）		体质指数（kg/m²）	
<24	0	<24	0
24~27.9	1	24~27.9	1
≥28	2	≥28	2
吸烟		吸烟	
否	0	否	0
是	2	是	1
收缩压（mmHg）		收缩压（mmHg）	
<120	−2	<120	−2
120~129	0	120~129	0
130-139	1	130~139	1
140~159	2	140~159	2
160~179	5	160~179	3
≥180	8	≥180	4
总胆固醇（mmoL/L）		总胆固醇（mmol/L）	
<5.18	0	<5.20	0
≥5.18	1	≥5.20	1
糖尿病		糖尿病	
否	0	否	0
是	1	是	2

① 中国医师协会心血管内科医师分会、《中华内科杂志》编辑委员会：《心血管疾病一级预防中国专家共识》，《中华内科杂志》2010年第2期，第174~185页。

表7 缺血性心血管疾病（ICVD）10 年发病危险度评估（2）

男性		女性	
总分	10 年缺血性 心血管病 绝对风险(%)	总分	10 年缺血性 心血管病 绝对风险(%)
≤ −1	0.3	−2	0.1
0	0.5	−1	0.2
1	0.6	0	0.2
2	0.8	1	0.3
3	1.1	2	0.5
4	1.5	3	0.8
5	2.1	4	1.2
6	2.9	5	1.8
7	3.9	6	2.8
8	5.4	7	4.4
9	7.3	8	6.8
10	9.7	9	10.3
11	12.8	10	15.6
12	16.8	11	23
13	21.7	12	32.7
14	27.2	≥13	43.1
15	35.3		
16	44.3		
≥17	52.6		

评估分为两步：（1）年龄、体重指数、吸烟、血压、总胆固醇、糖尿病病史，分别算出不同性别危险因素得分。（2）根据得分在表中查出 10 年缺血性心血管病绝对风险百分率。

（3）胃癌筛查风险评估

采用"定量"评分方法，筛选出胃癌高危人群。国家消化病临床医学研究中心开展了一项全国 120 余家医院参加的大数据、多中心临床研究[①]。经分析，在胃癌风险人群中，年龄、性别、Hp 抗体（幽门螺杆菌抗体）、PG（胃蛋白酶原）、G-17（血清胃泌素17）是与胃癌发生最相关的 5 个因

---

① 杜奕奇、蔡全才、廖专、方军、朱春平：《中国早期胃癌筛查流程专家共识意见（草案2017 年，上海）》,《中华消化内镜杂志》2018 年第 2 期，第 77～83 页。

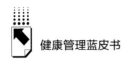

素，分别赋予不同分值，可反映胃癌的发生风险。根据分值可将胃癌筛查目标人群分为3个等级（见表8）。

胃癌高危人群（17~23分），胃癌发生风险极高；

胃癌中危人群（12~16分），有一定胃癌发生风险；

胃癌低危人群（0~11分），胃癌发生风险一般。

评估分为两步：（1）根据年龄、性别、Hp抗体、PG、G-17，算出危险因素得分。（2）根据得分判断胃癌发生风险。对于高危人群需每年进行胃镜检查，中危人群每2年进行胃镜检查，低危人群每3年进行胃镜检查。

表8 胃癌筛查评分系统

变量名称	分值	变量名称	分值
年龄(岁)		性别	
40~49	0	女	0
50~59	5	男	4
60~69	6	Hp抗体	
>69	10	阴性	0
G-17(pmol/L)		阳性	1
<1.50	0	PGR	
1.50~5.70	3	≥3.89	0
>5.70	5	<3.89	3
总分		0~23	

注：G-17为血清胃泌素17，Hp为幽门螺杆菌，PGR为胃蛋白酶原比值。

指引要点二：健康风险评估是健康体检和健康管理的重要环节。目的是评估疾病风险或死亡事件的发生概率，以此为依据，通过改变不良的行为生活方式对个体或群体进行健康干预，降低慢病及死亡的发生概率，也可用于后续管理效果的评估及来年体检项目调整的依据。目前各类风险评估的工具及公式众多，建议各健康管理和体检机构选择使用权威、人群样本量大、验证一致性高的评估模型。

三 检后健康管理指引

1.检后健康管理的价值和意义

检后健康管理是体检服务的一种延伸，也是实现全面健康管理的主要内容之一。只体检、不管理，会使体检的价值大打折扣。根据体检结果，分析体检者的健康状态，及时对健康问题实施干预，达到改善身体健康指标、降低疾病风险的目的。

对体检人群采取检后健康管理，根据体检者的具体情况制定个性化"健康处方"，做到"早筛、早诊、早治"，有效降低个人、家庭的疾病负担。同时根据风险评估结果，改变不良的生活方式，降低疾病的发病风险，实现健康状况的有效改善。

家庭健康管理也属于检后健康管理的重要组成部分，健康风险因素多数在家庭成员间具有共性，以家庭为单位，对家庭成员健康进行全面监测、分析、评估，提供健康咨询和指导，对健康危险因素进行评估与干预，是实施健康管理的有效途径。

随着国民健康意识的提升，人们对健康管理服务需求不断增长，需要健康管理中心不断提高服务水平，对个体进行差异化管理，给予更加合理的健康干预，实现从"诊疗为中心"向"健康为中心"的转变。

2.检后健康管理的主要内容

做好检后健康管理，实现单纯体检服务向健康管理服务的转变，是建设和完善健康管理服务体系的必由之路。

（1）建立电子健康档案

通过建立电子健康档案，记录受检者的生活习惯、既往病史、诊治情况、家族病史、现病史、体检结果及疾病的发生、发展、治疗和转归的过程等，为受检者按期健康体检提供依据，防止重复检查，也为后续的健康管理服务奠定基础。随着现代通信技术的发展，可以利用微信公众号、小程序、手机 App 等互联网工具建立动态电子个人健康档案及家庭健康档案。受检

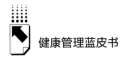

者可以随时调阅本人及家庭成员的健康数据，动态掌握自身与家庭成员健康状况。

（2）检后随访服务

检后随访是指在检后健康风险评估的基础上，对受检者定期进行健康教育、指导和干预，动态连续记录健康状况演变的过程，其本质是健康风险管理。用好检后随访系统，发现有价值的体检阳性结果，及时通知受检者复查或做进一步检查，做到早筛、早干预、早治疗。

（3）健康咨询

采用健康咨询门诊等形式，健康管理团队对受检者健康体检结果进行分析，结合既往的电子健康档案信息，通过与受检者面对面地深入交流，进行体检报告解读、健康风险评估、健康干预方案制定，为受检者答疑解惑。

（4）健康宣教

以社区和企事业单位为基点，针对健康体检人群中多数存在的健康问题，有针对性地开展专题健康讲座，也可以组织健康管理专家团队现场进行体检报告解读与健康指导。

利用好互联网，制作专题科普原创视频与公众号文章，定期推送给目标人群，提升受检者的健康素养，提高其自我健康管理能力。

（5）干预指导

许多体检阳性结果和危险因素并没有达到疾病的程度，但若"放任不管"，继续发展成疾病是早晚的事。因此，检后干预指导十分关键。强化生活方式干预，包括饮食结构、工作、睡眠、运动、娱乐、社会交往等多方面，制定干预计划与措施，纠正不良生活习惯，指导合理膳食、科学运动和健康心理，促使身心达到健康状态，预防疾病的发生。

针对健康风险因素的家庭共性问题，手机 App 等互联网工具也为家庭健康干预提供了高效便捷的解决方案。

（6）心理疏导

健康是身心的健康，针对问卷筛查出的心理问题高危人群，在设置体检项目时应进行相应的心理测试，对于存在心理问题的受检者，应进行心理访谈或者心理引导，改善精神压力，减少心理负担。

（7）康复指导

对于长期患有慢性非传染性疾病的受检者，应制定个性化的康复方案，制定康复档案，指导康复，追踪康复方案落实。

（8）预防保健

根据受检者电子健康档案信息，结合个人习惯与个体差异，提供预防保健服务，有助于预防疾病的发生，减轻医疗费用负担。

3. 检后分层健康管理指导建议

根据每位受检者的电子健康档案，按其健康状况分为健康、亚健康和疾病状态，结合受检者的健康状态采取分类管理、分类指导、分类干预等检后服务管理。

检后分层健康管理是通过为健康群体、亚健康群体和疾病群体提供全面、连续、主动的健康管理，达到促进健康、延缓疾病进程、减少并发症、降低伤残率、延长寿命、提高生活质量的目的，是精准化、个性化和科学化的管理。健康群体、高危群体和疾病群体各自的防控重点不同，因此必须按照不同特定人群的特征分层次开展个性化的健康管理。

以亚健康人群为例，其大多是由不健康的生活方式造成，一般存在一种或者几种健康危险因素，主要包括遗传因素、环境因素和生活方式因素等。生活方式医学干预是对亚健康群体行之有效的健康管理措施。健康管理中心的专业团队，包括内科医师、外科医师、全科医师、心理医师、功能医学医师、营养师、运动管理医师等，对干预对象制定全面的健康管理计划，主要包括膳食营养、运动和心理的个性化处方，围绕"健康生活方式"运行健康管理闭环，做到精准化的健康管理。

4. 部分慢病高风险人群的健康管理

人群的健康管理需根据健康评估的结果，划分为低危、中危、高危人群，重点针对可干预的危险因素，指导改善生活方式，降低疾病发生的概率。以高血压风险人群、糖尿病风险人群、老年人群为例进行说明。

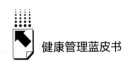

（1）高血压风险人群的健康管理

根据《中国高血压健康管理规范（2019）》，具有以下危险因素之一则为高血压的易患人群：（1）高血压前期，收缩压 120～139mmHg 和/或舒张压 80～89mmHg；（2）年龄≥45 岁；（3）超重和肥胖，BMI≥24kg/m²，或中心性肥胖（男性腰围≥90cm，女性腰围≥85cm）；（4）有高血压家族史；（5）高盐饮食；（6）长期大量饮酒；（7）吸烟（含被动吸烟）；（8）缺乏体力活动；（9）长期精神紧张。此外，血脂异常、糖尿病也是高血压发生的潜在危险因素。

对于高血压风险人群，强调进行生活方式干预。一些生活方式干预方法可明确降低血压，如减少钠盐摄入、减轻体重和规律的中等强度运动均有直接的降压效果。戒烟、戒酒、减轻精神压力和保持心理平衡，也是提高治疗效果的重要方面。在高血压风险人群中应引入"盐摄入检测"，定量评估钠盐摄入量。根据《国家基层高血压防治管理指南 2020 版》，减少钠盐的摄入，可使收缩压下降幅度达到 2～8mmHg。为提高可行性，可根据干预对象意愿，每次有针对性地选择 1～2 项需改善的生活方式，借助互联网等工具，持续督促、追踪。

（2）糖尿病风险人群的健康管理

根据《中国 2 型糖尿病防治指南 2020》，对于糖尿病高危人群宜及早开始进行糖尿病筛查；首次筛查结果正常者，宜每 3 年至少重复筛查一次。如果空腹血糖≥6.1mmol/L 或随机血糖≥7.8mmol/L，应完善 OGTT 检查。糖耐量异常人群接受生活方式干预可以延迟或预防 2 型糖尿病的发生。糖尿病前期患者应强化生活方式干预，以降低发生糖尿病的风险。

对于空腹血糖正常的糖尿病高危人群，可以进行空腹胰岛素测定，以计算胰岛素抵抗指数，判断其是否存在胰岛素抵抗。

胰岛素抵抗指数简称为 HOMA-IR，HOMA-IR = 空腹血糖 × 空腹胰岛素/22.5（其中空腹血糖的单位是 mmol/L，空腹胰岛素单位是 μU/mL，22.5 是校正因子）。由于种族、性别、研究对象等不同，且胰岛素测定尚未标准化，目前无公认的胰岛素抵抗的判断切点，但根据《胰岛素抵抗评估方法和应用的专家指导意见》①，有研究表明中国人群的切点为 2.69，也就是如果计算出 HOMA-IR 高于 2.69，提示存在胰岛素抵抗。

饮食上，控制总热量的摄入，控制糖的摄入，增加富含膳食纤维食物的摄入，限制盐的摄入，无禁忌证者也可选择生酮饮食和轻断食。生酮饮食具体操作可参考《生酮饮食干预 2 型糖尿病中国专家共识（2019 年版）》。轻断食比较常用的是 16∶8 轻断食法和 5∶2 轻断食法。

运动上，以中等强度有氧运动为主，每周至少 150 分钟以上。如无禁忌证，每周最好进行 2~3 次抗阻运动，锻炼肌肉力量和耐力。

做好压力管理。糖尿病高危人群往往有焦虑、抑郁等心理问题，个性化的心理干预能更好地改善情绪障碍和糖代谢状态。

（3）老年人群的健康管理

老年人是慢病高发群体，也是慢病健康管理的重点人群。老年人的健康管理主要应从三方面着手。

1）延缓身体机能的退化，提高生活质量

老年人的体检应适当增加功能性评估，如日常生活能力评估、健康体适能检测、营养状况评价、认知能力评估、感官功能评价等，根据检后评估情况，指导老年人膳食营养补充，开展健脑、健身运动，解决听力、视力下降及睡眠质量不高等常见问题。

2）预防意外风险

如开展防跌倒知识宣教与培训，增强防跌倒的意识与能力，指导锻炼平衡能力和肌肉力量等。

3）预防常见老年性慢性疾病

针对心脑血管疾病、癌症、慢性阻塞性肺病、骨质疏松、阿尔茨海默病等老年人常见病的危险因素，进行个体化的干预，预防或延缓疾病的发生与发展。

---

① 中华医学会糖尿病学分会胰岛素抵抗学组：《胰岛素抵抗评估方法和应用的专家指导意见》，《中华糖尿病杂志》2018 年第 6 期，第 377~385 页。

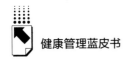

指引要点三：检后健康管理是实现个体或群体全面健康管理的核心内容，包括建立电子健康档案、检后随访服务、健康咨询、健康宣教、干预指导、心理疏导、康复指导和预防保健。检后健康管理的目的是通过为健康群体、亚健康群体和患病群体提供全面、连续和主动的健康管理，促进健康、延缓慢性病进程、减少并发症、降低伤残率、延长寿命和提高生活质量。检后健康管理是实现慢病风险精准化、个性化和科学化管理的过程。

B.23

附录2　体检筛查评估冠心病风险
与健康管理专家共识

中关村新智源健康管理研究院
中国卫生信息与健康医疗大数据学会慢病防治与管理专业委员会
中华医学会健康管理学分会慢病管理学组
中南大学健康管理研究中心

前　言

我国心血管疾病从 1990 年步入高负担期，已成为居民首位死亡原因，严重威胁我国居民健康。近年来随着国家社会经济水平的不断提高以及《"健康中国 2030"规划纲要》的实施，"预防前移，重心下移"已成为冠心病等非传染性慢性疾病防控的重要方针。随着先进医学影像及医学检验技术的进步及在慢病早期筛查实践中的应用，加之人工智能技术越来越多地应用于慢病早期精准筛查与健诊实践，为冠心病风险早期筛查提供了技术支撑。目前，健康体检机构作为我国慢病健康管理的重要实施场所，对于体检人群冠心病及其危险因素的筛查、风险评估及健康管理仍存在着筛查危险因素、预防疾病的目标不够突出；慢病管理及慢病健康管理的概念不清晰；筛查技术不统一，未形成规范的体系及路径等问题。亟待形成体检筛查评估冠心病风险与健康管理指导性文件，用于指导有条件开展冠心病风险筛查的健康管理（体检）机构的实践。

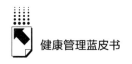

一　冠心病危险因素流行现状和风险评估手段

要　点

1. 冠心病已成为威胁人类健康的主要疾病之一，其危险因素主要包括高龄、肥胖、高血压、血脂异常、高血糖/糖尿病、冠状动脉钙化、吸烟、不良生活方式等。

2. 冠心病是危险因素逐渐积累的结果，准确有效的早期筛查及风险评估，完善的预警体系是防治冠心病的关键举措；

3. 冠心病风险预测模型能够有效识别高危人群，并通过对高危人群进行危险因素干预，降低冠心病发病率与死亡率，减轻由冠心病导致的疾病负担。

（一）冠心病定义及流行病学

冠状动脉粥样硬化性心脏病（coronary atherosclerotic heart disease）指冠状动脉（冠脉）发生粥样硬化引起管腔狭窄或闭塞，导致心肌缺血缺氧或坏死而引起的心脏病，简称冠心病（coronary heart disease，CHD），也称缺血性心脏病（ischemic heart disease）[1]。

我国心血管病患病率处于持续上升阶段，根据《中国心血管健康与疾病报告2020》[2]，心血管病死亡占我国城乡居民总死亡原因的首位，农村为46.66%，城市为43.81%。推算心血管病现患人数3.30亿，其中冠心病1139万。2018年，冠心病死亡率继续2012年以来的上升趋势，中国城市居民冠心病死亡率为120.18/10万，农村居民冠心病死亡率为128.24/10万，农村地区高于城市地区。男性冠心病死亡率高于女性。

（二）冠心病危险因素

与冠心病相关的危险因素分为不可改变危险因素和可改变危险因素。不可改变危险因素主要包括年龄、性别、种族和遗传因素。可改变危险因素包括：高血压、吸烟、血脂异常、糖尿病、超重/肥胖、不健康饮食、缺乏运动、过量饮酒、精神压力、性格类型等。

针对可改变的危险因素，早期干预是减少冠心病负担的关键措施，然而目前我国各种危险因素未得到有效控制。我国男性一直是世界上吸烟率最高的人群之一，高达50.5%，2018年我国非吸烟者的二手烟暴露率为68.1%，其中几乎每天都暴露于二手烟的比例为35.5%[2]。我国成人超重、肥胖发生率持续增加，糖尿病患病率仍在上升，我国成人糖尿病患病率为11.2%，糖尿病前期检出率为35.2%[3]，高血压患病率为32.5%[4]，蔬菜水果摄入少，运动不足。再加上人口老龄化加快，城市化速度加快，经济快速发展，传统饮食习惯、生活行为急剧变化，如不有效控制这些危险因素，我国冠心病死亡率仍将持续上升。

（三）冠心病发病风险评估

冠心病是多个危险因素共同作用的结果，通过对危险因素准确有效的综合风险评估是选择筛查手段、制定干预策略的重要一环。目前主要采用中国动脉粥样硬化性心血管疾病风险预测（Prediction for ASCVD Risk in China，China-PAR）模型。该模型建立在我国4个大型队列基础上，纳入参数时考虑到居住地、人种、腰围等因素，是适用于我国人群实际情况的动脉粥样硬化性心血管疾病风险预测工具[5-6]。

总体风险评估流程：对20岁及以上没有心血管病的个体，首先进行心血管病10年风险评估，将评估对象分为10年风险低危、中危、高危个体；对于10年风险中、低危且年龄为20~59岁的个体，进行心血管疾病终生风险评估。

风险评估工具：通过网站（http：//www.cvdrisk.com.cn）或"心脑血

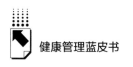

管风险"手机 APP 评估工具，可以方便、快捷地进行心血管病 10 年风险和终生风险评估。

（四）人工智能辅助评估冠心病的风险

目前人工智能辅助评估冠心病风险主要在传统风险评估方法的基础上，将无创冠心病的筛查与诊断技术（包括心电图、超声心动图、冠脉 CTA、冠状动脉钙化积分和心脏磁共振等）获得的数据，进行挖掘分析计算，做出智能化评估。

目前弹性网络算法、基于模因模式的算法、人工神经网络、向量机算法等为代表的机器学习和深度学习等诸多算法已经在医学领域中得到广泛应用。XGBoost（extreme gradient boosting）是按照从 CT 冠状动脉成像获得的血管狭窄程度和斑块特征进行分层，与传统的 CT 冠状动脉成像风险评估系统相比，基于算法的分层模型能精准识别低风险人群，预测效果更好[7]。使用多种机器学习算法将颈动脉斑块和血管壁特征用于心血管事件的危险度分层[8]，提高了对低危和高危人群的分层准确性[9]。人工智能还可为更精准的冠心病风险评估提供技术保障。例如，人工智能结合冠状动脉钙化积分（Coronary Artery Calcification Score，CACS）已经成为一种广泛可用、一致和可重复的评估主要心血管结局风险的方法。CACS 可作为冠心病危险分层评价方法，是心血管事件的独立预测因子。2010 年美国心脏病协会就将 CACS 作为评估冠心病风险的关键指标之一[10]。

二 体检筛查冠心病风险的原则、技术与方法

要 点

1. 体检筛查冠心病风险的目的是筛查冠心病高危人群；发现冠心病的"隐患或线索"；分层评估冠心病风险。

---

2. 筛查原则要考虑科学性与精准性、技术方法适宜性与可行性、规范性与标准化、成本与效益。

3. 技术与方法：对体检人群进行冠心病风险筛查的方法，包括健康体检自测问卷、常规生理生化指标检测、心脏及动脉血管功能检查、专项生物标记物检查、心脏无创影像学检查。

（一）体检筛查冠心病风险的目的与原则

体检筛查冠心病风险的主要目的包括：筛查冠心病高危人群；发现冠心病"隐患或线索"；分层评估冠心病风险。

体检筛查冠心病风险遵循以下原则：（1）科学性与精准性原则；（2）技术方法适宜性与可行性原则；（3）规范性与标准化原则；（4）最佳成本效益原则。

（二）体检筛查冠心病风险的技术与方法

1. 基础检查项目

（1）健康体检自测问卷：每位受检者应填写健康体检自测问卷，具体包括性别、年龄、现居住地、地域等人口学信息以及是否有心血管病既往史与家族史与近期心血管病躯体症状、吸烟史、饮酒情况、饮食及体力活动情况、职业应激压力与睡眠等信息，以便进行风险评估；

（2）体检常规检查项目：

包括身高、体重、血压、腰围、空腹血糖、血脂、肝肾功能等生理生化检查项目及十二导联静息心电图、腹部超声和胸部 X 线检查等医技检查项目。

2. 专项检查项目

（1）脉搏波传导速度（PWV）和踝臂指数（ABI）检查

主要用于检测动脉弹性功能与动脉硬化患病风险的常用指标，由于其无

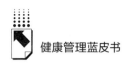

创性及可重复性高的特点，已成为体检人群评估心血管病风险的常见项目。国内外研究显示，PWV 异常与整体心血管患病风险密切相关，可作为心血管事件的独立危险因素[11]；而 ABI 的优势在于能简便、可靠的诊断下肢动脉硬化[12]，可将 PWV 和 ABI 检查作为体检人群中冠心病风险筛查评估的专项检查项目。

（2）血管内皮功能检查

包括上臂或外周动脉血流介导的血管舒张功能（FMD），血管内皮功能的改变和心血管系统的疾病密切相关，是血管病变的最早标志之一，并且内皮结构和功能的损伤是冠心病形成重要原因。已有研究证明：个体存在的心血管整体危险因素越多，FMD 异常的可能性越大[13]。但血管内皮功能检查对无症状成年人意义不大，建议应针对有肥胖、吸烟、高血压、糖尿病等心血管疾病高危因素的成年体检人群，筛查及评估动脉功能及损伤程度，并指导干预。

（3）颈动脉超声检查

国内外前瞻性研究证实颈动脉超声检查是评价全身动脉硬化状况的一个"窗口"，而颈动脉硬化严重程度与冠状动脉粥样硬化程度乃至冠心病发生的风险密切相关[14]。颈动脉超声检查通过采集颈动脉内中膜厚度（IMT）、斑块性质及动脉狭窄程度等指标，不仅对动脉粥样硬化性疾病的早诊及风险评估有重要价值，而且对心血管病总体风险评估与预测也具有重要意义[15]。国内外大量研究已经证实：颈动脉超声发现颈动脉 IMT 增厚和（或）斑块形成作为中老年人未来发生冠心病风险的独立预测因素，且与 ACS 事件发生的危险呈正相关[16]。我们推荐对于 40 岁以上或者心血管整体风险评估有中、高风险的无症状成年体检人群进行颈动脉超声检查。

（4）超声心动图

超声心动图技术主要用于观察心脏及大血管解剖学结构、初步评价心脏功能及血流动力学状态等，其中经胸超声心动图（transthoracic echocardiography，TTE）具有可重复性高、便捷、经济、应用范围广等优势[17]，是体检人群初筛心血管疾病最常见的影像学检查方法；相比于其他无创影像学技术，其不足之处在于空间分辨率和信噪比低，扫描视野小，对冠脉狭窄、斑块性质等解剖结构异常等冠心病前期病变无法做出独立判断。推荐有高血压的成年人或心血管风险评估为高危者进行检查。

（5）心血管病风险生物标记检查

同型半胱氨酸（Hcy）：Hcy 水平升高不仅是心血管病的独立危险因素，也是动脉硬化的主要危险因素，而心血管病、动脉硬化与冠心病联系紧密，因此针对冠心病风险筛查时，建议有高血压的无症状成年体检人群及有糖尿病（不伴有高血压）的无症状成年人，可视情况检测血浆 Hcy 水平。

C 反应蛋白（CRP）：动脉硬化的发生发展与炎症反应紧密相关，而作为炎性标志物的 CRP 升高与冠心病事件乃至及全因死亡呈正相关[18]。但 CRP 并非对所有人群都适用，在体检场所运用 CRP 筛查及评估冠心病风险，建议未接受降脂、激素替代或免疫抑制剂治疗、无糖尿病、慢性肾病、感染及低密度脂蛋白胆固醇低于 3.36mmol/L 的中老年体检者进行检测评估[19]。

髓过氧化物酶（MPO）：作为新型心脑血管疾病危险预警分子，研究表明其既能有效对 ACS 进行早期预警，也能预测未来 30 天到 6 个月内发生心脏不良事件的风险[20]；推荐将 MPO 检测也纳入体检人群冠心病风险专项检查项目中，加强对冠心病风险个性化的筛查与评估。

3. 智能影像检查项目

冠状动脉钙化积分（coronary artery calciumscore，CACS）可通过对冠脉整体钙化情况的量化评估从而实现冠心病患者的危险分层[21]，中国心脏协会将其作为评估冠心病风险的关键指标之一纳入专家共识[22]；基于深度学习算法的非门控钙化积分 AI 辅助诊断技术的出现更是强化了 CACS 的应用场景：体检做肺部 CT 时，即可同步自动完成 CACS 计算并进行冠心病风险评估，研究证实与传统门控 CACS 对心血管疾病风险的评估具有一致性[23]，这一优势使得非门控钙化积分 AI 辅助诊断能广泛用于体检人群筛查、评估及随访管理。美国心血管计算机断层扫描学会/胸部放射学会的指南，将在所有胸部 CT 扫描中纳入钙化积分的评估和报告，作为Ⅰ类证据

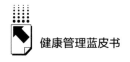

推荐。对于无钙化者，每隔 2～3 年随访观察；对于有钙化者，综合 CACS 分值、血压、血脂等其他危险因素共同评估，必要时行 CCTA 等影像学专项备选项目进一步检查，并在专科医师的指导下针对血脂、血压等指标进行综合管理。

4. 深度检查项目

（1）负荷心电图

负荷心电图是通过运动或负荷药物增加心肌耗氧量，进而诱发心肌缺血状态达到提升冠心病早检率的目的；其中平板运动试验因具有简便、无创性、相对安全、高性价比及可重复性强等特点，推荐作为体检人群负荷心电图检查的主要方式。平板运动试验异常时，不仅提示存在冠心病风险，还与急性冠脉综合征的发生及死亡风险密切相关[24]。建议：心血管整体风险评估有中、高风险的无症状成年体检人群，或体检初筛疑似冠心病人群，可推荐平板运动试验进一步检查。但需注意的是：平板运动试验跟其他负荷功能试验一样，均应严格掌握禁忌证以降低临床风险[25]。

（2）冠脉 CTA（coronary CT angiography，CCTA）

CCTA 是指经静脉注射造影剂后利用 CT 扫描采集数据并经计算机处理重建而得到的冠状动脉图像，主要用于评估冠状动脉内有无斑块形成、了解冠脉狭窄程度、评估冠状动脉支架情况等。目前得益于 CT 扫描空间分辨率高、成像速度快、覆盖范围大的扫描特性，CCTA 已成为评估冠脉解剖学形态首选的方法，其阴性预测值高，被认为是冠心病金标准—冠状动脉造影检查（coronary angiography，CAG）的"看门人"[26]。心肌灌注成像技术及冠状动脉血流储备分数（CTfractional flow reserve，CT – FFR）等新技术的出现，使得 CCTA 还能通过后处理技术定量评估冠脉血管的生理功能[27-28]。需要注意的是：单次 CCTA 涉及 CT 扫描、影像数据后处理及诊断报告等步骤，应严格遵守相关指南的扫描规范，控制 CCTA 的影像质量，规范报告书写[29]。

三　体检筛查冠心病风险的模式与流程

要　点

　　1. 筛查模式：推荐采用四级阶梯式筛查模式，强调渐进式分步实施。

　　2. 基于人工智能辅助的冠脉钙化积分可定量评估冠心病风险，依据积分值进行危险分层。

（一）体检人群冠心病风险筛查评估模式

对体检人群进行冠心病风险筛查与评估的方法众多，基于筛查原则，推荐检查采用阶梯式筛查模式（图1）。

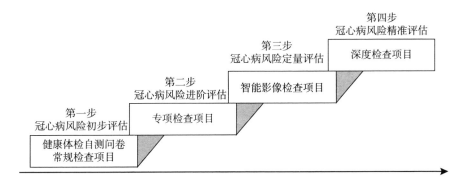

图1　体检人群冠心病风险筛查与评估模式

流程说明：

第一步：冠心病风险初步评估包含健康体检自测问卷及体检常规检查

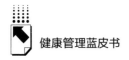

项目，通过健康体检自测问卷采集高血压、糖尿病、冠心病等心血管疾病病史、家族史等冠心病危险因素作为冠心病风险进阶评估的依据，既往有过心血管疾病病史者直接导流至冠心病风险进阶评估；体检常规检查项目为体检必查项目，主要用于用于采集体重、腰围、胆固醇、血压及血糖等风险评估数据，推荐采用 China – PAR[5]等心血管病总体风险评估模型作为冠心病风险评估基础参考指标，中、高风险人群导流至冠心病风险进阶评估。此步骤需注意的是：静息心电图发现疑似冠心病的"重要异常结果"[30]需终止体检流程，转诊心血管临床科室；健康体检自测问卷采集到有稳定性胸痛临床症状者不推荐此流程，建议参考"验前概率（pre-test probability，PTP）流程"[31]。

第二步：包含血管内皮功能检查、PWV 与 ABI、颈动脉超声、超声心动图及心血管风险标志物等众多专项检查项目，由于各种筛查技术各有优缺点，且部分项目在评估层面有重叠，建议在冠心病风险筛查与评估的流程中根据实际情况选择适宜的检查方法作为冠心病风险评估的补充参考指标；对于专项检查异常者，需结合胆固醇、血压等冠心病风险评估基础参考指标综合评估。

第三步：综合心血管病总体风险评估及补充参考指标作为冠心病风险定量评估依据，第二步中冠心病风险进阶评估的检查项目虽然全面，但不足之处在于无法对冠心病风险进行定量评估，而非门控钙化积分 AI 辅助诊断技术可实现智能化的 CACS 分值计算，简便快捷，而且还可依据 CACS 分值作为第四步的导流依据（图2），以达到规范冠心病风险深度检查的目的；

第四步：CCTA 可对冠脉狭窄、冠脉斑块等病变进行精准评估，但复杂的操作流程及辐射问题使其不适合体检人群常规筛查，推荐作为冠心病风险筛查深度检查项目。负荷心电图检查优势在于能缩短冠心病诊断周期，但其对于>60 岁体检人群诊断准确性降低[32]，不适合全人群大规模筛查，因此也将其纳入冠心病风险筛查深度检查项目。

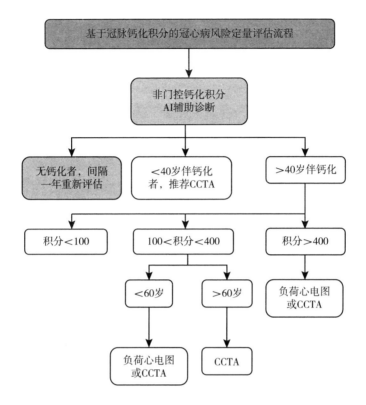

图2 基于冠脉钙化积分的冠心病风险定量评估

四 体检人群冠心病危险因素干预实施要点

要　点
1. 干预目标：提高体检人群心血管风险知晓率和自我管理能力，降低冠心病发病率、伤残率和死亡率。 2. 干预原则：综合干预原则；不评估、不干预或个性化干预原则；分层管理原则；动态跟踪干预原则。

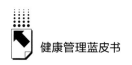

3. 干预要点：以生活方式干预为主，主要包括以下几方面：身体活动、体重管理、戒烟、心理干预、限制酒精摄入、血脂管理、血压管理和血糖管理等。

4. 干预流程：冠心病危险因素采集、冠心病风险评估、冠心病危险因素干预、持续追踪与定期监测。

（一）危险因素干预目标

通过强化生活方式干预等各项措施，提高体检人群心血管风险知晓率和自我管理能力，进而改善心血管健康状态，降低冠心病发病风险，减少伤残率和死亡率[32]。

（二）危险因素干预原则

1. 综合干预原则

冠心病是多种危险因素长期作用逐渐形成的，采用综合干预，同时干预多重危险因素可取得更大的获益。

2. 不评估、不干预或个性化干预原则

根据健康管理的"检测/监测、评估、干预、跟踪"的基本环节，冠心病风险干预强调先全面风险评估，依据评估结果制定个性化的干预方案与计划。强调评估有数据，可量化，干预有依据。

3. 分层管理原则

根据危险分层制定不同的干预频次、强度、内容的方案。一般危险程度越高，干预频次强度越高。

4. 动态跟踪干预原则

根据检后风险评估制定的干预方案，通过检后门诊等方式动态随访执行情况，评估干预效果，并完善优化方案，提高依从性。

（三）危险因素干预要点

参照《中国心血管病预防指南（2017）》[33]、《中国体检人群心血管病危险因素筛查与管理专家共识》[32]、《稳定性冠心病诊断与治疗指南》[34]、《中国心血管病一级预防指南》[35]、《中国心血管病风险评估和管理指南》[5]、《中国健康生活方式预防心血管代谢疾病指南》[36]，冠心病危险因素干预要点见表1。

表1　冠心病危险因素干预要点

单位：

内容	干预要点
身体活动	减少久坐,包括静坐、倚靠或平躺等。将久坐行为改变为轻度身体活动,心血管病风险即可明显降低;改变为中高强度身体活动,心血管健康获益将进一步增加。推荐尽可能少坐多动,增加中高强度身体活动,每周进行至少150min中等强度身体活动。
体重管理	科学合理的膳食营养联合运动干预是管理超重和肥胖（包括腹型肥胖）的基础。其中膳食营养干预的总体原则为通过改变膳食结构、减少能量摄入来控制腰围和体重。
戒烟	加强宣教,戒烟门诊随访,推荐避免吸入任何形式的烟草,包括二手烟与电子烟。
心理干预	正念、冥想放松练习等,减少持久性心理压力、抑郁、焦虑等精神心理问题,保持乐观和积极的生活态度。
限制酒精摄入	对于饮酒者应限制每天酒精摄入量:成年男性＜25g,成年女性＜15g;或酒精摄入量每周≤100g。肝肾功能不良、高血压、心房颤动、怀孕者不应饮酒。对于糖尿病患者不推荐饮酒,若饮酒,应警惕酒精可能引发的低血糖,避免空腹饮酒。不建议不饮酒者通过少量饮酒预防心血管病。
血脂管理	饮食治疗和生活方式改善是治疗血脂异常的基础措施。必要时进行药物调脂治疗。
血压管理	限盐、增加新鲜果蔬摄入、低脂饮食,避免过度劳累等生活方式调整,依据风险评估分层适时启动药物治疗。
血糖管理	对于糖代谢异常者,需要在专业营养(医)师或团队指导下接受个体化医学营养治疗,在全面评估个体营养状况前提下调整总能量的摄入。日常应尽量多地选择低血糖生成指数(glycemic index,GI)和低血糖负荷(glycemic load,GL)的食物。

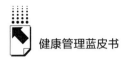

（四）冠心病风险管理推荐流程

冠心病风险管理是一项系统性的工程，应以慢病健康管理流程为基本依据予以实施。它包括四个环节：冠心病危险因素等信息采集、冠心病风险评估、冠心病危险因素干预、持续追踪与定期监测（图3）。

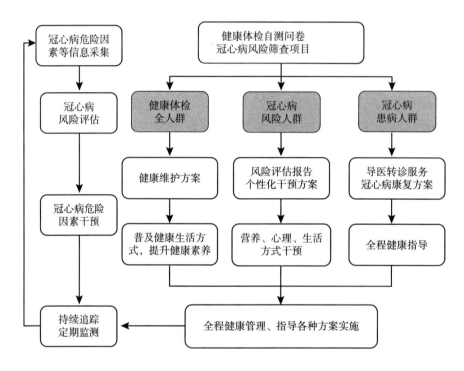

图3　冠心病风险管理推荐流程

五　本共识的局限与未来展望

本专家共识针对我国健康体检人群冠心病的风险筛查、评估与健康管理，在充分调研冠心病风险筛查相关技术进展及项目设置科学性的基础上，结合我国体检人群冠心病危险因素筛查及评估的现状与需求，明确了筛查的目的、原则、方法与技术，形成了了兼顾个性化与规范性的阶梯式筛查模式及流程等，但是由于基于人工智能辅助筛查、评估冠心病风险的技术与方法仍在发展之中，需要更多的研究和实践。未来随着冠心病早期筛查技术方法的不断进步，体检筛查冠心病风险及健康管理作为多学科关注的重点领域和方向，将向着规范化、精准化、数字化、智能化方向深入发展。

共识专家委员会（按姓氏汉语拼音排序）

陈　歆　陈志恒　褚　熙　胡　荣　刘　军　刘　忠

沈振海　田建伟　汪　荷　王建刚　武留信　许海燕

袁　洪　岳红文　朱　玲　张志勉　周脉耕

共识执笔组成员

陈　盔　袁　挺　李　莹　田利源　陈志恒　朱　玲　武留信

参考文献

［1］葛均波、徐永健、王辰等主编《内科学第9版》，人民卫生出版社，2018，第218页。

［2］国家心血管病中心：《中国心血管健康与疾病报告2020》，科学出版社，2021。

［3］中华医学会糖尿病学分会：《中国2型糖尿病防治指南（2020年版）》，《中华内分泌代谢杂志》2021年第13卷第4期，315～398页。

［4］Lewington S, Lacey B, Clarke R, "The Burden of Hypertension and Associated Risk for Cardiovascular Mortality in China," *JAMA Intern Med* 176 (2016): pp. 524 – 532.

［5］中国心血管病风险评估和管理指南编写联合委员会：《中国心血管病风险评估和管理指南》，《中国循环杂志》2019年第34卷第1期，4～28页。

［6］司亚琴，唐迅，张杜丹等：《北方农村人群心血管病一级预防筛查策略的评价》，《北京大学学报（医学版）》2018年第50卷第3期，第443～449页。

［7］van Rosendael AR, Maliakal G, Kolli KK, "Maximization of the usage of coronary CTA derived plaque information using a machine learning based algorithm to improve risk stratification: insights from the CONFIRM registry," *Cardiovasc Comput Tomogr.* 12 (2018): pp. 204 – 209.

［8］ Araki T, Ikeda N, Shukla D, "PCA-based polling strategy in machine learning framework for coronary artery disease risk assessment in intravascular ultrasound: A link between carotid and coronary grayscale plaque morphology," *Comput Methods Programs Biomed* 128 (2016): pp. 137 – 158.

［9］ Banchhor SK, Londhe ND, Araki T, "Wall-based measurement features provides an improved IVUS coronary artery risk assessment when fused with plaque texture-based features during machine learning paradigm," *Comput Biol Med*91 (2017): pp. 198 – 212.

［10］ David C. Goff, Jr, MD, PhD, FACP, FAHA, Donald M. Lloyd-Jones, "American College of Cardiology/American Heart Association Task Force on Practice Guidelines, 2013 ACC/AHA Guideline on the Assessment of Cardiovascular Risk: A Report of the American College of Cardiology/American Heart Association Task Force on Practice Guidelines," *Circulation*129 (2014): pp. 49 – 73.

［11］ Woznicka-Leskiewicz L, Posadzy-Malaczynska A, Juszkat R, "The impact of ankle brachial index and pulse wave velocity on cardiovascular risk according to SCORE and Framingham scales and sex differences," *Journal of Human Hypertension* 29 (2015): pp. 502 – 510.

［12］ Fowkes FG, Murray GD, Butcher I, "Development and validation of an ankle brachial index risk model for the prediction of cardiovascular events," *Eur J Prev Cardiol* 3 (2014): pp. 310 – 320.

［13］ Ras RT, Streppel MT, Draijer R, "Flow-mediated dilation and cardiovascular risk prediction: a systematic review with meta-analysis," *Int J Cardiol*1 (2013): pp. 344 – 351.

［14］ LiangLR, WongND, ShiP, "Cross-sectional and longitudinal association of cigarette smoking with carotid atherosclerosis in Chinese adults," *Prev Med*1 (2009): pp. 62 – 67.

［15］ ParkHW, KimWH, KimKH, "Carotid plaque is associated with increased cardiac mortality in patients with coronary artery disease," *Int J Cardiol*3 (2013): pp. 658 – 663.

［16］ NaqviTZ, leeMS, "Carotid intima-media thickness and plaque in cardiovascular risk assessment," *JACC Cardiovasc Imaging*10 (2014): pp. 1025 – 1038.

［17］ Danesh J, Wheeler JG, Hirschfield GM, "C-reactive protein and other circulating markers of inflammation in the prediction of coronary heart disease," *N Engl J Med*14 (2004): pp. 1387 – 1397.

［18］ Mitchell C, Rahko PS, Blauwet LA, "Guidelines for performing a comprehensive transthoracic echocardiographic examination in adults: recommendations from the

AmericanSociety of Echocardiography," *J Am Soc Echocardiogr*1 （2019）：pp. 1 – 64.

［19］中华医学会健康管理学分会，中华医学会心血管病学分会，中华医学会超声医学分会：《中国体检人群心血管病危险因素筛查与管理专家共识》，《中华健康管理学杂志》2015 年第 9 卷第 6 期，第 398～412 页。

［20］Meuwese MC，Stroes ES，Hazen SL，"Serum myeloperoxidase levels are associated with the future risk of coronary artery disease in apparently healthy individuals：the EPIC-Norfolk Prospective Population Study，" *Journal of the American College of Cardiology*2 （2007）：pp. 159 – 165.

［21］Detrano R，Guerci AD，Carr JJ， "Coronary calcium as a predictor of coronary events in four racial or ethnic groups," *N Engl J Med* 13 （2008）：pp. 1336 – 1345.

［22］王伟民，霍勇，葛均波：《冠状动脉钙化病变诊治中国专家共识》，《中国介入心脏病学杂志》2014 年第 22 卷第 2 期，第 69～73 页。

［23］Xueqian Xie，MD，Yingru Zhao，MD，Geertruida H， "Validation and Prognosis of Coronary Artery Calcium Scoring in Nontriggered Thoracic Computed Tomography Systematic Review and Meta-analysis Circulation," *Cardiovascular Imaging*6 （2013）：pp. 514 – 521.

［24］Lauer M，Froelicher ES，Williams M， "Exercise testing in asymptomatic adults：a statement for professionals from the American Heart Association Council on Clinical Cardiology，Subcommittee on Exercise，Cardiac Rehabilitation，and Prevention," *Circulation* 5 （2005）：pp. 771 – 776.

［25］中华医学会心血管病学分会心血管病影像学组，稳定冠心病无创影像检查路径的专家共识写作组，《稳定性冠心病无创影像检查路径的专家共识》，《中国介入心脏病学杂志》2017 年第 25 卷第 10 期，第 541～549 页。

［26］Shaw LJ，Hausleiter J，Achenbach S， "Coronary computed tomographic angiography as a gatekeeper to invasive diagnostic and surgical procedures：results from the multicenter CONFIRM （Coronary CT Angiography Evaluation for Clinical Outcomes：an InternationalMulticenter） registry," *J Am Coll Cardiol*20 （2012）：pp. 2103 – 2114.

［27］乔红艳，张龙江等：《基于冠状动脉 CT 血管成像血流储备分数的研究进展》，《中华放射学杂志》2019 年第 53 卷第 4 期，第 324～328 页。

［28］Li Y，Yu M，Dai X，"Detection of hemodynamically significant coronary stenosis：CT myocardial perfusion versus machine learning CT fractional flow reserve," *Radiology*2 （2019）：pp. 305 – 314.

［29］国家心血管病专业质控中心专家委员会心血管影像质控专家工作组：《冠状动脉 CT 血管成像扫描与报告书写专家共识》，《协和医学杂志》2019 年第 1 期，

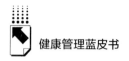

第1~9页。

［30］中华医学会健康管理学分会《中华健康管理学杂志》编辑委员会：《健康体检重要异常结果管理专家共识（试行版）》，《中华健康管理学杂志》2019年第13卷第2期，第97~101页。

［31］中华医学会心血管病学分会介入心脏病学组，中华医学会心血管病学分会动脉硬化与冠心病学组，中国医师协会心血管内科医师分会血栓防治专业委员会，中华心血管病杂志编辑委员会：《稳定性冠心病诊断与治疗指南》，《中华心血管病杂志》，2018年第46卷第9期，第680~693页。

［32］石亚君，郜玲，王晋丽等：《60岁以上老年患者平板运动试验分析》，《中国分子心脏病学杂志》，2015年第15卷第2期，第1270~1272页。

［33］中国心血管病预防指南（2017）写作组，中华心血管病杂志编辑委员会：《中国心血管病预防指南（2017）.》，《中华心血管病杂志》2018年第46卷第1期，第10~25页。

［34］中华医学会心血管病学分会介入心脏病学组，中华医学会心血管病学分会动脉硬化与冠心病学组，中国医师协会心血管内科医师分会血栓防治专业委员会，中华心血管病杂志编辑委员会：《稳定性冠心病诊断与治疗指南》，《中华心血管病杂志》2018年第46卷第9期，第680~694页。

［35］中华医学会心血管病学分会，中国康复医学会心脏预防与康复专业委员会，中国老年学和老年医学会心脏专业委员会，中国医师协会心血管内科医师分会血栓防治专业委员会：《中国心血管病一级预防指南》，《中华心血管病杂志》2020年第48卷第12期，第1000~1038页。

［36］中华预防医学会，中华预防医学会心脏病预防与控制专业委员会，中华医学会糖尿病学分会等：《中国健康生活方式预防心血管代谢疾病指南》，《中国循环杂志》2020年第35卷第3期，第209~230页。

社会科学文献出版社

皮 书

智库报告的主要形式
同一主题智库报告的聚合

✤ 皮书定义 ✤

皮书是对中国与世界发展状况和热点问题进行年度监测，以专业的角度、专家的视野和实证研究方法，针对某一领域或区域现状与发展态势展开分析和预测，具备前沿性、原创性、实证性、连续性、时效性等特点的公开出版物，由一系列权威研究报告组成。

✤ 皮书作者 ✤

皮书系列报告作者以国内外一流研究机构、知名高校等重点智库的研究人员为主，多为相关领域一流专家学者，他们的观点代表了当下学界对中国与世界的现实和未来最高水平的解读与分析。截至 2021 年，皮书研创机构有近千家，报告作者累计超过 7 万人。

✤ 皮书荣誉 ✤

皮书系列已成为社会科学文献出版社的著名图书品牌和中国社会科学院的知名学术品牌。2016 年皮书系列正式列入"十三五"国家重点出版规划项目；2013~2021 年，重点皮书列入中国社会科学院承担的国家哲学社会科学创新工程项目。

中国皮书网

（网址：www.pishu.cn）

发布皮书研创资讯，传播皮书精彩内容
引领皮书出版潮流，打造皮书服务平台

栏目设置

◆ **关于皮书**

何谓皮书、皮书分类、皮书大事记、
皮书荣誉、皮书出版第一人、皮书编辑部

◆ **最新资讯**

通知公告、新闻动态、媒体聚焦、
网站专题、视频直播、下载专区

◆ **皮书研创**

皮书规范、皮书选题、皮书出版、
皮书研究、研创团队

◆ **皮书评奖评价**

指标体系、皮书评价、皮书评奖

◆ **皮书研究院理事会**

理事会章程、理事单位、个人理事、高级
研究员、理事会秘书处、入会指南

◆ **互动专区**

皮书说、社科数托邦、皮书微博、留言板

所获荣誉

◆ 2008 年、2011 年、2014 年，中国皮书
网均在全国新闻出版业网站荣誉评选中
获得"最具商业价值网站"称号；

◆ 2012 年,获得"出版业网站百强"称号。

网库合一

2014 年，中国皮书网与皮书数据库端口
合一，实现资源共享。

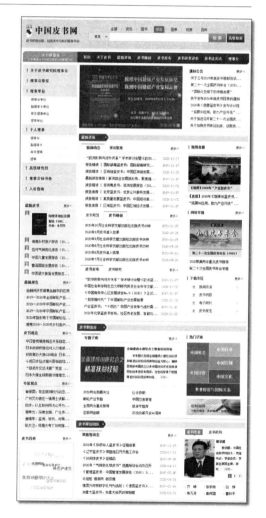

中国皮书网

权威报告·一手数据·特色资源

皮书数据库
ANNUAL REPORT(YEARBOOK)
DATABASE

分析解读当下中国发展变迁的高端智库平台

所获荣誉

- 2019年，入围国家新闻出版署数字出版精品遴选推荐计划项目
- 2016年，入选"'十三五'国家重点电子出版物出版规划骨干工程"
- 2015年，荣获"搜索中国正能量 点赞2015""创新中国科技创新奖"
- 2013年，荣获"中国出版政府奖·网络出版物奖"提名奖
- 连续多年荣获中国数字出版博览会"数字出版·优秀品牌"奖

成为会员

　　通过网址www.pishu.com.cn访问皮书数据库网站或下载皮书数据库APP，进行手机号码验证或邮箱验证即可成为皮书数据库会员。

会员福利

- 已注册用户购书后可免费获赠100元皮书数据库充值卡。刮开充值卡涂层获取充值密码，登录并进入"会员中心"—"在线充值"—"充值卡充值"，充值成功即可购买和查看数据库内容。
- 会员福利最终解释权归社会科学文献出版社所有。

数据库服务热线：400-008-6695
数据库服务QQ：2475522410
数据库服务邮箱：database@ssap.cn
图书销售热线：010-59367070/7028
图书服务QQ：1265056568
图书服务邮箱：duzhe@ssap.cn

社会科学文献出版社 皮书系列
SOCIAL SCIENCES ACADEMIC PRESS (CHINA)

卡号：147325914467
密码：

S 基本子库
SUB DATABASE

中国社会发展数据库（下设 12 个子库）

整合国内外中国社会发展研究成果，汇聚独家统计数据、深度分析报告，涉及社会、人口、政治、教育、法律等 12 个领域，为了解中国社会发展动态、跟踪社会核心热点、分析社会发展趋势提供一站式资源搜索和数据服务。

中国经济发展数据库（下设 12 个子库）

围绕国内外中国经济发展主题研究报告、学术资讯、基础数据等资料构建，内容涵盖宏观经济、农业经济、工业经济、产业经济等 12 个重点经济领域，为实时掌控经济运行态势、把握经济发展规律、洞察经济形势、进行经济决策提供参考和依据。

中国行业发展数据库（下设 17 个子库）

以中国国民经济行业分类为依据，覆盖金融业、旅游、医疗卫生、交通运输、能源矿产等 100 多个行业，跟踪分析国民经济相关行业市场运行状况和政策导向，汇集行业发展前沿资讯，为投资、从业及各种经济决策提供理论基础和实践指导。

中国区域发展数据库（下设 6 个子库）

对中国特定区域内的经济、社会、文化等领域现状与发展情况进行深度分析和预测，研究层级至县及县以下行政区，涉及省份、区域经济体、城市、农村等不同维度，为地方经济社会宏观态势研究、发展经验研究、案例分析提供数据服务。

中国文化传媒数据库（下设 18 个子库）

汇聚文化传媒领域专家观点、热点资讯，梳理国内外中国文化发展相关学术研究成果、一手统计数据，涵盖文化产业、新闻传播、电影娱乐、文学艺术、群众文化等 18 个重点研究领域。为文化传媒研究提供相关数据、研究报告和综合分析服务。

世界经济与国际关系数据库（下设 6 个子库）

立足"皮书系列"世界经济、国际关系相关学术资源，整合世界经济、国际政治、世界文化与科技、全球性问题、国际组织与国际法、区域研究 6 大领域研究成果，为世界经济与国际关系研究提供全方位数据分析，为决策和形势研判提供参考。

法律声明

  "皮书系列"（含蓝皮书、绿皮书、黄皮书）之品牌由社会科学文献出版社最早使用并持续至今，现已被中国图书市场所熟知。"皮书系列"的相关商标已在中华人民共和国国家工商行政管理总局商标局注册，如 LOGO（▧）、皮书、Pishu、经济蓝皮书、社会蓝皮书等。"皮书系列"图书的注册商标专用权及封面设计、版式设计的著作权均为社会科学文献出版社所有。未经社会科学文献出版社书面授权许可，任何使用与"皮书系列"图书注册商标、封面设计、版式设计相同或者近似的文字、图形或其组合的行为均系侵权行为。

  经作者授权，本书的专有出版权及信息网络传播权等为社会科学文献出版社享有。未经社会科学文献出版社书面授权许可，任何就本书内容的复制、发行或以数字形式进行网络传播的行为均系侵权行为。

  社会科学文献出版社将通过法律途径追究上述侵权行为的法律责任，维护自身合法权益。

  欢迎社会各界人士对侵犯社会科学文献出版社上述权利的侵权行为进行举报。电话：010-59367121，电子邮箱：fawubu@ssap.cn。

社会科学文献出版社